M. Gerstorfer P. Koeppen

80 Fälle Chirurgie

W0040721

Michael Gerstorfer Piet Koeppen

80 Fälle Chirurgie

Bed-side-learning

Zur Vorbereitung auf mündliche Prüfungen
mit praxisnahen Fragen

1. Auflage

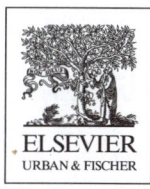
URBAN & FISCHER
München · Jena

Zuschriften und Kritik an: Elsevier GmbH, Urban & Fischer Verlag, Lektorat Medizinstudium, Karlstraße 45, 80333 München

Autoren: Michael Gerstofer,
Kreisklinik Altötting,
Chirurgie und Unfallchirurgie,
Vinzent-von-Paul-Straße 10,
84503 Altötting

Dr. Piet Koeppen,
Abt. f. Allgemein-, Viszeral- u. Gefäßchirurgie,
Department Kinderchirurgie,
Klinikum Kempten-Oberallgäu gGmbH,
Robert-Weixler-Straße 50, 87439 Kempten

Wichtiger Hinweis für den Benutzer

Die Erkenntnisse in der Medizin unterliegen laufendem Wandel durch Forschung und klinische Erfahrungen. Die Autoren dieses Werkes haben große Sorgfalt darauf verwendet, dass die in diesem Werk gemachten therapeutischen Angaben (insbesondere hinsichtlich Indikation, Dosierung und unerwünschten Wirkungen) dem derzeitigen Wissensstand entsprechen. Das entbindet den Nutzer dieses Werkes aber nicht von der Verpflichtung, anhand der Beipackzettel zu verschreibender Präparate zu überprüfen, ob die dort gemachten Angaben von denen in diesem Buch abweichen und seine Verordnung in eigener Verantwortung zu treffen.

Wie allgemein üblich wurden Warenzeichen bzw. Namen (z. B. bei Pharmapräparaten) nicht besonders gekennzeichnet.

Bibliografische Information der Deutschen Nationalbibliothek

Die Deutsche Nationalbibliothek verzeichnet diese Publikation in der Deutschen Nationalbibliografie; detaillierte bibliografische Daten sind im Internet unter http://dnb.d-nb.de abrufbar.

Alle Rechte vorbehalten
1. Auflage 2006
© 2006 Elsevier GmbH, München
Der Urban & Fischer Verlag ist ein Imprint der Elsevier GmbH.

07 08 09 10 11   5 4 3 2 1

Für Copyright in Bezug auf das verwendete Bildmaterial siehe Abbildungsnachweis.

Das Werk einschließlich aller seiner Teile ist urheberrechtlich geschützt. Jede Verwertung außerhalb der engen Grenzen des Urheberrechtsgesetzes ist ohne Zustimmung des Verlages unzulässig und strafbar. Das gilt insbesondere für Vervielfältigungen, Übersetzungen, Mikroverfilmungen und die Einspeicherung und Verarbeitung in elektronischen Systemen.

Programmleitung: Dr. med. Dorothea Hennessen
Lektorat: Isabella de la Rosée, Veronika Sonnleitner
Redaktion: Dr. med. Gerlind Souza-Offtermatt
Herstellung: Cornelia Reiter, Rainald Schwarz
Satz: abavo GmbH, Buchloe
Druck und Bindung: Uniprint Hungary Kft, Székesfehérvár
Umschlaggestaltung: Spieszdesign, Büro für Gestaltung, Neu-Ulm
Printed in Hungary

ISBN-13: 978-3-437-42715-2
ISBN-10:   3-437-42715-6

Aktuelle Informationen finden Sie im Internet unter **www.elsevier.de** und **www.elsevier.com**

Geleitwort

Die vorliegende chirurgische Fallsammlung vermittelt Wissen auf besondere Weise: Anhand von 80 typischen Fallbeispielen aus allen chirurgischen Fachgebieten, wird das Verständnis für das jeweilige Krankheitsbild in seiner ganzen Komplexität gefördert, wobei jeder Krankheitsfall sich an den Bedingungen des Praxis- und Klinikalltags orientiert.

Nach einer symptomorientierten Situationsbeschreibung bauen sich die weiteren Fragestellungen in logischer Folge auf, wobei die Anamnese und die klinische Befunderhebung die bei der heutigen Geräteorientierung oft vernachlässigte erforderliche Gewichtung erhalten. In praxisnahen weiteren Fragen zur Differentialdiagnose, aber auch zu pathophysiologischen Begründungen, verdichtet sich das Krankheitsbild. Die einzuleitenden Sofortmaßnahmen und die weitere Diagnostik- und Therapiesequenz entsprechen der klinischen Alltagserfahrung gerade in der „Chirurgie des Häufigen". Systematisch wird auf anzustrebende Therapieziele, Indikation und Verfahrenswahl eingegangen; aufbereitet wird jeder Fall durch strukturiertes Basiswissen, Klassifikationen und relevante epidemiologische Daten. Auf diese Weise wird nicht nur Fachwissen generiert, sondern vor allem das Verständnis von Zusammenhängen gefördert. Fragen wie „Was machen Sie als Nächstes?" oder „Welche Anordnungen geben Sie der Station?" bzw. „Was empfehlen Sie dem Patienten?" machen deutlich, dass es fallbezogen nicht nur um das Abrufen erlernten Wissens geht, sondern dieses auch in einem zeitlichen Kontext interaktiv am Patienten anzuwenden.

In der Chirurgie können mehrere Wahrheiten nebeneinander existieren. Eine derartige Fallsammlung kann und will deshalb auch keine einheitliche Lehrmeinung vorstellen oder gar ein Lehrbuch ersetzen. Sie kann aber klinisches Denken und fallorientiertes Handeln fördern und ist somit ein Beitrag zu problemorientiertem Lernen.

Wird sie aber auch den heutigen Anforderungen an eine evidenzbasierte Medizin (EbM) gerecht, in der jeder Diagnose- und Behandlungsschritt nur bei entsprechend gesicherter Datenlage seine Begründung erfährt? EbM bedeutet, richtig verstanden, eben nicht nur die Umsetzung der Ergebnisse prospektiv randomisierter Studien oder systematischer Reviews und Metaanalysen (externe Evidenz), sondern sie wird getragen von der individuellen Einschätzung und Expertise des Arztes. Bei der Anwendung der EbM beim individuellen Patienten muss man auch dessen (interne Evidenz) beachten. Der Wert dieser Fallsammlung liegt also darin, Kenntnisse von externer Evidenz, die als bereits vorhanden vorausgesetzt oder zu deren Erwerb angeregt wird, mit interner Evidenz, in einem einer realen Situation entsprechenden Entscheidungsablauf, zu verbinden.

Die Autoren M. Gerstorfer, derzeit im 3. chirurgischen Weiterbildungsjahr und bereits Herausgeber einer erfolgreichen Fragen- und Fallsammlung zur Physiologie und zur Gynäkologie und P. Koeppen, langjähriger Facharzt für Chirurgie und Kinderchirurgie, haben unter Mitarbeit weiterer erfahrener Kliniker mit ihren „80 Fällen Chirurgie" dieses Konzept konsequent umgesetzt. Das macht diese Fallsammlung nicht nur für die eigentliche Zielgruppe, Studierende der Medizin im klinischen Studienabschnitt und im Praktischen Jahr wertvoll, sondern auch zu einer Hilfe für WeiterbildungsassistentInnen in der Chirurgie. Dass viele dieser Fallbeschreibungen gestützt auf das Patientengut der Kreisklinik Altötting verfasst wurden, die ich viele Jahre geleitet habe, mag vielleicht auch einen subjektiven Hintergrund dieser Bewertung beschreiben, mindert aber keineswegs die objektive Empfehlung, die diese Fallzusammenstellung aufgrund ihres praxisorientierten Lehr- und Lerneffekts verdient.

Berlin, im Juni 2006   Prof. Dr. med. Hartwig Bauer
                                   Generalsekretär der Deutschen Gesellschaft für Chirurgie

1. Vorwort

Das vorliegende Buch ist als Hilfe gedacht, zum einen die Chirurgie kennen und verstehen zu lernen, zum anderen um konkrete Hilfe in einigen Fällen zu bieten. Gerade deshalb eignet es sich für den Studenten im klinischen Abschnitt ebenso wie im Praktischen Jahr oder für den Berufsanfänger. In diesem Buch sind konkrete Fälle aus der chirurgischen Praxis aufgearbeitet und dargestellt. Diese Fälle sollen exemplarisch an ein bestimmtes Krankheitsbild, eine Verfahrensweise oder eine Therapie heranführen. So kann eindrücklich erarbeitet werden, wie dieses Krankheitsbild erkannt, diagnostiziert und behandelt wird. Hier bietet sich dem Leser ein roter Faden, den er aufnehmen kann.

Eine große Zahl dieser Fälle stammt aus dem Patientengut des Klinikums Altötting. Und so gilt gerade den Mitarbeitern dieser Klinik mein besonderer Dank. Neben den Kollegen und Pflegekräften, die an der Erstellung dieses Buches durch Ratschläge und Hinweise auf interessante Krankheitsbilder mitgeholfen haben, gilt mein besonderer Dank der radiologischen Abteilung, insbesondere Herrn Dr. G. Wiedemann und Herrn Dr. T. Lindner. Zusätzlich gilt mein Dank natürlich meinen klinischen Lehrern, allen voran Herrn Dr. W. Wambach und Prof. Dr. J. Roder mit allen ärztlichen Kollegen, insbesondere Herrn Dr. J. Kistler und Dr. L. Gutermuth. Schließlich sei auch Herrn Prof. Dr. H. Bauer, dem Generalsekretär der Deutschen Gesellschaft für Chirurgie, gedankt. Zum einen weil ich bei ihm zwei Famulaturen machen durfte, nach denen ich mich entschloss Chirurg zu werden, zum anderen für die Zeit die er aufgewendet hat, um für dieses Buch ein Geleitwort zu schreiben, obwohl er eigentlich keine Zeit hatte.

Nicht zu vergessen sind auch die Mitarbeiter des Elsevier Urban & Fischer Verlages wie etwa Frau de la Rosée und Frau Sonnleitner, ohne die es nicht halb so viel Spaß gemacht hätte.

Abschließend ist zu bemerken, dass dieses Buch nicht ohne die Mithilfe meiner Familie, allen voran meiner lieben Frau Nicole, entstanden wäre. Ihr habe ich unendlich viel zu verdanken, vor allem unseren wundervollen, kleinen Sohn Michael. Diesen beiden Menschen möchte ich dieses Buch widmen.

Altötting, im Juli 2006   Michael Gerstorfer

2. Vorwort

In 80 Tagen lässt es sich um die Welt reisen. Auch wenn wir in 80 Tagen viele Länder bereisen und sehen können, so bleiben uns doch auch viele Gegenden unbekannt. Können wir in 80 Fällen um die Chirurgie kommen?

Mit 80 Fällen aus der chirurgischen Praxis erfahren wir auch nur einen Ausschnitt aus der Chirurgie, einzelne Aspekte der Viszeral-, Unfall-, Gefäß- und Kinderchirurgie, die das Augenmerk jedoch auf eines richten sollen: klinisches Denken und Handeln, um jeder einzelnen Patientin und jedem einzelnen Patienten gerecht werden zu können.

Ein roter Faden zieht sich durch alle Fälle in diesem Buch: die Gliederung und der Aufbau jedes Kapitels. Die weiterführenden Fragen im Text orientieren sich an der klinischen Praxis und sollen die Leserinnen und Leser anleiten und animieren, sich selbst mit den diagnostischen und therapeutischen Überlegungen auseinanderzusetzen.

Anamnese bedeutet, die richtigen Fragen zu stellen, aufmerksam zuzuhören, bisweilen auch kriminalistischen Spürsinn zu entwickeln.

Die körperliche Untersuchung ist der nächste Baustein, der uns zeigt, wo sich vielleicht die Probleme befinden, und der uns die Richtung zur weiteren Diagnostik weist.

Die weiterführende Diagnostik mit Laborwertbestimmungen und bildgebenden Verfahren baut auf Anamnese und Befund auf. Sie ist eine Hilfe, um Verdachtsdiagnosen zu sichern oder auszuschließen.

Keine Vorlesung und keine Schule ersetzen die tägliche, direkte Auseinandersetzung mit den klinischen Fragestellungen. Die in diesem Buch vorliegenden Fälle entstammen alle der täglichen chirurgischen Praxis, sie stellen einen Ausschnitt des chirurgischen und klinischen Alltags dar.

Auch wenn es sicher nicht möglich sein wird, die gesamte Chirurgie in 80 Fällen abzuhandeln, so ist es doch unser Anliegen, exemplarisch Krankheitsbilder, klinische Befunde und differentialdiagnostische Überlegungen bis zu therapeutischen Maßnahmen aus der Chirurgie darzustellen. In vielen Fällen ist ein Weg beschrieben, doch wir alle wissen, dass es in der Chirurgie, wie auch sonst im Leben, gilt: Viele Wege führen nach Rom. Gut ist, wenn ich meinen Weg erklären kann und weiß, warum ich mich für ihn entschieden habe.

Wir möchten uns entschuldigen, dass in Teilen des Textes keine Unterscheidung zwischen Ärztinnen und Ärzten, zwischen Patientinnen und Patienten erfolgt. Auch wenn heute immer noch in den chirurgischen Disziplinen mehr Männer als Frauen tätig sind, so möchten wir in allen Hinweisen und Textstellen ausdrücklich Frauen und Männer einschließen. Wir haben uns meist im Text auf eine Form beschränkt, um lediglich allzu umständliche und sich wiederholende Formulierungen zu vermeiden.

Besonderer Dank gilt Frau Isabella de la Rosée und Frau Veronika Sonnleitner vom Elsevier Urban & Fischer Verlag, denen dieses Buch seine Entstehung und Erscheinung verdankt.

Kempten, im Juli 2006 Dr. med. Piet Koeppen

Inhaltsverzeichnis

Inhaltsverzeichnis (Themen)

Quellenverzeichnis zu den Abbildungen

[1] Berchtold, R., Bruch, H.-P., Trentz, O.:
     Chirurgie, 5. Auflage. München:
     Elsevier Urban & Fischer 2006.

[2] Classen, M.; Diehl, V.; Kochsiek, K.:
     Innere Medizin, 5. Auflage. München:
     Elsevier Urban & Fischer 2003.

[3] Eisoldt, S.: Fallbuch Chirurgie.
     Stuttgart: Thieme 2003

[4] Hasse, F.-M., Nürnberger, H.:
     Klinikleitfaden Chirurgie, 3. Auflage.
     München: Elsevier Urban & Fischer
     2002.

[5] Kloeters, O., Müller, W.M.:
     Crashkurs Chirurgie. München:
     Elsevier Urban & Fischer 2004

[6] Marre, R., Mertens, T., Trautmann, M.,
     Vanek, E.: Klinische Infektiologie.
     München: Elsevier Urban & Fischer
     2000

[7] Röhrer, H.-D., Encke, A.:
     Visceralchirurgie. München:
     Urban & Schwarzenberg 1998.

[8] Rüter, A., Trentz, O., Wagner M.:
     Unfallchirurgie, 2. Auflage. München:
     Elsevier Urban & Fischer 2004.

[9] Souza-Offtermatt, G.:
     Intensivkurs Chirurgie. München:
     Elsevier Urban & Fischer 2004.

Laborwerte*	Referenzbereiche			
Laborparameter	konventionelle Benennung	Umrechnungsfaktor	SI-Einheiten	
Angiotensin Converting Enzyme (ACE)	18–55 U/ml			
Albumin	3,5–5,5 g/dl	× 10	35–55 g/l	S
APC-Ratio	< 2,0			C
α-Amylase	30–80 U/l			P/S
	U: 100–450 U/l			
α₁-Fetoprotein	< 10 ng/ml			S
Alkalische Phosphatase (AP)	65–220 U/l			P/S
Ammoniak	m 19–80 µg/dl		m 11–48 µmol/l	P/S
	w 25–94 µg/dl		w 15–55 µmol/l	
Antithrombin III	75–120 %	× 17,1		S
Bilirubin, gesamt	0,2–1,1 mg/dl	× 17,1	3,4–18,8 µmol/l	P/S
Bilirubin, direkt	0,05–0,3 mg/dl	× 17,1	0,9–5,1 µmol/l	P/S
Bilirubin, indirekt	bis 0,8 mg/dl	× 17,1	bis 13,7 µmol/l	P/S
Blutgase (arteriell):				B
pH	7,35–7,45		7,35–7,45	
pCO₂	35–45 mmHg	× 0,134	4,67–6,00 kPa	
pO₂	65–100 mmHg	× 0,134	8,66–13,3 kPa	
Basenabweichung (BA)	– 3 bis + 3 mmol/l		– 3 bis + 3 mmol/l	
Standard-Bicarbonat	22–26 mmol/l		22–26 mmol/l	
O₂-Sättigung	90–96 %	× 0,01	0,9–0,96	
Blutkörperchen-Senkungsgeschwindigkeit (BKS)			m: 3–8 mm (1 h) 5–18 mm (2 h) w: 6–11 mm (1 h) 6–20 mm (2 h)	C
Calcium	9,2–10,5 mg/dl	× 0,25	2,3–2,63 mmol/l	S
	U: 4,02–4,99 mmol/l		U: 4,02–4,99 mmol/l	U
CA 15-3	< 28 U/ml			S
CA 19-9	< 37,5 U/ml			S
CA 72-4	< 6,7 U/ml			S
Carcino-embryonales Antigen (CEA)			2,5–10 µg/l	S
Chlorid	98–112 mmol/l		98–112 mmol/l	P/S
	U: 6–6,3 g/d		U: 169–178 mmol/d	U
Cholesterin, gesamt	120–200 mg/dl	× 0,026	3,1–5,2 mmol/l	P/S
Cholinesterase (CHE)	3000–8000 U/l			S
C3-Komplement	0,55–1,2 g/l	× 100	55–120 mg/dl	S
C4-Komplement	0,2–0,5 g/l	× 100	20–50 mg/dl	S
Coeruloplasmin	15–60 mg/dl		0,94–3,75 µmol/l	S
Cortisol (Basalwert zwischen 8 u. 9 Uhr)	10–25 µg/dl			
C-Peptid	0,37–1,2 nmol/l	× 2,975	1,1–3,6 µg/l	S
C-reaktives Protein (CRP)	< 5 mg/l	× 100	< 0,5 mg/dl	P/S
Creatinin-Clearance	80–160 ml/min			
Creatinin	0,5–1,2 mg/dl	× 88,4	44–106 µmol/l	S
Creatinkinase (CK)	bis 80 U/l			P/S
Creatinkinase – Isoenzym MB (CK-MB)	< 10 U/l, max. 6 % der Gesamt-CK			P/S
CYFRA 21-1	< 1,5 ng/ml			S
D-Dimer (Fibrinogen-Spaltprodukte)	< 250 ng/ml			
Differenzialblutbild:				E
stabkernige Granulozyten	3–5 %			
segmentkernige Granulozyten	50–70 %			
eosinophile Granulozyten	2–4 %			
basophile Granulozyten	0–1 %			
Monozyten	2–6 %			
Lymphozyten	25–45 %			
Eisen (Fe)	m: 80–150 µg/dl		m: 14,3–26,9 µmol/l	S
	w: 60–140 µg/dl		w: 10,7–25,1 µmol/l	
Eiweißelektrophorese:				S
Albumin	45–65 %		36–50 g/l	
α₁-Globulin	2–5 %		1–4 g/l	
α₂-Globulin	7–10 %		5–9 g/l	
β-Globulin	9–12 %		6–11 g/l	
γ-Globulin	12–20 %		8–15 g/l	
Erythropoetin	11,5–19 U/l			
Erythrozyten	m: 4,6–5,9 Mio./µl		m: 4,6–5,9 T/l	E
	w: 4,0–5,2 Mio./µl		w: 4,0–5,2 T/l	
Ferritin	30–200 µg/l		30–200 nmol/l	S
Fibrinogen	200–400 mg/dl	× 0,03	5,88–11,76 µmol/l	P
Folsäure	3–15 ng/ml			P
Gesamteiweiß	6–8,4 g/dl	× 10	60–84 g/l	S
Glucose	70–100 mg/dl	× 0,056	3,89–5,55 mmol/l	B/P/S

* Zwischen verschiedenen Labors existieren methodenspezifische Differenzen der Normwerte

(Tabelle aus: Classen/Diehl/Kochsiek: Innere Medizin, 4. Auflage. München: Urban & Schwarzenberg 1998.)

Laborwerte	Referenzbereiche		
Laborparameter	**konventionelle Benennung**	**Umrechnungsfaktor**	**SI-Einheiten**	
γ-Glutamyl-Transferase (γ-GT)	m: 6–28 U/l w: 4–18 U/l			S
Glutamat-Oxalacetat Transaminase (GOT) = Aspartat-Amino-Transferase (AST)	m: bis 18 U/l w: bis 15 U/l			S
Glutamat-Pyruvat-Transaminase (GPT) = Alanin-Amino-Transferase (ALT)	m: bis 22 U/l w: bis 17 U/l			S
glycosyliertes Hämoglobin (HbA$_{1c}$)	4–5,8 % des Gesamthämoglobins			E
Hämatokrit	m: 41–50 % w: 37–46 %	× 0,01	0,41–0,50 l/l 0,37–0,46 l/l	E
Hämoglobin	m: 14–18 g/dl w: 12–16 g/dl	× 0,62	m: 8,69–11,16 mmol/l w: 7,45–9,93 mmol/l	E
Haptoglobin	20–204 mg/dl	× 0,01	0,2–2,04 g/l	S
Harnsäure	2,6–6,4 mg/dl	× 60	155–384 μmol/l	S
Harnstoff N	4,7–24 mg/dl	× 0,35	1,7–8,6 mmol/l	S
Harnstoff	10–55 mg/dl	× 0,17	1,7–9,3 mmol/l	S
HDL-Cholesterin	> 50 mg/dl	× 0,026	1,3 mmol/l	S
Homocystein	3–13 μmol/l (w), 5–15 μmo/l (m)			E
INR (International Normalized Ratio)	1–1,3			C
Kalium	S: 3,5–5,0 mmol/l U: 61–79 mmol/d		S: 3,5–5,0 mmol/l U: 61–79 mmol/d	S U
Kupfer	m 70–140 μg/dl w 85–155 μg/dl	× 0,16	m 11–22 μmol/l w 13,4–24,4 μmol/l	S
Lactat	< 2,4 mmol/l			
Lactat-Dehydrogenase (LDH)	140–290 U/l			S
LDL-Cholesterin	< 150 mg/dl	× 0,026	< 3,87 mmol/l	S
Leukozyten	4–10/nl		4–10 G/l	E
Lipase	30–180 U/l			S
Lipoprotein (a)	< 30 mg/dl			S
orale Glucose-Belastung (75 g Glucose oral)	60 min: 200 mg/dl 120 min: 140 mg/dl	× 0,056	60 min: 11,1 mmol/l 120 min: 7,8 mmol/l	B/S/P
MCH = HbE (mittl. Hb-Gehalt des einzelnen Erythrozyten)	27–34 pg/Ery	× 0,062	1,67–2,1 mmol/l	E
MCHC (mittl. Hb-Konz. der Erythrozyten)	30–36 g Hb/dl Ery	× 0,63	19–22 mmol/l	E
MCV (mittl. Erythrozytenvolumen)	80–100 μm^3	× 1	80–100 fl	E
Myoglobin	< 76 ng/ml (w), < 92 ng/ml (m)			S
Natrium	135–150 mmol/l U: 120–220 mmol/d	× 1	135–150 mmol/l	S
NSE (neuronspezifische Enolase	< 16,5 μg/l			S
Osmolalität	280–300 mosm/kg		280–300 mosm/kg	S
Partielle Thromboplastinzeit (PTT)	23–35 s			P
Phosphor, anorganisch	2,5–5 mg/dl	× 0,32	0,8–1,6 mmol/l	S
Plasmathrombinzeit (PTZ)	14–21 s			P
PSA (prostataspezifisches Antigen)	0–4 ng/ml			S
Retikulozyten	4–15 ‰		20000–75000/μl	E
Theophyllin	8–20 mg/l			S
Thromboplastinzeit (Quick-Test)	70–120 %			P
Thrombozytenzahl	150–350/nl		150–350 G/l	E
Thyreotropin (TSH) und TRH-Test	basal: 0,3–3,5 mU/l (= μU/ml) 30 min nach Injektion von 200 mg TRH: Anstieg > 2,0 mU/l			S
Thyroxin (T$_4$)	5–12 μg/dl		65–155 nmol/l	S
freies Thyroxin (FT$_4$)	1,0–2,3 ng/dl		13–30 pmol/l	S
Trijodthyronin (T$_3$)	90–200 ng/dl		1,38–3,10 nmol/l	S
TBG	16–27 mg/dl			S
Transferrin	200–400 mg/dl	× 0,01	2,0–4,0 g/l	S
Triglyceride	74–160 mg/dl	× 0,011	0,84–1,82 mmol/l	S
Troponin I	< 2 μg/l			S
Troponin T	< 0,1 ng/ml			
Vitamin B$_{12}$	310–1100 pg/ml		229–812 pmol/l	S
Vitamin D	700–3100 U/l			S

B = Vollblut   C = Zitratblut   E = EDTA-Blut   P = Plasma   S = Serum   U = Urin
m = männlich   w = weiblich

Abkürzungsverzeichnis

A.	Arteria		CK	Kreatinkinase
Aa.	Arteriae		CK-MB	Kreatinkinase muscle brain
AC	Akromioklavikular		COPD	chronic obstructive pulmonary disease
ACE	Angiotensin-Converting-Enzyme		CRP	C-reaktives Protein
ACI	Arteria carotis interna		CT	Computertomographie
ACVB	aortokoronarer Venen-Bypass		CTS	Karpaltunnelsyndrom
			CVI	chronisch-venöse Insuffizienz
AE	Appendektomie			
AF	Atemfrequenz		D.	Ductus
AFP	alpha-Fetoprotein		DHS	dynamische Hüftschraube
AKE	Aortenklappenersatz		DIP	distales Interphalangeal-Gelenk
AP	Angina pectoris			
a.p.	anterior-posterior		DMS	Durchblutung, Motorik, Sensibilität
ARDS	akute respiratorische Insuffizienz (akutes Lungenversagen)		DS	Druckschmerz
			DSA	digitale Subtraktionsangiographie
AO	Arbeitsgemeinschaft Osteosynthese			
ASK	Arthroskopie		ECMO	extrakorporale Membranoxygenation
ASS	Acetylsalicylsäure		EEG	Elektroenzephalogramm
AVK	arterielle Verschlusskrankheit		EK	Erythrozytenkonzentrat
AZ	Allgemeinzustand		EKG	Elektrokardiogramm
			EMG	Elektromyogramm
BAL	broncho-alveoläre Lavage		ERCP	endoskopische retrograde Cholangio-Pankreatikographie
BB	Blutbild			
BC	Bronchialkarzinom			
BDK	Blasendauerkatheter		ET	Eurotransplant
BE	Basenüberschuss (base excess)		EZ	Ernährungszustand
BKS	Blutkörperchensenkung		FAP	familiäre adenomatöse Polyposis
BRCA	sog. Brustkrebsgene			
BSG	Blutkörperchensenkungsgeschwindigkeit		FFP	fresh frozen plasma
			FNH	fokale noduläre Hyperplasie
BWS	Brustwirbelsäule		FSH	follikelstimulierendes Hormon
BZ	Blutzucker			
			fT_3	freies Trijodthyronin
CA	Karzinom, Tumormarker (cancer antigen)		fT_4	freies Thyroxin
Ca	Kalzium		GCS	Glasgow Coma Scale
CCC	cholangiozelluläres Karzinom		GGT	γ-Glutamyltransferase
			GOT	Glutamat-Oxalacetat-Transaminase
CCS	Canadian Cardivascular Society			
CCT	Craniocomputertomographie		GPT	Glutamat-Pyruvat-Transaminase
CEA	Karzinoembryonales Antigen			
CED	chronisch entzündliche Darmerkrankung		HAES	Hydroxyethylstärke
			Hb	Hämoglobin
CHE	Cholezystektomie		HbA_1	glykosyliertes Hämoglobin

HBO	hyperbare Oxygenation		M.	Musculus
HCC	hepatozelluläres Karzinom		MC	Metacarpalia
HCG	extrahypohysäres Gonado-tropin (human chorionic gonadotropin)		MCA	mucin-like-carcinoma-associated-antigen
HCl	Salzsäure		MCH	mittlerer absoluter Hämoglo-bingehalt (mean corpuscular haemoglobin)
HEP	Hemiendoprothese			
HF	Herzfrequenz		MCHC	mittlere korpuskuläre Hämo-globinkonzentration (mean corpuscular hemoglobin concentration)
HIT	heparininduzierte Thrombo-zytopenie			
HLM	Herz-Lungen-Maschine			
HPV	human Papilloma-Virus		MCP	Metacarpophalangealgelenk
HRST	Herzrhythmusstörungen		MCV	mittleres Erythrozyten-volumen
HU	high urgent			
HWI	Harnwegsinfekt		MDP	Magen-Darm-Passage
HWK	Halswirbelkörper		Mm.	Musculi
HWS	Halswirbelsäule		MODS	multiple organ dysfunction syndrome
H_2	Histamin-2-Rezeptoren-blocker			
			MOV	Multiorganversagen
			MR	Magnetresonanz
IABP	intraaortale Ballongegen-pulsation		MRT	Magnetresonanztomographie
			MT	Metatarsale
ICP	intrakranieller Druck			
ICR	Interkostalraum		N.	Nervus
i.d.R.	in der Regel		Nn.	Nervi
IE	Internationale Einheit		Na	Natrium
i.m.	intramuskulär		NI	Niereninsuffizienz
INR	international normalized ratio		NLG	Nervenleitgeschwindigkeit
			NMR	Kernspinresonanz-tomographie
IPE	Intensivpflege			
ISG	Iliosakralgelenk		NSAR	nicht-sterioidales-Anti-rheumatikum
IT	Indifferenztyp (EKG)			
i.v.	intravenös		NSCLC	nicht kleinzelliges Bronchial-karzinom
K	Kalium		NSE	neuronspezifische Enolase
KE	Kontrasteinlauf		NYHA	New York Heart Association
KG	Körpergewicht			
KHK	koronare Herzkrankheit		o.B.	ohne Befund
KOF	Körperoberfläche		o.g.	oben genannt
			ÖGD	Ösophagogastroduodeno-skopie
LAD	left anterior descending			
LCA	Arteria coronaria sinistra		OP	Operation, Operationssaal
LDH	Laktatdehydrogenase		OSG	oberes Sprunggelenk
LEF	linksventrikuläre Ejektions-fraktion			
			p	Druck
LH	luteinisierendes Hormon		pAVK	periphere arterielle Verschlusskrankheit
LHRH	luteinisierendes Hormon-releasing-Hormon			
			PEG	perkutane endoskopische Gastrostomie
Lig.	Ligamentum			
LK	Lymphknoten		PEI	perkutane Alkoholinjektion
LWK	Lendenwirbelkörper		PET	Positronen-Emissions-Tomographie
LWS	Lendenwirbelsäule			

PDGF	Plättchenwachtumsfaktor (platelet-derived growth factor)
PIP	proximales Interphalangeal-Gelenk
PRIND	prolongiertes ischämisches neurologisches Defizit („little stroke")
PSR	Patellarsehnenreflex
PTCA	perkutane transluminale koronare Angioplastie
PTT	Thromboplastinzeit (partial thromboplastin time)
R.	Ramus
RCA	Arteria coronaria dextra
RCX	Ramus circumflexus
RG	Rasselgeräusch
RIVA	Ramus interventricularis anterior
RIVP	Ramus interventricularis posterior
RL	Ringer-Laktat
RPLA	rechte Postolateralarterie
RPR	Radiusperiostreflex
RR	Blutdruck
rTPA	recombinant tissue plasminogen activator
SAB	Subarachnoidalblutung
s.c.	subcutan
SCC	Plattenepithelkarzinom-Antigen (squamous-cell-carcinoma-antigen)
SCLC	kleinzelliges Bronchialkarzinom
SHF	Schenkelhalsfraktur
SHT	Schädel-Hirn-Trauma
SIRS	systemic inflammatory response syndrome
sog.	so genannt
SR	Sinusrhythmus

SSL	Steinschnittlage
SSW	Schwangerschaftswoche
TACE	transarterielle Chemoembolisation
TAPP	transabdominelle präperitoneale Plastik
TBC	Tuberkulose
TCD	transkranielle Dopplersuchung
TEA	Thrombendarteriektomie
TEE	transösophageale Echokardiographie
TEP	Totalendoprothese
TIA	transitorische ischämische Attacke
TSH	Thyreotropin (thyroid stimulating hormone)
TSR	Trizepssehnenreflex
T_3	Trijodthyronin
T_4	Thyroxin
UICC	Internationale Gesellschaft gegen Krebs
UKG	Ultraschall-Kardiographie
UÖS	unterer Ösophagussphinkter
U-Status	Urinstatus
u.U.	unter Umständen
V.	Vena
v.a.	vor allem
V.a.	Verdacht auf
WHO	Weltgesundheitsorganisation
WK	Wirbelkörper
z.A.	zum Ausschluss
z.B.	zum Beispiel
Z.n.	Zustand nach
ZNS	Zentrales Nervensystem
z.T.	zum Teil
ZVK	zentraler Venenkatheter

Fall 1

Sie sind als Besucher auf einem Fußballplatz und sehen sich ein Spiel an. Als einer der Spieler gegen einen anderen prallt und vornüber stürzt ohne wieder aufzustehen, machen Sie sich auf den Weg zur Ersatzbank.

Anamnese

Der 24-jährige Felix Bauer hält sich den rechten Knöchel, der bereits stark geschwollen ist. Der Libero erklärt Ihnen kurz den Unfallhergang: Er habe am gegnerischen Verteidiger vorbei gewollt, dieser habe dabei seinen Knöchel getroffen. Im Fallen sei dann sein Fuß umgeknickt. Er hatte sofort stärkste Schmerzen.

Besondere Vorerkrankungen hat er nicht zu berichten. Allerdings wurde er vor 2 Jahren und im letzten Jahr wegen Problemen am Meniskus im rechten Knie mehrfach arthroskopiert. Dabei wurde ein Teil des Meniskus entfernt. Ansonsten hat er sich vor 4 Jahren den Oberarm gebrochen, der operativ mit einem Nagel versorgt wurde.

Medikamente nimmt er nicht ein.

Nachdem Sie den stark geschwollenen Knöchel kurz gesehen haben, raten Sie Herrn Bauer dringend ins Krankenhaus zu fahren, um eine genauere Untersuchung und ggf. eine Röntgenaufnahme machen zu lassen.

Aufnahmebefund

Sie fahren gleich mit ins Krankenhaus und kurz darauf stellt sich Herr Bauer dort vor. Bei der allgemeinen körperlichen Untersuchung fällt Ihnen kein pathologischer Befund auf. Der rechte Knöchel ist nach wie vor stark geschwollen und wirkt deformiert. Der Patient klagt über starken DS im Bereich des Außen- und Innenknöchels und im Bereich des Vorfußes lateral. Oberhalb des Knöchels gibt der Patient keine wesentlichen Schmerzen an. Sie können die A. dorsalis pedis tasten, nicht jedoch die A. tibialis posterior, da der Bereich zu stark geschwollen ist. Die Zehen kann der Patient nur unter Schmerzen bewegen. Die Sensibilität scheint unbeeinträchtigt. Die Basis des MT (Metatarsale) V ist druckschmerzhaft. Beim Testen der Aufklappbarkeit und des Talusvorschubs verzeichnen Sie eine fragliche Instabilität des Gelenks.

Bei der Untersuchung des Sprunggelenks sind folgende Schritte zu beachten:
- **Inspektion:** Betrachtung des Gelenks, Suche nach Schwellungen, Fehlstellungen und Deformitäten.
- **Palpation:**
  - Überprüfung der Durchblutung: Tasten der A. tibialis posterior und der A. dorsalis pedis sowie Überprüfung der Durchblutung der Zehen im Seitenvergleich
  - Tasten des Malleolus lateralis und medialis
  - Palpieren der Fibula nach kranial bis zum Fibulaköpfchen zum Ausschluss einer Maisonneuve-Fraktur
  - Palpieren der Basis des MT V zum Ausschluss einer Abrissfraktur der Basis des MT V, an dem die Sehne des M. peroneus brevis ansetzt
  - Überprüfen der Sensibilität und Motorik distal des Gelenks im Seitenvergleich
  - Testen des Talusvorschubs und der Aufklappbarkeit des Gelenks im Seitenvergleich.

Welche Differentialdiagnosen kommen in Betracht?

Es gibt zwei potentielle Erkrankungen, die zu den beschriebenen Untersuchungsergebnissen passen:
- **Sprunggelenksfrakturen:** Diese entstehen zumeist infolge von Umknicken oder
  Distorsionen. Symptome sind neben Schwellung, schmerzhafter Bewegungseinschränkung und Hämatom auch unter Umständen eine Fehlstellung des Fußes
  zum Bein.
- **Sprunggelenksdistorsion:** Entsteht typischerweise durch Umknicken oder Stol-
  pern. Dabei werden die Bänder des Sprunggelenks überdehnt oder rupturieren
  unter Umständen sogar. Auch hier sind die typischen Symptome die schmerzhafte Bewegungseinschränkung, das Hämatom und die Schwellung im Bereich
  des Außen- oder Innenknöchels.

Durch welche Untersuchungen verschaffen Sie sich Klarheit?

Um auszuschließen, dass eine Fraktur vorliegt, sollten Röntgenaufnahmen des
Sprunggelenks in 2 Ebenen veranlasst werden (☞ Abb. 1.1 a, b). Um eine Abrissfraktur der MT V-Basis auszuschließen, sollte der Vorfuß ebenfalls in 2 Ebenen geröntgt werden.

Wie beurteilen Sie die Röntgenaufnahmen des Vorfußes?

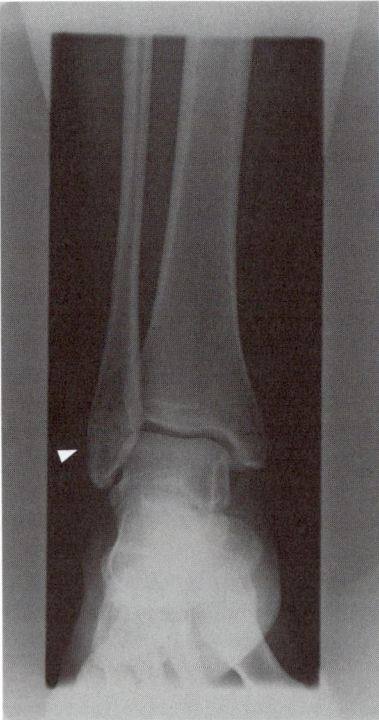

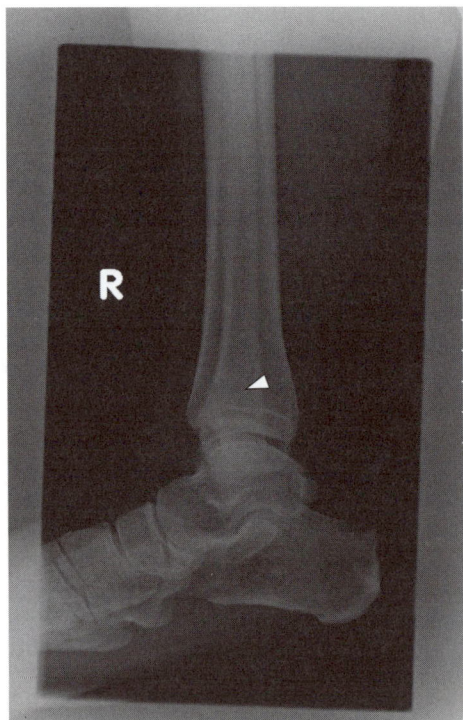

Abb. 1.1 a   Abb. 1.1 b

Das Fußskelett ist nach Form, Größe, Anzahl und Stellung der Knochen unauffällig. Das Fußgewölbe ist regulär ausgebildet, die Gelenkwinkel sind innerhalb der Norm. Mineralgehalt und Knochenstruktur sind regelrecht.

Ergebnis
Röntgen OSG in 2 Ebenen: Es zeigt sich im Bereich der Fibula eine Fraktur in Höhe der Syndesmose, der Malleolus medialis der Tibia ist nicht abgesprengt (Pfeile). Die Gelenkflächen selbst wirken glatt, die Frakturen nicht disloziert.

Wie interpretieren Sie die Ergebnisse der Untersuchungen?

Es handelt sich um eine Fraktur im Bereich des Sprunggelenks, im Bereich des Fußes kein Anhalt für eine Fraktur oder Dislokation, insbesondere im Bereich der Basis des MT V. Da es sich um eine Fraktur in Höhe der Syndesmose handelt, ist von einer Weber-B-Fraktur auszugehen.

Wie werden Sprunggelenksfrakturen klassifiziert?

Sprunggelenksfrakturen werden nach Weber in 3 Typen eingeteilt. Dabei wird eine Außenknöchelfraktur im Verhältnis zur Syndesmose betrachtet:
- **Weber A:** Fraktur des Außenknöchels (Fibula) unterhalb der Syndesmose
- **Weber B:** Fraktur in Höhe der Syndesmose, meist mit Teilruptur oder Ruptur der Syndesmose
- **Weber C:** Fraktur oberhalb der Syndesmose. Die Syndesmose ist dabei immer zerrissen. Die Membrana interossea zwischen Tibia und Fibula ist meist bis zur Fraktur eingerissen.

Eine Syndesmose ist eine Verbindung von 2 Knochen durch straffes kollagenes Bindegewebe. Diese ist in der Regel sehr fest. Am Sprunggelenk werden die vordere und die hintere Syndesmose unterschieden. Bei der Beurteilung einer Weber-Fraktur ist immer die vordere Syndesmose gemeint. Diese kann im Röntgenbild, da es sich um kollagenes Gewebe handelt, i. d. R. nicht erkannt werden. Sie liegt aber etwa in Höhe des Gelenkspalts, der dabei sozusagen als „Landmarke" gilt.

Was ist eine Maisonneuve-Fraktur?

Die Maisonneuve-Fraktur stellt eine Sonderform der Weber-C-Fraktur dar, sie wird auch hohe Weber-C-Fraktur genannt. Dabei ist die Fibula sehr weit proximal bis hinauf zur subkapitalen Fibulafraktur gebrochen, es kann sogar zum Ausriss des Lig. collaterale fibulare am Knie kommen. Die Membrana interossea ist längs fast vollständig rupturiert.

Zum Ausschluss dieser Verletzung sollte bei der Palpation unbedingt immer auch die Fibula bis nach proximal untersucht werden.

Was ist das Volkmann-Dreieck, was eine Pilon-tibiale-Fraktur und was eine bimalleoläre Fraktur?

Beim Volkmann-Dreieck handelt es sich um einen knöchernen Ausriss der vorderen oder hinteren Syndesmose aus der Tibia. Das Volkmann-Dreieck ist eine häufige Begleitverletzung im Rahmen einer Weber-Fraktur. Im Röntgenbild wird der knöcherne Ausriss als dreieckiges Fragment im Bereich der Tibiakante erkannt. Man unterscheidet je nach betroffener Syndesmose ein hinteres und ein vorderes Volkmann-Dreieck.

Von einer Pilon-tibialen-Fraktur spricht man, wenn zusätzlich zu einer Außenknöchelfraktur auch die Gelenkfläche der Tibia betroffen ist.

Eine bimalleoläre Fraktur wird auch Sprunggelenksluxationsfraktur genannt. Bei dieser Fraktur sind beide Malleolen gebrochen, das Gelenk ist völlig instabil und kann leicht luxieren.

> Auch bei einer offensichtlichen Außenknöchelfraktur muss immer nach einer Tibiabegleitverletzung gesucht werden.

Welche Therapiemöglichkeiten gibt es bei Sprunggelenksfrakturen? Für welche Therapie entscheiden Sie sich?

Man unterscheidet folgende Verfahren:

Konservative Therapie
- Indikation: Nicht dislozierte Weber-A-Fraktur (ohne Syndesmosenruptur)
- Verfahren: Unterschenkelgipsschiene für 6 Wochen

Operative Therapie
- Indikation: Dislozierte Weber-A-Frakturen, Weber-B- und -C-Frakturen, bimalleoläre Frakturen, Innenknöchelfrakturen.
- Verfahren:
  - Weber-Frakturen: Plattenosteosynthese an der Fibula, ggf. Zugschraube, Naht der Syndesmose und ggf. anderer Bandrupturen
  - Innenknöchel: Zuggurtungsosteosynthese oder Zugschraube
  - Bimalleoläre Fraktur: Plattenosteosynthese an der Fibula, Zuggurtungsosteosynthese am Innenknöchel und temporäre Stellschraube zwischen Fibula und Tibia.

Im Fall von Herrn Bauer liegt eine Weber-B-Fraktur vor. Daher ist die operative Versorgung mittels Plattenosteosynthese indiziert.

Verlauf

Bei Herrn Bauer wird eine **Plattenosteosynthese** durchgeführt. Mittels einer bogenförmigen Hautinzision lateral über der Fibula nach distal ziehend wird die Fraktur der Fibula dargestellt. Die Reposition erfolgt mit einer Repositionszange. Nach korrekter Reposition, wird der Bandapparat beurteilt, es zeigt sich eine teilweise rupturierte vordere Syndesmose. Anschließend wird eine Lochplatte angepasst und eingebogen. Die Fraktur wird vor dem Fixieren der Lochplatte mit einer Zugschraube gesichert. Anschließend wird die Lochplatte auf die Fibula geschraubt. Unter Bildwandlerkontrolle wird der korrekte Sitz des Osteosynthesematerials überprüft. Das Volkmann-Dreieck im Bereich der Tibiahinterkante legt sich durch die Osteosynthese gut an und muss deshalb nicht gesondert versorgt werden. Nach Beendigung der Osteosynthese wird die Syndesmose mittels Bandnaht versorgt. Unter Bildwandlerkontrolle wird die Stabilität des Gelenks getestet: Nach der Osteosynthese und Versorgung der Syndesmose ist das Gelenk stabil. Es erfolgen schichtweise der Hautverschluss und das Anlegen einer Drainage.

Die Lage der Osteosynthese muss immer unter Bildwandlerkontrolle überprüft werden. Rotationsfehler müssen ebenfalls ausgeschlossen werden.

Worauf sollten Sie im weiteren Verlauf achten?

Das operierte Bein sollte nach der OP noch mit einer Gipsschiene ruhiggestellt werden. Es ist eine Thromboseprophylaxe, z. B. mit einem niedermolekularen Heparin, zu erwägen.

Weiterer Verlauf

Herr Bauer will so schnell wie möglich wieder Fußball spielen und fragt am OP-Tag mehrfach, wann er entlassen werden kann. Im Kontroll-Röntgen am nächsten Tag liegt das Osteosynthesematerial sehr gut. Herr Bauer wird auf seinen dringenden Wunsch am 2. postoperativen Tag entlassen. Die Krankengymnastik beübt das Bein schon ab diesem Tag vorsichtig. Die Wundheilung verläuft problemlos und ist reizlos.

Worauf weisen Sie den Patienten noch hin?

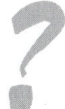

Das Bein sollte noch für 6 Wochen in einer Gipsschiene ruhiggestellt werden. Bewegungsübungen im Gips und Krankengymnastik sind möglich. Ab der 6. Woche kann, wenn das Röntgenbild unauffällig ist, das Gelenk mit Teilbelastung beübt werden. Die Vollbelastung kann etwa ab der 8. Woche erreicht werden. Das Osteosynthesematerial kann in etwa 6–12 Monaten entfernt werden.

Was ist bei einer Außenknöchelverletzung ohne Frakturnachweis zu tun?

In der chirurgischen Ambulanz stellen sich viele Patienten nach „Umknicken" im Sprunggelenk vor. Bei den wenigsten Patienten ist eine Fraktur ursächlich für den Schmerz, sondern das Hämatom und die Schwellung.

Häufig liegt in diesen Fällen eine Sprunggelenksdistorsion vor. Diese geht meist mit einer Überdehnung oder sogar Ruptur des Bandapparates im Bereich des Sprunggelenks einher, wobei am häufigsten das Lig. fibulotalare, gefolgt vom Lig. fibulocalcaneare, betroffen ist.

Die Diagnose wird nach Ausschluss einer Fraktur mittels Röntgenbild klinisch gestellt.

Je nach Ausmaß der Klinik erfolgt die Therapie mittels Analgetika (z. B. Diclofenac-Tabletten), eines stützenden Verbandes bis zum Knie und ggf. einer stützenden Schiene (z. B. Air-Cast-Schiene) und Unterarmgehstützen.

Quintessenz Die Sprunggelenksfraktur ist die häufigste Fraktur der unteren Extremität und eine der häufigsten Frakturen beim Menschen. Sie entsteht meist durch Umknicken im Sprunggelenk, selten durch direkte Gewalteinwirkung. Am häufigsten frakturiert die Fibula, diese Frakturen werden nach der Weber-Klassifikation eingeteilt. Seltener lässt sich eine Fraktur des Innenknöchels oder beider Knöchel nachweisen.

Je nach Ausmaß der Fraktur kann eine konservative Therapie mittels Unterschenkelgipsschiene für 6–8 Wochen oder eine operative Therapie mittels Osteosynthese erfolgen.

Fall 2

Anamnese

Herr Hagen, 45 Jahre alt, stellt sich bei Ihnen mit Schmerzen im rechten Bein vor. Die Beschwerden hatten über die letzten 2 Tage zugenommen, nun hat er auch etwas Fieber und fühlt sich krank. Seinen Angaben zufolge sei er sonst immer gesund gewesen. Er habe zwar seit vielen Jahren Krampfadern, die ihm bisher aber keine Beschwerden verursacht hatten.

Aufnahmebefund

45 Jahre alter Mann in etwas reduziertem AZ. Temperatur 38,2 °C. Leisten-, Kniekehlen- und Fußpulse kräftig tastbar. Medialseitig am rechten distalen Oberschenkel stellen sich erweiterte Venen dar, in diesem Bereich findet sich eine strangförmige Verhärtung, es zeigen sich auch Rötung und DS sowie Überwärmung. Im Stehen fallen ebenfalls Venenerweiterungen am rechten Unterschenkel medialseitig auf.

Was vermuten Sie als Ursache der Beschwerden?

Anamnese und Befund sprechen für eine Entzündung im Verlauf der V. saphena magna am rechten Oberschenkel bei bekannter bestehender Varikose, also für eine Thrombophlebitis.

Welche Differentialdiagnosen erwägen Sie?

Die offensichtlich oberflächliche Entzündung am Oberschenkel kann auch eine Phlegmone oder ein beginnender Abszess sein. Verantwortliche Erreger sind meist Staphylokokken. Sie führen zu einer teigigen Schwellung mit Schmerz, Überwärmung und livider Verfärbung. Bei Einschmelzung besteht eine lokale Fluktuation. Differentialdiagnostisch kommt auch ein Erysipel in Betracht, welches eine meist scharf begrenzte Rötung mit DS und Überwärmung darstellt. Erreger sind in diesem Fall meist Streptokokken. Wegen der bestehenden Varizen denken Sie auch an eine tiefe Beinvenenthrombose und an ein postthrombotisches Syndrom, was beides zu Entzündungen der oberflächlichen Venen führen können (☞ Fall 54).

Während bei einer Phlegmone eine flächenhafte **unscharf** begrenzte Rötung erkennbar ist, liegt beim Erysipel eine flächenhafte **scharf** begrenzte Rötung mit Schwellung des Koriums vor. Bei der Thrombophlebitis hingegen ist die Rötung und Induration entlang der Vene sichtbar.

Welche Diagnose erscheint Ihnen am wahrscheinlichsten?

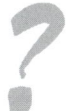

Klinisch scheint keine Thrombose der tiefen Beinvenen vorzuliegen (☞ Fall 54, klinische Tests). Die strangartige Verhärtung mit DS spricht für eine Thrombophlebitis der V. saphena magna.

Wie gehen Sie vor und was empfehlen Sie?

 Es wird eine Bestimmung der Entzündungswerte (Leukozyten und CRP) veranlasst und gleichzeitig eine Venenverweilkanüle für die eventuelle Antibiose gelegt.

 Ergebnis
Laborchemische Untersuchungen: Leukozyten 14600/µl; CRP 35 mg/l.

Wie gehen Sie nun weiter vor?

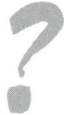 Bei den nun vorliegenden deutlich erhöhten Entzündungswerten schlagen Sie Ihrem Patienten die stationäre Aufnahme und systemische intravenöse Antibiose vor. Der entzündete Bereich wird mit Rivanol-, Chinosol- oder Alkoholumschlägen gekühlt und ggf. ein Analgetikum verordnet. Gleichzeitig sollte ein niedermolekulares Heparin zur Thromboseprophylaxe verabreicht werden.

Welche weiteren Untersuchungen können Ihnen helfen?

 Sonographisch könnten die V. saphena magna und der Thrombus dargestellt werden. Die Differentialdiagnose zu einer abszedierenden Einschmelzung, welche eine Inzision und Entlastung erfordern würde, lässt sich so ebenfalls durchführen. Falls klinisch eine tiefe Beinvenenthrombose nicht auszuschließen ist, sollte eine farbkodierte Duplexsonographie oder alternativ eine aszendierende Pressphlebographie durchgeführt werden (☞ Fall 54 und Fall 66).

 Bei Schmerzen und Schwellung im Bein dient zum Ausschluss einer tiefen Beinvenenthrombose vorzugsweise die Duplexsonographie.

Verlauf

Herr Hagen wird stationär aufgenommen. Unter systemischer Antibiose, niedermolekularem Heparin und lokaler Kühlung bessern sich die Beschwerden rasch. Wegen der Varikose empfehlen Sie eine Kompressionsbehandlung und die Durchführung einer aszendierenden Pressphlebographie vor weiteren, evtl. operativen Maßnahmen zur Behandlung des Krampfaderleidens.

Quintessenz Die Entzündung der oberflächlichen Venen, welche meist von einer Thrombose der betroffenen Vene begleitet wird, nennt man eine Thrombophlebitis. Typische Ursachen sind mechanische oder chemische Reizungen (z.B. Varizen an den unteren Extremitäten, Infusionen oder Kanülen auch an den oberen Extremitäten). Es zeigen sich die typischen Entzündungszeichen Rubor, Calor, Dolor und Tumor über der betroffenen Vene.

Die Diagnosestellung erfolgt klinisch, im Labor reicht die Bestimmung der Entzündungsparameter und ggf. des Antistreptolysintiters bei Verdacht einer Streptokokkeninfektion. Mittels Kompressions- oder Duplexsonographie kann vor allem in der V. saphena magna ein Thrombus dargestellt und eine tiefe Beinvenenthrombose (z.B. durch Vorwachsen des Thrombus in die V. femoralis) kann ausgeschlossen werden. Differentialdiagnostisch muss bei der Duplexsonographie immer eine tiefe Beinvenenthrombose ausgeschlossen werden, im Zweifelsfall ist so auch die Durchführung einer Phlebographie gerechtfertigt.

Die Behandlung besteht in der Beseitigung der Ursache (z.B. Venenkanüle, Infusion), lokaler kühlender Behandlung (z.B. Rivanol, Alkohol), systemischer Antibiose bei Zeichen einer systemischen Entzündung (Entzündungsparameter!), Heparinisierung bei betroffener V. saphena magna zur Verhinderung einer Phlebothrombose, außerdem in einer Kompressionsbehandlung und der Mobilisation.

Fall 3

Anamnese

Herr Maurer, ein 45 Jahre alter Mann, stellt sich in der Notaufnahme mit Bauchschmerzen vor. Seinen Angaben zufolge leide er des Öfteren an Oberbauchschmerzen und vertrage zeitweise auch das Essen nicht. Seit dem Vortag habe er mehrmals erbrochen. Jetzt haben die Schmerzen zugenommen und er habe auch etwas Fieber.

Welche weiteren Fragen richten Sie an den Patienten?

 Gefragt werden sollte nach Stuhlgang und Miktion, nach Vorerkrankungen und Voroperationen sowie nach dem Schmerzcharakter (☞ Fall 47).

Herr Maurer sagt, dass der Schmerz erst krampfartig gewesen sei, zwischendurch sei es auch mal wieder besser geworden, doch inzwischen schmerze ihn sein Oberbauch dauerhaft und diese Schmerzen würden beidseits gürtelförmig bis in den Rücken ziehen. Stuhlgang und Miktion seien bis zum Vortag normal und regelmäßig gewesen.

Aufnahmebefund

Der 45-jährige Herr Maurer befindet sich in reduziertem AZ mit etwas grau-ikterischem Hautkolorit, Sklerenikterus. Das Abdomen ist etwas gebläht und ausladend; diffuser DS im Oberbauch, keine wesentliche Abwehrspannung, jedoch gummiartige Bauchdeckenspannung. Die Peristaltik ist vermindert, keine Resistenzen. Bei der rektalen Untersuchung befindet sich wenig Stuhl in der Ampulle, sonst unauffällig.

Welche Untersuchungen veranlassen Sie?

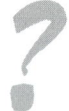 Bei unklaren Bauchschmerzen sollte eine Blutabnahme zur Bestimmung der Laborwerte veranlasst werden. Sie kann Ihnen Hinweise auf die Ursache der Bauchschmerzen geben. Gleichzeitig wird ein intravenöser Zugang (für Infusion, Analgesie) gelegt.

Bestimmt werden BB, Entzündungsparameter, Elektrolyte einschließlich Ca, Leberwerte, Pankreaswerte, Retentionswerte, Ischämieparameter (z.B. Laktat), Herzenzyme, Gerinnungsdiagnostik (einschließlich D-Dimere).

Falls die weitere Diagnostik auch die Gabe von Kontrastmitteln erfordert (z.B. CT), sollte auch das TSH (Thyreotropin), also die Schilddrüsenfunktion, bestimmt werden. Falls eine eventuell erforderliche Notlaparotomie nicht auszuschließen ist, ist es sinnvoll, die Blutgruppe zu bestimmen und ggf. auch schon Blutkonserven kreuzen zu lassen.

Bei unklaren Bauchschmerzen sind die ersten bildgebenden Untersuchungen eine Sonographie und eine Röntgenübersichtsaufnahme zur Orientierung.

 Ergebnis
Laborchemische Werte: Hb 12,1 g/dl; Leukozyten 12 500/µl; Thrombozyten 232 000/µl; Elektrolyte im Normbereich, CRP 20 mg/l; GOT 80 U/l; GPT 96 U/l; γ-GT 120 U/l, Bilirubin ges. 1,6 mg/dl; Amylase 850; Lipase 1 230; Harnstoff, Kreatinin, Laktat, Quickwert und PTT normal.

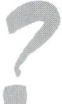

Wie lauten Ihre ersten Vermutungen?

Auffallend sind die erhöhten Amylase- und Lipasewerte. Die Transaminasen sowie der Bilirubinwert und das CRP sind ebenfalls leicht erhöht. Die Verdachtsdiagnose lautet „Pankreatitis". Dazu passen die gürtelförmigen Oberbauchschmerzen, die Übelkeit, der gummiartige Palpationsbefund des Abdomens und die o.g. erhöhten Laborparameter.

Was ist auf dem Röntgenbild zu erkennen?

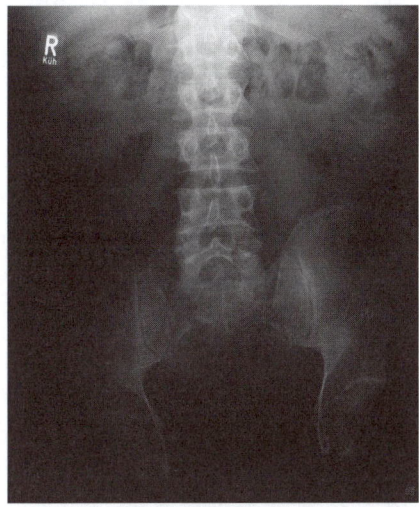

Abb. 3.1

In der Röntgenübersicht fällt das dilatierte Colon transversum auf, das auf eine Entzündung mit begleitender Paralyse des Darms im Oberbauch hinweisen könnte.

Was ist eine Pankreatitis?

Eine Pankreatitis ist eine meist diffuse, interstitielle Entzündung der Bauchspeicheldrüse. Sie kann auf einzelne Teile des Pankreas beschränkt sein. Ausgelöst wird die Entzündung des Pankreas meist durch Aktivierung der Pankreasenzyme im Interstitium des Organs, was zu autodigestiven Prozessen und nachfolgend zur entzündlichen Reaktion führt.

Welche möglichen Ursachen kennen Sie?

Die häufigsten Ursachen einer Pankreatitis sind Verschlüsse des Gallengangs (bzw. des D. pancreaticus) durch Konkremente, ein Verschluss oder eine Stenose der Vaterschen Papille sowie Alkholabusus. Auch Medikamente (z.B. ACE-Hemmer, Beta-Blocker, Diuretika) können eine Pankreatitis auslösen, ebenso Stoffwechselentgleisungen wie Hypertriglyzeridämie und Hyperkalzämie („Stein, Bein, Magenpein"). Ein stumpfes Bauchtrauma kann ebenfalls zu einer Pankreatitis durch direktes Trauma führen. Daher sollte beim stumpfen Bauchtrauma auch immer die Bestimmung von Amylase und Lipase erfolgen.

Gemeinsam ist allen Ursachen, dass sie zur Aktivierung der Pankreasenzyme im Organ und damit zur beginnenden Autodigestion mit Zerstörung der Pankreaszellen führen, was die entzündliche Reaktion auslöst.

Häufigste Ursache einer Pankreatitis ist der Alkoholabusus.

Welche Formen der Pankreatitis lassen sich unterscheiden?

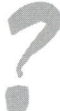 Je nach Schweregrad und klinischer Ausprägung wird die Pankreatitis als ödematös, hämorrhagisch oder nekrotisierend beschrieben. Neben der akuten Form gibt es auch eine chronische und eine chronisch-rezidivierende Pankreatitis, welche im langfristigen Verlauf zum weitgehenden Untergang des Organs mit entsprechenden Insuffizienzzeichen führen (exokrine Insuffizienz mit Steatorrhoe, Malabsorption; endokrine Insuffizienz mit Diabetes mellitus).

Welche Untersuchung veranlassen Sie weiter und was erkennen Sie auf der folgenden Aufnahme?

 Das Pankreas lässt sich am besten mittels Sonographie und Abdomen-CT untersuchen. Wichtig ist die Bildgebung vor allem für die Abschätzung des Schweregrads der Pankreatitis, da nicht immer eine Korrelation zur Höhe der Enzyme (Amylase und Lipase) vorliegt.
Sie veranlassen bei Herrn Maurer eine Abdomen-CT mit Kontrastmittel zur Beurteilung des Schweregrades und der Ausdehnung der Pankreatitis (☞ Abb. 3.2).

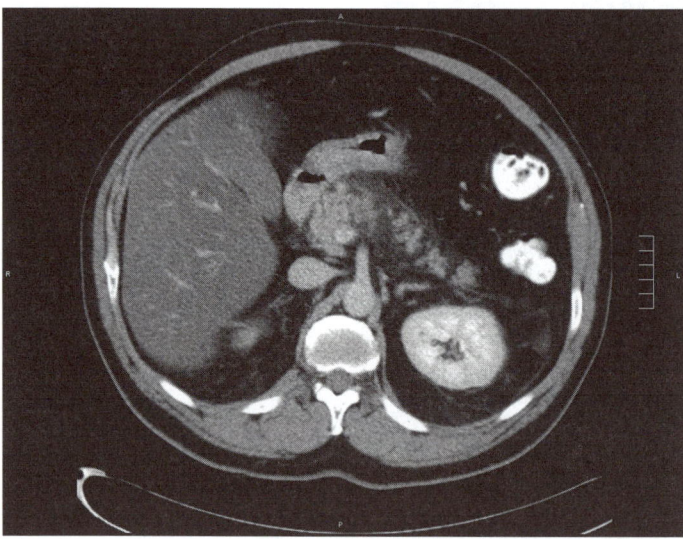

Abb. 3.2

Der CT-Befund lautet: Ödematöse Pankreatitis vor allem im Halsbereich, keine Nekrosen, keine Verkalkungen. Zeichen der Leberverfettung (Steatosis hepatis), einzelne kleine Gallenblasensteine, D. choledochus und intrahepatische Gallenwege nicht erweitert.

Ist eine ERCP sinnvoll?

Ursächlich kommen für diese Pankreatitis sowohl das Gallensteinleiden (z.B. Steinabgang mit vorübergehender Cholestase und Verschluss der Papilla Vateri) sowie eine alkoholtoxische Genese in Betracht. In der CT zeigen sich keine Erweiterungen der extra- und intrahepatischen Gallenwege und des D. pancreaticus. Kleine Konkremente im Choledochus können in der CT durchaus übersehen werden. Um den Abfluss über die Papille und die Ducti choledochus et pancreaticus darzustellen, kann man eine ERCP (endoskopische retrograde Cholangio-Pankreatikographie) veranlassen. Hierbei können ggf. Konkremente entfernt und eine Papillenstenose mittels Papillotomie behoben werden.
Angesichts der fehlenden Erweiterung der Gallenwege verzichten Sie zunächst auf eine ERCP.

Erweiterte Gallenwege bei einer Pankreatitis rechtfertigen die Durchführung einer ERCP zur weiteren Diagnostik und auch zur Therapie (Papillotomie, Steinextraktion).

Wie behandeln Sie Ihren Patienten?

Wichtig in der Behandlung sind eine Ruhigstellung des Pankreas sowie eine engmaschige stationäre Überwachung, um insbesondere ein Fortschreiten der Erkrankung (nekrotisierende Pankreatitis) und die Insuffizienz des Pankreas rechtzeitig zu erkennen. Dazu gehören Nahrungskarenz und parenterale Ernährung bzw. Substitution von Pankreasenzymen im Fall einer enteralen Ernährung, um eine Stimulation der Enzymproduktion im Pankreas zu vermeiden. Neben Flüssigkeits- und ggf. Elektrolytsubstitution ist eine Stressulkusprophylaxe (z.B. Protonenpumpenhemmer, H_2-Blocker) wichtig, umstritten sind Antibiotikagabe und die Anlage einer Magensonde. Um zusätzlichen Stress zu vermeiden, ist eine ausreichende Analgesie (z.B. Dolantin®) erforderlich.

Zur Behandlung der Pankreatitis gehört neben der Analgesie und Flüssigkeitssubstitution die Entlastung des Pankreas durch Enzymsubstitution, frühzeitig ist eine enterale Ernährung anzustreben.

Gibt es eine Indikation zur chirurgischen Behandlung?

Bei Gallengangssteinen oder Aufstau der Gallenwege ist die ERCP mit Entfernung der Steine und Erweiterung der Papille zum Beseitigen möglicher Abflusshindernisse die Therapie der Wahl.
Nach vermutetem Steinabgang bei Gallenblasensteinen sollte die Indikation zur laparoskopischen Cholezystektomie gestellt werden, um so einem weiteren pankreatitischen Schub vorzubeugen.
In der Behandlung der Pankreatitis selbst kommt ein operatives Vorgehen nur bei der nekrotisierenden Pankreatitis in Betracht. Die Prognose dabei ist schlecht, die operativen Maßnahmen dienen dem Ausräumen der Nekrosen, dem Débridement ggf. mit regelmäßiger Lavage der Bauchhöhle zur Behandlung der meist begleitenden Peritonitis im Rahmen des Pankreaszerfalls.

Welche Komplikationen können bei der Pankreatitis auftreten?

Durch fortschreitende Entzündung kann es zur Ausbildung der nekrotisierenden Form kommen. Nach Gewebszerfall und Autodigestion können sich Pseudozysten des Pankreas ausbilden. Im Rahmen von Superinfektionen können Abszesse sowie eine Sepsis auftreten. Insbesondere bei den schweren Formen der Pankreatitis steht häufig das Schockgeschehen mit Nierenversagen im Vordergrund, im weiteren Verlauf kann es auch zu einer Verbrauchskoagulopathie, einem ARDS (akute respiratorische Insuffizienz) und einem Multiorganversagen kommen (hypovolämischer und septischer Schock).

Verlauf

Herr Maurer wird auf der Aufnahmestation stationär untergebracht. Er erhält eine Magensonde und eine Infusion mit Elektrolytlösung, dazu Analgesie mit Novaminsulfon® und Dipidolor®. Unter Nahrungskarenz bessern sich die Beschwerden, die Pankreasenzyme sind schon am nächsten Tag rückläufig. Vermutet wird daher ein Steinabgang mit vorübergehendem Verschluss der Papille als Ursache der Pankreatitis. Es erfolgt Kostaufbau, wobei keine Beschwerden auftreten. Auf eine ERCP wird wegen der raschen klinischen Besserung verzichtet.
Herr Mauer wird nach 4 Tagen wieder entlassen mit der Empfehlung, die Gallenblase (mit den Steinen) baldmöglich operativ entfernen zu lassen.

Quintessenz Die Pankreatitis ist eine entzündliche Veränderung der Bauchspeicheldrüse. Typisch sind gürtelförmige Oberbauchschmerzen, Übelkeit, Erbrechen. Wichtigste Ursachen sind das Gallensteinleiden insbesondere durch Verschluss des D. choledochus sowie der Alkoholabusus. Laborchemisch fallen erhöhte Lipase- und Amylasewerte sowie erhöhte Entzündungsparameter auf. Neben der milden ödematösen Form treten auch die hämorrhagische und die nekrotisierende Pankreatitis auf, Letztere hat eine schlechte Prognose. Die Behandlung ist in erster Linie konservativ mit kurzfristiger Nahrungskarenz, Substitution von Pankreasenzymen zur Ruhigstellung des Pankreas, Analgesie und Infusionen zur Schockbehandlung. Operative Maßnahmen dienen dem Ausräumen von Nekrosen und der Behandlung der evtl. begleitenden Peritonitis.

Ursachen einer Pankreatitis sollten rasch behandelt werden, um einem Rezidiv vorzubeugen (z.B. Cholezystektomie bei Gallensteinleiden, ERCP mit Papillotomie bei Papillenstenose, Alkoholabstinenz bei alkoholtoxischer Genese).

Fall 4

Anamnese

In der Notfallambulanz stellt sich abends Herr Rotter vor. Er gibt an, dass er seit einigen Stunden heftige Rückenschmerzen verspüre, die auch bis in das rechte Bein reichen würden. Seine Frau habe ihn nun hierher geschickt, er habe zwar ähnliche Beschwerden schon vor einigen Jahren gehabt, doch sei es heute im Vergleich schlimmer. Damals seien die Schmerzen wieder von selbst verschwunden, nachdem er sich etwas geschont hatte.

Seinen Angaben zufolge könne er sich kaum setzen und es kribble auch ein wenig im Bein. Sonst bestehen keine wesentlichen Vorerkrankungen.

Aufnahmebefund

50 Jahre alter, adipöser Mann in gutem AZ und EZ. Inspektorisch scheint der Rücken sehr steil, die Lordose der LWS scheint weniger ausgeprägt zu sein, es besteht eine diskrete links-konvexe Skoliose der Wirbelsäule. Über den Dornfortsätzen der unteren LWS findet sich ein diffuser leichter Klopfschmerz, sonst über den Dornfortsätzen der Wirbelsäule kein Druck- oder Klopfschmerz; keine äußeren Verletzungszeichen. Im Liegen ist das Lasègue-Zeichen rechts positiv, die Beugung im Hüftgelenk ist bei ca. 75 Grad schmerzhaft eingeschränkt. Die Sensibilität, Motorik und grobe Kraft in den Beinen scheinen seitengleich, Achillessehnen- und Patellarsehnenreflex sind seitengleich.

Welche Verdachtsdiagnose haben Sie?

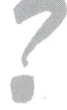

Bei Herrn Rotter bestehen Schmerzen im Bereich der unteren LWS, welche auch in das rechte Bein ausstrahlen. Ein Unfall scheint nicht vorzuliegen, der Beginn war plötzlich. Es scheint sich hier um eine Lumboischialgie, einen sog. „Hexenschuss" zu handeln. Die ausstrahlenden Schmerzen sprechen für eine Irritation der Nervenwurzel (z.B. des N. ischiadicus). Ursächlich für die Beschwerden kann ein Diskusprolaps, auch Bandscheibenvorfall genannt, sein.

Was ist ein Bandscheibenvorfall?

Ein Bandscheibenvorfall tritt meistens an der LWS auf, da hier die größten mechanischen Belastungen auftreten, seltener an der HWS. Das Alter der Betroffenen liegt zwischen 40 und 60 Jahren.

In der Zwischenwirbelscheibe (Bandscheibe) liegt in einem Ring aus Faserknorpel ein gallertiger Kern (Nucleus pulposus); diese Scheibe dient als wenig federnder Puffer zwischen den Wirbelkörpern. Beim Prolaps reißt der Faserring, der gallertige Kern wölbt sich vor und kann auf die Nervenwurzeln in der Nachbarschaft drücken. Entsprechend kommt es zu ausstrahlenden Schmerzen je nach betroffenen Nervenwurzeln. Bei der Diskusprotrusion prolabiert das gesamte Bandscheibengewebe nach außen, ohne dass der Faserring zerreißt. Je nach Ausmaß des Vorfalls treten unterschiedliche Symptome auf: Bei Druck auf die Nerven treten ausstrahlende Schmerzen auf, bei zunehmendem Druck auf die Nerven können Lähmungen mit motorischen und sensiblen Ausfällen auffallen.

Welche Ursachen kennen Sie für einen Bandscheibenvorfall?

Ursachen sind chronische und auch akute Über- und Fehlbelastung der Wirbelsäule sowie Unfälle. Vor allem Übergewicht und Bindegewebsschwächen, meist in Kombination mit falschem Heben von schweren Gegenständen, spielen eine Rolle. Auch in der Schwangerschaft besteht ein erhöhtes Risiko des Bandscheibenvorfalls wegen der Gewichtszunahme und der Auflockerung des Bindegewebes.

Wie äußert sich ein Bandscheibenvorfall?

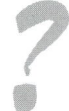

Ein Bandscheibenvorfall kann völlig symptomlos verlaufen, insbesondere wenn kein Druck auf die Nervenwurzeln oder das Rückenmark erfolgt. Wenn Schmerzen auftreten (Rückenschmerzen), so liegt es am Druck auf die Nervenwurzeln. Je nach betroffenem Nerv kommt es zu ausstrahlenden Schmerzen (Bein oder auch Arm), bei vermehrtem Druck zu entsprechenden Nervenausfällen mit Sensibilitätsstörungen (Ameisenlaufen, Kribbelgefühl, Taubheit) und/oder motorischen Ausfällen (Lähmungen einzelner Muskeln, Reflexabschwächung). Bei der sog. Lumboischialgie erfolgt der Druck auf eine oder mehrere Wurzeln des N. ischiadicus, was zu Schmerzen im Verlauf des Nervs über das Gesäß bis auf die Dorsalseite des betroffenen Beines führt.
Der prolabierende Diskus kann auch direkt auf das Rückenmark oder die Cauda equina drücken, was ebenfalls zu neurologischen Ausfällen führen kann. Diese äußern sich meist beidseits in den Extremitäten (zunehmende Schwäche oder Lähmung beider Beine oder Arme) sowie in einer Störung der Blasen- und Darmentleerung mit Taubheitsgefühl im Perinealbereich. Bei Druck auf die Cauda equina kommt es zum Kontrollverlust über Blasen- und Darmentleerung sowie zu Sensibilitätsausfällen im Anal- und Genitalbereich und an der Innenseite der Oberschenkel. Diese Symptomatik stellt einen Notfall dar, der dringender Abklärung bedarf.

Kontrollverlust über Blasen- und Darmentleerung, Sensibilitätsausfälle im Anal- und Genitalbereich oder motorische Schwächen können eine beginnende Querschnittssymptomatik anzeigen und bedürfen dringender Abklärung und Behandlung.

Welche Untersuchungen schlagen Sie vor?

Von entscheidender Bedeutung ist beim Verdacht eines Bandscheibenvorfalls neben der Anamnese die exakte körperliche Untersuchung und Erhebung eines neurologischen Status mit Kontrolle der Reflexe, der Sensibilität und der Muskelfunktionen an den Extremitäten. Der erhobene Befund gibt erste Hinweise auf die möglichen betroffenen Nervenwurzeln oder die Höhe der beginnenden Querschnittssymptomatik bei Druck auf das Rückenmark. Ohne fassbare neurologische Ausfälle steht meist der Schmerz im Vordergrund.
Zur Bildgebung bietet sich eine CT-Untersuchung der vermutlich betroffenen Areale der Wirbelsäule oder alternativ eine NMR-Untersuchung (Magnetresonanztomographie-Untersuchung) an. Auf den Nativ-Röntgenaufnahmen der Wirbelsäule lassen sich zwar auch degenerative Veränderungen und Traumafolgen (Frakturen) erkennen, die Darstellung der Zwischenwirbelscheiben ist jedoch für eine weitere

Diagnostik unzureichend, insbesondere die Beurteilung eines Bandscheibenvorfalls ist nicht möglich. Darstellbar ist die Einengung des Wirbelkanals, der Nervenaustrittspforten oder des Rückenmarks zwar auch mittels einer Myelographie, jedoch spielt diese heute in der Diagnostik des Bandscheibenvorfalls keine Rolle mehr und ist in der Routinediagnostik als obsolet anzusehen.

Bei fortschreitenden oder manifesten Lähmungen oder Sensibilitätsausfällen kann man die Nervenfunktion mittels einer Elektromyographie bestimmen.

Bei Herrn Rotter wird eine CT-Untersuchung der LWS veranlasst.

Ergebnis
CT-Untersuchung der LWS: Es zeigt sich keine Einengung des Rückenmarks. Die Zwischenwirbelscheibe zwischen L4 und L5 zeigt einen Riss im Faserring, der Nucleus pulposus ist nicht ausgetreten.

Welche Therapie schlagen Sie vor?

Zugrunde liegt eine Läsion der Bandscheibe, ein Prolaps des Nucleus pulposus im Sinne eines echten Vorfalls lässt sich nicht mehr nachweisen. Die Lumboischialgie wird konservativ behandelt ebenso wie die meisten Bandscheibenvorfälle. Sie empfehlen Ihrem Patienten zunächst die stationäre Aufnahme zur akuten Schmerzbehandlung. Weiter empfehlen Sie Bettruhe mit Entlastung und Entspannung der Wirbelsäule (evtl. Stufenbett). Sie erklären, dass im Rahmen der folgenden Mobilisation eine krankengymnastische Übungsbehandlung sowie physikalische Maßnahmen wie Massagen und Wärmeanwendungen zur weiteren Entspannung der Wirbelsäule wichtig seien.

Verlauf

Herr Rotter wird stationär aufgenommen. Bei Bettruhe im Stufenbett erhält er Antiphlogistika und nicht-steroidale Analgetika unter gleichzeitiger Verordnung von Protonenpumpeninhibitoren zum Magenschutz. Lokal erfolgt am Rücken Wärmeanwendung. Nach 2 Tagen besteht eine deutliche Schmerzlinderung, die Schmerzen strahlen auch nicht mehr in das rechte Bein aus. Eine krankengymnastische Übungsbehandlung wird eingeleitet, welche nach weiteren 2 Tagen ambulant fortgesetzt wird.

Was empfehlen Sie Ihrem Patienten, um einem Bandscheibenvorfall zukünftig vorzubeugen?

Wichtig sind in der Prophylaxe eines Bandscheibenvorfalls eine Kräftigung der Rückenmuskulatur sowie das Vermeiden einseitiger Belastungen des Rückens. Folgende Empfehlungen geben Sie Ihrem Patienten mit:
- Verringerung des Körpergewichts bei Übergewicht
- Vermeidung gebeugten Sitzens; Empfehlung, den Rücken möglichst gerade zu halten (Sitzhöhe entsprechend einstellen)
- keine tiefen und weichen Sitzmöbel, evtl. ein keilförmiges Sitzkissen nutzen
- wenig Bücken, häufig gebrauchte Gegenstände in Arbeitshöhe bereit halten
- beim Arbeiten auf eine aufrechte Körperhaltung achten
- keine schweren Lasten heben, Lasten in mehreren Teilen heben
- Gegenstände mit gebeugten Beinen und gestrecktem Rücken heben, nicht umgekehrt

- beim Tragen von Lasten keine Seitwärtsneigung, Rücken gerade halten
- für den Schlaf eine gute Matratze auf einem Lattenrost nutzen, welche den Rücken unterstützt
- Training der Rücken- und Bauchmuskulatur nicht nur beim Physiotherapeuten, sondern täglich über mindestens 3 Monate (Rückenschule).

Gibt es Indikationen zur Operation beim Bandscheibenvorfall?

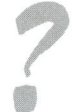

Meist werden Bandscheibenvorfälle konservativ behandelt. Indikationen zum operativen Vorgehen sind progressive Lähmungen und anhaltende Symptome bei konservativer Behandlung.

Es kann zu jedem Zeitpunkt zu einer Besserung unter konservativen Maßnahmen kommen, da der austretende Nucleus pulposus spontan eintrocknet und sich dadurch wieder verkleinert.
Aber je länger Lähmungen, also Zeichen der Nervenausfälle bestehen, umso schlechter ist die Prognose einer vollständigen Wiederherstellung, einer Restitutio ad integrum.

Indikationen für ein operatives Vorgehen, eine Ausräumung der Bandscheibe, bestehen bei Hinweisen auf beginnenden Querschnitt (Druck auf das Rückenmark oder die Cauda equina), also bei Paresen der Beine, Sensibilitätsausfällen, Störungen der Blasen- und Darmentleerung, sowie bei zunehmenden Lähmungserscheinungen jeder Form.
Bei der OP erfolgt eine Ausräumung des Bandscheibengewebes zur Druckentlastung der Nervenwurzeln oder des Rückenmarks. Neben den konventionellen offenen Verfahren haben sich inzwischen weitgehend die mikrochirurgischen Techniken durchgesetzt, welche vor allem zu weniger Narbenbildung führen. Kleinere Vorfälle lassen sich auch interventionell durch Koagulation mit Strom oder Laser behandeln, wobei lediglich unter bildgebender Kontrolle eine Nadel in die Bandscheibe eingeführt wird und die Bandscheibe koaguliert wird.

Über welche Operationsrisiken informieren Sie Patienten mit einem Bandscheibenvorfall?

Die Risiken des operativen Vorgehens zum Ausräumen des Bandscheibengewebes liegen in der möglichen Schädigung von Nerven und Gefäßen sowie einer Entzündung im Operationsgebiet. Nach Entfernen der Bandscheibe kann es zu einer relativen Instabilität der Wirbelsäule kommen. Gefürchtet ist die Narbenbildung im Operationsgebiet, welche zu mehr Beschwerden als präoperativ führen kann. Entsprechend sind weitere OPs erforderlich, um das Narbengewebe wieder zu entfernen. Bei minimal-invasiver Vorgehensweise scheint die Narbenbildung deutlich geringer zu sein.
Angesichts dieser Risiken ist die Indikation zur OP zurückhaltend und vorsichtig zu stellen, operativ sollte nur bei den o.g. Indikationen (u.a. progressive Lähmung) vorgegangen werden.

Quintessenz Ein Bandscheibenvorfall äußert sich mit Rückenschmerzen, welche in ein oder in beide Beine ausstrahlen können, er kann auch symptomlos verlaufen. Die häufigste Form ist die Lumboischialgie. Ursächlich ist ein Riss des Faserringes der Bandscheibe mit Austritt des gallertigen Kerns, welcher auf Nervenwurzeln oder Rückenmark drücken kann. Prädisponierend sind Übergewicht und andere Fehl- und Überbelastungen des Rückens. Die Behandlung ist in erster Linie konservativ (Antiphlogistika, Analgetika, Bettruhe, bei Schmerzrückgang Krankengymnastik und Stärkung der Rückenmuskulatur). Bei Lähmungserscheinungen und insbesondere bei fortschreitender Lähmung ist die Indikation zum operativen Ausräumen der Bandscheibe gestellt. Mittelfristig dienen die Stärkung der Rückenmuskulatur, die Gewichtsabnahme und das Vermeiden von Fehlbelastungen des Rückens der Prophylaxe.

Fall 5

In der Sprechstunde stellt sich eine 62-jährige Patientin mit einer Überweisung ihres Hausarztes wegen einer Schwellung am Hals vor.

Anamnese

Die 62-jährige Berta Griese ist Landwirtin. Seit 10 Jahren bemerkt sie eine zunehmende Schwellung des Halses. Die Schwellung hat Frau Griese nie Schmerzen oder sonstige Probleme bereitet. In den letzten Wochen hatte sie eine leichte Grippe und dadurch Atemschwierigkeiten. Deswegen wurde sie bei ihrem Hausarzt vorstellig. Dieser empfahl ihr, sich in einer chirurgischen Fachabteilung vorzustellen. Frau Griese trägt seit Jahren ein Halstuch.
In der Familienanamnese hatten die Mutter und die Großmutter der Patientin einen Kropf.
Als Vorerkrankungen gibt die Patientin lediglich eine TBC im Kindesalter sowie gelegentliche Schmerzen im Bereich des Rückens an. Medikamente nimmt Frau Griese nicht, obwohl ihr Apotheker ihr seit Jahren rät, Jodtabletten zu nehmen.

Aufnahmebefund

Bei der Untersuchung der 92 kg schweren und 1,68 m großen Frau Griese fällt Ihnen bereits bei der Inspektion eine große Schwellung des ventralen Halsbereichs auf. Die V. jugularis externa und einige oberflächliche Halsvenen sind zu erkennen und scheinen leicht gestaut.
Bei der Palpation der Schwellung zeigt sich eine relativ gute Verschieblichkeit. Der Tumor ist beidseits des Kehlkopfs etwa taubeneigroß. Ihnen fällt bei der Atmung der Patientin ein leichter Stridor auf.

Welche Differentialdiagnosen ziehen Sie in Betracht?

Es handelt sich um einen großen Tumor im Bereich des Halses ventral vor dem Kehlkopf und der Trachea liegend. Die Patientin leidet zudem an einer diskreten oberen Einflussstauung und weist einen Stridor auf.
Angesichts dieser Symptome sollte man als erstes an eine Struma denken. Dabei handelt es sich um eine Vergrößerung der Schilddrüse über die normale Größe hinaus (das Gewicht einer „normalen" Schilddrüse beträgt etwa 20–40 g, ein Lappen ist etwa 6 cm hoch, 4 cm breit und 2 cm dick).
Aufgrund der Ursachen lassen sich folgende Erkrankungen unterscheiden:

- **Jodmangelstruma:** Alimentärer Jodmangel löst eine Anpassungshypertrophie und -hyperplasie aus. Da diese Krankheit in einigen Gebieten Deutschlands (z. B. Bayern) gehäuft auftritt, spricht man von endemischer Struma.
- **Familiäre Häufung** der Struma durch Defekt der Enzyme für die Jodverwertung und Hormonsynthese.
- **Vermehrter Bedarf an Schilddrüsenhormonen,** z. B. in Pubertät, Schwangerschaft und Klimakterium.
- **Entzündungen der Schilddrüse,** z. B. M. Basedow (immunogen bedingte Hyperthyreose)
- **Schilddrüsenmalignome.**

Wie gehen Sie vor?

Es wird die stationäre Aufnahme der Patientin veranlasst, um eine genaue Diagnostik durchzuführen.

Zur genauen Beurteilung und Volumenmessung eines Tumors wird eine Sonographie durchgeführt. Ferner sollten neben der Anfertigung eines Blutbilds und der Bestimmung von Elektrolyten, Kreatinin, Gerinnung und Harnstoff die Schilddrüsenparameter TSH basal, fT$_3$ und fT$_4$ (freies Trijodthyronin und freies Thyroxin) gemessen werden. Wegen des Stridors und der erst kürzlich überstandenen Grippe kann außerdem ein Röntgen-Thorax erfolgen.

Ergebnisse
Laborchemische Untersuchungen: Es zeigen sich keine wesentlichen Auffälligkeiten bei den Werten für BB, Elektrolyte, Kreatinin, Harnstoff und Gerinnung. Das TSH basal ist nur geringfügig erhöht, fT$_3$ und fT$_4$ sind normal.
Röntgen-Thorax: Im Röntgen-Thorax zeigt sich eine Verdrängung der Trachea nach rechts und eine bis knapp retrosternal reichende, vom Hals ausgehende Raumforderung, die als Struma gewertet werden kann. Die weiteren Strukturen auf dem Röntgenbild sind als altersentsprechend normal zu werten.
Sonographie: In der Sonographie der Schilddrüse zeigt sich eine diffuse Vergrößerung der gesamten Schilddrüse ohne größere knotige Areale. Die Trachea wirkt an manchen Stellen stark verengt.

Das TSH basal ist der Screening-Test zum Ausschluss einer Hyper- oder Hypothyreose. Ist der TSH-Wert erhöht, kann man von einer Hypothyreose ausgehen, da über die Hypophyse bei Mangel an Schilddrüsenhormonen eine Mehrproduktion an TSH erfolgt. Umgekehrt ist bei einer Erniedrigung des TSH-Werts von einer Hyperthyreose auszugehen, da ausreichend Hormone im Serum vorhanden sind.

Wie interpretieren Sie die Ergebnisse der Untersuchungen?

Es handelt sich um eine Struma mit retrosternaler Ausdehnung und Verdrängung der Trachea. Da in der Sonographie keine größeren knotigen Areale, sondern vielmehr eine diffuse kleinknotige Vergrößerung des Parenchyms zu erkennen ist, handelt es sich somit um eine Struma diffusa.

Erläutern Sie die Einteilung der Strumagröße nach WHO

Nach WHO wird die Größe der Struma in 3 Gruppen klassifiziert:
- **Gruppe I:**
  - Ia: Palpatorisch solitärer Knoten oder Struma
  - Ib: Struma erst bei Reklination des Kopfs sichtbar
- **Gruppe II:** Struma auch bei normaler Kopfhaltung sichtbar
- **Gruppe III:** Große, gut sichtbare Struma, die auch auf Distanz gut erkennbar ist. Es zeigen sich Kompressionssymptome (z.B. Einflussstauung, Einengung der Trachea und retrosternale Anteile)

Welche Diagnose stellen Sie nun?

In Anbetracht der Untersuchungsergebnisse handelt es sich bei der Patientin am ehesten um eine Jodmangelstruma. Da das TSH basal nur geringfügig erhöht ist, kann von einer euthyreoten Struma Grad III ausgegangen werden.

Ein Schilddrüsenkarzinom ist unwahrscheinlich, da zum einen die Struma gut auf der Unterlage des restlichen Gewebes verschieblich ist und in der Sonographie keine größeren tumorverdächtigen Areale nachweisbar sind. Außerdem spricht das langsame Wachstum der Struma gegen eine maligne Erkrankung.

Eine Entzündung der Schilddrüse ist anhand der Laborparameter nicht zu vermuten, da weder Entzündungszeichen noch eine Hyperthyreose vorliegen.

Welche Therapie schlagen Sie vor?

Es gibt folgende Therapieoptionen:
- **Konservative Therapie** mit Gabe von Schilddrüsenhormonen (T_4-Substitution). Die Durchführung einer solchen Therapie ist bis zu einer Struma Grad II durchführbar und sollte nicht darüber hinaus oder bei knotigen Veränderungen sowie bei fokalen Autonomien angewandt werden.
- **Radio-Jod-Therapie:** Dabei wird radioaktives Iod[131] in die Schilddrüse eingelagert und zerstört das Schilddrüsengewebe. Indikationen für die Radio-Jod-Therapie sind die disseminierte Autonomie, die Nachbehandlung eines Karzinoms, OP-Angst des Patienten, sowie aufgrund von Nebenerkrankungen oder aus sonstigen Gründen inoperable Patienten.
- **Chirurgische Entfernung** von erkranktem Material der Schilddrüse.

In diesem Fall ist ein operativer Eingriff nötig, da die Struma bereits die Trachea verdrängt und zu einer oberen Einflussstauung geführt hat.

Es muss präoperativ sichergestellt sein, dass die Patientin eine euthyreote Stoffwechsellage hat. Weder bei einer Hypo- noch einer Hyperthyreose sollte operiert werden. Es besteht sonst die Gefahr von letalen Narkosezwischenfällen.

Verlauf

Die Patientin stimmt nach einigem Zögern einer OP zu.

Sie erklären der Patientin, dass eine subtotale Resektion der Schilddrüse durchgeführt wird. Dabei wird ein kleiner Rest des Schilddrüsengewebes belassen.

Nach entsprechender Vorbereitung wird die Patientin eine Woche später operiert.

Wie wird eine Strumektomie durchgeführt?

Nach sterilem Abwaschen und Abdecken wird als erstes ein sog. Kocherscher Kragenschnitt angelegt. Dabei handelt es sich um eine quere bogenförmige Inzision in einer der Hautspaltlinien, ca. 2 fingerbreit über dem Jugulum, bei der neben der Haut auch das Platysma durchtrennt wird.

Oberflächliche Halsvenen werden gezielt ligiert und durchtrennt. Anschließend werden die geraden Halsmuskeln längs inzidiert und stumpf auseinandergedrängt.

Nun kann man die in ihrer Kapsel liegende Schilddrüse erkennen. Nach Eröffnung der Kapsel werden die oberen und unteren Polgefäße aufgesucht und unterbunden (Schonung des N. recurrens!). Anschließend wird die Struma, unter Schonung der Epithelkörperchen, von oben nach unten abpräpariert. Der Isthmus wird mittels einer besonders dicken Ligatur unterbunden. Die retrosternalen Anteile der Struma werden nun unter dem Sternum hervor luxiert und ebenfalls abpräpariert. Ein kleiner Teil der Struma wird beidseits des Kehlkopfs belassen. Nach Beendigung der Resektion der Struma wird nun die Schilddrüsenkapsel wieder verschlossen, wahlweise werden Drainagen eingelegt. Es erfolgt der schichtweise Wundverschluss mit intrakutaner Hautnaht.

Es ist peinlich genau auf eine Schonung des N. laryngeus superior (N. recurrens) zu achten, da dieser die Stimmlippen des Kehlkopfs innerviert. Bei einer einseitigen Durchtrennung oder Quetschung klagen die Patienten postoperativ über Heiserkeit und leises Sprechen. Bei einer beidseitigen Durchtrennung kann es zu einem Verschluss der Trachea durch die Parese der Stimmlippen mit anschließendem Ersticken kommen.

Ist der Nerv einseitig oder beidseitig vollständig durchtrennt, liegt eine irreversible Schädigung vor. Bei einer Verletzung, z.B. Druck oder Zug, bedingt durch Quetschen mit einer Pinzette oder einem OP-Haken, kann sich der Nerv wieder erholen.

Worauf sollten Sie im weiteren Verlauf achten?

Postoperativ sollte auf Verletzungen des N. recurrens geachtet werden. Am besten bittet man den Patienten nach der OP „Anafranil" oder „Amerika" zu sagen. Kann der Patient eines oder beide Wörter ohne wesentliche Heiserkeit sagen, ist die Wahrscheinlichkeit einer Rekurrensparese nicht sehr groß. Außerdem sollte postoperativ auf den Kalziumhaushalt geachtet werden, da bei einer versehentlichen Mitresektion von Epithelkörperchen eine Hypokalziämie mit Tetanien auftreten kann. Postoperativ wird deshalb der Kalzium-Wert im Serum bestimmt.

Die intrakutanen Fäden am Hals können am 4.–5. postoperativen Tag entfernt werden.

Verlauf

Der postoperative Verlauf bei Frau Griese ist unauffällig. Sie kann am 3. postoperativen Tag entlassen werden und ist sehr stolz auf ihren nun so schlanken Hals. Es wurde nach einer Laborkontrolle der Schilddrüsenhormone mit einer Hormonsubstitution begonnnen. In den histopathologischen Untersuchungen des Strumagewebes ergab sich kein Anhalt für einen malignen Prozess.

Was empfehlen Sie dem weiterbehandelnden Arzt?

Kontrolle der Schilddrüsenwerte und Einstellung auf ein Hormonpräparat.

Quintessenz Die Jodmangelstruma ist eine gutartige Vergrößerung der Schilddrüse. Sie entsteht durch die bei Jodmangel verminderte Hormonproduktion. Dadurch wird mehr TSH aus der Hypophyse freigesetzt. Diese TSH-Überproduktion löst eine Hyperplasie und Hypertrophie der Schilddrüse aus. Dadurch kann der Bedarf an Hormon einigermaßen gedeckt werden.

Die Therapie besteht je nach Ausmaß der Struma aus einer medikamentösen Behandlung, Ersatz von Schilddrüsenhormon oder einer OP. Gelegentlich kann auch die Radio-Jod-Therapie angewandt werden, bei der Schilddrüsengewebe durch die Aufnahme von radioaktivem Jod zerstört wird.

Bei einer OP ist streng auf den Erhalt des N. recurrens zu achten, der die Stimmlippen des Kehlkopfes innerviert und dessen Durchtrennung zu Heiserkeit führt. Zudem ist auf die Epithelkörperchen zu achten, die das Parathormon bilden und somit am Kalziumstoffwechsel beteiligt sind.

Fall 6

Sie haben Dienst in der Notaufnahme. Die Schwester meldet Ihnen um 3:20 Uhr morgens eine 62-jährige Frau mit Schulterschmerzen.

Anamnese

Die 62-jährige Frau Friedrich erzählt, dass sie seit 5 Jahren an einer schweren Arthrose der rechten Schulter leide. Bis zur Aufgabe ihres Berufs habe sie als Fensterputzerin gearbeitet, und sie vermutet, dass sie deswegen Probleme mit der Schulter hat. Wegen der vielen Schmerzmittel sei sie vor 2 Jahren an einem Magengeschwür erkrankt. Ansonsten sei sie noch nie krank gewesen. An Medikamenten nimmt Frau Friedrich Diclofenac disp. 3 × 1 und Pantozol® 40 1 × 1 ein.

Frau Friedrich klagt jetzt über ungewöhnlich starke Schmerzen in der Schulter, die über die oberen Rippen nach kaudal ziehen. Gestern war sie noch bei ihrem Orthopäden, der ihr alle 2 Wochen Kortison ins Schultergelenk und unter das Schulterblatt injiziert. Normalerweise bessern sich auf diese Injektionen die Schmerzen. Allerdings hatte diesmal ein Vertreter ihres Orthopäden die Injektionen gesetzt. Es traten sofort sehr starke Schmerzen auf und sie musste mehrfach husten. Ein Trauma oder eine ungewöhnliche Belastung ist Frau Friedrich nicht erinnerlich.

Aufnahmebefund

Bei der körperlichen Untersuchung fällt bei der blassen Patientin leichte Tachypnoe auf. Die Patientin hustet während der Untersuchung mehrmals. Der AZ ist eingeschränkt, der EZ schlank mit 52 kg KG auf 1,67 m. Da es sich um eine lang bekannte Erkrankung der Schulter handelt verzichten Sie auf die eingehende körperliche Untersuchung. Bei der Inspektion der Schulter fällt Ihnen im Vergleich zur Gegenseite keine größere Fehlstellung oder Schwellung auf. Die Palpation der Schulter ist für die Patientin nicht besonders schmerzhaft und auch hierbei fallen Ihnen keine Besonderheiten auf. Bei der Bewegungsprüfung zeigt sich eine eingeschränkte Beweglichkeit besonders bei der Elevation des Arms. Diese schmerzt ab ca. 80° und der Arm kann nicht über 120° gehoben werden. Sie untersuchen die Schulter noch bei fixierter Skapula, wobei sich Schmerzen im Bereich der Rotatorenmanschette zeigen. Die Patientin gibt an, dass sich am Bewegungsausmaß nichts geändert habe.

Wie untersuchen Sie die Schulter?

- **Inspektion:** Entkleiden des Oberkörpers, Betrachten der Thoraxkontur und der Schulter von hinten und vorn, immer im Seitenvergleich zur Gegenseite. Erkennen von Fehlstellungen, Schwellungen, Muskelatrophien (inbesondere M. deltoideus, M trapezius).
- **Palpation:** Aufsuchen der knöchernen Orientierungspunkte (Akromion, AC-Gelenk, Klavikula, Tuberculum majus humeri). Immer beide Seiten palpieren. Beginn der Palpation immer an nicht schmerzhaften Stellen, zuletzt Palpation der Region mit maximalem Schmerz und Versuch der Zuordnung zu einer anatomischen Struktur. Abtasten folgender Regionen: AC-Gelenk, Rotatorenmanschette, subakromialer Schleimbeutel, Tuberculum majus et minus, Sulcus intertubercularis.
- **Bewegungsprüfung:** 3 wichtige Prüfungen:
  - Beide Hände sollen nach oben seitlich des Kopfs gehoben werden.

– Beide Hände mit den Ellbogen möglichst weit seitlich in den Nacken legen.
– Beide Hände in Höhe der unteren BWS nach hinten zusammenführen (sog. Schürzenbindergriff).

Ist der Patient in der Lage, diese Bewegungen ohne wesentliche Einschränkung auszuführen, liegt keine Einschränkung der Beweglichkeit vor.

Wie lautet Ihre Verdachtsdiagnose?

Die Patientin leidet an einer Kompression der Rotatorenmanschette, da sie eine „painful arch", d.h. Schmerzen bei der Elevation zwischen 60 und 120°, angibt. Diese Vermutung bestätigt sich noch durch die Untersuchung mit fixierter Skapula, es handelt sich hierbei um ein Impingement-Syndrom. Die Verdachtsdiagnose lautet: Omarthrose mit Einklemmung der Rotatorenmanschette.

Verlauf

Sie raten der Patientin, am morgigen Tag nochmals ihren Orthopäden aufzusuchen. Außerdem verabreichen Sie der Patientin 20 Tropfen Tilidin®.
Kurze Zeit später erscheint Frau Friedrich nochmals. Jetzt klagt sie neben den Schmerzen im Bereich der Schulter über immer stärker werdende Atemnot. Nun untersuchen Sie Frau Friedrich ausgiebig.

Ergebnisse
Inspektion: Die Patientin wirkt leicht zyanotisch, die Halsvenen sind aber nicht gestaut.
Auskultation: HF 105/min, normale Herztöne, keine pathologischen Geräusche. RR beträgt 160/85 mmHg.
Lunge: Atemgeräusch normal über der linken Lunge, fehlendes Atemgeräusch über der rechten Lunge. Der Klopfschall über der linken Lunge ist unauffällig, über der rechten Lunge hypersonorer Klopfschall. Die Patientin hustet wieder sehr stark und trocken.
Abdomen: Das Abdomen ist weich, kein DS, Abwehrspannung oder Resistenzen. Die Darmgeräusche sind regelrecht.
Der übrige Bewegungsapparat, ausgenommen der rechten Schulter, ist unauffällig.

Wie beurteilen Sie jetzt die Situation?

Es handelt sich klinisch am ehesten um einen Pneumothorax rechts, der möglicherweise durch die Injektion in das Schultergelenk verursacht wurde.

Was ist ein Pneumothorax?

Ein Pneumothorax ist ein Kollaps der Lunge mit funktionellen Defiziten, der durch Eindringen von Luft in den Pleuraspalt entsteht. Dadurch wird der Unterdruck, der zwischen Pleura visceralis und parietalis herrscht und der für die Entfaltung der Lunge verantwortlich ist, aufgehoben. Die Lunge kollabiert und steht für den Gasaustausch nicht mehr zur Verfügung.

Was sind typische Symptome eines Pneumothorax?

- Plötzliche Atemnot, kann beim kleineren Pneumothorax ausbleiben
- trockener Husten
- Schmerzen im Thorax
- evtl. Hautemphysem
- Fieber, wenn der Pneumothorax länger besteht.

Symptome eines Spannungspneumothorax: Schwerste Atemnot, Zyanose, Schmerzen, Tachykardie, Einflussstauung (gestaute Halsvenen), Schock.

Wie entsteht ein Pneumothorax?

- **Spontan:** Meist bei jungen Männern durch Platzen einer oder mehrerer subpleural gelegener Emphysemblasen. Ansonsten durch Veränderungen der Lungenstruktur, z. B. bei Rauchern, Tuberkulosepatienten, Patienten mit zystischer Fibrose oder Karzinompatienten mit Primärtumor oder Metastasen in der Lunge.
- **Thoraxtrauma:** Mit Penetration des Pleuraraums von außen (sog. offener Pneu) oder Bronchusabriss, woraus sich meist ein Spannungspneumothorax entwickelt.
- **Iatrogen:** Durch Punktion des Pleuraraums bei Anlage von zentralen Venenkathetern (z. B. V. jugularis oder V. subclavia), bei forcierter Überdruckbeatmung oder bei Injektionen.

Was unternehmen Sie sofort?

Dem Aspekt nach handelt es sich nicht um einen Spannungspneumothorax, da keine schwere Atemnot oder obere Einflussstauung besteht. Es sollte aber zur Sicherheit ein intravenöser Zugang gelegt, um ggf. Analgetika, Narkotika oder Volumen zuführen zu können.

Welche Untersuchungen veranlassen Sie?

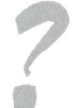

Laborchemische Untersuchungen mit BB, Elektrolyten und Gerinnung sind obligat. Außerdem sollten arterielle Blutgase abgenommen und eine Röntgen-Thorax-Aufnahme in Exspiration sowie ein Hemithorax rechts durchgeführt werden.

Bei Verdacht auf Pneumothorax ist neben einem Röntgen-Thorax immer auch ein Hemithorax zur Beurteilung der Rippen und zum Ausschluss einer Rippenfraktur erforderlich.

Ergebnisse
Laborchemische Untersuchungen: Die laborchemischen Untersuchungen sind unauffällig. Die arteriellen Blutgase zeigen folgendes Ergebnis: pH 7,46, pO_2 65 mmHg, pCO_2 46 mmHg.
Röntgen-Thorax: Im Bereich der rechten Lunge findet sich ein fast vollständiger Pneumothorax, die weiteren Organe und Strukturen sind unauffällig. Kein Anhalt für eine mediastinale Verdrängung. Im Hemithorax kein Anhalt für Rippenverletzung.

Wie interpretieren Sie die Ergebnisse der Untersuchungen?

Der klinische Verdacht hat sich bestätigt: Es handelt sich um einen Pneumothorax rechts. In den Blutgasen zeigt sich ein leichter Abfall des pO_2.

Die Diagnose hätte wesentlich früher gestellt werden können. Auch bei traumatologischen Patienten ist die gründliche körperliche Untersuchung obligat!

Welche Therapie leiten Sie ein?

Als Therapiemaßnahme wird eine Thoraxdrainage (= Pleurasaugdrainage) gelegt.

Welche Arten von Thoraxdrainagen gibt es?

Man unterscheidet 2 Typen:
- **Buelau-Drainage:** Durchtrittsstelle ist der 4. ICR (Interkostalraum) in der hinteren Axillarlinie.
- **Monaldi-Drainage:** Durchtrittsstelle ist der 2. ICR in der Medioklavikularlinie.

Verlauf

Sie entscheiden sich bei Frau Friedrich für die Anlage einer Drainage nach Buelau, da Ihnen dies aus kosmetischen Gründen vorteilhafter erscheint.

Wie wird eine Buelau-Drainage angelegt?

Der Eingriff wird in Rückenlage durchgeführt. Zuerst erfolgt die ausgiebige Hautdesinfektion. Anschließend wird wie zu einer kleinen Thorakotomie mittels steriler Tücher abgedeckt. Dann wird im OP-Gebiet großzügig eine Lokalanästhesie angelegt. Nach einer kurzen Einwirkzeit wird etwa 1–2 Interkostalräume unter dem Durchtritt der Drainage ein etwa 5 cm langer Hautschnitt angelegt. Nach dem Hautschnitt wird mit dem Finger und einer Schere stumpf nach oben präpariert bis zur Oberkante der Rippe, an der man die Drainage in den Pleuraraum einführen möchte. Die Interkostalmuskulatur wird ebenfalls stumpf verdrängt und die Pleura mit dem Finger oder der Schere stumpf durchstoßen. Mit dem Finger wird nun getastet, ob innen an der Pleura noch Strukturen an der Thoraxwand befestigt sind. Anschließend wird mit einem Trokar die Drainage in den Pleuraraum eingeführt. Danach wird um die Drainage eine Tabaksbeutelnaht angelegt, der Hautschnitt verschlossen und die Drainage festgenäht.

An den Rippen darf immer nur am Oberrand eingegangen werden, da am Unterrand der Rippen die Interkostalnerven und -gefäße verlaufen.

Worauf müssen Sie achten? Welche Kontrolluntersuchungen veranlassen Sie im weiteren Verlauf?

Sofort nach dem Legen der Drainage wird eine Pumpe mit Wasserschloss an die Drainage gehängt. Anschließend werden mit einer Röntgen-Thorax-Aufnahme der korrekte Sitz der Drainage und die Lungenausdehnung überprüft. Die Drainage bleibt für 5–7 Tage an einer Pumpe (Sog -20 mmHg) bzw. einem Wasserschloss. Vor Entfernung der Drainage am 5.–7. Tag sollte nochmals ein Kontroll-Thorax durchgeführt werden, nachdem die Pumpe entfernt wurde. Ist die Lunge voll entfaltet, kann die Drainage entfernt werden. Am 1. Tag nach Entfernung der Drainage sollte nochmals eine Röntgenkontrolle durchgeführt werden.

Verlauf

Frau Friedrich erholt sich gut von ihrer Erkrankung. Es wird eine Thorax-CT durchgeführt, um festzustellen, ob Emphysembullae oder ein Tumor vorliegen. Dabei zeigt sich kein pathologischer Befund. Es muss daher davon ausgegangen werden, dass der Pneumothorax iatrogen verursacht wurde.

Am 5. Tag kann die Pumpe entfernt werden, im Kontroll-Thorax zeigt sich lediglich im Bereich der Lungenspitze ein kleiner Spitzenpneu, der nicht therapiebedürftig ist. Am 7. Tag kann die Patientin in gutem AZ wieder entlassen werden.

Was empfehlen Sie dem weiterbehandelnden Arzt?

Es sollten weitere klinische Kontrollen erfolgen. Das Nahtmaterial im Bereich der Drainagestelle sollte am 10. Tag nach Entfernung der Drainage entfernt werden.

Quintessenz Beim Pneumothorax gerät Luft in den Pleuraspalt zwischen der Pleura visceralis und der Pleura parietalis. Dadurch ist der Unterdruck im Pleuraspalt, der die Lunge am Kollabieren hindert, nicht mehr gegeben, die Lunge kollabiert.

Ursache für einen Pneumothorax kann eine Verletzung der Lunge und der Pleura von außen, z. B. infolge eines Traumas, oder eine Verletzung von innen, z. B. Spontanpneumothorax durch Ruptur einer Bulla, sein. Die gefährlichste Variante des Pneumothorax ist der Spannungspneumothorax. Er entsteht durch einen Ventilmechanismus: Bei der Inspiration dringt Luft aus dem Pleuraleck in den Pleuraspalt ein, kann aber bei der Exspiration nicht mehr entweichen. Dadurch baut sich ein hoher intrathorakaler Druck auf, der dazu führt, dass das Herz und der gesunde Lungenflügel zur Gegenseite gedrängt werden. Es besteht akute Lebensgefahr, da sich eine zunehmende Hypoxie und Abnahme des Herzzeitvolumens ausbildet. Die Therapie besteht in einer Entlastungspunktion, z. B. mit einer großen Kanüle. Ein Spannungspneumothorax kann sich aus jedem Pneu entwickeln und sollte immer sicher ausgeschlossen werden.

Die Therapie der Wahl eines Pneumothorax ist die Anlage einer Thoraxdrainage. Es sollte bei einem unklaren Pneu immer nach einer Ursache gefahndet werden, ggf. sollten Bullae operativ abgetragen werden.

Fall 7

Sie erhalten den Anruf eines Kollegen der urologischen Abteilung. Am Vortag wurde dort der 48-jährige Herr Maier aufgenommen. Ihr Kollege hält es für das Beste, den Patienten Ihnen vorzustellen, da es sich seiner Meinung nach nicht um eine urologische Erkrankung handelt. Sie erfahren, dass der Patient seit einer Woche Bauchschmerzen linksseitig mehr als rechtsseitig hat und, dass er am Vortag wegen des Verdachts eines fieberhaften Harnwegsinfekts eingewiesen und stationär aufgenommen wurde. Eine Behandlung mit einem Gyrasehemmer ist eingeleitet worden, jedoch waren die Sonographie der Nieren und der Blase sowie der U-Status unauffällig. Sie werden als diensthabender Chirurg konsiliarisch hinzugezogen.

Anamnese

Herr Maier berichtet, dass er seit fast einer Woche Unterbauchschmerzen verspüre; seit 2 Tagen habe er auch Beschwerden wie Brennen und Druckgefühl im Unterbauch bei der Miktion. Er sei sonst sehr selten krank gewesen. Sein Stuhlgang sei regelmäßig, allerdings neige er eher zu Obstipation. In den letzten beiden Tagen habe er jedoch Durchfall und sehr dünne Stühle. Erbrechen wird verneint. Wegen berufsbedingter Lösungsmittelexposition habe er vor vielen Jahren eine Enzephalopathie entwickelt, die sich allerdings nur in einer leichten Gedächtnisschwäche äußere.

Aufnahmebefund

Schlanker 48 Jahre alter Patient in gutem AZ, orientiert und wach. Herztöne rein, über der Lunge unauffälliger Auskultationsbefund. Abdomen weich, diffuser DS im linken und mittleren Unterbauch mit lokaler Abwehrspannung und Klopfschmerz im linken Unterbauch. Darmgeräusche lebhaft und nicht klingend. Nierenlager frei. Bei der rektalen Untersuchung ist die Prostata weich und die rektale Ampulle leer; keine Fluktuation, kein DS.

Was vermuten Sie? Welche Maßnahmen veranlassen Sie?

Die geäußerten dysurischen Beschwerden lassen die Einweisungs- und Aufnahmediagnose eines Harnwegsinfekts plausibel erscheinen. Dagegen sprechen der unauffällige U-Status sowie der unauffällige sonographische Untersuchungsbefund der Nieren und der Blase.

Anamnestisch besteht ein Hinweis auf Obstipation, wobei seit 2 Tagen eher Durchfall vorliegt. Dies könnte Hinweis auf ein entzündliches Geschehen wie eine Gastroenteritis sein. Es könnte aber auch auf eine Stenose oder ein Tumorgeschehen mit paradoxer Diarrhö hinweisen. Ein geblähter, dilatierter Darm könnte die Ursache der Unter- und Mittelbauchschmerzen sein. Neben der klinischen Untersuchung kann eine Röntgen-Abdomenübersicht weitere Hinweise liefern.

Die Beschwerden und insbesondere der Lokalbefund lassen Parallelen zu einer Appendizitis erkennen: DS, Zeichen der peritonealen Reizung wie Klopf- und Loslassschmerz. Allerdings befindet sich der klinische Befund bei diesem Patienten links und nicht rechts wie bei der Appendizitis. Nicht umsonst beschreibt ihn die Bezeichnung „Linksappendizitis". Gemeint ist dabei jedoch nur selten die echte Appendizitis auf der linken Seite (z.B. bei Coecum mobile oder bei Situs inversus), sondern meist die entzündliche Veränderung anderer Divertikel des Darms.

Differentialdiagnostisch wäre auch ein Volvulus (z.B. des Colon sigmoideum) mit lokaler Überblähung oder Ischämie sowie Ileussymptomatik und paradoxer Diarrhö zu erwägen.

Um eine Entzündung zu sichern oder weitgehend auszuschließen, sollte eine Blutabnahme erfolgen und gleichzeitig ein venöser Zugang für Flüssigkeitszufuhr und eventuelle Antibiotikagabe gelegt werden.

> **Ergebnis**
> **Laborchemische Untersuchungen:** Hb 14,1 g/dl; Leukozyten 18 100/µl; CRP 275 mg/l. Elektrolyte, Retentionswerte, Leberenzyme, Glukose und Gerinnungswerte liegen im Normbereich.

Wie interpretieren Sie die Laborwerte?

Es scheint sich um eine floride Entzündung zu handeln, die Leukozyten sowie das CRP sind deutlich erhöht, andere Auffälligkeiten fehlen. Dieser Befund deutet auf ein entzündliches Geschehen im linken Unterbauch hin, wo klinisch auch der DS mit der lokalen Abwehrspannung besteht.

Welche weiteren Untersuchungen könnten die Diagnose sichern?

Eine Abdomenübersicht kann einen Hinweis geben, ob es sich um ein Ileusbild handelt. Angesichts des ansonsten weichen Bauches ist mit dem Nachweis freier Luft eher nicht zu rechnen, doch kann auch diese auf einer Abdomenübersicht (in Linksseitenlage) nachgewiesen werden. Weiter lässt sich der Füllungszustand des Darms und insbesondere des Kolons beurteilen (Koprostase, Spiegelbildungen).

Auch sonographisch lässt sich der Darm darstellen, wobei die sonographische Beurteilbarkeit sehr von der Füllug des Darms abhängt. Luft und Stuhl schränken die Beurteilbarkeit ein, Flüssigkeit verbessert sie. Auch Abszesse sowie eine Appendizitis können sonographisch häufig dargestellt werden, wenn Darmgas die Untersuchung nicht erschwert.

Bei der differenzialdiagnostischen Überlegung einer Darmobstruktion (Tumor, Volvulus) oder einer entzündlichen Veränderung oder Einengung (Divertikulitis) stehen Koloskopie, Kolon-KE und CT des Abdomens (mit Kontrastmittel) zur Verfügung.

Welche Untersuchung scheint am sinnvollsten?

Eine CT ist meist kurzfristig durchführbar und erlaubt sowohl eine Beurteilung des Darmlumens als auch der Darmwand und der weiteren Bauchhöhle (☞ Abb. 7.1 a, b). Die Entnahme von Biopsien ist dabei zwar nicht möglich, jedoch sind die Aussagekraft und die diagnostische Verwertbarkeit in der Beurteilung entzündlicher Darmerkrankungen insbesondere bei Gabe von oralem, rektalem und intravenösem Kontrastmittel den anderen Verfahren überlegen.

Die Koloskopie ermöglicht eine Inspektion des Dickdarms. Tumoren, Polypen, Blutungen und Divertikel lassen sich so beurteilen; gleichzeitig besteht die Möglichkeit, Biopsien zu entnehmen, um z. B. die Dignität eines Polypen oder einer Raumforderung zu beurteilen. Am unvorbereiteten Darm ist die Koloskopie allerdings mitunter ein eher mühsames und nicht immer vollständig durchführbares Verfahren wegen der zuweilen stark eingeschränkten Sicht.

Der Kolon-KE ermöglicht eine Reliefbeurteilung der Darmwand sowie eine Darstellung der Passage von anal bis in das Zökum. Biopsien können dabei nicht entnommen werden. Bei Perforationsgefahr darf kein bariumhaltiges Kontrastmittel wegen der befürchteten Bariumperitonitis im Falle einer Perforation angewandt werden. Mit wasserlöslichem Kontrastmittel ist die Aussagekraft des Kolon-KEs allerdings eher eingeschränkt.

Angesichts des unvorbereiteten Darms und der vermuteten Entzündung bei fehlender klinischer Ileussymptomatik entschließen Sie sich zur Durchführung einer computertomographischen Untersuchung mit oraler, rektaler und intravenöser Kontrastmittelgabe.

Was können Sie auf den folgenden CT-Aufnahmen erkennen?

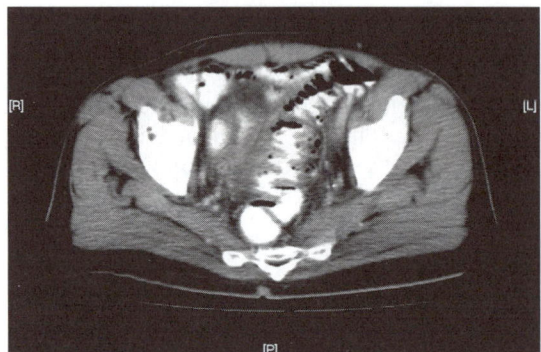

Abb. 7.1 a

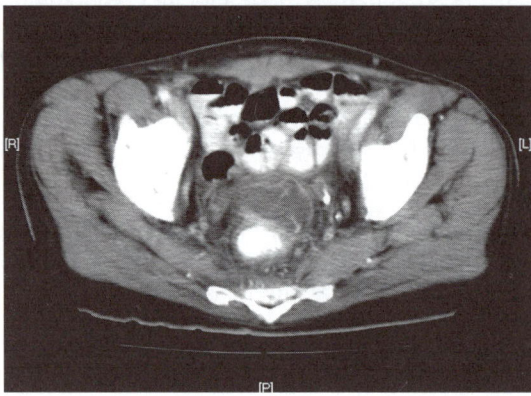

Abb. 7.1 b

Sie erkennen Sigmadivertikel mit Wandverdickung der divertikeltragenden Sigma-anteile. Im angrenzenden Fettgewebe finden sich extraluminale bläschenförmige Lufteinschlüsse. Das pelvine Fettgewebe zeigt eine erhebliche entzündliche Dichteanhebung. Unauffällige Darstellung der parenchymatösen Oberbauchorgane.

Wie bewerten Sie diesen computertomographischen Befund?

Die Wandverdickung des Colon sigmoideum deutet auf eine entzündliche Wandveränderung hin. Lufteinschlüsse außerhalb des Darms sind ein Hinweis auf eine stattgehabte Divertikelperforation mit möglicher lokaler Abszessbildung, wobei ein Abszess größeren Ausmaßes nicht vorzuliegen scheint. Die Dichteanhebung insbesondere mit streifiger Zeichnung deutet auf eine Peritonitis in dem betroffenen Bereich hin.

Es scheint sich um eine Sigmadivertikulitis mit lokal gedeckter Perforation und lokal begrenzter Pelviperitonitis zu handeln.

Was ist eine Divertikulitis/Divertikulose?

Im Bereich des Kolons wird insbesondere das Colon sigmoideum als sog. Hochdruckzone bezeichnet. Die meisten Divertikel des Dickdarms sind erworbene „unechte" Divertikel (Pseudodivertikel); es handelt sich hier um Ausstülpungen nur der Mukosa durch Muskellücken an Gefäßeintrittstellen der Darmwand wegen des vermuteten chronischen Hochdrucks innerhalb des Darmlumens. Prädestiniert sind daher insbesondere das Colon sigmoideum und Colon descendens im höheren Lebensalter; diskutiert wird eine ballaststoffarme Ernährung mit chronischer Obstipation als mögliche Ursache. Vorhandene Darmdivertikel werden als Divertikulose bezeichnet. Sie verursachen keine Beschwerden.

Die Divertikel neigen zu Entzündungen (z. B. bei Stuhlverhalt oder Faecolith innerhalb des Pseudodivertikels) und zu Blutungen. Im Falle von Entzündungen kann es zu einer auf die Darmwand übergreifenden Entzündung sowie zu einer gedeckten (wie im vorliegenden Fall) oder einer freien Perforation kommen. Langwierige und rezidivierende Entzündungen führen zur zunehmenden Vernarbung und Engstellung des Darmabschnitts; es können Stenose und Ileus folgen. Ebenfalls können Blutungen auftreten, die jedoch fast immer spontan sistieren und nur in Ausnahmefällen invasiv gestillt werden müssen.

Die Divertikulitis wird wegen der ähnlichen Symptomatik einer Appendizitis auch „Linksappendizitis" genannt.

Häufigstes Symptom der Divertikulitis sind Schmerzen im linken Unterbauch, gelegentlich können das Sigma und damit auch die Erkrankung im Mittelbauch oder sogar im rechten Bauch liegen. Oft tritt zusätzlich eine Obstipation (Stuhlverhalt) ein. Schmerzen im linken Unterbauch und natürlich auch eine peranale Blutung führen meist zur Vorstellung beim Hausarzt oder im Krankenhaus.

Welche Therapie schlagen Sie vor? Wie ist das weitere Vorgehen?

Bei einer blanden Entzündung empfiehlt sich die konservative Behandlung (kurzfristige parenterale oder leicht resorbierbare orale Ernährung, systemische Antibiose, ☞ Abb. 7.2), eventuell auch unter stationären Bedingungen.

Nach Rückgang der akuten Entzündung sollte der Darm mittels bildgebender Verfahren untersucht werden: Koloskopie oder Kolon-KE. Der Nachweis von Stenosen erfordert meist die baldige operative Resektion des betroffenen Darmabschnitts, da sich daraus ein drohender Ileus entwickeln könnte. Auch die Abgrenzung zu Polypen, Adenomen und zum Kolon-CA ist nach Rückgang der Entzündung dringlich zu empfehlen. Bei wiederholten Schüben ist die Indikation zur Resektion der divertikeltragenden Darmabschnitte zu stellen, da die Erkrankung mit längerer Dauer schwerer verläuft. Die Tendenz heute ist, jüngeren Menschen eine OP schon nach dem 2. Schub der Entzündung zu empfehlen, da anzunehmen ist, dass weitere Schübe folgen und Komplikationen (Stenose, Perforation) auftreten. Kommt es zu einer schweren Entzündung mit gleichzeitigem Ileus (Passagebehinderung) oder zu einer Perforation, so ist insbesondere bei Vorliegen einer Peritonitis die notfallmäßige OP unumgänglich. Im Fall der Perforation mit akuter Peritonitis ist zwar auch die einzeitige Resektion des betroffenen Darmabschnitts mit Anastomosierung möglich, viele Chirurgen legen jedoch bei der Peritonitis zunächst ein Kolostoma nach Resektion des Darmabschnitts (Colon sigmoideum) an, um die Darmenden dann später wieder zu reanastomosieren. Im vorliegenden Fall scheint eine zunächst konservative Behandlung sinnvoll, da keine diffuse Peritonitis vorliegt und die entzündliche Reaktion begrenzt ist, nach Rückgang der Entzündung und der Beschwerdesymptomatik sollte allerdings die Resektion erfolgen.

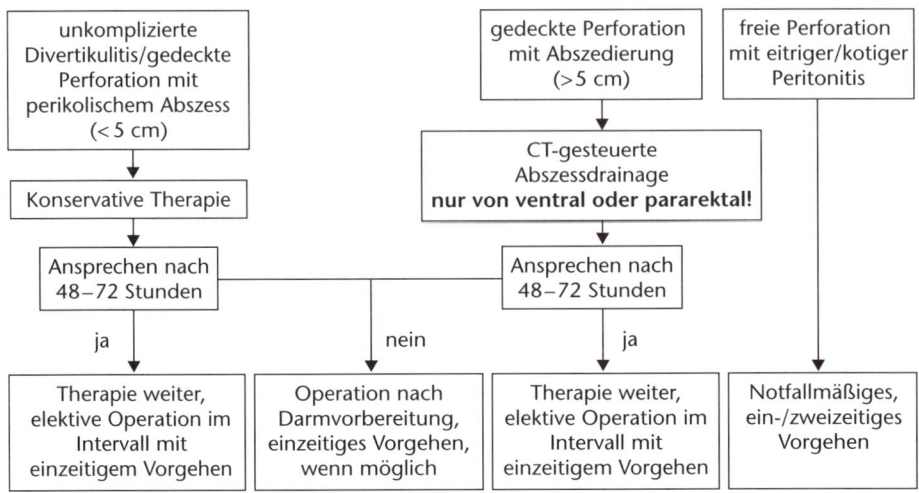

Abb. 7.2: Therapeutischer Algorithmus bei Divertikulitis

Bei der OP wird der divertikeltragende Darmabschnitt entfernt. Meist erfolgt eine gleichzeitige End-zu-End Anastomose, nur bei der kotigen Peritonitis scheint die vorübergehende Stuhlableitung über endständiges Kolostoma als Notfalleingriff gerechtfertigt. Die laparoskopischen OP-Verfahren stehen heute gleichberechtigt neben den konventionellen klassischen offenen OP-Verfahren, die Tendenz geht allerdings eher weiter zu den laparoskopischen Eingriffen auch bei akuter Entzündung.

Auch die stattgehabte akute Divertikelblutung stellt eine Indikation zur Resektion des divertikeltragenden Darmabschnitts dar, jedoch sollte die OP erst nach Stabilisierung und Sistieren der akuten Blutung geplant werden, da die Blutung fast immer spontan sistiert. Nur in Ausnahmefällen ist bei der Blutung die notfallmäßige OP indiziert.

Verlauf

Herr Maier wird stationär aufgenommen und unter kurzfristiger Kostrestriktion zur Ruhigstellung des Darms systemisch antibiotisch behandelt. Der klinische Befund bessert sich rasch, Herr Maier ist binnen 4 Tagen praktisch beschwerdefrei. Den Kostaufbau verträgt er gut, ohne dass sich weitere Beschwerden einstellen. Es erfolgt die Entlassung nach 5 Tagen und die Fortsetzung einer oralen Antibiose für weitere 8 Tage.

5 Wochen später erfolgt die erneute stationäre Aufnahme. Anamnestisch gibt Herr Maier an, dass er zeitweise ein Ziehen im linken Unterbauch verspürt habe, bei Aufnahme ist er beschwerdefrei, allerdings findet sich bei der Untersuchung palpatorisch im sonst weichen Abdomen eine wenig druckdolente Walze im linken Unterbauch ohne Abwehrspannung.

Es erfolgt am Folgetag die schon zuvor geplante laparoskopische Sigmaresektion.

Histologisch kann eine Divertikulose des Sigma mit schwerer granulierender und vernarbender Peridivertikulitis und lokaler fibrinös-eitriger Peritonitis bestätigt werden.

Der postoperative Verlauf gestaltet sich unauffällig. Die Wundheilung ist ungestört. Der Kostaufbau wird gut vertragen. Herr Maier kann am 8. postoperativen Tag entlassen werden.

Quintessenz Vor allem bedingt durch ballaststoffarme, eiweißreiche Ernährung entstehen Pseudodivertikel im Dickdarm. Die Divertikulitis (meist Sigmadivertikulitis) ist eine entzündliche Erkrankung der Pseudodivertikel des Darms, klinisch imponiert sie als sog. „Linksappendizitis" mit Bauchschmerzen und auch lokalisierter Abwehrspannung meist im linken Unterbauch; anamnestisch liegen häufig Verstopfung und eine ballaststoffarme Ernährung sowie Bewegungsmangel vor. Gesichert wird die Diagnose mittels CT im akuten Stadium, im freien Intervall mittels Koloskopie oder Kolon-KE. Die Behandlung des ersten entzündlichen Schubes erfolgt konservativ mittels Antibiose. Bei rezidivierenden entzündlichen Schüben ist die Indikation zur Resektion des divertikeltragenden Darmabschnitts gegeben. Komplikationen der Divertikulitis sind die narbige Stenose des Darms sowie die Perforation. Die diffuse Peritonitis, der Ileus sowie größere Abszesse als Folgekomplikationen stellen notfallmäßige Indikationen zur OP dar.

Fall 8

Ein kleines Mädchen wird von ihrem Vater in die Notaufnahme getragen. Die Kleine ist nach Angaben der sichtlich aufgeregten Mutter gestürzt.

Anamnese

Die Mutter erzählt Ihnen, dass die 5-jährige Marie beim Trampolinspringen zu weit seitlich gesprungen und deshalb neben dem Trampolin aufgekommen sei. Danach habe sie starke Schmerzen im Bereich der linken Hand verspürt.

Marie selbst will jetzt nicht sprechen und weint die ganze Zeit an ihren Vater geklammert. In der weiteren Befragung erzählt die Mutter, dass Marie im letzten Jahr wegen einer schweren Magen-Darm-Infektion 2 Wochen in der Kinderklinik habe verbringen müssen und seither Angst vor Ärzten habe. Ansonsten sei das Kind nie schwerer erkrankt gewesen. Die üblichen Vorsorgeuntersuchungen seien ebenso wie die Impfungen durchgeführt worden.

Aufnahmebefund

Bei der körperlichen Untersuchung der 5-Jährigen zeigt sich ein weinendes, ängstliches Kind, das den linken Arm in Schonhaltung mit der anderen Hand festhält. Zuerst wird die gesunde Seite untersucht: Es zeigt sich ein in Bewegungsausmaß und DMS (Durchblutung, Motorik, Sensibilität) unauffälliger Befund. Bei der Untersuchung des kranken Arms weint das Kind lauter bei der Palpation des Handgelenks und des distalen Unterarms, Pro- und Supination des Arms sind wegen der Schmerzen nicht möglich. Das Ellbogengelenk und der restliche Arm können ohne Schmerzen untersucht werden. Bei der weiteren Untersuchung zeigen sich außer kleineren, älteren Schürfwunden an den Knien keine Auffälligkeiten.

 Es empfiehlt sich bei der Untersuchung eines Kindes, diesem die Vorgehensweise der Untersuchung in einfachen Worten zu erklären. Außerdem sollte bei der Untersuchung der Extremitäten zuerst die gesunde Seite untersucht werden, zum einen, um dem Kind den Untersuchungsvorgang schmerzfrei zu demonstrieren, zum anderen, um, wie beim Erwachsenen auch, einen Vergleich zur verletzten Seite zu haben.

Welche Differentialdiagnosen kommen in Frage?

 Aufgrund der Klinik kann es sich um eine Fraktur des distalen Unterarms oder um eine Prellung des Unterarms handeln.

Wie gehen Sie primär vor?

 Der Arm wird auf eine Schiene gelegt und mit einem Verband gesichert. Bei starken Schmerzen empfiehlt es sich, den Eltern ein Schmerzmittel, z. B. Paracetamol-Zäpfchen, anzubieten, das sie dem Kind verabreichen können.

Welche Untersuchung veranlassen Sie jetzt?

Es sollte eine Röntgenaufnahme des Unterarms in 2 Ebenen durchgeführt werden
(☞ Abb. 8.1 a, b).

Bei Kindern sollte die Indikation zur Röntgenaufnahme genau überdacht und mit
den Eltern besprochen werden, da der kindliche Körper möglichst keiner Strahlung ausgesetzt werden sollte.

Wie beurteilen Sie die Röntgenbilder?

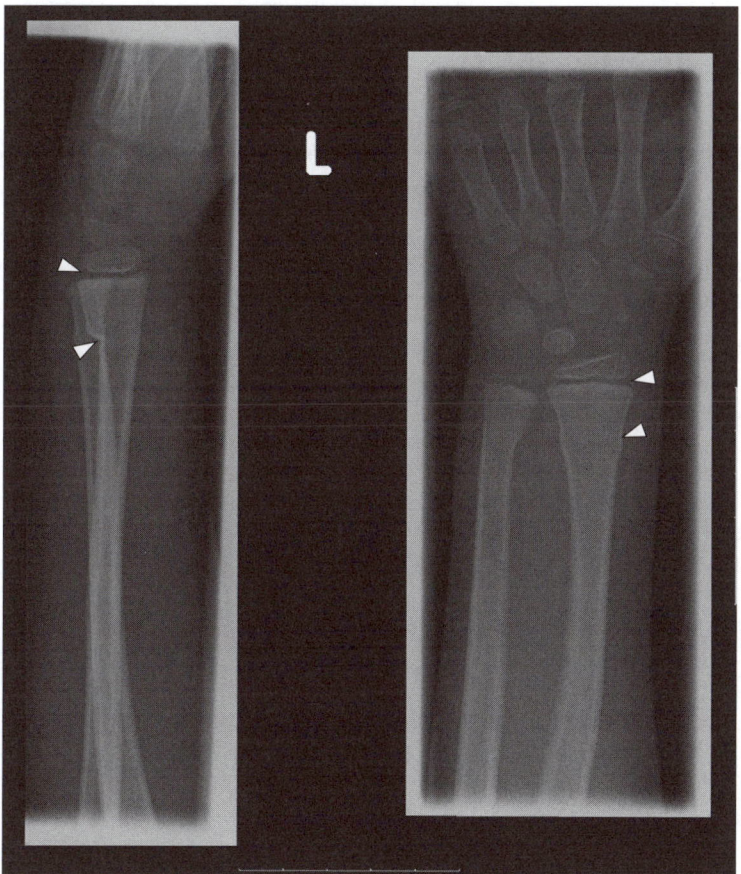

Abb. 8.1 a   Abb. 8.1 b

Im Röntgen zeigt sich ein unauffälliger Befund im Bereich des Ellbogens und des
proximalen und mittleren Unterarms. Im Bereich des distalen Radius sind eine
Fraktur im Bereich der Metaphyse sowie eine geringgradige Epiphysiolyse
(Aitken I) erkennbar (Pfeile).

Was ist eine Grünholzfraktur?

Grünholzfrakturen sind fast ausschließlich bei Kindern zu finden. Dabei kommt es im Bereich der Diaphyse des kindlichen Knochens zu einer Unterbrechung der Kortikalis, aber das den Knochen umgebende Periost zerreißt nicht, da beim Kind das Periost noch wesentlich dicker und widerstandsfähiger ist. Sieht man diese Art von Fraktur im Röntgenbild, erinnert das Bild an einen jungen grünen Zweig, der abgebrochen wird. Das Holz selbst ist gebrochen, hängt aber faserig noch zusammen und wird von der starren Rinde geschient.

Wie werden Epiphysenverletzungen eingeteilt?

Die Einteilung der Epiphysenverletzungen erfolgt nach Aitken oder Salter-Harris:
- **Aitken 0 (= Salter I):**   Epiphyseolyse ohne Begleitfraktur
- **Aitken I (= Salter II):**   Partielle Epiphyseolyse mit Begleitfraktur gegen die Metaphyse (Aussprengung eines metaphysären Fragments).
- **Aitken II (= Salter III):**   Partielle Epiphyseolyse mit Begleitfraktur gegen die Epiphyse (= Fraktur der Epiphysenfuge)
- **Aitken III (= Salter IV):**   Fraktur durch Epi- und Metaphyse
- **Aitken IV (= Salter V):**   Crush-Verletzung (= axiale Stauchung der Epiphysenfuge).

Welche Therapieoptionen gibt es bei Epiphysenverletzungen? Welche Therapie schlagen Sie bei Marie vor?

Konservative Therapie
Bei folgenden Verletzungen kann eine konservative Therapie mittels Gipsschiene erfolgen:
- Bei Aitken 0 und I ohne wesentliche Dislokation sollte eine Ruhigstellung im Gips für 4–5 Wochen erfolgen.
- Aitken IV: hier sollte eine Ruhigstellung und Entlastung für 6 Wochen durchgeführt werden. Diese Frakturen bedürfen besonders häufiger Kontrollen, da sie generell eine schlechte Prognose haben und oftmals mit Wachstumsstörungen einhergehen.

Operative Therapie
Bei folgenden Verletzungen sollte eine operative Versorgung, mittels Spickdraht- oder Schraubenosteosynthese (v. a. beim Apophysenausriss) erfolgen:
- Aitken 0 und I bei erheblicher Dislokation und/oder Weichteilinterposition
- Aitken II und III
- Apophysenausriss

Wegen der geringen Dislokation der Aitken-I-Fraktur kann im Fall der kleinen Marie eine konservative Therapie mit einer dorsoradialen Unterarmgipsschiene für 4 Wochen erfolgen.

Verlauf

Der Arm wird nach der Reposition, die unter ständigem Zug erfolgt, mittels einer dorsoradialen Schiene ruhig gestellt. Marie hatte zuvor bereits Paracetamol supp. gegen die Schmerzen erhalten.

Die DMS ist unauffällig. Nach der Reposition wird nochmals die DMS geprüft. Dabei zeigt sich keine Veränderung zum Vorbefund. Bei der Gipskontrolle am nächsten Tag ist die kleine Marie bereits deutlich zugänglicher. Die Mutter berichtet, dass das Kind schmerzfrei schlafen konnte.

Welchen Hinweis sollten Sie den Eltern geben?

Alle Frakturen im Bereich der Epiphysenfuge können nachfolgend zu einer Wachstumsstörung führen. Deshalb sind nach einer solchen Verletzung für 2 Jahre regelmäßige klinische Kontrollen und Nachuntersuchungen nötig. Bei Beschwerden sollte sofort ein Arzt aufgesucht werden.

Quintessenz   Die kindliche Fraktur ist ein schwieriges Gebiet in der Unfallchirurgie. Das liegt daran, dass Kinder in der Regel stärkere Angst vor Schmerzen und dem Arztbesuch haben. Außerdem ist die Diagnosestellung schwieriger, da Kinder häufig nur ungenaue Angaben zum Unfallmechanismus und zur Art des Schmerzes machen können. Wichtig ist hierbei, dass man sich Zeit für eine schonende körperliche Untersuchung nimmt.

Zuerst sollte immer die gesunde Extremität untersucht werden. Nach der körperlichen Untersuchung sollte bei Verdacht auf eine Fraktur eine Röntgenaufnahme erfolgen. Dabei muss festgestellt werden, ob eine Verletzung der Epiphyse vorliegt. Ist dies der Fall, wird die Fraktur nach Aitken beurteilt und dann entschieden, ob eine konservative Therapie ausreicht.

Sowohl nach der konservativen als auch nach der operativen Therapie ist in den nächsten Jahren auf eine mögliche Wachstumsstörung zu achten.

Meist heilen einfache Frakturen bei Kindern aber sehr gut wieder ab.

Fall 9

Ein befreundeter Hausarzt schickt Ihnen während Ihres Dienstes einen Patienten mit einer Rötung am Unterschenkel.

Anamnese

Herr Schwarzer, ein 68-jähriger Rentner erzählt Ihnen, dass er seit gestern Abend Fieber habe und sein rechtes Bein sehr stark schmerze. Er fühle sich richtig krank. Richtig verstehen könne er das nicht, da er am Tag zuvor noch im Garten gearbeitet habe.
Weitere bekannte Erkrankungen sind: Arterieller Hypertonus, KHK mit 3fachem Bypass, mechanische Herzklappe Z.n. nach AKE (Aortenklappenersatz), Hyperlipidämie, Z.n. Lungenembolie bei tiefer Venenthrombose vor 4 Jahren, Z.n. Hemikolektomie rechts bei Kolon-CA vor 18 Jahren (Tumorstadium T2 N0 M0), Nikotinabusus, Gastritis.
Voroperationen: Appendektomie vor 50 Jahren, Osteosynthese am Oberschenkel rechts vor 47 Jahren, Hemikolektomie rechts vor 18 Jahren, Cholezystektomie vor 14 Jahren, Osteosynthese rechter Radius vor 9 Jahren, 3facher Bypass und AKE vor 3 Jahren.
Medikamente: Concor® 50-0-1; Sortis® 20 0-0-1; Marcumar® nach Quick oder INR, Omeprazol® 40 0-0-1. Seit 3 Tagen zusätzlich Amoxicillin p.o. vom Hausarzt.

Aufnahmebefund

Bei der körperlichen Untersuchung fällt Ihnen zuerst der Lokalbefund auf (☞ Abb. 9.1, Seite 396).
Ansonsten erheben Sie folgende Befunde: Die Haut ist besonders im Gesicht gerötet und warm. Die Körpertemperatur beträgt 38,6 °C. Systolikum über dem 2. ICR (Interkostalraum) parasternal links bei einer HF 92/min. Lungen beidseits belüftet, keine pathologischen Geräusche.
Das Abdomen ist weich, kein DS, keine Resistenzen, keine Abwehrspannung, Darmgeräusche regelrecht.
Im Bereich der unteren Extremitäten sind die Fußpulse gut tastbar, das linke Bein weist keine Rötung auf. Das rechte Bein ist stark überwärmt. Bei Berührung gibt der Patient starke Schmerzen an.
Auf Ihre Frage, ob der Patient sich an eine Verletzung im Bereich des Unterschenkels erinnern kann, gibt er an, dass er sich vielleicht beim Rosenschneiden verletzt haben könnte.

Beschreiben Sie die Veränderungen, die Sie als Lokalbefund wahrnehmen.

Sichtbar ist eine scharf begrenzte Rötung der Haut unterhalb des Kniegelenks auf der Unterschenkelinnenseite. Das Bein wirkt dort geschwollen und prall gefüllt (☞ Abb. 9.1, Seite 396).
Bei der Palpation bemerkt man eine starke Überwärmung der Haut. Bei Berührung gibt der Patient starke Schmerzen an.

Wie erweitern Sie nun die Anamnese?

Herr Schwarzer wird nach Verletzungen im Bereich des Unterschenkels, wie Kratzern, Stichwunden durch Insekten oder andere Verletzungen befragt.

Bei großflächigen Entzündungen ist immer nach einer potentiellen Eintrittspforte zu suchen, da u.U. auf den Erreger rückgeschlossen werden kann. Häufige Eintrittspforten sind kleine Ulzera, kleinste Verletzungen wie z.B. Insektenstiche, Rhagaden, Schürfwunden oder Mazerierungen der Haut.

Anamnese

Herrn Schwarzer fällt dazu nichts ein, er erinnert sich lediglich, vor einiger Zeit im Stall seines Bruders beim Füttern der Schweine geholfen zu haben. Dabei könnte er sich vielleicht aufgeschürft haben.

Welche Differentialdiagnosen kennen Sie zu dem Lokalbefund?

 Die Differentialdiagnosen der in Abbildung 9.1 gezeigten Erkrankung sind folgende:

- **Erysipel:** Scharf begrenzte intrakutane Entzündung der kleinen Lymphbahnen. Erreger sind β-hämolysierende Streptokokken der Gruppe A oder seltener Staphylokokken. Hauptsächlich betroffen sind Gesicht, Hände und Beine.
- **Phlegmone:** Unscharf begrenzte Entzündung, die sich diffus im interstitiellen Bindegewebe ausbreitet. Begleitet wird eine Phlegmone von einer Zellnekrose. Erreger sind häufig Streptokokken, Staphylokokken und Proteus *spp*.
- **Erysipeloid:** Scharf begrenzte, violettrote Entzündung, die v.a. im Bereich der Hände von Landwirten, Schlachtern oder Tierärzten auftritt. Erreger ist das Bakterium *Erysipelothrix thusiopathiae* (grampositives Stäbchen), das v.a. bei Schweinen, Geflügel oder Fischen eine systemische Infektion verursacht.
- **Lymphangitis:** Von einem lokalen Infektionsherd ausgehende Entzündung der Lymphbahnen (im Volksmund „Blutvergiftung"). Typischerweise kann man einen „roten Streifen" nach zentral, ausgehend von einem lokalen Infektionsherd, erkennen. Erreger sind hauptsächlich Streptokokken und Staphylokokken.
- **Akute Dermatitis:** Stark juckende Rötung der Haut mit Überwärmung ohne wesentlich erhöhte Entzündungszeichen oder Fieber.
- **Allergie:** Rötung der Haut, die meist bedingt ist durch Insektenstiche oder Medikamente (Salben, neue Medikamente). Fieber besteht dabei selten.

Welche Untersuchungen veranlassen Sie?

 Es handelt sich um ein entzündliches oder allergisches Geschehen. Um eine genauere Abgrenzung durchführen zu können, sollte eine laborchemische Untersuchung veranlasst werden. Dabei werden insbesondere BB, CRP und Fibrinogen bestimmt.

Vor Gabe von Antibiotika sollte immer die Funktion der Niere bestimmt werden. Dies zum einen, da unter Umständen bei einer Niereninsuffizienz eine andere Dosis des Antibiotikums gewählt werden muss, zum anderen, da manche Antibiotika nephrotoxisch sind und eine vorhandene Niereninsuffizienz noch verstärken würden. Des Weiteren ist zu beachten:
Bei allen Patienten mit unklarem Fieberanstieg sollte bei Beginn des Fiebers eine Blutkultur abgenommen werden. Bei Patienten mit Herzklappenersatz ist grundsätzlich bei Fieber eine Blutkultur obligat, um eine Besiedelung der Klappen mit einem Keim sofort zu erkennen und zielgerichtete Antibiose verabreichen zu können. Die Auswertung der Blutkulturen dauert ca. 24–48 Stunden.

Ergebnisse
Laborchemische Untersuchungen: Leukozyten 16,7 Mio/µl; Erythrozyten 4,46 Mio/µl; Hb 14,2 g/dl; Thrombozyten 146 Mio/µl; Kreatinin 0,9 mg/dl; Harnstoff 22 mg/dl; Fibrinogen 7,43 mg/dl; PTT 36 sec; Quick 33,5%; K 4,3 mmol/l; Na 143 mmol/l; CRP 21,26 mg/dl.
EKG: SR, HF 82/min, IT (Indifferenztyp), Z.n. altem Herzinfarkt mit negativem Q in III, V_2–V_4. Ansonsten unauffällige Herzstromkurve.

Wie interpretieren Sie die Ergebnisse der Untersuchungen?

Die Entzündungsparameter Leukozyten, CRP und Fibrinogen sind erhöht, was eine Allergie oder eine akute Dermatitis laborchemisch nahezu ausschließt. Es handelt sich also um eine akute Entzündung im Bereich des Unterschenkels.
Die Funktion der Niere ist nicht beeinträchtigt, da sowohl Kreatinin, Harnstoff als auch der Kalium-Wert fast völlig normal sind.
Die INR ist erwartungsgemäß hoch, da der Patient wegen seiner mechanischen Herzklappe und Z.n. Lungenembolie marcumarisiert ist.

Bei Patienten mit einer mechanischen Klappe sollte der INR immer zwischen 3,0–4,0 liegen (entspricht Quickwert von 15–25%). Bei operativen Eingriffen kann das Marcumar® kurzzeitig abgesetzt werden, allerdings muss dann eine Heparinisierung erfolgen.

Welche Diagnose stellen Sie in Anbetracht der Ergebnisse?

In Anbetracht der Klinik und der Entzündungsparameter ist zu erkennen, dass es sich um eine akute Infektion des Unterschenkels handelt. Die Rötung ist scharf begrenzt. Es handelt sich also mit großer Wahrscheinlichkeit um ein Erysipel. Eine Eintrittspforte ist jedoch nicht zu erkennen, ist aber wahrscheinlich eine kleinere Verletzung, die sich der Patient im Rahmen der Gartenarbeit zugezogen hat.

Was veranlassen Sie als Nächstes und welche Therapie schlagen Sie vor?

Da es sich um eine durchaus gefährliche Erkrankung mit möglicher systemischer Ausbreitung der Erreger handelt, ist eine stationäre Aufnahme erforderlich. Außerdem wird der Patient über die notwendige Gabe von Antibiotika aufgeklärt. Diese sollten intravenös verabreicht werden, um schnell hohe Wirkstoffspiegel zu erreichen. Zusätzlich veranlassen Sie noch ein Herzecho, mit der Fragestellung nach einer bereits vorhandenen Endokarditis. Außerdem ist bei Fieber auf genügend Flüssigkeitszufuhr, ggf. Infusionen zu achten.

Welches Antibiotikum wählen Sie?

Da es sich hier wahrscheinlich um ein Erysipel handelt, dessen Erreger meist β-hämolysierende Streptokokken der Gruppe A, seltener Staphylokokken sind, kann man mit einem Penicillin (z.B. Penicillin G) oder bei Verdacht auf eine Mischinfektion auch mit einem Cephalosporin (z.B. Cefuroxim) oder einem β-lactamasefesten Penicillin (z.B. Ampicillin und Sulbactam) anbehandeln.

In diesem Fall wird die Therapieentscheidung durch das Vorhandensein einer mechanischen Herzklappe erschwert. Bei einer mechanischen Herzklappe muss eine Endokarditis-Prophylaxe erfolgen. Bei Herzklappenpatienten mit Infektionen im Bereich der Haut wird eine antibiotische Behandlung mit z.B. Clindamycin oder Gentamicin, zusätzlich zu den o.g. Medikamenten empfohlen, da hier die Wahrscheinlichkeit für Resistenzen geringer ist.

Da der Patient keine bekannten Allergien aufweist, kann mit folgender intravenöser Therapie begonnen werden: Cefuroxim (z.B. Zinacef®) 3 × 1,5 g/d zusammen mit Gentamicin (z.B. Refobacin®) 3 × 120 mg/d.

> **Ergebnis**
> **Herzecho:** Hier zeigt sich kein Anhalt für Endokarditis oder Besiedelung der Herzklappe mit einem Bakterienrasen.

Welche Therapieschritte sind noch erforderlich?

- Es sollte immer nach einer Eintrittspforte für die Keime gesucht werden. Ggf. sollte diese dann sofort chirurgisch saniert werden, um weitere Keimstreuung zu unterbinden.
- Die betroffene Extremität ist ruhig zu stellen, bei einer Entzündung im Bereich des Gesichtes ist Sprech- und Kauverbot zu erteilen.
- Es sollte eine lokale Kühlung, z.B. durch Eis oder feuchte Umschläge, z.B. mit Rivanol® oder Octenisept® erfolgen.
- Tetanusschutz sicherstellen.

Worauf sollten Sie im weiteren Verlauf achten?

Wegen der intravenösen Antibiose ist neben der täglichen bis zweitäglichen Kontrolle der Entzündungszeichen auf die Nierenwerte zu achten.
Die Wunde muss täglich kontrolliert und neu verbunden werden.

Es empfiehlt sich, bei der ersten Sichtung des Lokalbefunds die Größe des Befunds mit einem Stift zu markieren, so kann bei den folgenden Wundkontrollen eine Aussage über die Größenveränderung getroffen werden.

Verlauf

Unter der Antibiose mit Cefuroxim und Gentamicin bessert sich der Zustand des Patienten rasch wieder. Bereits nach 3 Tagen haben sich die Leukozytenwerte normalisiert, und das CRP sinkt wieder. In den Blutkulturen haben sich Staphylokokken nachweisen lassen. Die angesetzte Antibiose ist zielgerecht, d.h. der Erreger ist nicht gegen das verwendete Antibiotikum resistent.

Das Gentamicin wird am 4. Tag abgesetzt. Das Cefuroxim wird bis zum 7. Tag weiter i.v. gegeben. Der Lokalbefund bessert sich langsam wieder und die Schmerzen lassen nach. Am 8. Tag nach der ersten Vorstellung erfolgt die Entlassung mit oraler Antibiose (z.B. Cefuroxim 500 1-0-1).

Der Patient wird gebeten, sich bei seinem Hausarzt zur weiteren Kontrolle vorzustellen.

Worauf sollten Sie den Patienten unbedingt noch hinweisen?

 Bei Wiederauftreten der Symptome empfehlen Sie eine sofortige Wiedervorstellung bei einem Arzt.

Quintessenz   Entzündungen der Haut wie das Erysipel oder die Phlegmone sind im klinischen Alltag sehr häufig anzutreffen. Oftmals ist ein banales Trauma, z.B. Insektenstich, kleine Schürfwunde oder Ulzeration verantwortlich für das z.T. sehr ausgeprägte Krankheitsbild.

Es muss streng zwischen einem Erysipel, also einer durch β-hämolysierende Streptokokken oder Staphylokokken hervorgerufenen intrakutanen Entzündung der Lymphbahnen und der Phlegmone, einer diffusen interstitiellen Entzündung der Haut mit mehreren potentiellen Erregern, unterschieden werden.

Die Klinik unterscheidet sich dahingehend, dass beim Erysipel die Rötung scharf begrenzt ist, wohingegen die Phlegmone eine diffusere Rötung aufweist. Es sollten aber in beiden Fällen Abstriche und bei Fieber Blutkulturen angefertigt werden.

Beide Krankheitsbilder bedürfen bei ausgeprägter Klinik oder erhöhten Entzündungsparametern in den laborchemischen Untersuchungen einer stationären Aufnahme mit intravenöser Gabe von Antibiotika und engmaschiger klinischer Überwachung. Zudem sollte eine lokale Therapie mit feuchten Umschlägen und/oder Eis erfolgen und die Extremität ruhiggestellt werden.

Fall 10

Anamnese

In der chirurgischen Ambulanz wird Ihnen ein 35 Jahre alter Mann, Herr Winter, vorgestellt. Herr Winter suchte wegen häufigen Hustens sowie Schmerzen hinter dem Brustbein, die bis in den Hals reichen, bereits seinen Hausarzt auf. Dieser veranlasste eine Röntgenaufnahme der Lunge und danach noch eine CT-Untersuchung. Dabei fiel eine Vergrößerung der Lymphdrüsen auf.
Auf der mitgebrachten Überweisung lesen Sie: „V. a. Lymphom, med. LK-Vergrößerung. Zur Biopsie."
Herr Winter gibt an, dass er sonst gesund sei. Den CT-Befund habe er mitgebracht.

Aufnahmebefund

35-jähriger Patient in altersentsprechend gutem AZ, auskultatorisch über dem Thorax vesikuläres Atemgeräusch, kein Stridor, Herztöne rein. Am Hals, in den Axillen, in den Leisten und supraklavikulär sind keine nennenswert vergrößerten LK (Lymphknoten) zu tasten.
Mitgebrachter CT-Befund (Abdomen und Thorax): Lungenstruktur weitgehend unauffällig, diskreter Pleuraerguss links, in Höhe der Karina prätracheal ca. 2,5 × 3 × 2 cm große Raumforderung mit zentraler Nekrose, am ehesten LK (vermutlich Lymphom, Differentialdiagnose Metastase). Kein Hinweis auf weitere Raumforderungen.

Welche Differentialdiagnosen der mediastinalen Raumforderungen kennen Sie?

Klinisch handelt es sich um eine Raumforderung unklarer Genese in Höhe der Karina, mithin im unteren mittleren Mediastinum. Das Mediastinum wird anatomisch in mehrere Bereiche eingeteilt. Dabei werden das obere und das untere Mediastinum unterschieden. Das untere Mediastinum wird nochmals in ein vorderes, mittleres und hinteres Kompartiment unterteilt. Kenntnisse über die anatomische Zuordnung der Organe zu den Kompartimenten des Mediastinums führen zu den wichtigsten Differentialdiagnosen.
- **Oberes Mediastinum:** Struma (retrosternal), Nebenschilddrüsenadenome, Thymome und Thymustumoren, Ösophagustumoren, Teratome
- **Unteres vorderes Mediastinum:** Zwerchfellhernien, Lipome
- **Unteres mittleres Mediastinum:** Lymphome und LK-Metastasen, Perikardzysten, Sarkoidose
- **Unteres hinteres Mediastinum:** Ösophagustumoren, Neurinome und Neurofibrome, Zwerchfellhernien

Welche Symptome können auf mediastinale Raumforderungen hinweisen?

Husten, Heiserkeit, Schluckstörungen bei Ösophagusbeteiligung, Stridor bei Trachealeinengung, retrosternale Schmerzen, obere Einflussstauung, Schluckauf, HRST (Herzrhythmusstörungen), Horner-Syndrom, Zwerchfellhochstand.

Die wichtigsten Symptome einer mediastinalen Raumforderung sind Husten, Heiserkeit, Schluckstörung und Stridor.

Wie gehen Sie vor?

Es scheint bei dem Patienten ein Malignom im Bereich der LK vorzuliegen. Differentialdiagnostisch kann es sich dabei um ein primäres Lymphom oder um eine LK-Metastase bei noch unbekanntem Primärtumor handeln.

Es gilt wie bei allen malignomverdächtigen Neubildungen, ohne wesentliche Zeitverzögerung eine Diagnose zu stellen, um die erforderliche Therapie einleiten zu können. Die Suche nach einem möglichen Primärtumor kann sich aufwändig gestalten, in den CT-Untersuchungen war kein Tumor nachgewiesen worden. Ein Primärtumor kann sich fast überall befinden, wobei Lunge, Magen, Kolon, Ösophagus und Prostata am ehesten zu beachten sind.

Um zunächst einen histologischen Hinweis und so auch eine Diagnose zu erhalten, empfehlen Sie Herrn Winter die Entnahme einer Biopsie aus dem vergrößerten LK. Da keine vergrößerten LK, welche wesentlich leichter für eine Biopsieentnahme zugänglich wären, am Hals und in den Axillen zu tasten und auch in der CT nicht darstellbar waren, besprechen Sie mit dem Patienten die möglichen Verfahren, die Gewebsprobe aus dem vergrößerten LK zu entnehmen.

Bei Verdacht eines Malignoms ist die rasche histologische Diagnostik dringlich, um eine spezifische Therapie einleiten zu können.

Welche operativen Zugangswege zum Mediastinum kennen Sie?

Entscheidend bei der Wahl des Zugangswegs ist die Lokalisation und auch die Größe der Raumforderung im Mediastinum. Während bei Primärtumoren die vollständige Entfernung das operative Ziel darstellt, steht bei Lymphomen und LK-Metastasen die diagnostische Biopsie im Vordergrund. Erstere erfordern entweder ein offenes, konventionelles oder ein minimal-invasives Vorgehen, bei Letzteren ist praktisch immer die minimal-invasive Gewebsentnahme mittels Thorakoskopie oder Mediastinoskopie möglich.

Bei mediastinalen Primärtumoren ist das Therapieziel die vollständige Entfernung.

Zum oberen Mediastinum gelangt man vorzugsweise über einen zervikalen Zugang (z.B. Kocherscher Kragenschnitt wie für Schilddrüsen-OP, ☞ Fall 5) oder, seltener, über eine mediane Sternotomie. Der Zugang zum mittleren und hinteren unteren Mediastinum erfolgt über eine antero- oder posterolaterale Thorakotomie im Verlauf der Rippen. Zwerchfellhernien können auch von einem abdominalen Zugang operativ versorgt werden.

Was ist eine Mediastinoskopie?

Bei der Mediastinoskopie werden über eine kurze Hautinzision über dem Jugulum unterhalb der Schilddrüse Platysma, Subkutangewebe und vordere Halsfaszie er-öffnet, um dann auf der Ventralseite der Trachea stumpf mit einem starren Endo-skop die Trachea bis zur Bifurkation und die begleitenden LK zu beurteilen. Über das Endoskop können gezielt Biopsien aus den LK sowohl an der Carina als auch im Verlauf des linken und rechten Hauptbronchus entnommen werden. Dieser dia-gnostische Eingriff dient auch der Klärung der Operabilität vor geplanten Pneu-monektomien z. B. bei BC (Bronchialkarzinom).

Über welche möglichen Komplikationen klären Sie auf?

Bei Operationen im Bereich des Mediastinums können alle dort verlaufenden Strukturen verletzt werden, insbesondere betrifft dies Verletzungen des N. vagus, des N. phrenicus, des N. laryngeus recurrens und des D. thoracicus. Weiter kann nach Eingriffen am Thorax ein Pneumothorax auftreten, das Risiko einer Pneu-monie ist erhöht. Erwähnenswert ist ebenfalls die Komplikation einer Blutung bei Verletzung der Gefäße.

Verlauf

Es erfolgt nach Aufklärung des Patienten und Bestimmung der Gerinnungswerte, welche im Normbereich liegen, die Mediastinoskopie mit Darstellung des vergrößerten LK und Ent-nahme einiger Biopsien.

 Keine Biopsieentnahme ohne vorherige Bestimmung der Gerinnungswerte.

Die histologische Begutachtung bestätigt ein Non-Hodgkin-Lymphom. Sie besprechen den Befund mit Ihrem Patienten und überweisen ihn zur weiteren Diagnostik (Staging) und zur Therapie an die Kollegen der onkologischen Abteilung.

Quintessenz Unter der Diagnose einer mediastinalen Raumforderung sind mehrere Dif-ferentialdiagnosen subsumiert, Tumoren können von den verschiedenen Organen im Mediastinum ausgehen. Neben Primärtumoren des Mediasti-nums sind vor allem LK-Metastasen zu erwägen. Die klinische Symptoma-tik ist gekennzeichnet durch Verdrängung der Mediastinalorgane und ent-sprechende Nervenirritationen: Husten, Heiserkeit, Schluckstörungen bei Ösophagusbeteiligung, Stridor bei Trachealeinengung, retrosternale Schmerzen, obere Einflussstauung, Schluckauf, HRST, Horner-Syndrom, Zwerchfellhochstand bei Phrenikus-Parese. In der Diagnostik kommen neben der Routine-Thoraxübersicht vor allem die CT- und die NMR-(Kernspintomographie-)Untersuchung zum Einsatz. Häufig lässt sich die Diagnose erst nach histologischer Untersuchung sichern. Mittels Thorako-skopie oder Mediastinoskopie lassen sich fast alle Biopsien durchführen. Bei mediastinalen Primärtumoren ist die vollständige Resektion anzustre-ben, bei Lymphomen erfolgt die Chemotherapie, bei Metastasen steht die Behandlung des Primärtumors im Vordergrund.

Fall 11

Anamnese

In der chirurgischen Sprechstunde stellt sich die 35 Jahre alte Frau Bauer vor.
Sie gibt an, dass sie vor etwa 6 Monaten an der Gallenblase operiert worden sei. Erst sei geplant gewesen, die Gallenblase über eine Bauchspiegelung zu operieren, dann sei sie aber doch „normal" operiert worden. Sie habe im Bereich der Wunde noch einige Wochen Beschwerden gehabt und die Wunde habe anfangs etwas genässt. Inzwischen habe sie zwar keine Beschwerden mehr, doch sie werde das Gefühl nicht los, dass der Bauch immer dicker würde. Ihre Hausärztin habe ihr deshalb empfohlen, sich einem Chirurgen vorzustellen, um zu klären, ob das mit der OP in Zusammenhang stünde.

Aufnahmebefund

35-jährige Patientin in gutem AZ und adipösem EZ. Bei der Inspektion finden sich an der Bauchdecke kleine, reizlose Narben – offensichtlich nach versuchter laparoskopischer Cholezystektomie. Außerdem befindet sich eine reizlose Narbe im rechten Oberbauch nach Rippenbogenrandschnitt, welche noch leicht gerötet ist. Erschwert durch die adipösen Bauchdecken glauben Sie im Bereich der Narbe eine Lücke tasten zu können. Frau Bauer gibt im Narben- und vermuteten Lückenbereich auch Schmerzen an. Bei der Untersuchung des Abdomens im Stehen scheint die Lücke gefüllt, insgesamt wölbt sich im Narbenbereich im rechten Oberbauch der Bauch nun deutlich vor. Die Schwellung erscheint wegdrückbar.

Was vermuten Sie?

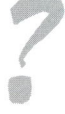

Die anamnestischen Angaben können bei der körperlichen Untersuchung nachvollzogen werden. Vermutlich war es nach der Cholezystektomie zu einer lokalen Wundheilungsstörung und anschließend zu einer Fasziendehiszenz gekommen. Im weiteren Verlauf hat sich bei sonst unauffälliger Heilung der Haut ein Narbenbruch ausgebildet, d.h. eine Herniation der Baucheingeweide im Bereich einer Narbe, welche eine Schwachstelle in der Bauchwand darstellt. Der Bruchsackinhalt scheint klinisch reponibel.

Warum entstehen Narbenbrüche?

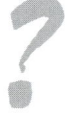

Narbenhernien treten in der Hälfte aller Fälle innerhalb von 12 Monaten nach einer OP auf. Ursächlich scheinen einige Faktoren bei der Entstehung einer Hernie im Bereich einer OP-Narbe wichtig zu sein: Intraabdominelle Druckerhöhung postoperativ (Ileus, chronische pulmonale Erkrankungen, prolongierte maschinelle Beatmung, Adipositas) oder Wundheilungsstörung (Niereninsuffizienz, Ikterus, Wundinfekt). Die Schnittführung scheint eine Rolle zu spielen, da die meisten Narbenhernien nach medianer Laparotomie auftreten, doch konnte dies in großen Übersichtsarbeiten nicht belegt werden. Auch die Wahl der Nahttechnik (fortlaufend, Einzelknöpfe) und des Nahtmaterials (resorbierbar oder nicht) scheinen keine signifikante Rolle zu spielen. Theoretisch sicherer scheint der Bauchdeckenverschluss mit nicht-resorbierbarem Nahtmaterial, da dieses länger die volle Reißfestigkeit behält.

Wichtigste Ursachen für das Auftreten einer Narbenhernie sind eine gestörte Wundheilung und eine chronische intraabdominelle Druckerhöhung.

Wie sichern Sie die Diagnose?

Die Diagnose wird aufgrund des klinischen Befundes gestellt. Typisch ist die Vorwölbung im Bereich der Narbe – im Stehen und beim Pressen und Husten eher als im Liegen – mit tastbarer Lücke oder tastbar auseinandergewichenen Faszienrändern. Die Beschwerden sind meist unspezifisch. Die Inkarzeration oder Strangulation des Bruchsackinhalts, also der Darmschlingen in der Bruchlücke, ist eher selten, Adhäsionen im Narbenbruchbereich treten dagegen häufig auf.

Die klinische Verdachtsdiagnose lässt sich, insbesondere bei kleinen Bruchlücken, sonographisch nachweisen. Im sonographischen Nahbereich können die verschiedenen Schichten der Bauchwand dargestellt werden. Der Fasziendefekt lässt sich in der dynamischen Untersuchung mithilfe des Valsalva-Press-Manövers identifizieren. Weitergehende Untersuchungen sind normalerweise nicht indiziert, theoretisch kann jedoch die CT-Untersuchung ebenfalls im Pressversuch auch die Narbenhernie bestätigen.

Welche Behandlung schlagen Sie vor?

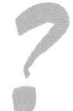

Frau Bauer ist darüber aufzuklären, dass vermutlich die Wunde nach der letzten OP nicht in allen Schichten vollständig verheilt war und sich so eine Lücke ausgebildet hat, durch die jetzt Bauchinhalt (Darmschlingen) prolabiert. Sie empfehlen ihr den Narbenbruch operativ verschließen zu lassen. Man kann davon ausgehen, dass 6 Monate nach der vorangegangenen OP die Narbenverhältnisse fest sind und ein vielleicht bestandener Wundinfekt auch angesichts der fehlenden klinischen Symptomatik ausgeheilt ist. Eine Reduktion der Risikofaktoren, die das erneute Auftreten einer Narbenhernie begünstigen könnten, wäre zwar wünschenswert (z.B. Gewichtsreduktion, Senkung des intraabdominellen Druckes), ist in der Praxis jedoch nicht immer umzusetzen.

Liegt keine Inkarzeration vor und kann der Eingriff elektiv vorgenommen werden, sollte 6 Monate bis nach dem Ersteingriff abgewartet werden, da dann die Stabilität der Faszien- und Wundränder zugenommen hat und das Risiko eines erneuten Wundinfekts verringert ist.

Ein minimal-invasives Vorgehen ist vorzuschlagen, bei dem mittels Laparoskopie ein Netz von innen über das Peritoneum und die Bruchlücke platziert und fixiert wird. Dadurch wird das Risiko eines Wundinfekts im ehemaligen Narbenbereich minimiert, die Eröffnung der ehemaligen Narbe ist dabei auch nicht erforderlich.

Verlauf

Frau Bauer erhält einen OP-Termin 4 Wochen später. Perioperativ erhält sie ein Antibiotikum. Über laparoskopische Zugänge im linken Bauch werden alle Adhäsionen im Narbenbereich und an der Bauchwand gelöst, anschließend kann die Bruchlücke in voller Größe dargestellt werden. Sie platzieren ein Netz laparoskopisch von peritonealseits über der Bruchlücke, welches deutlich größer ist als die Bruchlücke und durch sein Material und seine Beschichtung (titanisiertes Kunststoffpolymer) Verwachsungen mit dem Darm vermeiden soll. Anschließend werden die Trokare entfernt und die Hautinzisionen verschlossen. Frau Bauer kann am selben Tag noch nach Hause entlassen werden.

Erwägen Sie bei Fremdimplantaten immer die perioperative Gabe eines Antibiotikums.

Quintessenz Nach einer Laparotomie kann im Wund- bzw. Narbenbereich eine Faszienlücke mit Ausbildung einer Hernie auftreten. Erhöhter intaabdomineller Druck und Wundheilungsstörungen sind die wichtigsten Faktoren in der Pathogenese der Narbenhernie. Die Diagnose wird in erster Linie durch klinische Untersuchung gestellt, sonographisch lässt sich die Faszienlücke meist darstellen. Die inkarzerierte Narbenhernie stellt wie jede inkarzerierte Hernie eine absolute und dringliche OP-Indikation dar. Asymptomatische Narbenhernien stellen eine relative OP-Indikation dar, wobei eine abgeschlossene Narbenheilung für die OP und den postoperativen Heilungsverlauf günstiger ist.

Neben der Revision und erneuten direkten Naht der Bruchlücke stehen auch plastische Verfahren zur Deckung des Defekts zur Verfügung. Eine geringere Rezidivquote vor allem bei größeren Bruchlücken weist die Implantation eines Kunststoffnetzes zum Verschluss der Bruchlücke auf. Dieses Netz kann auch minimal-invasiv, also laparoskopisch platziert und fixiert werden. Komplikationen der Netzimplantation sind die Ausbildung eines Seroms (Fremdkörperreaktion) sowie in seltenen Fällen die Infektion.

Fall 12

Am Samstag stellt sich Ihnen gegen Abend die 25-jährige Fußballerin Tina Losmaier vor. Sie hat sich bei einem Punktspiel das rechte Knie verdreht.

Anamnese

Sie berichtet, sie sei beim Dribbeln mit dem Ball seitlich mit dem Fuß auf dem nassen Boden ausgerutscht, dabei habe sie sich das rechte Knie verdreht. Das Knie sei sofort angeschwollen und schmerze seither.

Frau Losmaier war noch nie ernsthaft krank, vor 3 Jahren ist sie am linken Knie operiert worden, da sie sich eine Patellaluxation zugezogen hatte. Ansonsten keine weiteren Voroperationen. Medikamente nimmt sie bis auf die Pille keine ein.

Aufnahmebefund

Die 25-jährige Frau ist sehr muskulös gebaut und in gutem AZ und EZ. Das rechte Knie ist geschwollen und weist einen Erguss auf. Die Patientin hält das rechte Knie in Schonhaltung, leicht gebeugt. In Ruhe hat die Patientin kaum Schmerzen. Bei Streckung nehmen die Schmerzen zu. Es besteht eine Streckhemmung von ca. 20°. Die Lage der Patella ist regelrecht. Die Seitenbänder wirken intakt. Bei der Durchführung des Steinmann-I-Tests gibt die Patientin Schmerzen bei Innenrotation an. Sie meinen eine vordere Schublade zu bemerken.

Eine weitere Untersuchung des Knies ist wegen der Schwellung und der Schmerzen nicht möglich. Das linke Knie kann unauffällig bewegt werden, kein Anhalt für Verletzungen oder Funktionsbeeinträchtigungen. Die Beweglichkeit ist in vollem Umfang erhalten.

Ansonsten weist die körperliche Untersuchung keinen pathologischen Befund auf.

> Der Kniegelenkserguss wird über das Phänomen der tanzenden Patella festgestellt. Dabei wird mit einer Hand der obere Recessus des Kniegelenks nach distal hin ausgestreift, mit der anderen wird mit dem Zeigefinger die Kniescheibe palpiert. Bei einem Erguss spürt man bei Druck auf die Kniescheibe einen federnden Widerstand, die tanzende Patella.

Welche speziellen Tests zur Knieuntersuchung kennen Sie?

Im Kniegelenk artikulieren 3 Knochen: Femur, Tibia und Patella. Diese Knochen sind über einen starken Kapsel-Bandapparat miteinander verbunden. Zwischen Tibiaplateau und Femurkondylen liegen die Menisci, Knorpelscheiben, die eine reibungsfreie Führung der Knochen gegeneinander gestatten. Zudem sind zwischen Femur und Tibia die Kreuzbänder aufgespannt, die das Gelenk festigen sollen. Umgeben ist das Gelenk medial und lateral von den Seitenbändern zur Stützung des Gelenks von außen. Alle diese Strukturen können im Rahmen eines Knietraumas verletzt und im Einzelnen getestet werden:

Kreuzbänder
- **Schubladentest:** Das Knie wird beim liegenden Patienten in 90°-Beugestellung gebracht. Anschließend wird vom Untersucher der Unterschenkel gegen den Oberschenkel verschoben. Lässt sich der Unterschenkel nach vorn verschieben, spricht man von einer vorderen Schublade, diese zeigt eine Verletzung des vorderen Kreuzbandes an. Bei Verschieblichkeit nach hinten ist die Rede von einer hinteren Schublade, es liegt eine Läsion des hinteren Kreuzbandes vor.
- **Lachmann-Test:** Im Prinzip wie der Schubladentest, allerdings bei 20–30°-Beugestellung.
- Der **Pivot-Shift-Test** ist ein Test zum Nachweis einer vorderen Kreuzbandruptur. Dabei liegt der Patient auf dem Rücken, der Fuß ist nach innen rotiert und das Knie in Extension. Der Oberschenkel wird nun in Valgusstress gebracht, anschließend wird eine Flexions-Extensions-Bewegung provoziert. Dadurch kommt es zur Subluxation der Tibiakondyle, diese gibt beim Zurückgleiten ein schnappendes Geräusch. Hört man dieses schnappende Geräusch, ist der Test positiv und es besteht der Verdacht auf eine vordere Kreuzbandruptur.

Seitenbänder
- **Vermehrte Aufklappbarkeit:** Das gestreckte Bein wird vom Untersucher festgehalten, durch Druck auf das Kniegelenk oder Zug am Kniegelenk (Varus- oder Valgusstress) wird die seitliche Aufklappbarkeit des Knies getestet.

Menisci
- **Steinmann I:** Rotation im Unterschenkel bei gebeugtem Kniegelenk nach außen oder innen führt je nach verletztem Meniskus zu Schmerzen am Gelenkspalt (bei Außenrotation Schmerzen am Innenmeniskus et vice versa).
- **Steinmann II:** Bei Kniebeugung wandert der Schmerz und die Druckempfindlichkeit im Kniegelenkspalt nach dorsal.
- **Payr-Zeichen:** Im Schneidersitz geben die Patienten Schmerzen im medialen Kniegelenkspalt an (Innenmeniskuszeichen).
- **Apley-Zeichen:** Bei auf dem Bauch liegenden Patienten mit 90°-Flexion im Kniegelenk zeigt sich Rotations- und Kompressionsschmerz.

Welche weiteren Untersuchungen ordnen Sie an?

Zum Ausschluss von knöchernen Verletzungen, wie z.B. einer Tibiaplateaufraktur, sollte eine Röntgen-Untersuchung des Knies in 2 Ebenen angeordnet werden (☞ Abb. 12.1 a, b).

Wie beurteilen Sie die Röntgenaufnahmen?

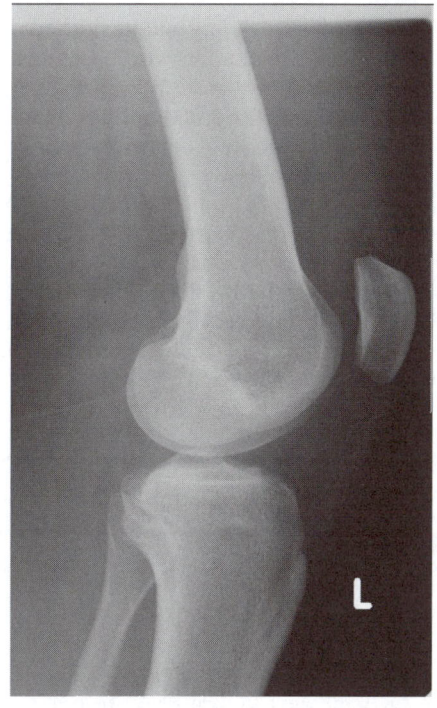

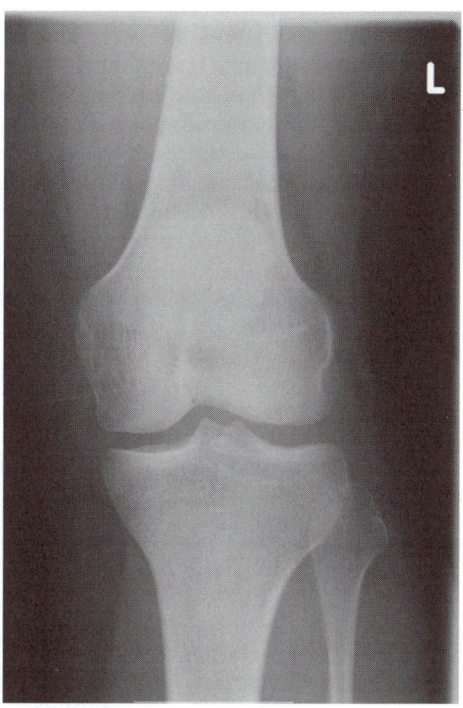

Abb. 12.1 a   **Abb. 12.1 b**

Es zeigt sich auf beiden Aufnahmen eine normale Form und Stellung des rechten Kniegelenks. Mineralgehalt und Knochenstruktur sind jeweils unauffällig. Die Gelenkflächen sind kongruent, glatt und scharf begrenzt. Der Abstand der Gelenkflächen zueinander ist regelrecht. Die Begrenzung der Kortikalis von Femur und Tibia ist glatt und scharf.

Die Patella ist normal geformt und weist glatt begrenzte Gelenkflächen auf. Keine intra- und/oder periartikulären Verkalkungen oder Fremdkörper. Die Weichteile sind bis auf eine Schwellung medial unauffällig.

Wie interpretieren Sie die Ergebnisse der Untersuchungen?

Kein Anhalt für knöcherne Verletzungen oder Absprengungen.

Wie gehen Sie weiter vor?

Bei starken Kniegelenkergüssen kann eine Punktion des Kniegelenks erfolgen. Diese dient sowohl der Therapie durch Entlastung des schmerzhaften Ergusses als auch der Diagnostik.

Durchführung einer Kniegelenkpunktion

Zunächst wird eine sterile OP-Feldvorbereitung vorgenommen. Eine Gelenkpunktion muss immer unter aseptischen Bedingungen erfolgen, da ansonsten die Gefahr eines Gelenkempyems besteht. Zuerst wird eine Analgesie mit einem Lokalanästhetikum, z.B. Xylonest 2%, im Verlauf des Stichkanals verabreicht. Es gibt drei Zugangswege für die Punktion:

- **Lateraler Zugang:** Das Knie des Patienten sollte maximal gestreckt, die Oberschenkelmuskulatur sollte entspannt sein. Man hebt mit einer Hand die Patella an und punktiert unterhalb der Patella das Gelenk.
- **Lateral-proximaler Zugang:** Dabei wird der proximale Recessus ca. 1,5 cm proximal-lateral der Patella punktiert. Diese Punktionsart sollte nur bei starkem Erguss angewendet werden.
- **Ventraler Zugang:** Beim sitzenden Patienten mit hängendem Unterschenkel wird im Zentrum zwischen Tibiakante, Femurkondylus und Patellarsehne punktiert. Diese Punktionsmethode wird aber nur zur Injektion von Medikamenten, nicht zur diagnostischen Punktion, eingesetzt.

Bei einer Gelenkpunktion egal welches Gelenks muss stets auf aseptische Bedingungen geachtet werden, d.h. Mundschutz, sterile OP-Feldvorbereitung, sterile Abdeckung, sterile Handschuhe und steriles Punktionsmaterial. Dadurch verringert sich die Gefahr eines Gelenkempyems.

Interpretation der Befunde

- **Hämarthros:** Blutansammlung im Gelenk. Ein Hämarthros weist i.d.R. auf ein schweres Kniebinnentrauma hin (z.B. intraartikuläre Frakturen, Kreuzbandrupturen, osteochondrale Frakturen, Einrisse der Menisci, Rupturen der Kollateralbänder). Ist im Röntgenbild keine Fraktur nachzuweisen, so ist das akute Hämarthros meist eine Folge von Kreuzbandrupturen.
- **Klare Flüssigkeit:** Im Rahmen einer traumatischen Synovialitis kann es zur vermehrten Sekretion von Synovia kommen.
- **Eiter:** Bei Punktion von Eiter liegt ein Kniegelenkemphyem vor. Das Knie muss sofort gespült werden (dringende OP-Indikation), und es sollte eine systemische Antibiotikatherapie erfolgen.

Ergebnis
Punktion des Kniegelenks: Es zeigt sich ein Hämarthros.

An welche Diagnose denken Sie?

In Anbetracht der körperlichen Untersuchung und des blutigen Gelenkergusses sowie des blanden Röntgenbildes muss an eine Verletzung des vorderen und evtl. des hinteren Kreuzbandes sowie des medialen Meniskus gedacht werden. Diese Kombination zusammen mit einem Innenbandschaden nennt man auch „unhappy triad".

Wie gehen Sie weiter vor?

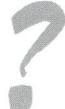

Als Erstes sollte das Knie ruhig gestellt werden. Die Ruhigstellung kann mit einer Schiene (z.B. Hypex lite®) speziell für Kniegelenke erfolgen.

Wegen der starken Schmerzen und des klinischen Verdachts auf eine massive Verletzung des Kniebinnenraums sollte eine stationäre Aufnahme zur weiteren Diagnostik und Therapie erfolgen. Zudem sollte mit einer Analgesie begonnen werden, z.B. Voltaren disp.® 1-1-1.

Zur Diagnosesicherung ist eine MRT (Magnetresonanztomographie) hilfreich. Bei dieser Untersuchung können die einzelnen Bänder und Menisci abgegrenzt und etwaige Verletzungen gut erkannt werden.

Verlauf

Sie nehmen Frau Losmaier stationär auf und ordnen gleich eine MRT des Knies an.
Im MRT zeigen sich eine Ruptur des vorderen Kreuzbandes und eine Läsion des Innenmeniskus. Die anderen Strukturen im Bereich des Knies sind nicht verletzt. Es wird die Indikation zur ASK (Athroskopie) am nächsten Tag gestellt.

Was verstehen Sie unter einem "unhappy triad" und liegt bei der Patientin eine solche Verletzung vor?

Als unhappy triad bezeichnet man in der Klinik die anterolaterale Knieinstabilität, d.h. vordere Kreuzbandruptur, kombiniert mit einer Innenmeniskusläsion **und** einer Innenbandläsion. Es liegt hier zumindest im MRT keine „unhappy triad" vor, da das Innenband intakt zu sein scheint.

Wie wird eine Kniearthroskopie durchgeführt?

Eine ASK wird i.d.R. in Allgemeinanästhesie oder in Spinalanästhesie durchgeführt. Der Eingriff erfolgt in Rückenlage, wobei das zu operierende Knie in leicht gebeugter Stellung ausgelagert ist und steril abgedeckt wird.

Über kleine Inzisionen erfolgt das Einbringen einer Kamera und eines Spülschlauchs in das Knie. Durch Spülung des Kniegelenks werden alte Blutreste entfernt und man kann die Kniebinnenstrukturen erkennen.

Verlauf

Bei Frau Losmaier sind der mediale Meniskus und das vordere Kreuzband verletzt. Im Bereich des Innenmeniskus werden kleinere Teile des Hinterhorns reseziert, vom Meniskus wird so viel wie möglich erhalten. Das vordere Kreuzband wird über eine Refixierung am Knochen wiederhergestellt. Alle weiteren Binnenstrukturen des Knies sind intakt.
Anschließend wird über eine Redon-Drainage ein Lokalanästhetikum in das Kniegelenk eingebracht. Die kleinen Inzisionsstellen werden vernäht.

Worauf sollten Sie im weiteren Verlauf achten?

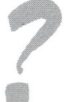

Wichtig ist nach dem Eingriff die konsequente 6-wöchige Teilbelastung des Knies mit begleitender Krankengymnastik und Belastungssteigerung. Nach 6 Wochen vorsichtige Vollbelastung. Die Redon-Drainage wird i.d.R. am 2. postoperativen Tag entfernt. Das Fadenmaterial kann nach 10 Tagen entfernt werden.

Verlauf

Frau Losmaier hat nach der OP kaum Schmerzen. Nach 2 Tagen Ruhigstellung beginnt sie am
2. postoperativen Tag nach Entfernung der Redon-Draingen mit der krankengymnastischen
Beübung. Unter Zuhilfenahme von Unterarmgehstützen und einer Knieschiene wird eine Teilbelastung von 15 kg erreicht. Die Patientin kann nach 4 Tagen die Klinik verlassen.

Worauf sollten Sie die Patientin unbedingt noch hinweisen?

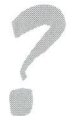

Es sind regelmäßige krankengymnastische Übungen nötig. Die Patientin sollte in
den nächsten 6 Monaten auf Sportarten wie Squash oder Fußball verzichten, da bei
diesen Sportarten Drehkräfte auf das Knie wirken.

Quintessenz Gerade das Knie ist als das größte Gelenk des menschlichen Körpers einer
großen Belastung ausgesetzt. In jungen Jahren kommt es häufig durch direkte Traumen wie Unfälle oder durch indirekte Traumen wie Verdrehun-
gen beim Sport zu Verletzungen der Knochen, Bänder und knorpeligen
Strukturen des Knies. Im höheren Alter sind die Verletzungen durch sport-
liche Aktivitäten seltener, dafür treten aber degenerative Veränderungen
auf, die zu akuten Schmerzzuständen führen können.

Wichtig sind im Hinblick auf die Anamnese eine genaue Rekonstruktion
des Traumas (direktes Trauma, Verdrehtrauma) und die Lokalisation des
Schmerzes. Ein massiver Kniegelenkerguss sollte punktiert werden. Liegt
ein Hämarthros vor, kann man von einem Kniegelenkbinnentrauma ausgehen.

Als diagnostische Mittel sind die vielen Untersuchungen des Kniegelenks
richtungsweisend. Daneben sollte immer zum Ausschluss knöcherner Verletzungen eine Röntgenaufnahme des Knies in 2 Ebenen durchgeführt werden. Die Bänder und knorpeligen Strukturen werden am besten entweder
über eine MRT oder eine ASK beurteilt. Am häufigsten betroffen von Verletzungen sind die Kreuzbänder und der Innenmeniskus (da dieser mit dem
Kollateralband verbunden ist).

Im Rahmen einer ASK kann neben der Diagnostik auch gleich eine Therapie durchgeführt werden. Bei Verletzungen des Meniskus wird heute versucht, soviel wie möglich zu erhalten. Nur verletzte Teile werden reseziert,
allerdings nur, wenn sie nicht refixierbar sind. Bei einer Einklemmung des
Meniskus wird dieser reponiert.

Bei Zerreißung der Seiten- und Kreuzbänder werden diese je nach Ausmaß
der Verletzung entweder primär vernäht (oftmals schlechte Ergebnisse)
oder durch Sehneninterponate aus der Patellarsehne oder den Sehnen der
Mm. semitendinosus et gracilis ersetzt. Bei knöchernen Ausrissen der Sehnen oder Bändern können diese mittels Kirschner-Drähten oder kleiner
Schrauben refixiert werden.

In der Nachbehandlung sollte je nach Ausmaß der Verletzungen das Kniegelenk mit konsequenter analgetischer Therapie für einige Tage ruhiggestellt werden. Nach einigen Tagen Ruhigstellung sollte eine krankengymnastische Beübung mit Unterarmgehstützen und Teilbelastung erfolgen.
Diese kann je nach Ausmaß der Verletzungen 3–6 Wochen dauern.

Fall 13

Anamnese

Herr Netzer, ein 65 Jahre alter Mann, stellt sich bei Ihnen zur empfohlenen Tumornachsorge-untersuchung vor, 6 Monate nach Resektion eines Karzinoms des Colon sigmoideum, welche seinerzeit in Ihrer Klinik durchgeführt worden war (Tumorstadium T2N1; R0-Resektion). Sei-nen Angaben zufolge sei er beschwerdefrei und leide weder an Durchfällen noch an Verstop-fung. Er berichtet, dass am Tag zuvor eine vom Hausarzt veranlasste Darmspiegelung durchge-führt worden sei, die keine Auffälligkeiten gezeigt habe. Außerdem habe sein Hausarzt auch schon eine Ultraschalluntersuchung durchgeführt und Blut abgenommen, die Befunde habe er mitgebracht. Seit der OP habe er ca. 2 kg an Gewicht zugenommen.

Aufnahmebefund

Etwas adipöser, 65 Jahre alter Mann, in gutem AZ. Herz und Lunge auskultatorisch unauffäl-lig. Abdomen weich, reizlose Narben nach medianer Laparotomie (Sigmaresektion) und Ap-pendektomie. Keine Resistenzen, kein DS, keine Abwehrspannung. Leber und Milz scheinen nicht vergrößert, die Darmgeräusche sind regelrecht. Bei der rektalen Untersuchung ist die Rektumampulle leer; kein Blut, kein rektaler DS.
Mitgebrachte Befunde: Unauffällige Koloskopie, sonographisch Verdacht eines Leberrund-herdes. Das BB ist unauffällig, der CEA-Wert an der oberen Grenze des Normbereichs.

Was veranlassen Sie?

Im Rahmen der Tumornachsorgeuntersuchungen nach Kolonkarzinom sind neben Erhebung der Anamnese und des körperlichen Untersuchungsbefunds auch kolo-skopische Kontrollen und andere bildgebende Verfahren empfohlen.
Eine Koloskopie nach 2 und 5 Jahren dient vor allem der Früherkennung von Zweittumoren. Bei erwartetem hohem Rezidivrisiko (z.B. nach intraoperativer Tu-moreröffnung, nach Invasion perikolischer Venen, bei G3- und G4-Tumoren) sollte eine regelmäßige und engmaschige Nachsorge erfolgen. Regelmäßige Nachunter-suchungen nach operativer Therapie bei Kolonkarzinom sind vor allem zu empfeh-len bei Patienten nach R0-Resektion von Tumoren des UICC-Stadiums II und III. Bei allen Nachuntersuchungen ist auch die Konsequenz der erhobenen Befunde zu bedenken. Bei fehlender OP-Fähigkeit besteht nur eine eingeschränkte Indikation zu Nachsorgeuntersuchungen.

Nach der Erstbehandlung ist es wichtig, die Nachsorgeuntersuchungen zu planen, festzulegen und dem Patienten zu vermitteln. Das Schema ist ein Anhalt.

Das Schema zur Nachsorge bei Patienten mit Kolonkarzinom UICC-Stadium II–III ist in Ta-belle 1 (☞ Seite 387) ersichtlich.
Entsprechend den Empfehlungen werden die Befunde mit dem Patienten besprochen und eine NMR-(Kernspintomographie-)Untersuchung des Abdomens veranlasst, um mögliche weitere Metastasen zu erkennen (☞ Abb. 13.1).

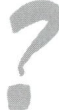

Was erkennen Sie auf dem NMR-Bild?

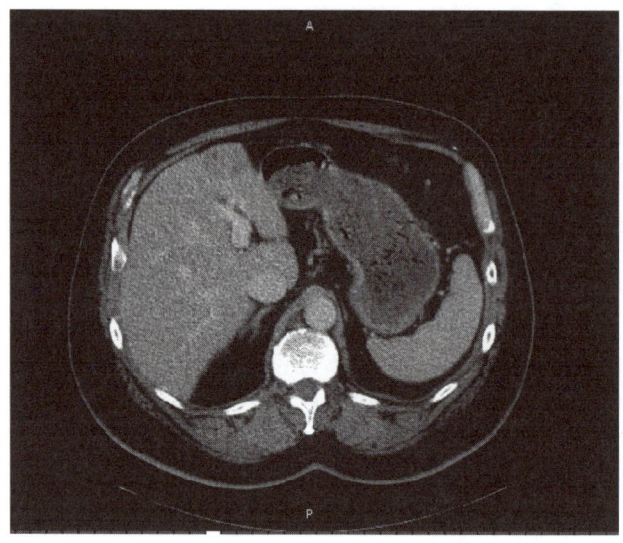

Abb.13.1

Es scheint sich um eine Raumforderung in der Leber zu handeln, ventralseits im Durchmesser knapp 4 cm groß, vermutlich im Segment 2 (☞ Abb. 13.2, Leberanatomie). Angesichts der Anamnese ist eine Lebermetastase des zuvor operierten Kolonkarzinoms am wahrscheinlichsten, zumal Lebermetastasen in unseren Breiten (Nordamerika und Europa) wesentlich häufiger als primäre Leberneoplasien auftreten (ca. 40 : 1).

Was wissen Sie über die Epidemiologie?

Lebermetastasen entstehen hämatogen über das Pfortadersystem (portal-venös) oder arteriell-systemisch. Bei extrahepatischen Malignomen sind in ca. 40% Leberfiliae zu erwarten. Metastasen treten in fibrotisch oder zirrhotisch veränderten Lebern seltener auf. Bis zu 50 % der Patienten mit einem kolorektalen Karzinom entwickeln Lebermetastasen. In der Reihenfolge der Häufigkeit folgen Lebermetastasen auch nach Primärtumoren in der Lunge, der Mamma, des Ösophagus und des Urogenitaltrakts.

Was schlagen Sie vor?

Es scheint sich um eine solitäre Lebermetastase nach Kolonkarzinom zu handeln. Der Primärtumor ist vor 6 Monaten entfernt worden (R0-Resektion), Herr Netzer ist in seiner OP-Fähigkeit nicht eingeschränkt. Sie schlagen Herrn Netzer daher die operative Resektion der solitären Lebermetastase vor und erklären ihm, dass bei Lebermetastasen die Chance der Heilung im Fall einer R0-Resektion besteht.

Unter welchen Bedingungen ist die operative Metastasenentfernung sinnvoll?

Resektionen von Fernmetastasen werden vor allem bei Lungen- und Lebermetastasen von kolorektalen Karzinomen und Weichteilsarkomen, im Einzelfall auch bei Fernmetastasen von Hypernephromen und beim malignem Melanom unter folgenden Einschränkungen empfohlen und durchgeführt:

- Der Primärtumor (oder Rezidivtumor) ist entfernt oder operativ entfernbar (R0).
- Weitere, nicht entfernbare Fernmetastasen lassen sich nicht nachweisen.
- Eine vollständige Entfernung der Lebermetastasen ist möglich.
- Das OP-Risiko ist vertretbar.
- Gleichwertige, therapeutische Alternativen fehlen.

Welche operativen Verfahren kennen Sie für die Entfernung von Lebermetastasen?

Lebermetastasen respektieren während des Wachstums lange die **Segmentgrenzen der Leber** (☞ Abb.13.2). Daher sind eine anatomiegerechte Resektion der betroffenen Segmente und eine an der lokalen Tumorausbreitung orientierte Resektion unter der Voraussetzung der vollständigen Tumorentfernung gleichwertig, die Metastasenlokalisation bestimmt die Wahl zwischen beiden Verfahren. Benachbarte Segmente können gleichzeitig entfernt werden bis zur Hemihepatektomie links oder rechts. Ziel ist die vollständige Entfernung aller Metastasen. Eine kurative Resektion bei ausgedehnter Metastasierung in beiden Leberlappen ist meist prognostisch nicht mehr sinnvoll und möglich.

Das Letalitätsrisiko beträgt bis zu 5%, die 5-Jahres-Überlebensraten nach R0-Resektion von Lebermetastasen kolorektaler Karzinome schwanken zwischen 20 und bis zu 30%. Patienten mit solitären Fernmetastasen weisen eine günstigere Prognose auf als Patienten mit multiplen Tumorabsiedlungen. Auch wiederholte Metastasenentfernungen, gerade an der Leber, können im Einzelfall indiziert sein.

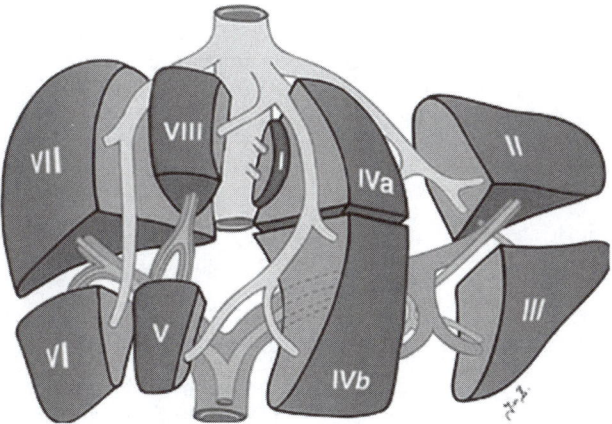

Abb. 13.2: Segmenteinteilung der Leber nach Couinaud. Die Segmante werden mit den Zahlen I bis VIII benannt [1].

Welche anderen Behandlungsverfahren bei Lebermetastasen kennen Sie?

Neben der **operativen Resektion,** welche prognostisch bei einer möglichen R0-Resektion die besten Ergebnisse zeigt, ist eine **Thermoablation** oder eine **stereotaktische Bestrahlung** der Lebermetastasen möglich. Beide Verfahren haben ihren Indikationsbereich und ihre Vor- und Nachteile.

Bei der Thermoablation wird unter CT-Kontrolle eine spezielle Sonde in die zu behandelnden Lebermetastasen platziert, die sie durch Hitze zerstört. Es verbleibt zunächst ein nekrotischer Gewebsdefekt, welcher später narbig umgewandelt wird. Metastasen in der Nähe großer Gefäße lassen sich nur eingeschränkt behandeln, da der Blutstrom in der Nachbarschaft der Metastase einen kühlenden Effekt hat, auch darf nicht mehr als 75% des Lebervolumens metastatisch verändert sein. Während und nach der Behandlung bestehen häufig Schmerzen.

Die stereotaktische Bestrahlung der Lebermetastasen ist eher bei zentral sitzenden Metastasen indiziert. Relative Kontraindikationen bestehen bei Nachbarschaft des Kolons und der Gallenblase zum Bestrahlungsfeld, da diese Organe strahlenempfindlicher sind. Die Bestrahlung hat vor allem in der palliativen Behandlung der Lebermetastasen einen Stellenwert.

Prognostisch ist die operative R0-Resektion von Lebermetastasen den anderen Behandlungsverfahren überlegen.

Welche Behandlung schlagen Sie bei nicht resektablen Lebermetastasen vor?

Bei nicht resektablen, auf die Leber beschränkten Fernmetastasen, hat auch die **lokoregionäre Chemotherapie** über einen intraarteriellen Port-Katheter in der A. hepatica ihren Stellenwert. Sie ist möglicherweise der **systemischen Chemotherapie** überlegen, jedoch ist die Morbidität des intraarteriellen Katheters nicht leichtfertig zu unterschätzen. Ansonsten ist der Nachweis nicht resektabler Lebermetastasen eine Indikation zur systemischen Chemotherapie; zur Palliation insbesondere bei Schmerzen auch die Bestrahlung (s. o.).

Verlauf

Herr Netzer wird laparotomiert, das Segment 2 der Leber wird reseziert. Der postoperative Verlauf ist komplikationslos, nach 8 Tagen wird Herr Netzer nach Hause entlassen.

Welche Nachsorgeuntersuchungen empfehlen Sie dem Patienten?

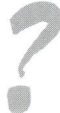

Nach Resektion von Metastasen der Leber erfolgen die üblichen Nachsorgeuntersuchungen (s. o.). Im Fall eines Tumorrezidivs in der Leber nach operativer Therapie von Metastasen eines kolorektalen Karzinoms ist bei ca. 20% der Patienten eine nochmalige R0-Resektion möglich mit einer 5-Jahres-Überlebensrate von etwa 30%. Bei nicht gegebener Resektabilität sind die obenstehenden lokal destruierenden Verfahren wie die Thermoablation und die stereotaktische Bestrahlung zu diskutieren. Auch bei begrenzter Lungenmetastasierung ist eine Resektion sinnvoll. Dies sind auch die wesentlichen Gründe für eine regelmäßige Nachsorge gerade bei Patienten nach kolorektaler Karzinom-Behandlung (alle 6 Monate klinische Untersuchung, Sonographie Abdomen, Röntgenuntersuchung Thorax, Tumormarker).

Quintessenz Lebermetastasen sind die häufigsten Neoplasien der Leber, insbesondere nach kolorektalen Karzinomen. Sie können mittels bildgebender Verfahren wie NMR, CT und Sonographie dargestellt werden.

Bleibt die Metastasierung auf einige benachbarte Segmente oder einen Leberlappen begrenzt, ist eine operative kurative (R0) Resektion prognostisch am günstigsten. Bei ungünstiger Lage der Metastasen in beiden Leberlappen ist alternativ die lokale Destruktion mittels Thermoablation möglich, bei Metastasen in Nähe der großen Gefäße auch die stereotaktische Bestrahlung, wobei die 5-Jahres-Überlebensraten schlechter sind.

Um Metastasen frühzeitig zu erkennen, ist die regelmäßige Nachsorgeuntersuchung wichtig (☞ Tab. 1, Seite 387).

Fall 14

Anamnese

Herr Sommer, ein 64-jähriger Mann, wird vom Internisten überwiesen und stellt sich nun bei Ihnen in der chirurgischen Ambulanz vor. Er gibt an, dass er sich bei Ihnen beraten lassen solle, da er Probleme mit den Nieren habe. Auf der Überweisung steht: „prät. NI, Shunt?"

Auf Ihr Befragen gibt Herr Sommer an, dass er seit vielen Jahren zwar zuckerkrank sei, jedoch bisher keine Spritzen benötigt habe. Wegen seines hohen Blutdrucks nähme er ab und zu Tabletten ein, ansonsten aber nur Schmerztabletten, da er seit vielen Jahren unter Kopfschmerzen leide.

Aufnahmebefund

64-jähriger Mann in etwas reduziertem AZ mit grauem Hautkolorit. Bei der oberflächlich durchgeführten Untersuchung sind Herz, Lungen und Abdomen unauffällig, der Puls ist regelmäßig und über den großen Arterien tastbar.

Weshalb stellt sich Ihr Patient vor?

Bei Herrn Sommer liegt dem Überweisungsschein nach eine präterminale NI (Niereninsuffizienz) vor. Sein Hausarzt stellt ihn bei Ihnen zur Anlage eines arteriovenösen Dialyseshunts vor, um so die Dialyse durchführen lassen zu können.

Was versteht man unter einer Niereninsuffizienz?

Aufgabe der Nieren sind die Regulierung des Wasser- und Elektrolythaushalts sowie die Ausscheidung der harnpflichtigen Substanzen. Bei einer Funktionseinschränkung der Nieren kommt es zur Wassereinlagerung und zur Urämie, d.h. zur Anhäufung harnpflichtiger Substanzen im Organismus. In der Niere werden auch Hormone wie Erythropoetin, Angiotensin und Vitamin D produziert bzw. synthetisiert. Entsprechend kann es bei Einschränkung der Nierenfunktion zu Anämie, Hypertonie und zur Störung des Knochen-Stoffwechsels und des Elektrolythaushalts kommen.

Wie äußert sich eine Niereninsuffizienz?

Nierenerkrankungen, die zur Insuffizienz der Nieren führen, verlaufen in vielen Fällen sehr symptomarm. Häufig bestehen uncharakteristische Beschwerden wie Leistungsschwäche und Müdigkeit, Juckreiz und Appetitlosigkeit. Typische Symptome der eingeschränkten Nierenfunktion sind das Auftreten von Ödemen, Hypertonie, Anämie sowie evtl. auffallend geringe Urinproduktion oder ein schäumender Urin bei Proteinurie.

Welche Laborparameter weisen auf eine Niereninsuffizienz hin?

Der Harnstoff- und der Kreatinin-Wert geben einen groben Anhalt für die Nierenfunktion. Um die Funktion der Nieren zu bestimmen, bietet sich die sog. Kreatinin-Clearance an, d.h. die Fähigkeit der Niere, Kreatinin auszuscheiden, wozu auch die Urinmenge bestimmt werden muss.

Wichtigste orientierende Untersuchung zur Darstellung der Nieren und des Harnsystems ist die Sonographie.

Wie kann sich eine Niereninsuffizienz entwickeln?

Viele Erkrankungen der Nieren und des ableitenden Harnsystems können zu einer Einschränkung der Nierenfunktion und zu einem Nierenversagen führen.

Im Rahmen der auftretenden Gefäßkomplikationen sind als Ursachen der Nierenfunktionsstörung vor allem der Diabetes mellitus und die arterielle Hypertonie zu nennen. Chronische Entzündungen wie die rezidivierende Pyelonephritis oder Formen der Glomerulonephritis können zum progressiven Untergang funktionierenden Nierengewebes (Glomeruli und Tubuli) führen. Genetisch bedingte Zystennieren führen zur Verdrängung des Nierengewebes durch zystische Veränderungen, weiter sind als Ursachen Tumorerkrankungen der Niere und anhaltender Analgetikaabusus zu nennen.

Welche Behandlung der chronischen Niereninsuffizienz kennen Sie?

Es seien an dieser Stelle nur kurz die Prinzipien der konservativen Behandlung eines chronischen Nierenversagens und der Folgeerkrankungen erwähnt:

Eiweiß- und phosphatarme Diät, Diuretika, Flüssigkeitszufuhr, Hypertoniebehandlung (z.B. ACE-Hemmer), letztendlich bei der terminalen NI die Dialyse als Ersatznierenfunktion und die Nierentransplantation.

Was ist eine Dialyse?

Bei der Dialyse handelt es sich um eine künstliche Blutreinigung bzw. Entfernung der harnpflichtigen Substanzen aus dem Blut bzw. dem Organismus. Dabei wird die Ausscheidungsfunktion der Nieren ersetzt. Das Blut wird durch eine Membran geschickt, die die harnpflichtigen Substanzen nach dem Prinzip der Osmose filtriert. Neben der weitaus gebräuchlicheren Hämodialyse, bei der das Blut durch und über extrakorporale Membranen geleitet wird, wird auch die Peritonealdialyse angewandt, bei der das Peritoneum als Membran dient.

Da bei der Dialyse große Mengen Blut entnommen und wieder reinfundiert werden, ist ein großlumiger Zugang zum venösen Gefäßsystem erforderlich. Speziell für diese Zwecke gibt es Katheter (z.B. Shaldon, Demers), welche für einige Zeit im venösen Gefäßsystem belassen werden können. Mittel- bis langfristig ist in den meisten Fällen die Anlage eines Shunts empfehlenswert.

Was ist ein Dialyse-Shunt?

Ein Shunt ist im Allgemeinen eine Verbindung zwischen 2 Gefäßen. Im Fall der Hämodialyse ist die Platzierung eines Katheters in eine großlumige Vene erforderlich, da große Mengen Blut entnommen, gereinigt und wieder retransfundiert werden. Zur Anlage eines Dialyse-Shunts wird eine Arterie mit einer Vene anastomosiert. Dadurch wird ein hoher Blutfluss in der Vene erzeugt, die Vene erweitert sich, die Wand wird dicker und widerstandsfähiger. Diese Gefäßverbindung liegt oberflächlich und ist daher leichter zu punktieren.

Wo und wie wird ein Shunt angelegt?

Kriterien für die Shuntanlage sind:
- Nachbarschaft von Arterie und Vene und
- die oberflächliche Lage, um die Punktion zur Hämodialyse zu erleichtern.

Bevorzugt wird meist die A. radialis, welche mit einer der in der Nachbarschaft liegenden Venen verbunden wird (z. B. Tabatière-Shunt). Eine gebräuchliche Alternative ist die A. brachialis, welche mit der V. cephalica anastomosiert wird (z. B. Cimino-Shunt). In Ermangelung einer brauchbaren Vene kann auch ein Kunststoffinterponat, meist Goretex, eingesetzt werden.

Der Eingriff wird häufig in Lokalanästhesie durchgeführt, da nur oberflächliche Hautinzisionen zur Darstellung der Gefäße nötig sind. Nach Darstellung der Gefäße werden diese ausgeklemmt, d. h., der Blutstrom wird durch Anbringen von Klemmen unterbrochen, die Arterie wird seitlich eröffnet und die Vene, seitlich oder am durchtrennten Ende, mittels Gefäßnaht mit der Arterienöffnung verbunden.

Bei sehr kleinen Venen sollte der Shunt noch „reifen", die Vene erweitert sich, entwickelt eine stärkere Wand und lässt sich nach einer Wartezeit von wenigen Wochen besser punktieren.

Ein Dialyseshunt wird angelegt, wo Arterie und Vene sich in enger Nachbarschaft befinden und gleichzeitig oberflächlich verlaufen.

Wie können Sie einen Shunt klinisch beurteilen?

Der funktionierende Shunt sollte bei der klinischen Untersuchung einen kräftigen Puls mit einem tast- und hörbaren Schwirren aufweisen.

Welche Komplikationen können auftreten?

Typische, wenn auch seltene, Komplikation ist die Nahtundichtigkeit mit Blutung. Meist genügt eine kurzfristige Kompression zur Blutstillung. Der Shunt kann, vor allem nach längerem Gebrauch, thrombosieren und sich verschließen. Ein Verschluss wird mittels Embolektomie oder lokaler Lysetherapie entfernt bzw. aufgelöst, um die Funktionsfähigkeit des Shunts wiederherzustellen. Sollte ein Shunt endgültig verschlossen sein, so muss eine andere Lokalisation zur Neuanlage ausgewählt werden (z. B. anderer Arm).

Bei zu hohem Shuntvolumen entwickelt sich eine Herzinsuffizienz wegen des gesteigerten Herzminutenvolumens. Therapeutisch bleibt hier nur die Einengung oder der Verschluss des Shunts mit Neuanlage.

Ein Dialyse-Shunt kann bei hohem Blutfluss zur Herzinsuffizienz führen.

Verlauf

Herr Sommer ist über seine Erkrankung informiert. Sie klären ihn über die Anlage eines Dialyse-Shunts sowie die möglichen Komplikationen auf. Die Venen an der linken Hand erscheinen groß genug für die Anlage eines Shunts.

Einige Tage später wird ambulant in Lokalanästhesie ein Tabatière-Shunt links angelegt. Die Wundheilung ist unauffällig, über dem Shunt kann man einen Puls und Schwirren tasten. Der Hausarzt wird um das Entfernen der Hautfäden nach 8 Tagen sowie um Wundkontrollen bis zum Abschluss der Wundheilung gebeten.

Quintessenz Bei der terminalen NI sind die Nieren nicht mehr in der Lage, Wasser und die harnpflichtigen Substanzen auszuscheiden. Die Dialyse kann die Ausscheidungsfunktion der Nieren bis zur Nierentransplantation oder auch auf Dauer übernehmen. Zur Verfügung stehen die gebräuchlichere Hämodialyse sowie die Peritonealdialyse. Für die Hämodialyse wird ein großlumiger venöser Zugang benötigt, da große Mengen Blut für die Dialyse (Blutwäsche) entnommen und retransfundiert werden. Möglich ist die Einlage zentralvenöser spezieller Katheter (z.B. Shaldon, Demers), langfristig ist die Anlage eines Dialyse-Shunts zu empfehlen. Dazu werden eine oberflächliche Arterie (z.B. A. radialis) und eine Vene miteinander verbunden. Der gesteigerte Blutfluss führt zur Erweiterung der Vene, welche dann besser für die Punktion mit großlumigen Kathetern zugänglich ist.

Fall 15

Ein Hausarzt kündigt Ihnen im Nachtdienst am Freitagabend eine junge Frau mit Bauchschmerzen, Übelkeit und Erbrechen an. Er berichtet, dass sie gestern und heute bereits in seiner Praxis gewesen sei und er habe sie wegen einer Gastroenteritis symptomatisch behandelt. Die Schmerzen bestünden seit 2 Tagen. Kurze Zeit später trifft eine 19-jährige, sehr athletisch gebaute Patientin in der Notaufnahme ein.

Anamnese

Frau Selb gibt an, sie habe stechend/ziehende Schmerzen im rechten Unterbauch, diese seien vor 2 Tagen im Bereich des Magens und später des Nabels aufgetreten und hätten sich sehr stark verschlimmert, im Verlauf seien sie dann in den rechten Unterbauch „gewandert". Außerdem klagt sie über Inappetenz, seit 2 Tagen könne sie kaum etwas essen, außer Suppe. Dazu kämen Übelkeit und häufiges Erbrechen. Die Symptome haben vor 2 Tagen am Morgen begonnen, aber am Abend vor 3 Tagen habe sie schon leichten Schmerz im Bereich des Magens verspürt und diesen dann als Magenverstimmung abgetan. Stuhlgang habe sie seit 4 Tagen nicht mehr. Die Patientin berichtet über erhöhte Temperatur (38,4 °C). Am Aufnahmetag sei die Übelkeit so schlimm gewesen, dass sie ihren Hausarzt angerufen habe, der sie ins Krankenhaus eingewiesen hat.
Bisher war sie nie ernstlich krank gewesen. Frau Selb raucht 10 Zigaretten pro Tag, trinkt gelegentlich Alkohol und nimmt keine Medikamente regelmäßig ein. Ihr Stuhlgang ist von jeher unregelmäßig gewesen und sie neigt zu Verstopfung; der Urin ist eher dunkel gefärbt, weil sie nicht sehr viel trinkt, Brennen beim Wasserlassen verspürt sie aber nicht. Im Alter von 5 Jahren sind ihr die Mandeln entfernt worden.
Frau Selb ist Bankangestellte und unverheiratet, sie lebt mit ihrem Freund zusammen und möchte gerne Kinder. Die Eltern sind beide gesund, ein Großvater ist an Darmkrebs gestorben.

Aufnahmebefund

19-jährige Patientin 1,66 m groß, KG 51 kg in gutem EZ und reduziertem AZ. Bewusstseinslage klar und orientiert, leicht ängstlich. Haut: trocken, warm und blass. Schleimhäute gut durchblutet, intaktes Gebiss, leicht geröteter Rachenring, belegte Zunge. Herz auskultatorisch o.B., HF 96/min rhythmisch, RR 105/65 mmHg. Lungen beidseits perkutorisch und auskultatorisch o.B.. Karotispuls beidseits gut tastbar, alle peripheren Pulse tastbar. Keine pathologischen Reflexe, Hirnnerven unauffällig. Abwehrspannung im rechten Unterbauch und im Mittelbauch periumbilikal. DS im gesamten Unterbauch, fragliche Resistenz im rechten Unterbauch. Leber und Milz nicht tastbar. Darmgeräusche sind über allen Quadranten leise. Keine peripheren Ödeme, keine Varikose. Kein Klopfschmerz über der Wirbelsäule oder im Bereich der Nieren. Sie bemerken bei der Palpation zusätzlich noch kontralateralen **Loslassschmerz** (auch Blumberg-Zeichen), DS am **McBurney-Punkt** und am **Lanz-Punkt.**
Bei der rektalen Untersuchung gibt die Patientin Schmerzen auf der rechten Seite an. Die weitere rektale Untersuchung ist unauffällig.

Was verstehen Sie unter Loslassschmerz, McBurney- und Lanz-Punkt?

- **Loslassschmerz** (auch Blumberg-Zeichen): Dabei stellen Sie fest, wenn Sie auf den linken Unterbauch der Patientin drücken und dann plötzlich loslassen, die Patientin im rechten Unterbauch Schmerzen verspürt.

- DS am **McBurney-Punkt:** Der McBurney-Punkt liegt in der Mitte der Verbindungslinie zwischen Nabel und der rechten Spina iliaca anterior superior.
- DS am **Lanz-Punkt:** Der Lanz-Punkt liegt zwischen dem mittleren und äußeren Drittel rechts auf der Linie zwischen den beiden Spinae iliacae anteriores superiores.

Welche Verdachtsdiagnose stellen Sie?

Aufgrund der Abwehrspannung im rechten Unterbauch liegt zunächst eine Appendizitis nahe. Bei ca. 50 % der Patienten mit akutem Abdomen wird diese Diagnose gestellt.

Welche Differentialdiagnosen kommen ferner infrage?

- **Gastroenteritis:** bakterieller oder viraler Genese; das Fehlen von Diarrhö spricht jedoch in diesem Fall gegen diese Diagnose.
- **Gynäkologische Erkrankungen:** Eine **Extrauteringravidität** ist unbedingt auszuschließen, ebenso eine **Adnexitis.**
- **Meckelsches Divertikel:** Entzündung des embryonalen Restgewebes (D. omphaloentericus) am Dünndarm verursacht ähnliche Beschwerden.
- **Urologische Erkrankungen:** Z. B. **Nierensteinleiden, Harnstauung.**
- **Divertikulitis:** Entzündung der Aussackungen des Dickdarms meist im Bereich des Sigmas, tritt häufig bei alten Patienten auf.
- **Cholezystitis:** Entzündung der Gallenblase, ggf. mit Stein (Cholezystolithiasis).

Die Differentialdiagnosen sollten durch weitere Untersuchungen abgeklärt werden.

Wie erweitern Sie Ihre Anamnese?

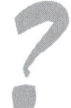

Sie fragen die Patientin, wann sie ihre letzte Periode hatte. Besteht die Möglichkeit einer Schwangerschaft?

Ergebnis
Ihre letzte Periode habe die Patientin vor einer Woche gehabt und sie könne nicht schwanger sein, da sie und ihr Freund verhüten. Frau Selb geht regelmäßig zu einem Gynäkologen, dort sei bei ihrem letzten Besuch vor 5 Wochen eine Ultraschalluntersuchung gemacht worden, die laut Aussage ihres Frauenarztes normal gewesen sei.

Welche weiteren Untersuchungen veranlassen Sie?

Sie entscheiden sich für eine Blutentnahme zur laborchemischen Untersuchung, ein gynäkologisches Konsil und eine Sonographie des Abdomens. Außerdem nehmen sie eine axilläre und rektale Temperaturmessung vor.

Welche Laborparameter lassen Sie bestimmen?

Sie lassen wegen des Verdachts auf einen entzündlichen Prozess die Entzündungsparameter (Leukozyten, BSG, CRP) überprüfen, außerdem wollen Sie ein kleines
BB (Erythrozyten, Hämatokrit, Thrombozyten) und Elektrolyte (Na, K, Ca) sowie
die Retentionswerte der Niere (Kreatinin, Harnstoff) und die Leberwerte (GOT,
GPT, γ-GT). Zudem ordnen Sie einen Urin-Stix an, um einen Harnwegsinfekt ausschließen zu können.

Welche Angaben machen Sie auf dem gynäkologischen Konsil und wie lautet Ihre Fragestellung?

Sie vermerken auf dem Konsil kurz die bisher erhobene Anamnese und Ihren Untersuchungsbefund. Im Fall von Frau Selb wollen Sie, dass der Gynäkologe eine
gynäkologische Erkrankung oder eine Schwangerschaft ausschließt.

Ergebnisse
Laborchemische Untersuchungen: Es fallen folgende pathologische Werte auf:
Leukozyten 15 100/μl; CRP 21 mg/l; BSG 12/23 mm. Alle weiteren getesteten Labor-
parameter liegen im Normalbereich.
U-Status: Der U-Status ist unauffällig. Kein Anhalt für Harnwegsinfektion.
Gynäkologisches Konsil: Der Kollege aus der Gynäkologie befindet sich gerade eben-
falls in der Nothilfe und Sie bitten ihn sich die Patientin kurz anzusehen. Nach einer
eingehenden gynäkologischen Untersuchung und intravaginalem Ultraschall teilt
Ihnen der Kollege mit, dass keine gynäkologische Erkrankung vorzuliegen scheint, er
bittet Sie aber einen Schwangerschaftstest durchzuführen. Dieser ist negativ.
Sonographie des Abdomens: Leber und Gallenblase sind von normaler Größe und
Konsistenz, keine hepatische Stauung, kein Anhalt für ein Steinleiden. Milz ohne
pathologischen Befund, beide Nieren von normaler Größe, keine Stauung, kein Anhalt für einen Nieren- oder Harnleiterstein. Das Pankreas ist wegen Luft im Abdomen schlecht einsehbar, die Peristaltik des Darms ist aufgehoben, im Bereich der Appendix lässt sich der Darm schlecht komprimieren. Die Blase ist mäßig gefüllt, kein
Anhalt für Blasensteine.
Axillär-rektale Temperatur: Axilliär: 38,3 °C, rektal: 39,1 °C.

Welche Diagnose stellen Sie?

Die Diagnose lautet: Appendizitis. Die Untersuchungsergebnisse, z. B. eingehende
körperliche Untersuchung und Ultraschallbefund lassen diese Diagnose als die
wahrscheinlichste erscheinen. Die axillär-rektale Temperaturdifferenz ist bei
Appendizitis allerdings in der Regel ≥ 0,8 °C. Ein Meckel-Divertikel macht mit einer Appendizitis vergleichbare Beschwerden und kann erst bei der OP ausgeschlossen werden.
Die gynäkologischen und urologischen Krankheitsbilder wurden durch gynäkologisches Konsil, U-Status, Schwangerschaftstest und Ultraschall weitgehend ausgeschlossen.
Eine Divertikulitis wäre eher auf der linken Seite des Unterbauchs zu finden und ist
eine Erkrankung, die eher bei älteren Menschen vorkommt. Die Cholezystitis ist
von der Ausstrahlung der Schmerzen ebenso wie von den Untersuchungsbefunden
auszuschließen.

Wie gehen Sie therapeutisch vor?

Der Verdacht auf eine Appendizitis rechtfertigt eine OP.
Es gibt 2 Möglichkeiten des operativen Vorgehens: Die Laparotomie mit Appendektomie oder die laparoskopische Appendektomie.

Vorgehen bei Laparotomie
- Anlegen eines **Wechselschnitts** (Hautschnitt und Schnitt entlang der Fasern des M. obliquus externus und internus)
- Aufsuchen und Mobilisation der Appendix
- Absetzen der Appendix und Verschluss des Zäkums mit einer sog. Tabaksbeutelnaht
- Suche nach einem Meckel-Divertikel (ca. 1 m proximal des Zäkums) und Mitentfernung
- Schichtweiser Wundverschluss und steriler Wundverband
- bei Perforation oder vorliegender Peritonitis ausgiebige Spülung des Bauchraums

Vorgehen bei laparoskopischer OP
- Anlegen eines Pneumoperitoneums mittels CO_2
- Platzierung eines Trokars in welchem die Kamera geführt wird und zweier weiterer für die Instrumente
- dann Aufsuchen des Zäkums und der Appendix und Fassen der Appendixspitze mit einer Zange
- Skelettierung des Mesoappendix
- Appendektomie mittels einer Schlinge oder eines Klammergeräts und Entfernung der Appendix aus dem Bauchraum
- Absuchen des Dünndarms nach einem Meckel-Divertikel, ggf. Abtragung.
- Entfernung der Trokare
- Wundverschluss.

Für welche Methode entscheiden Sie sich bei dieser Patientin?

Sie entscheiden sich bei dieser Patientin für eine laparoskopische OP. Dies hat mehrere Gründe: In mehreren Studien hat sich nach einer laparoskopischen OP eine kürzere Verweildauer im Krankenhaus ergeben. Die Patienten klagen postoperativ über weniger Schmerzen und der Schmerzmittelverbrauch ist wesentlich geringer. Eine weitere Gruppe von Patienten, die von einer laparoskopischen OP profitieren sind adipöse Patienten. Hier ist nach einer laparoskopischen OP eine wesentlich geringere Anzahl an Wundheilungsstörungen festzustellen. Bei Frauen liegt der Vorteil einer laparoskopischen OP zusätzlich in der Beurteilbarkeit der weiblichen Geschlechtsorgane. Sollte sich die Appendizitis als Fehldiagnose herausstellen und die Ursache für die Schmerzen in einer Erkrankung der weiblichen Geschlechtsorgane liegen, kann die Ursache u. U. gleich behandelt werden.
Ein wesentlicher Nachteil der laparoskopischen OP ist die Dauer der OP, diese liegt auch beim geübten Operateur wesentlich höher, als bei der offenen OP.

Welche Komplikationen können sich im Rahmen einer Appendizitis ergeben?

Als mögliche Komplikationen sind zu nennen:
- Perforation (in 10% der Fälle)
- Peritonitis (insbesondere bei Kleinkindern und älteren Patienten)
- Perityphilitischer Abszess, Abzesse in Leber und Douglasraum
- Darmparalyse und Ileus.

Verlauf

Intraoperativ findet sich eine Appendizitis ohne Perforation oder größerer umgebender Entzündung.
Die OP verläuft ohne Probleme und die Patientin kann, nach einiger Zeit im Aufwachraum, auf die Normalstation verlegt werden. Frau Selb will von Ihnen wissen, wie das weitere Vorgehen ist und wie lange sie im Krankenhaus bleiben muss.

Wie verfahren Sie postoperativ und wie lange muss die Patientin im Krankenhaus bleiben?

Die Patientin erhält am 1. postoperativen Tag eine Infusionstherapie (2 l/Tag mit RL- und 5%iger Glucoselösung), am nächsten Tag kann mit dem Kostaufbau Tee, Zwieback, Haferschleim begonnen werden. Ab dem 3. postoperativen Tag kann sie normal essen. Nach einer nochmaligen Kontrolle der Laborwerte und einer Sonographie des Abdomens wir die Patientin mit unauffälligen Wundverhältnissen entlassen. Die Hautfäden sollten am 10. Tag entfernt werden.

Quintessenz Die Appendizitis ist die häufigste Ursache für ein akutes Abdomen. Die Diagnose wird im Wesentlichen klinisch gestellt. Wichtige klinische Zeichen sind dabei die Druckpunke bei der Untersuchung des Abdomens (Mc Burney, Lanz), sowie der Loslassschmerz und die axillär-rektale Temperaturdifferenz ≥ 0,8 °C. Immer im Auge behalten sollte man jedoch die Differentialdiagnosen der Appendizitis, insbesondere bei jungen Frauen eine Schwangerschaft oder Extrauterinschwangerschaft. Die operative Therapie der Appendizitis stellt heute keine größeren Probleme dar, kann sich jedoch infolge von Perforation/Peritonitis erschweren.

Fall 16

Anamnese

Herr Stempler, 38 Jahre alt, stellt sich in der chirurgischen Sprechstunde vor. Er gibt an, dass ihm seit einigen Monaten ein zunehmender Umfang des Halses, vor allem auf der rechten Seite, aufgefallen sei. Sein Hausarzt habe gemeint, es sei eine Schilddrüsenvergrößerung. Auf Befragen verneint Herr Stempler Herzrasen, Schweißausbrüche, Nervosität, Atemnot und Heiserkeit. Seinen Angaben zufolge sei er schon am Blinddarm operiert worden und habe manchmal hohen Blutdruck, ansonsten fühle er sich gesund.

Aufnahmebefund

38 Jahre alter Mann in gutem AZ, Herz und Lunge auskultatorisch unauffällig, keine Tachykardie. Am Hals zeigt sich eine sichtbare, rechtsbetonte Schilddrüsenvergrößerung, palpatorisch findet sich ein größerer, glatt begrenzter, ca. walnussgroßer Knoten rechts mit weiteren knotigen Veränderungen beidseits, die Schilddrüse ist schluckverschieblich.

Welche weiteren Untersuchungen halten Sie für erforderlich?

Neben Anamnese und klinischer Untersuchung erfolgt bei Schilddrüsenvergrößerung eine Sonographie des Halses zur Darstellung der Schilddrüse und zur Identifikation knotiger Veränderungen, wobei die Differenzierung zwischen zystischen Strukturen und soliden Anteilen möglich ist. Auch die Größenbestimmung ist sonographisch am besten möglich. Wichtig ist vor allem bei der Schilddrüse eine Funktionsdiagnostik mit Bestimmung der Schilddrüsenfunktionsparameter (T_3, T_4, TSH) und Durchführung einer Szintigraphie (üblicherweise ^{99m}Tc-Szintigraphie zur Beurteilung der endokrinen Aktivität) zur Identifikation autonomer Adenome (hormonaktiv) oder sog. kalter, also hormoninaktiver Bezirke.

Bei knotigen Veränderungen favorisieren manche Kliniken eine Feinnadelpunktion zur histologischen Untersuchung.

Angesichts des großen rechtsseitigen Knotens sollten also bei Herrn Stempler Sonographie, Szintigraphie und die Bestimmung der Schilddrüsenparameter durchgeführt werden.

Ergebnisse
Szintigraphie: Bei der Szintigraphie stellt sich der große tastbare Knoten als sog. Kalter Knoten heraus, d.h. er produziert kein Schilddrüsenhormon.
Sonographie: Sonographisch zeigt sich eine echoarme bis echokomplexe Struktur (Größe 3 × 3 × 3,5 cm). Die Schilddrüsenhormonwerte sind mit T_4 0,9 ng/dl, T_3 2,67 ng/l, TSH 1,06 yU/ml euthyreot.

Was empfehlen Sie?

Es handelt sich bei Herrn Stempler um einen Kalten Knoten bei unauffälliger Stoffwechsellage. Dieser Knoten hat in wenigen Monaten an Größe zugenommen, so dass die operative Entfernung indiziert ist, da es sich um ein Malignom handeln könnte. Zur weiteren Abklärung wird Herrn Stempler eine Feinnadelpunktion vorgeschlagen, da im Fall eines Malignoms ein anderes Vorgehen erforderlich ist als bei einem gutartigen Knoten.

Jeder Kalte Schilddrüsenknoten gilt als potentiell maligne und sollte daher operativ entfernt werden.

Welche Untersuchungen erfolgen präoperativ?

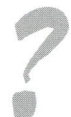 Vor Operationen und bei ausgedehnter Schilddrüsenvergrößerung erfolgen diese Untersuchungen:
- Röntgen-Thoraxbild in 2 Ebenen zur Abklärung der retrosternalen Ausdehnung der Schilddrüse
- Laryngoskopische Untersuchung der Stimmbandbeweglichkeit (zum Ausschluss einer Schädigung des N. recurrens bei Infiltration durch ein Malignom oder Kompression durch die vergrößerte Schilddrüse, auch aus forensischen Gründen wegen der möglichen intraoperativen Verletzung des N. recurrens hinter der Schilddrüse)
- Bestimmung des Serumkalziums (Kalzium-Abfall bei versehentlicher Entfernung aller Nebenschilddrüsen).

Verlauf

Herr Stempler spricht sich gegen eine Feinnadelpunktion aus. Es erfolgt die stationäre Aufnahme zur subtotalen Schilddrüsenresektion, welche problemlos und ohne Komplikationen erfolgt. Das entnommene Gewebe wird zur histologischen Untersuchung eingeschickt.

Welche postoperativen Komplikationen können auftreten?

 Typische Komplikationen der Schilddrüsen-OP sind die intraoperative Verletzung des N. laryngeus recurrens hinter der Schilddrüse mit Heiserkeit oder Dyspnoe und der postoperative Kalzium-Abfall mit Kribbeln und Parästhesien bei versehentlicher Entfernung aller Nebenschilddrüsen.

 Wichtigste Komplikationen der Schilddrüsen-OP, auf die auch in der Aufklärung hingewiesen werden muss, sind die Heiserkeit, Dyspnoe (Verletzung des N. recurrens) und Kribbeln bis zur Tetanie (Hypokalzämie).

 Ergebnis
Histologie: 4 cm großes, auf die Schilddrüse begrenztes, gekapseltes teilweise follikuläres, teilweise papilläres Schilddrüsen-CA (Schilddrüsenkarzinom) in einem 5 × 7 × 4 cm großen Schilddrüsenresektat.

Was empfehlen Sie nun?

Bei malignen Schilddrüsentumoren ist regelhaft die vollständige Entfernung der Schilddrüse (totale Thyreoidektomie) mit zentraler LK-(Lymphknoten-)Dissektion unter Identifizierung und Schonung der Nn. recurrentes und Erhaltung mindestens einer Nebenschilddrüse vorgesehen.

Die Thyreoidektomie ist indiziert bei papillärem CA mit einem Durchmesser von mehr als 1 cm (ab T2) sowie multifokalem papillären CA jeder Größe (jedes T mit Zusatz b), bei follikulärem, medullärem, sowie bei undifferenziertem CA, sofern kein organüberschreitendes Wachstum vorliegt. Bei kleinen Tumoren gibt es Ausnahmen von diesem Vorgehen (s. u.).

> Beim Schilddrüsenmalignom ist die totale Thyreoidektomie der Standardeingriff.

Verlauf

Nach wenigen Tagen wird Herr Stempler erneut stationär aufgenommen. Es erfolgt die Nachresektion der Restschilddrüse mit dem Ziel einer vollständigen Schilddrüsenentfernung, einschließlich zentraler zervikaler Lymphadenektomie. Der postoperative Verlauf ist komplikationslos, Herr Stempler entwickelt lediglich eine vorübergehende Hypokalzämie mit Kribbeln in den Händen. Seine Stimme ist nicht beeinträchtigt. Nach 5 Tagen wird er in die Anschlussheilbehandlung entlassen.

Ergebnis
Histologie: Restschilddrüsengewebe rechts und links ohne Hinweis auf eine Tumorinfiltration rechts. Links eine, rechts 2 Nebenschilddrüsen ohne Malignitätsverdacht.

Welche weitere onkologische Behandlung ist erforderlich?

Nach totaler Thyreoidektomie stehen zur Nachbehandlung die Radiojodbehandlung sowie die Strahlenbehandlung zur Verfügung. Die Radiojodbehandlung ist unter stationären Bedingungen in dafür zugelassenen Einrichtungen durchzuführen, sie dient der Ablation von evtl. noch vorhandenem restlichem jodspeicherndem Schilddrüsengewebe.

Eine perkutane Strahlentherapie erfolgt nach Thyreoidektomie eines auf die Schilddrüse beschränkten undifferenzierten Karzinoms sowie bei Verbleiben eines mikroskopischen oder makroskopischen Tumorrests eines differenzierten Schilddrüsenkarzinoms, wenn die operative Entfernung (Reoperation) und/oder eine Ausschaltung mit Radiojod nicht möglich sind.

Welche weiteren Maßnahmen empfehlen Sie dem Hausarzt?

Bei papillärem und follikulärem CA erfolgt lebenslang die Gabe von Levothyroxin in TSH-suppressiver Dosierung (basaler TSH-Spiegel 0,1–0,2 mU/l bzw. niedrig normal bei nicht differenziertem CA). Bei medullärem und anaplastischem CA ist die Substitutionsdosis richtig gewählt, wenn das basale TSH im Normbereich liegt. Erfahrungswert: 150–200 µg Levothyroxin pro Tag (2 µg/kg).

Die Nachsorge differenzierter Schilddrüsenkarzinome sollte risikoorientiert und lebenslang durchgeführt werden. Das halbjährlich, nach 5 Jahren jährlich, durchzuführende Basisprogramm umfasst Anamnese, klinischen Befund, Sonographie des Halsbereichs und die Bestimmung des Thyreoglobulinspiegels und der Thyreoglobulinantikörper.

Die ^{131}Jod-Ganzkörperszintigraphie erfolgt 3–4 Monate nach der Radiojodtherapie sowie ein Jahr danach.

Quintessenz Histologisch handelt es sich bei den Schilddrüsenmalignomen um papilläre, follikuläre, medulläre und anaplastische Karzinome. Neben Anamnese und Untersuchung sind bei Schilddrüsenerkrankungen und insbesondere bei Verdacht auf ein Malignom die Sonographie des Halses, die Szintigraphie (üblicherweise ^{99m}Tc-Szintigraphie zur Beurteilung der endokrinen Aktivität), die Bestimmung der Schilddrüsenfunktionsparameter, ein Röntgen-Thoraxbild in 2 Ebenen sowie eine laryngoskopische Untersuchung der Stimmbandbeweglichkeit und die Serumkalziumbestimmung erforderlich.

Die Feinnadelpunktion ist weit verbreitet, allerdings schließt ein negativer Befund ein Malignom nicht aus.

Die (totale) Thyreoidektomie mit zentraler LK-Dissektion unter Identifizierung der Nn. laryngei recurrentes inferiores und Erhaltung mindestens einer Nebenschilddrüse ist der operative Eingriff bei Schilddrüsenkarzinomen. Bei papillärem CA mit einem größten Durchmesser kleiner als 1 cm (pT1a) und fehlendem Hinweis auf LK-Metastasen ist die Lobektomie oder Hemithyreoidektomie ausreichend, bei nach subtotaler Schilddrüsenresektion zufällig gefundenem papillärem Mikro-CA bis 1 cm (pT1a) ist eine Nach-OP nicht erforderlich, sofern der Tumor im Gesunden reseziert ist und keine Hinweise auf LK-Metastasen bestehen, bei gekapseltem follikulärem CA mit einem Größendurchmesser von 1 cm oder weniger (pT1a), das postoperativ nach Lobektomie oder subtotaler Resektion nachgewiesen wird, ist unklar, ob die komplette Entfernung des restlichen Schilddrüsengewebes die Prognose verbessert.

Ziel der Radiojodtherapie nach totaler Thyreoidektomie ist neben der Ablation von evtl. noch vorhandenem restlichen Schilddrüsengewebe (z.B. Lobus pyramidalis) der Nachweis bzw. Ausschluss von speichernden LK- und Fernmetastasen und deren Behandlung mit kurativer oder palliativer Intention. Keine Indikation zur Radiojodtherapie stellen das papilläre Mikro-CA (pT1a N0; Durchmesser < 1,0 cm) nach eingeschränkter radikaler OP sowie das medulläre und anaplastische CA dar.

Eine perkutane Strahlentherapie ist indiziert nach Thyreoidektomie eines auf die Schilddrüse beschränkten undifferenzierten Karzinoms und nach Verbleiben eines mikroskopischen oder makroskopischen Tumorrests (R1- oder R2-Resektion) eines differenzierten Schilddrüsenkarzinoms, wenn die operative Entfernung (Reoperation) und/oder eine Ausschaltung mit Radiojod nicht möglich sind.

Bei papillärem und follikulärem CA erfolgt die Gabe von Levothyroxin in TSH-suppressiver Dosierung (basaler TSH-Spiegel 0,1–0,2 mU/l bzw. niedrig normal bei nicht differenziertem CA) lebenslang. Bei medullärem CA und anaplastischem CA ist die Substitutionsdosis richtig gewählt, wenn das basale TSH im Normbereich liegt.

Die Nachsorge differenzierter Schilddrüsenkarzinome sollte risikoorientiert und lebenslang durchgeführt werden. Das halbjährlich, nach 5 Jahren jährlich, durchzuführende Basisprogramm umfasst Anamnese, klinischen Befund, Sonographie des Halsbereichs und die Bestimmung des Thyreoglobulinspiegels und der Thyreoglobulinantikörper.

Die ^{131}Jod-Ganzkörperszintigraphie erfolgt 3–4 Monate nach der Radiojodtherapie sowie ein Jahr danach.

Fall 17

Sie werden über die Rettungsleitstelle informiert, dass sich in der Nähe des Krankenhauses ein schwerer Verkehrsunfall zugetragen hat. Das Unfallopfer sei am Kopf verletzt und der Notarzt werde den Patienten in Kürze in die Notaufnahme bringen.

Sie bereiten alles für die Ankunft eines potentiell schwerverletzten Patienten vor. Nach einigen Minuten ist im Schockraum alles bereit: Mit Ihnen sind dort 3 Chirurgen (ein Oberarzt und 2 Assistenzärzte), ein Anästhesist mit Pflegekraft und 2 weitere Schwestern des Nothilfepersonals. Die Radiologie und auch die Intensivstation wissen Bescheid, ein Intensivbett ist bereit. Zur Sicherheit informieren Sie auch noch den OP.

Über die Rettungsleitstelle wird über den Patienten folgendes bekannt: 22 Jahre alter Mann, intubiert und beatmet, mit einer schweren Kopfverletzung, V. a. Thoraxkontusion und stumpfes Bauchtrauma bei Z. n. Verkehrsunfall.

Anamnese

Nach weiteren 5 Minuten trifft der Notarzt mit dem Patienten, Herrn Huber, ein. Er berichtet, dass der Patient wahrscheinlich infolge überhöhter Geschwindigkeit beim Überholen eines Lastwagens von der Fahrbahn abgekommen sei und gegen einen Baum geprallt war. Danach habe sich der Wagen noch überschlagen. Dabei sei Herr Huber aus dem PKW geschleudert worden.

Bei Eintreffen des Notarztes war Herr Huber nicht mehr ansprechbar. Er wurde wegen des niedrigen GCS (Glasgow Coma Scale) von 7 intubiert; dabei zeigte sich, dass Mund und Rachen voller Blut und Erbrochenem waren. Mit hoher Wahrscheinlichkeit hat der Patient aspiriert. RR war 100/60 mmHg bei einer HF von 118/min. Bei der orientierenden körperlichen Untersuchung zeigten sich multiple Verletzungen des Schädels und Hämatome an Thorax und Rücken.

Herr Huber wurde präklinisch mit einer Halskrause versehen und auf eine Vakuummatratze gelegt.

Aufnahmebefund

Nach der Übergabe durch den Notarzt untersuchen Sie den Patienten im Schockraum, während der Anästhesist die Lage des endotrachealen Tubus kontrolliert.

Erstbefund: 22-jähriger, stark blasser Mann, intubiert und beatmet, nicht ansprechbar, HF 102/min, RR 90/60 mmHg, AF 16/min, SpO$_2$ 98%. Am Kopf erkennen Sie im Bereich des Gesichtsschädels ein Brillenhämatom, sowie Austritt von Blut aus Nase und Mund. Bei der Betrachtung der Augen stellen Sie eine Pupillendifferenz (links > rechts) bei erhaltener Lichtreaktion fest. Das linke Auge wirkt durch eine konjunktivale Einblutung stark gerötet. Am knöchernen Schädel finden sich multiple Schnitt- und Schürfwunden. Auf den ersten Blick können Sie aber keinen größeren Defekt feststellen. Aus dem linken Ohr entleert sich eine helle, blutig tingierte Flüssigkeit.

Bei der Untersuchung des Halses zeigen sich mehrere Hämatome und Schürfwunden. Die Halskrause liegt richtig an und wird nicht geöffnet. Keine Stauung der Halsvenen, Karotispulse beidseits gut tastbar.

Im Bereich des Thorax finden sich v. a. linksseitig massive Prellmarken mit beginnenden Hämatomen, sowie Schürf- und Schnittwunden. Bei der Prüfung des knöchernen Thorax mit beiden Händen wirkt dieser jedoch stabil, Sie können keinen Anhalt für eine Fraktur der Rippen erkennen. Der Schultergürtel ist ebenfalls stabil. Bei der Auskultation der Lungen fällt auf, dass beide Lungen belüftet sind, leicht verschärftes Atemgeräusch linksseitig, allseitig feuchte RG (Rasselgeräusche).

Das Abdomen ist weich, keine Resistenzen, Darmgeräusche sind spärlich, aber in allen Quadranten auskultierbar. Auch hier finden sich Schürf- und Schnittwunden.

Das Becken scheint bei der bimanuellen Prüfung stabil zu sein. Es wird vorsichtig ein Blasenkatheter gelegt, der Urin ist klar.

Bei der Untersuchung der Beine fällt Ihnen eine Fehlstellung im Bereich des linken Unterschenkels auf. Das Bein wirkt in Schaftmitte der Tibia geknickt, außerdem liegt in diesem Bereich eine starke Schwellung vor. Die Fußpulse sind beidseits erhalten. Sie testen auch gleich die peripheren Reflexe am Bein, der PSR (Patellasehnenreflex) ist +/+, der Babinski +/+.

Im Bereich der Arme findet sich kein Anhalt für eine schwerere Verletzung.

Welche Verdachtsdiagnosen können Sie jetzt bereits stellen?

Im Moment muss von einer schweren Schädelverletzung ausgegangen werden. Für die Klassifizierung des SHTs (Schädel-Hirn-Traumas) ist noch eine weitere Untersuchung des Ausflusses aus dem Ohr notwendig. Es besteht der Verdacht auf ein offenes SHT.

Des Weiteren können thorakale und abdominelle Verletzungen vorliegen, da sich in diesen Bereichen mehrere Schürf-, Schnitt- und Prellwunden befinden. Es sollte eine rasche Abklärung dieser Verletzungen oder deren Ausschluss erfolgen. Außerdem muss eine Abklärung der Wirbelsäule erfolgen, da bei Hochrasanztraumen eine Verletzung der knöchernen Wirbelsäule und des Myelons nicht ausgeschlossen werden kann.

Zudem liegt eine geschlossene Fraktur im Bereich des linken Unterschenkels vor.

Durch welche schnelle Untersuchungsmethode können Sie Ausfluss von Liquor gegenüber Blut abgrenzen?

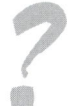

Um sicherzustellen, dass es sich bei dem Ausfluss um Liquor handelt, können kleinere Tests hilfreich sein: Der Blutzuckerwert des Patienten wird mit dem Zuckerwert der Flüssigkeit, die aus Nase oder Ohren hervortritt, verglichen. Bei annähernd gleichem Blutzucker kann man von einer Blutung ausgehen. Ist der BZ wesentlich niedriger (nur etwa ⅓), handelt es sich mit hoher Wahrscheinlichkeit um Liquor cerebrospinalis.

Ergebnis
Im Fall des Patienten liegen der BZ bei 100 mg/dl und der Zuckerwert der Flüssigkeit bei 33 mg/dl. Es handelt sich also mit großer Wahrscheinlichkeit um einen Ausfluss von Liquor. Es handelt sich somit um ein offenes SHT.

Was ist die Glasgow Coma Scale?

Die GCS bewertet die Bewusstseinslage des Patienten in Punkten. Mithilfe dieser Einteilung kann in etwa die Schwere eines SHT abgeschätzt werden (☞ Tab. 2, Seite 387).

Die in den 3 Kategorien ermittelten Punkte werden summiert und anhand der Summe wird dann die Schwere des SHT eingeteilt (☞ Tab. 3, Seite 387).

Im vorliegenden Fall wurde ein GCS von 7 ermittelt, es handelt sich also um ein schweres SHT.

Wie unterteilen Sie das Schädel-Hirn-Trauma?

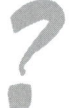

Erstens unterscheidet man das geschlossene SHT vom offenen SHT mit Verletzung der Dura mater und offener Verbindung zur Außenwelt.

Zweitens kann nach dem Ausmaß der Hirnschädigung unterteilt werden in:

- **Commotio cerebri** (= SHT Grad I): Gehirnerschütterung mit minimalen pathologischem Korrelat.
- **Contusio cerebri** (= SHT Grad II): Schädigung des Gehirns mit sicher nachweisbaren Gewebeschäden.
- **Compressio cerebri** (= SHT Grad III): Schwerste Schädigung des Gehirngewebes, etwa durch massives Trauma, Hämatome, etc.

Eine dritte Einteilung richtet sich nach der GCS.

Was unternehmen Sie sofort?

Die Anästhesie sollte dem Patienten unverzüglich einen zentralvenösen und einen arteriellen Zugang legen.

Außerdem müssen folgende Untersuchungen veranlasst werden:

- **Sonographie des Abdomens** zum Ausschluss einer intraabdominellen Blutung.
- **Laborchemische Untersuchungen:** Kleines BB, Elektrolyte, Kreatinin, Harnstoff, CK, CK-MB, Troponin und Gerinnung. Außerdem sollte noch Blut für die Kreuzprobe entnommen werden. Anfertigung eines U-Status, um eine Verletzung des Nierenparenchyms auszuschließen.
- **Radiologische Untersuchungen:** Wegen der Verletzungen des Schädels und der HWS wird eine CCT (Craniocomputertomographie, ☞ Abb. 17.1) mit HWS durchgeführt. Da ein begründeter Verdacht auf ein Thoraxtrauma vorliegt, sollte eine CT-Thorax mitgefahren werden. Zudem werden konventionell geröntgt: HWS in 2 Ebenen mit Dens, BWS in 2 Ebenen, LWS in 2 Ebenen, Beckenübersicht, linker Unterschenkel in 2 Ebenen.
- **Weitere Diagnostik:** Überwachung der Herzfunktion mittels EKG und des RR mittels des arteriellen Zugangs.

Ergebnisse

Laborchemische Untersuchungen: Hb 10,2 mg/dl; Kreatinin 0,7 mg/dl; K 4,23 mmol/l; Na 139 mmol/l, CK 412 U/l, CK-MB und Troponin sind noch in der Norm; Quick 83%; PTT 40,2 sec.

U-Status: Im U-Status kein Anhalt für Erythrozyten oder andere pathologische Befunde.

Sonographie: In der Sonographie des Abdomens zeigen sich regelrechte Oberbauchorgane, kein Anhalt für freie Flüssigkeit.

Thorax-CT: Im Bereich beider Lungen finden sich v.a. in den basalen Abschnitten Kontusionsherde und Dystelektasen als Zeichen einer vorangegangenen Aspiration. Kein Anhalt für eine Verletzung des knöchernen Thorax, Pneumothorax oder Hämatothorax. Korrekte Lage des Tubus.

Konventionelles Röntgen:

- HWS, BWS und LWS in 2 Ebenen mit Dens: Kein Anhalt für eine Fraktur.
- Linker Unterschenkel in 2 Ebenen: Im Bereich des Unterschenkels zeigt sich eine Fraktur von Fibula und Tibia etwa in Schaftmitte beider Knochen.
- Beckenübersicht: Kein Anhalt für eine Fraktur.

HWS-CT: Die CT der HWS ist unauffällig, es zeigt sich keine Fraktur oder ein anderer pathologischer Befund.

Wie beurteilen Sie die CCT?

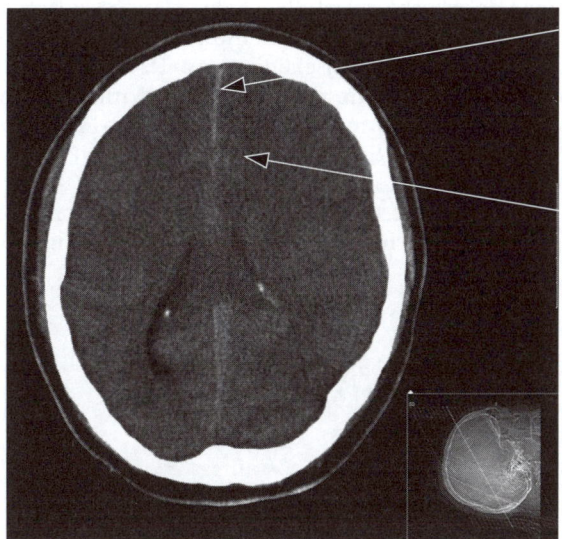

Mittellinie

Verstrichener Gyri und Sulci

Abb. 17.1

- Im Knochenfenster zeigt sich eine Fraktur der Schädelbasis, die von den Cellulae ethmoidales über den Clivus in die Cellulae mastoideae links reicht. Ferner zeigt sich eine Fraktur des Ober- und Unterkiefers.
- Im Weichteilfenster finden sich Zeichen eines generalisierten Hirnödems mit fast völlig verstrichenen Gyri und Sulci, sowie verengten Ventrikeln als Zeichen eines erhöhten Hirndrucks. Eine Seitabweichung der Mittellinie ist nicht zu erkennen.

Wie interpretieren Sie die Ergebnisse der Untersuchungen? Wie lautet Ihre Diagnose?

In den laborchemischen Untersuchungen ist der Hb-Wert erniedrigt, die Gerinnung ist noch knapp in der Norm. Dies kann als Zeichen einer Blutung gewertet werden. Kreatinin und Harnstoff sind normal, die CK etwas erhöht, als Zeichen eines massiven muskulären Traumas. CK-MB und Troponin sind in der Norm, sollten aber wegen des Verdachts auf eine Contusio cordis regelmäßig getestet werden. Es sollte auch eine EKG-Überwachung erfolgen.

In der Sonographie liegt kein Anhalt für eine intraabdominelle Blutung vor.

In den konventionellen Röntgenaufnahmen der Wirbelsäule und des Beckens ebenfalls kein Anhalt für eine Fraktur.

Ihre Diagnose lautet:

- Offenes SHT Grad III
- Fraktur linke Tibia und Fibula in Schaftmitte
- Lungenkontusion, Z. n. Aspiration

Verlauf

Wegen der Kontusionen im Bereich der Lunge und der Dystelektasen sprechen Sie mit der Anästhesie, um das Beatmungsschema anzupassen.

Mit dem Radiologen und dem chirurgischen Oberarzt wird der Befund der CCT besprochen. Das Hirnödem ist nach Aussagen des Radiologen sehr stark ausgeprägt. Ihr Oberarzt erwägt eine Trepanation, um den Druck mechanisch zu senken.

Wie gehen Sie weiter vor?

Da die CCT bestätigt, dass es sich um ein offenes SHT handelt, sollten sofort Antibiotika verabreicht werden, da ein offenes SHT immer als infiziert anzusehen ist. Angebracht ist hier ein Cephalosporin der III. Generation mit Breitbandwirkung (z. B. Cefazolin 2 g) und ein Antibiotikum mit anaerobem Wirkspektrum, z. B. Metronidazol. Wegen des erhöhten Hirndrucks sollte eine Mannit-Lösung verabreicht werden.

Außerdem muss der Patient auf eine mögliche OP vorbereitet werden. Dazu werden 6 EK/(Erythrozytenkonzentrate) gekreuzt und die Laborwerte nochmals bestimmt. Die Unterschenkelfraktur wird in der Zwischenzeit mit einer Gipsschiene versorgt.

Ergebnis
Laborchemische Untersuchungen: Hb 8,9 mg/dl; Kreatinin 0,92 mg/dl; K 4,07 mmol/l; Na 141 mmol/l; CK 533 U/l; Quick 80%; PTT 42,1 sec. 6 EK sind gekreuzt.

Verlauf

Da medikamentös keine wesentliche Drucksenkung erreicht werden kann, ist eine schnelle Dekompressionstherapie angezeigt. Nach einer weiteren neurologischen Untersuchung mit deutlicher Pupillendifferenz und nach wie vor tiefer Bewusstlosigkeit des Patienten, wird die Indikation zur beidseitigen **osteoklastischen Kraniotomie** gestellt.

Wie wird eine osteoklastische Kraniotomie durchgeführt?

Zuerst wird der Kopf des Patienten rasiert und anschließend mit einer Desinfektionslösung abgewaschen. Die Haut über dem Schädelknochen wird unter ausgiebiger Blutstillung abgelöst. Nach Freilegen des Knochens werden mittels eines Trepans Bohrlöcher in den Bereich des Os parietale gebohrt. Dabei wird die Dura geschont. Nach der Einbringung der Bohrlöcher wird mittels einer elektrischen Säge das Os parietale zwischen den Bohrlöchern herausgesägt, abgenommen und zum Einfrieren verpackt. Durch das Einfrieren kann das Knochenstück später ggf.

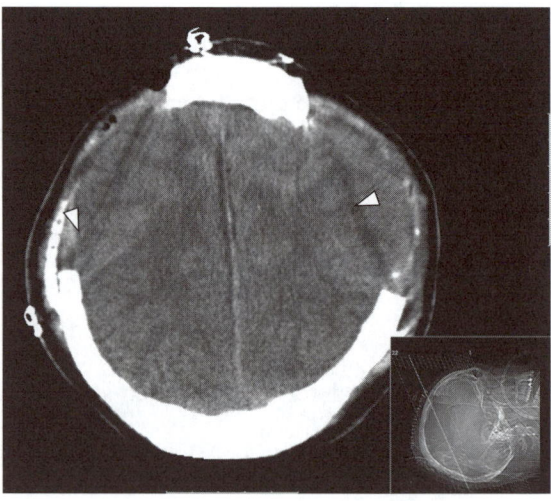

Abb. 17.2:
Schädeltrepanation. Im Bereich der Pfeile wurden Teile des Schädelknochens entfernt.

replantiert werden. Zur weiteren Überwachung wird noch eine Ventrikelsonde eingebracht (☞ Abb. 17.2).

Worauf müssen Sie im weiteren Verlauf achten?

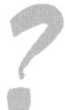

Der Hirndruck muss mittels einer Hirndrucksonde kontinuierlich gemessen werden. Außerdem sollte versucht werden, den Hirndruck medikamentös zu senken. Eine engmaschige Kontrolle der Laborwerte, insbesondere der Elektrolyte, des Hb und der Gerinnung sollte erfolgen. Zur Unterstützung des Kreislaufs sollte eine Therapie mit Katecholaminen erfolgen.

Der Hirndruck beträgt normalerweise 10–15 mm Hg.

Verlauf

Herr Huber wird postoperativ auf die Intensivstation übernommen. Hier zeigt sich im weiteren Verlauf eine zunehmende Kreislaufinsuffizienz, die mit steter Gabe von Katecholaminen leidlich behandelt werden kann. Gerinnung und Hb blieben weitgehend stabil. Die Beatmung erfolgt bei leichter Hyperventilation mit 40% Sauerstoff.

Nach 2 Tagen auf der Intensivstation zeigen sich steigende Natrium- und fallende Kaliumwerte in den laborchemischen Untersuchungen. Der Hirndruck nimmt kontinuierlich zu. Es werden natriumfreie Infusionen und kaliumsparende Diuretika verabreicht. Die Beatmung muss auf 60% Sauerstoff umgestellt werden, da sich die Gase des Patienten zunehmend verschlechtern. Nach 3 Tagen steigt die Körpertemperatur des Patienten auf 42 °C an, es erfolgt neben der o. g. Therapie noch eine zusätzliche antipyretische Therapie mit Novalgin® und Paracetamol. Der Hirndruck steigt immer noch weiter an. Die Elektrolytentgleisungen bestehen nach wie vor. Am 4. Tag muss die Beatmung auf 100% Sauerstoff erhöht werden, da sich die Gase weiter verschlechtern. Die Körpertemperatur liegt, als Ausdruck einer zentralen Dysregulation bei stark erhöhtem Hirndruck, bei 44 °C. Die Elektrolyte entgleisen nun völlig (Na 180 mmol/l; K 1,95 mmol/l). Im EKG treten schwere Herzrhythmusstörungen (Bigeminus, Extrasystolen) auf. Die Pupillen wirken entrundet und sind lichtstarr. Es sind noch Würgereflexe nachweisbar. Es ist beabsichtigt, zur Hirntoddiagnostik für den nächsten Tag einen Neurologen hinzuzuziehen. In der Nacht vom 4. auf den 5. Tag nach dem Unfall verstirbt Herr Huber jedoch an zunehmenden Herzrhythmusstörungen infolge der stark erhöhten Körpertemperatur, der massiven Elektrolytverschiebungen und des hohen intrazerebralen Drucks.

Quintessenz	Das SHT stellt bei einer Vielzahl von Unfällen eine ernste Komplikation dar, die sehr häufig zum Tod führt oder bleibende Schäden verursacht. Wichtig zur Einteilung des SHT ist die Kenntnis der GCS. Daneben ist die schnelle und exakte Diagnostik von entscheidender Bedeutung für die Prognose.
	Ein offenes SHT mit Austritt von Liquor in Folge einer Eröffnung der Dura ist immer als infiziert anzusehen und sollte antibiotisch behandelt werden.
	Zur Senkung des Hirndrucks werden häufig hyperosmolare Lösungen wie Mannit verwendet. Steigt der Druck weiter an oder ist er bereits sehr hoch, sollte eine osteoklastische Trepanation erwogen werden.

Fall 18

Herr Schwarz stellt sich zu einer elektiven Leistenhernienoperation vor.

Anamnese

Der Patient gibt an, seit 3 Wochen an starken Schmerzen im Bereich der rechten Leiste, Hüfte und im Bereich der unteren LWS zu leiden. Beim Hausarzt wurde eine Leistenhernie rechts diagnostiziert. 2 vorherige Operationstermine vor 2 Wochen bzw. einer Woche musste Herr Schwarz wegen Grippe absagen.

Herr Schwarz ist 68 Jahre alt, von Beruf Steinmetz. Bis vor 3 Monaten hat er im eigenen Betrieb mitgearbeitet, jetzt ist er zu müde dafür. Er leidet an Gastritis, arterieller Hypertonie, Hypercholesterinämie und Gicht. Ansonsten sind keine weiteren Vorerkrankungen bekannt. In den letzten Wochen erkrankte er 2-mal an Grippe und leidet seither an einem sehr hartnäckigen Husten und Müdigkeit. Zudem klagt der Patient seit Wochen über starke Kopfschmerzen, die er auf die Aufregung und den grippalen Infekt zurückführt.

Herr Schwarz ist starker Raucher (1–2 Schachteln pro Tag).

Aufnahmebefund

Der 68-jährige Patient ist 1,85 m groß und wiegt 72 kg. Seine Haut wirkt fahl, kein Ikterus, keine Zyanose. Bei der Auskultation des Herzens kein pathologischer Befund (HF 80/min; RR 110/85 mmHg), beide Lungen sind belüftet, keine pathologischen Geräusche. Allerdings fällt ein hartnäckiger Reizhusten auf.

Das Abdomen ist weich, normale Darmgeräusche, kein DS, keine Abwehrspannung oder Resistenzen. Im Bereich der rechten Leiste gut tastbare Bruchpforte mit Hustenanprall.

Im Bereich der BWS und LWS Klopfschmerz mit leichter Skoliose nach rechts und Bewegungseinschränkung bei Beugung. Im Bereich der rechten Hüfte gibt der Patient ebenfalls Schmerzen an, die in den Bereich des ventralen Oberschenkels ziehen.

Welche Diagnose können Sie stellen?

Es handelt sich um eine Leistenhernie rechts.

Welche Untersuchungen veranlassen Sie zur präoperativen Vorbereitung?

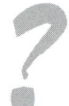

Zur präoperativen Vorbereitung wird ab dem 40. Lebensjahr ein EKG geschrieben und ab dem 60. Lebensjahr ein Röntgen-Thorax durchgeführt (☞ Abb. 18.1). Zusätzlich dazu werden laborchemische Untersuchungen (Blutgruppenbestimmung, BB, Elektrolyte, Kreatinin, Harnstoff und Gerinnung) vorgenommen.

Ergebnisse
Laborchemische Untersuchungen: Es zeigen sich folgende pathologische Werte: Leukozyten 13,9 Mio/µl; Hb 9,3 g/dl; K 5,22 mmol/l; Ca 2,78 mmol/l; Kreatinin 1,12 mg/dl. Alle anderen getesteten Parameter sind unauffällig.
EKG: HF 80/min; Linkstyp, keine Erregungsrückbildungsstörungen.

Was erkennen Sie auf dem Röntgenbild?

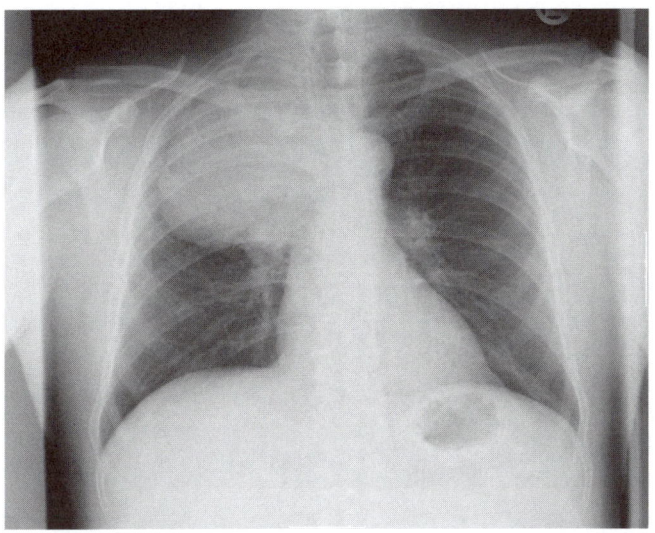

Abb. 18.1

Auf der Röntgen-Thorax-Aufnahme von Herrn Schwarz zeigt sich ein altersent-sprechender Befund. Allerdings ist im Bereich des rechten Mittel-/Oberlappens ein unklarer großer Rundherd sichtbar.

Wie interpretieren Sie die Ergebnisse der Untersuchungen?

In den laborchemischen Untersuchungen findet sich eine Erhöhung der Leukozy-ten, zudem ist der Hb-Wert sehr niedrig. Beides kann als Zeichen einer chronischen Entzündung gewertet werden. Im Hinblick auf das Röntgenbild kommen z.B. eine Tuberkulose oder ein Malignom infrage.
Der unklare Rundherd im Bereich der Lungen muss weiter abgeklärt werden

Wie gehen Sie weiter vor?

Der unklare Rundherd im Bereich der rechten Lunge könnte eine Überlagerung von anatomischen Strukturen, ein Primärtumor, ein gutartiger Lungentumor, eine Tuberkulose oder eine Metastase sein. Deshalb muss der Herd vor einer OP unbe-dingt abgeklärt werden. Dazu kann entweder eine 2. Ebene des Röntgen-Thorax angefertigt oder eine CT-Thorax durchgeführt werden (☞ Abb. 18.2).

Ergebnis
2. Ebene Röntgen-Thorax: Auch hier zeigt sich ein Rundherd im Bereich des rechten Ober-/Mittellappens.

Was erkennen Sie auf dem CT-Schnitt?

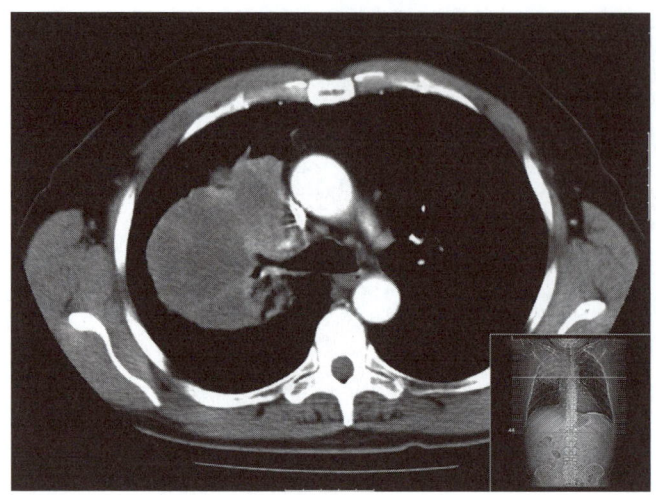

Abb. 18.2

Es findet sich im Bereich des Oberlappens eine ausgedehnte, nahezu den gesamten Oberlappen einschließende Raumforderung. Es besteht hochgradiger Verdacht auf ein malignes Geschehen. Im Bereich des Mediastinums, ipsi- und kontralateral, sowie um die Karina herum, sind die Lymphknotenpakete verdickt.

Was veranlassen Sie als nächsten Schritt?

Es müssen weitere Untersuchungen durchgeführt werden, um den Verdacht auf ein malignes Geschehen zu bestätigen oder ggf. andere Differentialdiagnosen wie gutartiger Lungentumor oder Tuberkulose zu stellen.

Welche weiteren Untersuchungen führen Sie durch?

Im Rahmen einer **Bronchoskopie** wird das Bronchialsystem des Patienten endoskopisch untersucht. Dabei können mittels BAL (broncho-alveolärer Lavage) oder direkter Biopsie Proben zur feingeweblichen Untersuchung gewonnen werden, außerdem wird eine **Bestimmung der Tumormarker** NSE (neuronspezifische Enolase [beim kleinzelligen Bronchialkarzinom]), SCC (Plattenepithelkarzinom-Antigen [beim Plattenepithelkarinom]) und CEA (carcinoembryonales Antigen) vorgenommen. Zur Beurteilung der Operabilität und für die weitere Therapie eines Patienten mit BC (Bronchialkarzinom) ist ein **Staging,** d.h. eine Beurteilung, ob Fernmetastasen vorliegen oder nicht, von großer Bedeutung. Dazu werden eine Sonographie des Abdomens (Lebermetastasen, vergrößerte LK) sowie eine Szintigraphie des Skeletts (Knochenmetastasen) durchgeführt. Wegen der starken Kopfschmerzen, die der Patient angibt, sollte noch eine CCT (Craniocomputertomographie) durchgeführt werden, um Metastasen im Bereich des Gehirns auszuschließen.

Ergebnisse
Bronchoskopie: Bei Herrn Schwarz findet sich im rechten Oberlappenbronchus ein nahezu völlig verschlossenes Lumen. In den Bronchus ragt ein Tumorzapfen, der erst mittels einer Zange biopsiert wird. Der Beschaffenheit des Tumors und der Ausdehnung im Bronchialsystem nach handelt es sich um ein Malignom. Die weiteren Abschnitte der Lunge sind im Wesentlichen unauffällig bis auf eine sehr verletzliche und schnell blutende Schleimhaut.

Tumormarker: Es zeigt sich beim NSE eine Erhöhung des Normwertes um fast das 100fache. Der CEA-Wert ist ebenfalls stark erhöht.
Sonographie Abdomen: Kein Anhalt für intraabdominelle Metastasen. Normale Oberbauchorgane, kein Aszites.
Skelettszintigraphie: Im Bereich der LWS und der rechten Hüfte finden sich metastasenverdächtige Anreicherungen, v. a. im Bereich der LWK 2 und 3.
CCT: Es zeigen sich mehrere kleine Metastasen im Bereich der Großhirnrinde und eine kleinere im Bereich des Kleinhirns.

Die Gewinnung von Material zur histologischen Untersuchung ist für die Planung des weiteren Vorgehens extrem wichtig. Ist eine Probengewinnung über eine BAL nicht möglich, kann auch eine CT-gesteuerte Punktion oder ein kleiner thorakoskopischer Eingriff zur Probengewinnung nötig werden.

Welche Arten von Bronchialkarzinomen können Sie benennen?

Man unterscheidet 2 Gruppen von Karzinomen im Bereich der Lunge:
- **NSCLC (nicht-kleinzellige Bronchialkarzinome):** In diese Gruppe fallen:
  - **Plattenepithelkarzinome** (ca. 40–45% der Fälle): Sie wachsen zentral und führen früh zu Bronchusverschlüssen mit nachfolgenden Atelektasen.
  - **Adenokarzinome** (ca. 10–20% der Fälle): Dieser CA-Typ findet sich bevorzugt peripher und fällt durch eine sehr frühe hämatogene Metastasierung auf.
  - **Großzellige Karzinome** (ca. 10% der Fälle): In den histologischen Untersuchungen fallen besonders große Zellen auf.
- **SCLC (kleinzellige Bronchialkarzinome)** (ca. 20% der Fälle): Sehr aggressives CA, das zentral wächst. Es geht von den zentralen Bronchien aus und metastasiert bereits sehr früh hämatogen (Knochen, Leber, Gehirn) und lymphogen. Häufig findet man begleitend paraneoplastische Syndrome.
- **Andere** (ca. 5% der Fälle):
  - Sarkom der Lunge
  - Neuroendokrines CA (Karzinoid)
  - Mukoepidermoid-CA
  - Adenozystisches CA

Was ist ein Pancoast-Tumor?

Unter einem Pancoast-Tumor versteht man ein von der Lungenspitze ausgehendes peripheres BC mit typischer Klinik. Die Patienten fallen durch Armschwellung der betroffenen Seite (Venen- und Lymphstau), Parästhesien im Bereich des Unterarms und der Hände (Infiltration des Plexus brachialis) und die sog. Horner-Trias mit Miosis, Enophthalmus und Ptosis (Infiltration des Ganglion stellatum) auf.

Verlauf

Während aller o.g. Untersuchungen ist der Bericht des Pathologen eingetroffen.

> **Ergebnis**
> **Histologischer Befund der Biopsie:** Bei dem Lungentumor handelt sich um ein klein-
> zelliges BC mit mittlerem Differenzierungsgrad (G2).

Wie lautet die Diagnose nach der TNM-Einteilung?

Die Kurzfassung der TNM-Klassifikation der UICC für das BC finden Sie in Tabelle
4 (☞ Seite 388).
Die TNM-Stadieneinteilung für Bronchialkarzinome ist aufgeführt in Tabelle 5 (☞
Seite 388).
Bei Herrn Schwarz handelt es sich also um ein kleinzelliges BC Stadium IV mit Me-
tastasen in Knochen (Wirbelkörper und Hüfte) und Gehirn.

Welche operativen Möglichkeiten zur Therapie eines Bronchialkarzinoms kennen Sie?

Man unterscheidet zwischen folgenden Operationen:
- **Lobektomie:** Dabei wird der tumortragende Lappen am Hauptbronchus abgesetzt und entfernt. Der Bronchus wird verschlossen. Zusätzlich dazu werden die
  regionären LK im Bereich des Hilus und des Mediastinums entfernt.
- **Pneumektomie:** Entfernung der gesamten Lunge der tumortragenden Seite, v.a.
  bei zentralen Tumoren. Wiederum mit Entfernung der regionären LK im Bereich
  des Hilus und des Mediastinums.
- **Segmentresektion:** Wird bei kleineren Tumoren und respiratorischer Insuffizienz
  des Patienten durchgeführt. Dabei wird nur das tumortragende Segment der
  Lunge mit den regionären LK abgetragen.

> Eine Lobektomie oder Pneumektomie ist allen anderen Verfahren aus onkologi-
> scher Sicht vorzuziehen, da die Wahrscheinlichkeit für Lokalrezidive bei einer ra-
> dikaleren OP geringer ist.

- **Manschettenresektion:** Bei Karzinomen im Bereich der Bronchien selbst werden
  die tumortragenden Bronchusabschnitte entfernt und anschließend das Bronchialsystem reanastomosiert.
- **Extranatomische Lungenteilresektion:** Hier wird atypisches Lungengewebe,
  nicht den anatomischen Lungengrenzen folgend, reseziert.
- **Brustwandteilresektion:** Bei Befall der Brustwand (T3-Tumoren) kann eine Resektion der Brustwand (ggf. mit Rippen) nötig sein.

Welche Therapieschemata kennen Sie beim Bronchialkarzinom?

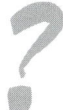

Die Therapie unterscheidet sich je nach TMN-Stadium und histologischer Beschaffenheit des Tumors.

- **Stadium I und II:** In diesem Stadium sollte beim NSCLC eine OP erfolgen. Die OP der Wahl bei peripheren Tumoren ist die Lobektomie und bei zentralen Tumoren die Pneumektomie, jeweils mit ausgedehnter Entfernung von LK aus dem Hilusbereich und dem Mediastinum. Eine postoperative Radiotherapie sowie eine adjuvante Chemotherapie postoperativ werden beim NSCLC z.T. kontrovers diskutiert.

Beim kleinzelligen BC wird nur im Stadium I eine OP durchgeführt. Es wird postoperativ immer eine Chemotherapie, ggf. mit Radiatio, durchgeführt.

- **Stadium III:** Eine OP ist in diesem Stadium nur noch bei einem T3 N0 M0-Tumor sinnvoll. Dabei sollte allerdings eine präoperative Chemotherapie (neoadjuvante Chemotherapie) sowie eine Radiatio vorangegangen sein. Bei allen anderen Tumorstadien sollte eine lokale Radiotherapie erfolgen (Dosis 30–50 Gy).
- **Stadium IV:** Bei sicherer Feststellung von Fernmetastasen (M1) sollte je nach Gesundheitszustand des Patienten (Verträglichkeit der Nebenwirkungen) eine palliative Chemotherapie, ggf. mit zusätzlicher Radiatio (bei Knochen- und Hirnmetastasen), erfolgen.

Das kleinzellige BC wird in allen Stadien mit einer Polychemotherapie behandelt. Diese wird oft mit einer lokalen Radiatio des Lokalbefundes kombiniert.

Welche Therapie ist im vorliegenden Fall indiziert?

Da es sich bei Herrn Schwarz um ein kleinzelliges BC im Stadium IV handelt, ist ein operatives Vorgehen ausgeschlossen. Es sollte umgehend mit einer palliativen Therapie begonnen werden.

Weiterer Verlauf

Herr Schwarz wird auf die onkologische Abteilung verlegt, wo er nochmals bronchoskopiert wird. Dabei wird mittels eines Lasers der fast verschlossene Bronchus vom Tumor befreit und wieder durchgängig gemacht.

Bei Herrn Schwarz wird wegen der zunehmend starken Schmerzen im Bereich der Wirbelsäule noch eine Stabilisierung mittels eines Fixateur interne vorgenommen. Die palliative Chemotherapie wird begonnen, aber wegen des schlechten AZ des Patienten mehrmals wieder unterbrochen. 12 Wochen nach der Diagnosestellung verstirbt Herr Schwarz auf der Palliativstation an seinem Tumorleiden.

Quintessenz Die häufigste Ursache für ein CA der Lunge stellt das Zigarettenrauchen dar. Knapp 80 % der an einem BC erkrankten Patienten haben eine positive Raucheranamnese.

Die häufigsten Frühsymptome eines Bronchialkarzinoms sind hartnäckiger Reizhusten, Schmerzen im Bereich der Thoraxwand und zunehmende Dyspnoe. Außerdem fällt B-Symptomatik (Nachtschweiß, Appetitlosigkeit, Leistungsschwäche, Gewichtsabnahme und Fieber) auf. Des Weiteren bemerken die Patienten Hämoptoe sowie als Zeichen von Metastasierung neurologische Ausfälle oder Symptome (Ptosis, Schwindel, Kopfschmerzen etc.). Generell muss jedoch gesagt werden, dass das BC lange Zeit asymptomatisch ist. Häufig fällt die Diagnose BC erst bei Routineuntersuchungen, z.B. präoperativer Röntgen-Thorax oder erst bei entsprechender Klinik (häufig neurologische Ausfälle) auf.

Die Diagnose wird neben dem Röntgenbild in 2 Ebenen über die CT gestellt. Zur Befundsicherung und histologischen Differenzierung erfolgt eine Biopsie, entweder mittels Bronchoskopie, CT-gesteuerter Biopsie oder Thorako- oder Mediastinoskopie. Nach der Diagnosestellung BC wird anschließend ein Staging mit der Frage nach Fernmetastasen durchgeführt. Dabei wird neben der Abdomensonographie immer eine Skelettszintigraphie zum Ausschluss von Knochenmetastasen durchgeführt. Zusätzlich dazu können CT des Schädels oder PET (Positronen-Emissions-Tomographie) durchgeführt werden.

Nach der histologischen Sicherung der Diagnose BC muss mittels TMN-Klassifikation das Stadium der Erkrankung festgelegt werden. Dieses Stadium ist für die weitere Planung der Therapie immens wichtig. NSCLC werden im Stadium I und II sowie im Stadium III (nur T3 N0 M0 und bei Brustwandinfiltrationen) operativ versorgt. Das Mittel der Wahl stellt dabei die Lobektomie (periphere Karzinome) oder die Pneumektomie (zentrale Karzinome) dar. Begleitet werden die Lungenresektionen immer von ausgedehnten LK-Resektionen im Bereich der Hili und des Mediastinums. SCLC werden nur im Stadium I operativ behandelt, alle anderen Stadien (II–IV) werden grundsätzlich mit einer Polychemotherapie, ggf. mit lokaler Radiatio, behandelt.

Egal ob ein NSCLC oder ein SCLC vorliegt, werden alle Stadien IV mit einer palliativen Chemotherapie versorgt.

Die Prognose beim BC ist immer schlecht, die mittlere Überlebenszeit beträgt bei allen Patienten etwa ein Jahr, beim SCLC sogar nur etwa 5–8 Monate.

Fall 19

Anamnese

Frau Kaiser, 64 Jahre alt, stellt sich in der Ambulanz vor. Sie erklärt, dass ihr Hausarzt in dieser Woche im Urlaub sei und sie sich deshalb zum Verbandswechsel im Krankenhaus vorstellen solle. Auf Nachfragen gibt sie an, dass sie seit über einem Jahr ein „offenes Bein" habe.

Aufnahmebefund

64-jährige Frau in gutem AZ und adipösem EZ. Auf eine weitere nähere körperliche Untersuchung wird zunächst verzichtet. Sie entfernen den Verband am linken Unterschenkel.

Was sehen Sie?

 Es handelt sich bei diesem Befund um ein therapieresistentes Ulcus cruris, ein Geschwür am Unterschenkel, umgangssprachlich „offenes Bein" genannt (☞ Abb. 19.1, Seite 396). Dies ist die Bezeichnung für einen Hautdefekt in pathologisch verändertem Gewebe des Unterschenkels meist auf dem Boden einer CVI (chronisch-venösen Insuffizienz).

 Ein Ulcus cruris, welches nach 3 Monaten keine Heilungstendenz zeigt oder innerhalb von 12 Monaten nicht abgeheilt ist, gilt als therapieresistent.

Welche Ursachen führen zu diesen Ulzera?

 Grundlegende Ursache für das Auftreten von Ulzera, vor allem an den Unterschenkeln, ist eine unzureichende Durchblutung des Gewebes, insbesondere liegt meist eine gestörte Mikrozirkulation vor. Diese ist nicht nur Grund für das Auftreten des Ulcus, sondern auch für die schlechte Heilungstendenz.

Ursache des Ulcus cruris venosum ist eine längerfristig bestehende venöse Hypertonie im Bereich des Venensystems der unteren Extremitäten, meist durch eine Insuffizienz der Venen und Venenklappen mit Störungen in der Mikro- und Makrozirkulation. Auch eine venöse Obstruktion nach Phlebothrombose kann zur venösen Hypertonie durch gestörten Abfluss führen. Die Mikrozirkulation ist gestört durch die Kombination von erhöhtem intravasalen venösem Druck (venöse Hypertonie) vor allem beim Stehen mit mangelndem Rückstrom und somit fehlender Druckreduktion z. B. beim Gehen (inadäquate Muskelpumpe).

Welche Erkrankungen und Risikofaktoren kennen Sie, die das Auftreten eines Ulcus cruris venosum begünstigen?

 Wichtigste pathogenetisch ursächliche Erkrankungen sind das postthrombotische Syndrom und das Krampfaderleiden. Auch der Diabetes mellitus und die arterielle Hypertonie gelten als Leiden, welche das Risiko, an einem Ulcus cruris zu erkranken, erhöhen. Weitere Risikofaktoren sind Übergewicht, Rauchen und Bewegungsmangel (fehlende Muskelpumpe). Beim chronischen Kompartmentsyndrom besteht auch eine venöse Hypertonie, allerdings führt das Gehen durch die Drucksteigerung zu einer weiteren Gewebszerstörung. Der Vollständigkeit halber bleibt

anzumerken, dass Ulzerationen auch als Folge von arterieller Minderdurchblutung
auftreten können (Ulcus cruris arteriosum).
In Kenntnis dieser Ursachen der Ulcera cruris werden bei Frau Kaiser Anamnese
und Untersuchungsbefund weiter ergänzt.

Anamnese

Frau Kaiser gibt auf Ihre Fragen an, dass sie vor 30 Jahren eine Thrombose gehabt habe, seit
einigen Jahren solle sie auch Diät wegen erhöhter Zuckerwerte halten. Hohen Blutdruck habe
sie nicht, ihre Gehstrecke sei nicht eingeschränkt, geraucht habe sie noch nie.

Aufnahmebefund

An beiden Beinen sichtbare Zeichen einer Varikose, Leisten-, Kniekehlen- und Fußpulse beidseits kräftig tastbar. RR 150/90 mmHg.

Welche weiteren Untersuchungen schlagen Sie vor?

Bei der diagnostischen Erfassung der Ulcera cruris stehen Anamnese (Vorerkrankungen, Begleiterkrankungen, Risikofaktoren insbesondere beim älteren, oft mul-
timorbiden Patienten) und klinische Untersuchung (Fotodokumentation, Skizze,
Maßangaben) an erster Stelle. Gerade in der oft langfristigen Verlaufsbeobachtung
kommt der Fotodokumentation eine wesentliche Rolle zu.
Das Ulcus cruris venosum entwickelt sich auf dem Boden einer CVI. Wichtigste
bildgebende Verfahren sind daher die Dopplersonographie der Venen und ggf. der
Arterien, bei Hinweisen auf eine AVK (arterielle Verschlusskrankheit) die Messung der arteriellen Verschlussdrücke sowie ggf. die ergänzende Angiographie.
Nach stattgehabten Thrombosen hat in der Diagnostik des postthrombotischen
Syndroms die Phlebographie immer noch ihren Stellenwert (☞ Fall 54 und Fall 66).
Anamnestisch liegt ein postthrombotisches Syndrom vor, auf weiteres Befragen ist
zu erfahren, dass im vergangenen Jahr eine Phlebographie durchgeführt und dadurch die Diagnose eines postthrombotischen Syndroms bestätigt wurde. Klinisch
scheint keine AVK vorzuliegen (unauffälliger Pulsstatus, keine Gehstreckenminde-
rung). Weitere Untersuchungen scheinen Ihnen zu diesem Zeitpunkt nicht erforderlich.

Welche Behandlung schlagen Sie vor?

Wichtig sind eine kausale Behandlung der Ursachen und eine Vermeidung der Risikofaktoren, um die Durchblutungssituation in den geschädigten Bereichen zu verbessern. Dies ist meist nicht zufriedenstellend zu erreichen, da gerade die venöse
Hypertonie bei postthrombotischem Syndrom therapierefraktär ist und die Senkung des venösen Drucks meist nur über eine von den Patienten oft als lästig emp-
fundene Kompressionstherapie erreicht werden kann.
Grundsätzlich ist eine Reduktion des Übergewichts, die optimale Einstellung eines
vielleicht bestehenden Diabetes mellitus sowie die Einstellung des RR anzustreben.
Eine ausreichende arterielle Versorgung der Beine muss gewährleistet sein.
Das Ulcus cruris tritt vor allem im höheren Lebensalter auf. Die regelmäßigen Verbandswechsel über einen häufig sehr langen Zeitraum bedeuten neben dem hohen
Leidensdruck auch eine große finanzielle Belastung. Umso wichtiger ist die Prophy-
laxe des Ulcus cruris.

Bei der Behandlung des Ulcus cruris ist vor allem eine Verbesserung der Mikrozirkulation an den Beinen von entscheidender Bedeutung. Die Behandlung orientiert sich an den zugrunde liegenden Ursachen.

Wie behandeln Sie die Wunde der Patientin?

Bei der lokalen Wundbehandlung gilt es, die Durchblutung, insbesondere die Mikrozirkulation zu verbessern, und eine erneute Schädigung der heilenden Wunde zu verhindern. Geeignete Maßnahmen sind daher die Druckentlastung und Weichlagerung der Wunden, die lokale Anwendung von Verbänden mit hydroaktiven Wundauflagen, die ein Austrocknen der Wunde verhindern, oder von Kollagenschwammverbänden, die nicht mit der Wunde verkleben und sie feucht halten ohne den Gasaustausch zu verhindern (Hydrokolloidverbände). Fördernd für die Wundheilung sind Bewegungstherapie und Lymphdrainage. Der Wundreinigung dienlich ist auch eine lokale Therapie mit lebenden Maden *(Lucilia sericata)*.

Die Anwendung von Wachstumsfaktoren wie Faktor XIII oder PDGF-beta, sowie die Gabe von Pentoxyfillin, Heparininfusionen oder Prostavasin wird diskutiert und auch empfohlen. Antibiotika haben nur bei wenigen Wundinfektionen einen Indikationsbereich.

Beim postthrombotischen Syndrom wird eine Kompressionstherapie mit Stützstrümpfen und Kompressionsverbänden zur Förderung des venösen Rückstroms empfohlen, auch wenn in vielen Fällen dadurch nur eine kurzfristige Verbesserung erreicht werden kann. Langfristig kann durch die Kompression auch die Mikrozirkulation beeinträchtigt werden.

Der Behandlungsverlauf eines Ulcus cruris ist meist langwierig. Der Prophylaxe kommt die entscheidende Bedeutung zu.

Welche operativen Maßnahmen kennen Sie in der Behandlung des Ulcus cruris?

Um die Wundheilung zu verbessern, gilt es, die Wunde zu reinigen. Nekrotische und narbige Anteile, die wie Fremdkörper im Wundgebiet wirken, werden entfernt: Lokales Débridement z.B. mittels Shave-Therapie. Die saubere Wunde, frisch débridiert oder sauber granulierend, sollte operativ gedeckt werden (z.B. mit Spalthaut des Oberschenkels oder gezüchteten Hautkulturen).

Bei CVI sollten nach phlebographischer oder dopplersonographischer Darstellung der insuffizienten Seiten- und Perforansvenen diese unterbunden werden. Beim postthrombotischen Syndrom mit Verschluss des tiefen Beinvenensystems ist eine operative Enfernung der V. saphena kontraindiziert, es bleibt zur Verminderung des venösen Drucks bei der venösen Hypertonie die konservative Kompressionsbehandlung.

Sollte ursächlich ein chronisches Kompartmentsyndrom vorliegen, so empfiehlt sich die Fasziotomie und Fasziektomie mit anschließender Hauttransplantation.

Bei arteriellen Durchblutungsstörungen erfolgt die entsprechende Behandlung zur Verbesserung der arteriellen Durchblutung.

Beim chronischen Ulcus cruris frühzeitig an ein Débridement und eine mögliche Hauttransplantation denken.

Verlauf

Sie empfehlen Frau Kaiser eine Gewichtsreduktion und besprechen mit ihr die operative Wundreinigung, das regelmäßige Anlegen und Wechseln von Verbänden bis zur sauberen Granulation und die anschließende Hauttransplantation. Sie raten eine dauerhafte Kompressionsbehandlung vor allem beim Stehen sowie regelmäßige Wundkontrollen an.

Quintessenz Das Ulcus cruris stellt eine chronische Wundheilungsstörung im Bereich der Unterschenkel auf dem Boden einer gestörten Mikrozirkulation dar. Es ist eine Erkrankung des höheren Lebensalters. Neben der venösen Hypertonie bei CVI oder bei postthrombotischem Syndrom spielen ursächlich auch ein chronisches Kompartmentsyndrom und arterielle Durchblutungsstörungen eine Rolle. Weitere Risikofaktoren sind Übergewicht, Diabetes mellitus und arterielle Hypertonie. Ein Ulcus cruris, das nach 3 Monaten keine Heilungstendenz zeigt oder innerhalb von 12 Monaten nicht abgeheilt ist, gilt als therapieresistent.

Zur diagnostischen Darstellung des venösen Gefäßsystems sind die Duplex-Sonographie und die Phlebographie indiziert, bei klinischem Verdacht einer arteriellen Durchblutungsstörung werden Verschlussdrücke gemessen, zur bildgebenden Diagnostik finden Duplex-Sonographie und Angiographie Anwendung.

Zur Behandlung der zugrunde liegenden Ursachen und Risikofaktoren kommt die lokale Wundbehandlung. Diese schließt eine Wundreinigung (Débridement, Shave, etc.) und hydroaktive Verbände ein, um ein Austrocknen des Ulcus zu verhindern. Die Deckung der Defekte erfolgt bei sauberen Wundverhältnissen mittels Hauttransplantation (Spalthaut oder Hautkulturen).

Da Ulcera cruris oft einen langen Heilungsverlauf zeigen, was zu Leidensdruck und hohen finanziellen Belastungen führt, kommt der Prophylaxe die entscheidende Bedeutung zu. Insbesondere nach stattgehabter Beinvenenthrombose ist eine Kompressionstherapie angezeigt, frühzeitig müssen arterielle Durchblutungsstörungen erkannt und behandelt werden. Das Auftreten eines Ulcus cruris stellt meist die schwerste Form der CVI dar.

Fall 20

Anamnese

In der chirurgischen Ambulanz wird Ihnen ein 14 Jahre alter Junge, Sebastian, von seinen Eltern vorgestellt. Angaben seiner Mutter zufolge habe er seit einigen Tagen Schmerzen im Bereich des Afters. Nun sei dort auch eine Schwellung aufgetreten, die ihm sehr weh tue. Etwas Ähnliches habe er bereits einige Male gehabt, allerdings sei es meist nach kurzer Zeit von selbst zu einer Eiterung und zum Rückgang der Beschwerden gekommen. An Vorerkrankungen seien lediglich ab und zu Bauchschmerzen bekannt, vor 2 Jahren sei eine Blinddarm-OP erfolgt.

Aufnahmebefund

Der 14-jährige Junge befindet sich in gutem AZ und magerem EZ, Haut und Konjunktiven wirken etwas blass. Das Abdomen ist weich, es finden sich keine Resistenzen, eine reizlose Narbe nach Appendektomie, wenig DS bei tiefer Palpation im Unterbauch, rechts mehr als links, keine Abwehrspannung. Bei der analen Inspektion finden sich einige verheilte Narben perianal sowie eine gerötete Schwellung perianal bei 3:00 Uhr in SSL (Steinschnittlage). Wegen des DS verzichten Sie auf eine rektal-digitale Untersuchung.
Blut (übliche Routine) war schon in der Ambulanz abgenommen worden.

> **Ergebnis**
> **Laborchemische Untersuchungen:** Hb 10,1 g/dl; Leukozyten 13500/μl; CRP 15 mg/l; Elektrolyte, Gerinnungswerte im Normbereich.

Worauf deuten die Schmerzen des Jungen hin?

Offensichtlich handelt es sich um eine entzündliche perianale Schwellung, einen perianalen Abszess. Sebastian scheint schon häufiger an perianalen Abszessen gelitten zu haben. Anamnestisch bestehen auch rezidivierende Bauchschmerzen. Auf gezielte Fragen nach weiteren gastrointestinalen Symptomen erfahren Sie, dass Sebastian meist wenig Appetit und manchmal eher durchfällige Stühle hat, insbesondere wenn er unter Bauchschmerzen leidet. Blutauflagerungen sind nicht dabei, Erbrechen ist ebenfalls nicht aufgetreten. Die Symptomatik von rezidivierenden Bauchschmerzen, Durchfällen und rezidivierenden perianalen Abszessen lässt an eine CED (chronisch-entzündliche Darmerkrankung) denken, möglicherweise an einen Morbus Crohn.

Was ist ein Morbus Crohn?

Der Morbus Crohn ist eine CED und kann jeden Abschnitt des Verdauungstrakts vom Mund bis zum After befallen. Am häufigsten ist das terminale Ileum befallen, daher auch die Bezeichnung Ileitis terminalis. Die entzündlichen Veränderungen können segmental und diskontinuierlich auftreten, dazwischen finden sich dann gesunde Darmabschnitte. Die Ätiologie ist ungeklärt, diskutiert werden eine familiäre Prädisposition, Ernährungsgewohnheiten sowie psychologische Faktoren, ohne dass jedoch eine Ursache identifiziert werden konnte. Histologisch handelt es sich um eine Entzündung, welche die gesamte Darmwand befallen kann (transmurale Entzündung im Gegensatz zum ausschließlichen Befall der Mukosa/Submukosa z.B. bei der Colitis ulcerosa) mit Nachweis von Langhansschen Riesenzellen und epitheloidzelligen Granulomen.

Der Morbus Crohn ist eine segmental auftretende CED und kann den gesamten Verdauungstrakt vom Mund bis zum After befallen.

Welche Symptome weist ein Morbus-Crohn-Patient auf?

Typisch sind beim Morbus Crohn die krampfartigen rezidivierenden Bauchschmerzen. Bei dem häufig vorliegenden Befall des terminalen Ileums projizieren sich die Schmerzen meist in den rechten Unterbauch. Weiterhin typisch sind Diarrhöen, wobei Blutbeimengungen im Stuhl eher selten sind (häufiger und typischer bei der Colitis ulccrosa, ☞ Fall 35). Andere klinische Zeichen im Sinne extraintestinaler entzündlicher Manifestationen können Hautausschlag (Erythema nodosum), Augenentzündungen (Uveitis oder Episkleritis), Gelenkbeschwerden (Arthritis) und Cholangitis sein. Die Erkrankung verläuft meist schubweise mit beschwerdefreien zwischenzeitlichen Episoden.

Die bei Sebastian stattgehabte AE (Appendektomie) wurde vermutlich aufgrund unklarer rechtsseitiger Unterbauchsymptomatik durchgeführt, ohne dass der Morbus Crohn damals schon erkannt wurde. Anamnestisch findet sich die – meist fälschlich – diagnostizierte Appendizitis (sowie AE) häufig bei Morbus-Crohn-Patienten, bevor die Diagnose der entzündlichen Darmerkrankung gesichert wird.

In der Differentialdiagnose der rezidivierenden unklaren rechtsseitigen Unterbauchschmerzen ist insbesondere nach AE bei unauffälliger Appendix auch der Morbus Crohn zu erwägen.

Zu welchen Komplikationen kann es kommen?

Der Morbus Crohn als transmurale Entzündung mit möglichem Befall aller Darmwandschichten neigt zu Fistelbildungen im Perianalbereich (perianale Fisteln), zwischen den Darmschlingen (enteroenterische Fisteln) und zwischen Darm und Haut (enterokutane Fisteln), zu Abszessbildungen, zu Perforationen mit Peritonitis, entzündlichen Tumoren der Darmschlingen, zu postentzündlichen Stenosen und Strikturen sowie in seltenen Fällen auch zur karzinomatösen Entartung – jedoch seltener als bei der Colitis ulcerosa. Wegen der Malabsorption kann es zu Mangelerscheinungen und zur Anämie kommen.

Bei Sebastian bestehen offensichtlich perianale Abszesse und möglicherweise Fisteln sowie eine Anämie.

Wie können Sie Ihre Verdachtsdiagnose sichern?

Sebastian kommt wegen akuter Beschwerden im Perianalbereich zur Behandlung. Der Verdacht auf eine CED lässt sich mittels Koloskopie oder Kolon-KE (Kolon-Kontrastfeinlauf) im Bereich des Dickdarms sowie mittels Dünndarmpassage (Einlauf nach Sellink) im Bereich des Dünndarms und insbesondere des terminalen Ileums sichern. Diese Untersuchungen können wegen der perianalen Schmerzen nur mit Verzögerung durchgeführt werden.

Welche Befunde sind bei den Untersuchungen zu erwarten?

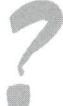

Der Morbus Crohn kann sich hinter einem weiten Spektrum von Veränderungen des Gastrointestinaltrakts verbergen. Als typische Zeichen gelten segmentale Veränderungen, Stenosen, Fisteln und Fissuren, Wandverdickungen sowie das sog. „Pflastersteinrelief" der Darmwand, wobei sich veränderte und gesunde Darmanteile abwechseln („skip lesions").

Endoskopisch finden sich ödematöse und entzündliche Wandveränderungen, wichtig zur Sicherung der Diagnose ist die Entnahme von Biopsien zum Nachweis der Riesenzellen und der granulomatösen Veränderungen.

Sonographisch kann die entzündliche Darmwandveränderung als echoarme Wandverdickung dargestellt werden, daneben können sich Fisteln und Abszesse innerhalb der Darmwand finden. Zur Bildgebung können insbesondere bei Verdacht von Abszedierungen oder Fisteln auch CT (mit Kontrastmittelfüllung des Darms) oder MRT (Magnetresonanztomographie) herangezogen werden.

Verlauf

Bei Sebastian erfolgt die stationäre Aufnahme und zunächst die Eröffnung des perianalen Abszesses (☞ Fall 76). Neben einem Abstrich wird auch eine Biopsie der entzündeten Haut zur histologischen Untersuchung entnommen. Diese bestätigt granulomatöse Veränderungen, die mit einem Morbus Crohn vereinbar wären. Postoperativ erfolgen täglich Sitzbäder. Nach Rückgang der lokalen Entzündung werden eine Koloskopie (in Narkose) sowie anschließend eine Dünndarmuntersuchung nach Sellink durchgeführt. Das Kolon stellt sich unauffällig dar, im terminalen Ileum zeigen sich koloskopisch entzündliche Veränderungen, radiologisch stellen sich ein „Pflastersteinrelief" mit Einengung des Lumens und vereinzelt Fissuren in der Darmwand dar. Histologisch kann aus den entnommenen Biopsien aus dem terminalen Ileum der Morbus Crohn bestätigt werden.

Welche Therapie kennen Sie?

Der Morbus Crohn wird in erster Linie konservativ behandelt. Zur Therapie gehören eine leicht resorbierbare, ballaststoffarme Ernährung zur Entlastung des Darms und die Substitution von Vitaminen und Mineralstoffen vor allem bei Zeichen der Mangelernährung und Malabsorption. Im akuten Schub der Erkrankung werden systemisch Kortikosteroide, 5-Aminosalicylsäure und auch Immunsuppressiva (z.B. Azathioprin) verordnet. Bei Fistelungen und Abszedierungen wird häufig Metronidazol als Antibiotikum mit gutem Erfolg angewandt.

Die Therapie des Morbus Crohn ist in erster Linie konservativ.

Welche Indikationen erfordern einen operativen Eingriff?

Generell gilt: Der Morbus Crohn ist nicht operativ zu heilen. Operative Interventionen sollten sich daher auf die Behandlung von Komplikationen beschränken. Nach jeder Darmresektion kann es zu erneutem Befall anderer Darmabschnitte sowie zu Fistelungen im Bereich der Anastomosen kommen. Deshalb sollten Darmresektionen nur sehr restriktiv und sparsam durchgeführt werden. Auch bei der lokalen, vor allem der perianalen Fistelsanierung, scheint ein zurückhaltendes operatives Vorgehen langfristig bessere Ergebnisse zu zeigen. Indikationen zum operativen Eingreifen sind der Ileus (z.B. wegen Stenosen und Strikturen) und die Perforation mit Peritonitis. Die lokale Fistelbildung und die lokal begrenzte Abszedierung werden zunächst konservativ behandelt, erst bei Erfolglosigkeit operativ.

 Beim Morbus Crohn ist nur sehr zurückhaltend die Indikation zur Darmresektion zu stellen, die operative Therapie bleibt ansonsten den Komplikationen wie Perforation und Ileus vorbehalten.

Quintessenz Der Morbus Crohn ist eine CED, die den gesamten Verdauungstrakt vom Mund bis zum After befallen kann, am häufigsten kommt er im Bereich des terminalen Ileums vor (Ileitis terminalis). Typisch ist ein segmentaler Befall. Die Ätiologie ist ungeklärt.
Leitsymptome sind rezidivierende krampfartige Bauchschmerzen und Durchfälle. Extraintestinale Manifestationen der Erkrankung sind vor allem Uveitis, Cholangitis und Arthritis. Gesichert wird die Diagnose endoskopisch (Koloskopie) und histologisch; der Dünndarmbefall wird am besten durch eine Kontrastmitteluntersuchung nach Sellink dargestellt.
Die Therapie ist in erster Linie konservativ mit leicht resorbierbarer, ballaststoffarmer Ernährung zur Entlastung des Darms, Substitution von Vitaminen und Mineralstoffen, im akuten Schub systemisch mit Kortikosteroiden, 5-Aminosalicylsäure und Immunsuppressiva, bei Fistelungen und Abszedierungen evtl. Metronidazol. Die Indikation zur OP wird bei Komplikationen wie Ileus und Perforation gestellt, wobei Darmresektionen nur sehr sparsam erfolgen sollten.

Fall 21

Herr Kränzle wird Ihnen vom Hausarzt wegen Blut im Stuhl überwiesen.

Anamnese

Der 68-jährige ehemalige Lehrer, Herr Kränzle, stellt sich Ihnen ohne wesentliche Beschwerden vor. Gelegentlich hat er ein wenig Oberbauchschmerzen und ihm ist unmittelbar nach dem Essen immer etwas übel. Blut im Stuhl hat er selbst nicht bemerkt, aber der im Rahmen einer Vorsorgeuntersuchung durchgeführte Haemoccult-Test ist 3-mal positiv ausgefallen. Auf Nachfrage gibt er an, in den letzten Wochen immer dunklen, fast teerfarbenen Stuhl gehabt zu haben.

Vor 4 Jahren ist Herr Kränzle das letzte Mal gastroskopiert worden. Dabei war ein Ulcus ventriculi festgestellt worden, außerdem war der Patient *Helicobacter-pylori*-positiv. Nach einer Eradikationstherapie und anschließender Behandlung mit einem Protonenpumpenhemmer war das Ulcus scheinbar wieder abgeheilt. Die Kontrollgastroskopie hat der Patient nicht durchführen lassen, da er keine Beschwerden mehr verspürte.

An weiteren Erkrankungen fällt Herrn Kränzle nur eine Pneumonie vor 8 Jahren ein. Ansonsten war er noch nie krank. Auf die Frage nach Medikamenten gibt der Patient an, er nehme wegen Kopfschmerzen täglich 1–3 Aspirin®, außerdem abends immer Saroten® 25 zur Stimmungsaufhellung.

Am Ende des Gesprächs fällt Herrn Kränzle noch ein, dass er in letzter Zeit etwas an Gewicht abgenommen hat, zum einen weil seine Frau glaubt, mit einer Gewichtsabnahme sei das Herzinfarktrisiko niedriger, zum anderen, weil er keinen Appetit mehr auf Fleischprodukte hat.

Aufnahmebefund

Herr Kränzle ist 1,75 m groß und wiegt 62 kg. Seine Haut wirkt sehr blass. Die Schleimhäute sind ebenfalls blass, ansonsten aber unauffällig.

Der Herz- und Lungenbefund ist unauffällig. Das Abdomen ist weich, kein DS, keine Abwehrspannung, Darmgeräusche regelrecht in allen Quadranten, keine Resistenzen.

Die Fußpulse sind peripher gut tastbar, keine Ödeme.

Bei der digital-rektalen Untersuchung zeigt sich keine Resistenz, leicht vergrößerte Prostata, etwas teerfarbiger Stuhl am Finger.

An welche Differentialdiagnosen denken Sie?

Das Leitsymptom bei Herrn Kränzle ist Teerstuhl (Melaena). Teerstuhl entsteht, wenn Blut länger als 8 Stunden im Darmtrakt verbleibt. In Verbindung mit postprandialen Oberbauchschmerzen und der Ulkusanamnese ist an eine Ulkuserkrankung zu denken. Dafür würde auch die regelmäßige Einnahme von Aspirin® sprechen. Aspirin® führt bei regelmäßiger Einnahme zur Ausbildung einer C-Gastritis, aus der sich letztlich auch ein Ulcus ventriculi entwickeln kann.

Eine weitere mögliche Differentialdiagnose ist ein Malignom oder ein Kolon-CA (Kolonkarzinom). Dieses fällt meist erst durch Blut im Stuhl auf.

Was unternehmen Sie sofort? Welche Untersuchungen veranlassen Sie?

Herr Kränzle sollte stationär aufgenommen werden.

Neben laborchemischen Untersuchungen mit Kontrolle des BB, Elektrolyte, Retentionsparameter, Transaminasen, Bilirubin und Gerinnung sollte eine ÖGD (Ösophagogastroduodenoskopie) durchgeführt werden (☞ Abb. 21.1, Seite 397), um eine etwaige Blutungsquelle oder ein Ulkus auszuschließen.

Wegen des Alters des Patienten wird auch ein Röntgen-Thorax angeordnet. Eine Sonographie des Abdomens ist bei abdomineller Symptomatik stets angezeigt.

Ergebnisse
Laborchemische Untersuchungen: Hb 9,2 g/dl; Leukozyten 13,2 Mio/µl; K 4,9 mmol/l; GOT 102 U/l; GPT 142 U/l; GGT 199 U/l; Bilirubin 1,2 mg/dl; BZ 145 mmol/l. Alle weiteren Laborparameter inklusive der Gerinnung sind unauffällig.
Röntgen-Thorax: Altersentsprechender Normalbefund, kein Anhalt für Infiltrate, Metastasen oder Minderbelüftung.
Sonographie: Wegen starkem Meteorismus ist eine genaue Beurteilung der Leber nicht möglich. Im Bereich des rechten Leberlappens zeigt sich ein fraglich hyperdenses Areal (Tumor? Metastasen?). Keine freie Flüssigkeit, Harnblase leer.

Was erkennen Sie auf diesem endoskopischen Bild?

Das Bild zeigt eine ÖGD (☞ Abb. 21.1, Seite 397). Zu erkennen ist ein exulzerierendes karzinomverdächtiges Areal. Zentral sieht man eine Eindellung mit aufgeworfenen Rändern.

Ergebnis
Gastroskopie: Nach einer Biopsie des Areals blutet das Ulcus leicht. Die Passage ins Duodenum ist möglich. Es findet sich im Bereich des Antrums eine beginnende intestinale Metaplasie der Magenschleimhaut, die wohl als Zeichen eines duodenogastralen Refluxes zu werten ist.

Wie interpretieren Sie die Ergebnisse der Untersuchungen?

Der Patient leidet an einer Anämie (Hb niedrig). Diese ist wohl auf den unklaren Befund im Bereich des Magens zurückzuführen.

Zudem fällt eine Erhöhung der Transaminasen und des Bilirubins auf. Diese könnten auf eine potentielle Metastasierung eines Magenkarzinoms in die Leber zurückzuführen sein, die aber in der Sonographie nicht sicher nachzuweisen ist.

In der ÖGD finden sich neben einem karzinomverdächtigen Areal, das pathologisch untersucht wird, auch Hinweise auf eine Metaplasie als Zeichen eines Rückflusses von Duodenalsaft in den Magen.

Ergebnis
Pathologischer Bericht: Nach 2 Tagen erhalten sie das Ergebnis der histopathologischen Untersuchungen. Es handelt sich bei dem verdächtigen Areal um ein Adeno-CA vom diffusen Typ nach Lauren.

Wie unterscheiden sich die Einteilung nach Lauren und nach Borrmann?

Einteilung nach Lauren

Die häufigsten Karzinome im Magen sind Adenokarzinome (ca. 70–90% d. Karzinome). Die Adenokarzinome werden nach Lauren in 2 Gruppen unterteilt.

- **Intestinaler Typ:** Dabei handelt es sich um einen polypös wachsenden Tumor. Dieser ist gut begrenzt. Die Prognose des intestinalen Typs ist gut.
- **Diffuser Typ:** Infiltrativ wachsender Tumor. Keine gute Begrenzung. Die Prognose ist schlecht.

Einteilung nach Borrmann

Das Magenkarzinom wird nach Borrmann in 4 Gruppen eingeteilt (☞ Tab. 6, Seite 388 und Abb. 21.2).

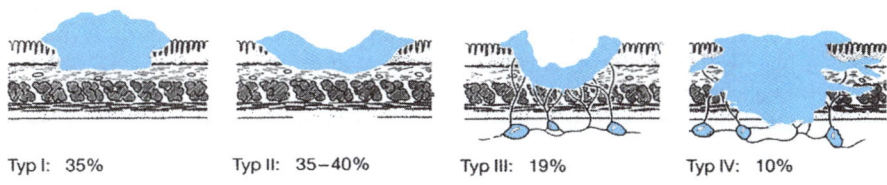

Typ I: 35%   Typ II: 35–40%   Typ III: 19%   Typ IV: 10%

Abb. 21.2:   Einteilung der Magenkarzinome nach Borrmann [3].

Was ist das Magenfrühkarzinom?

Ein Magenfrüh-CA beschreibt ein CA des Magens, das sich auf die Mukosa (M-Typ) oder die Submukosa (SM-Typ) beschränkt. In der TMN-Klassifikation entspricht das Früh-CA einem T1. Bei SM-Typen ist bereits eine lokale Metastasierung möglich.

Das Magenfrüh-CA ist nicht mit einem Tumor in situ gleichzusetzen. Bei diesem überschreitet der Tumor nicht die Basalmembran!

Wie gehen Sie weiter vor?

Wegen des histologisch gesicherten Karzinoms sollte ein Staging durchgeführt werden. Dabei wird die Ausbreitung des Tumors untersucht. Folgende Untersuchungen sind erforderlich:

- **Endosonographie des Magens:** Damit wird die Infiltrationstiefe des Tumors untersucht. Außerdem können etwaige LK-(Lymphknoten-)Pakete im Bereich der kleinen und großen Kurvatur untersucht werden.
- **CT-Abdomen:** Zur genauen Untersuchung des Oberbauchs und der Feststellung von Metastasen.
- **Untersuchung von Tumormarkern:** Als Verlaufskontrolle werden v.a. CA72-4; CA19-9; CEA und CA50 untersucht.

Ergebnisse
Endosonographie: Es zeigt sich eine Infiltration der gesamten Magenwand mit bereits lokal vergrößerten LK.
CT-Abdomen: Es kann keine Metastasierung im Bereich der Leber nachgewiesen werden. Allerdings zeigt sich eine Cholezystolithiasis. Im Bereich des Magens sind lokale LK-Vergrößerungen nachweisbar.
Tumormarker: Die Tumormarker sind allesamt stark erhöht.

Was veranlassen Sie als Nächstes und welche Therapie schlagen Sie vor?

Herrn Kränzle wird die operative Therapie vorschlagen, wobei ihm die therapeutischen Optionen bei Magenkarzinomen erklärt werden.

Kurative Therapie
Die Indikation zur kurativen Therapie sollte bei allen T-Stadien (nach TNM) ohne Nachweis von Fernmetastasen gestellt werden.
Die kurative Therapie besteht in der operativen Entfernung des Magens als tumortragendem Organ. Je nach Lokalisation und Ausdehnung des Tumors stehen verschiedene OPs zur Auswahl. Man unterscheidet:
- Totale Gastrektomie mit oder ohne Splenektomie bei großen Tumoren oder Tumoren im Bereich der kleinen Kurvatur.
- Subtotale ⅘ Magenresektion bei Tumoren im Bereich des Antrums.
- Erweiterte Gastrektomie unter Mitnahme des distalen Ösophagus bei Karzinomen im Bereich der Kardia oder des oberen Fundus.

Der Sicherheitsabstand sollte bei einem intestinalen Typ nach Lauren mindestens 5 cm, beim diffusen Typ mindestens 8 cm, betragen. Bei allen OP-Möglichkeiten muss immer eine Lymphadenektomie erfolgen. Dazu werden das große und das kleine Netz (perigastrische LK) sowie die LK am Truncus coeliacus bis zur Leber und zum Milzhilus entfernt. Bei proximalen Karzinomen sollte die Milz mitentfernt werden (LK am Milzhilus!).
Nach der Resektion und der Lymphadenektomie erfolgt die Wiederherstellung der MDP (Magen-Darm-Passage). Auch dazu stehen wieder mehrere Verfahren zur Auswahl. Eine Möglichkeit ist die Wiederherstellung der Passage mittels einer Y-Anastomose nach Roux (☞ Abb. 21.3 a). Dabei wird der Magenrest (nach ⅘ Resektion) oder der Ösophagus (nach Gastrektomie) mit dem Jejunum verbunden. Das Duodenum wird ausgeschaltet an das Jejunum anastomosiert. Eine andere Möglichkeit ist die Wiederherstellung der Durchgängigkeit des Magan-Darm-Traktes mittels eines Jejunuminterponats, das unmittelbar an den Ösophagus anastomosiert wird und anschließend an das Duodenum genäht wird (☞ Abb. 21.3 b).
In der Regel folgt auf die kurative OP keine Chemotherapie.

Palliative Therapie
Eine palliative Therapie erfolgt bei jedem Tumor mit Fernmetastasen, lokaler Inoperabilität oder LK-Metastasen über den Truncus coeliacus hinaus.
Bei einer palliativen Therapie sollte die MDP wieder hergestellt werden. Diese kann entweder über endoskopische Verfahren, mittels Einbringen von Stents, Abtragung von Tumorteilen mittels Laser oder der Anlage einer PEG (perkutane endoskopische Gastrostomie) zur Ernährung oder über operative Verfahren vorgenommen werden, z.B. Resektion des Magens und Wiederherstellung der Darm-Passage ohne strenge Lymphadenektomie oder Anlage einer Gastroenterostomie (Umgehen der Tumorstenose mittels Anastomose zwischen Jejunum und Magen).

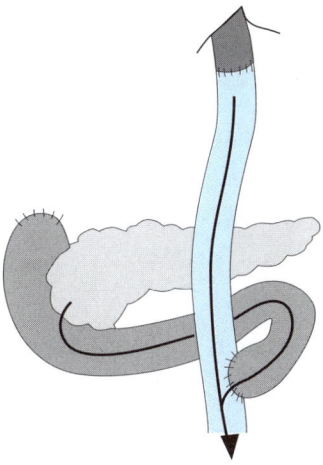
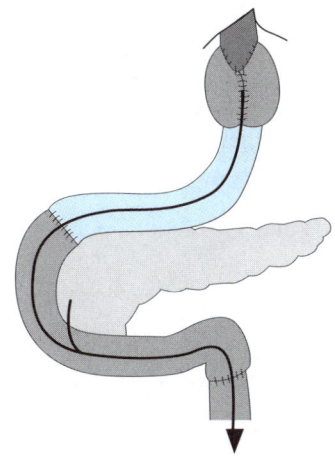

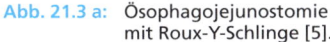

Abb. 21.3 a: Ösophagojejunostomie mit Roux-Y-Schlinge [5].

Abb. 21.3 b: Ösophagoduodenale Jejunuminterposition [5].

Im Rahmen der palliativen Therapie wird eine Chemotherapie mit Fluorouracil (5-FU) und Folinsäure, ggf. in Kombination mit Cisplatin durchgeführt.

Nachdem bei Herrn Kränzle keine Fernmetastasen vorliegen und keine Kontraindikationen für eine kurative Therapie bestehen, kann ein kurativer Ansatz gewählt werden. Da der Tumor im Bereich der kleinen Kurvatur liegt, erfolgt eine Gastrektomie.

Erklären Sie den Ablauf der Gastrektomie.

Der Patient wird in reklinierter Rückenlage gelagert. Es erfolgt eine quere Oberbauchlaparotomie mit einem Längsschnitt in Richtung Processus xiphoideus. Darstellung des Ösophagus unter Ablösen des linken Leberlappens und Durchtrennung des präösophagealen Peritoneums. Danach wird der Ösophagus mobilisiert und angeschlungen.

Anschließend wir der Magen unter Loslösung des großen Netzes vom Colon transversum freipräpariert und die Bursa omentalis eröffnet. Isolierung und Durchtrennung der Vasa gastroepiploicae sinistrae. Anschließend wird die rechte Kolonflexur abgelöst und das Duodenum mobilisiert. Abschließende Durchtrennung der verbliebenen Gefäße. Der Magen wird mittels eines Staplers am Duodenum abgesetzt. Nun erfolgt die Lympadenektomie des ersten und zweiten Kompartiments. Nach deren Abschluss und Wiederherstellung der Darm-Passage mittels einer Roux-Y-Schlinge erfolgt der schichtweise Wundverschluss.

Erklären Sie die TNM-Klassifikation und die Stadieneinteilung nach UICC bei Magenkarzinom.

Unter den Tabellen 7 und 8 auf Seite 389 finden Sie die Klassifikation und Stadieneinteilung.

Weiterer Verlauf

Der pathologische Bericht zeigt ein Adenokarzinom vom diffusen Typ nach Lauren. TNM: T3 N1 (6 von 54 LK) M0 R0. Der Sicherheitsabstand von mind. 8 cm wird sicher eingehalten. Der Heilungsverlauf bei Herrn Kränzle ist komplikationslos. Er erhält bis zum 4. postoperativen Tag eine Infusionstherapie, anschließend erfolgt der Kostaufbau mit schluckweise Tee, passierter Kost ab dem 8. Tag und Schonkost ab dem 10. Tag. Diese wird gut vertragen. Die Wunden sind reizlos.

Herr Kränzle kann am 12. postoperativen Tag das Krankenhaus verlassen.

Was empfehlen Sie dem weiterbehandelnden Arzt?

Dem Hausarzt sollte die Substitution von Vitamin B_{12} und Pankreasfermenten empfohlen werden, da nach Entfernung des Magens der Intrinsic Faktor, Pepsin und HCl (Salzsäure) fehlen. Der Intrinsic Faktor ist für die Aufnahme von Vitamin B_{12} nötig. Für die Exkretion von Pankreasfermenten ist Pepsin nötig.

Quintessenz Das Magen-CA ist ein Karzinom des älteren Patienten (5.–7. Lebensjahrzehnt). Als häufigste Ursache für die Entstehung eines Magen-CA gelten neben der chronischen Typ-A- und -B-Gastritis das chronische Ulcus, der Morbus Ménétrier, der gastroduodenale Reflux und chronischer Nikotinabusus. Zudem wird die Aufnahme von Kanzerogenen wie Nitrosaminen (v. a. in Pökelfleisch) und Aflatoxinen (Schimmelpilzgift) als Auslöser eines Magen-CA diskutiert. Des Weiteren sind Patienten mit Vitamin-C-Mangel und solche mit der Blutgruppe A häufiger betroffen.

Die Symptome beim Magen-CA sind sehr unspezifisch. Häufig klagen die Patienten über uncharakteristische Oberbauchschmerzen, Gewichtsabnahme, Übelkeit und Völlegefühl sowie Teerstühle. Viele Patienten berichten über eine Aversion gegen Fleisch.

Neben der klinischen Untersuchung ist die Endoskopie mit Entnahme von Biopsien und anschließender pathologischer Untersuchung eine wichtige diagnostische Maßnahme. Nach Sicherung der klinischen Diagnose eines Magenkarzinoms durch den Pathologen sollten Staging-Untersuchungen erfolgen. Dazu gehören eine Sonographie des Oberbauches, ggf. eine Abdomen-CT, die Endosonographie des Tumors, zur Beurteilung der Infiltrationstiefe, ein Röntgen-Thorax in 2 Ebenen und die Untersuchung der Tumormarker CA72-4, CA19-9, CEA und CA50.

Das Magen-CA metastasiert sowohl per continuitatem als auch lymphogen, hämatogen (Leber, Lungen, Hirn), als auch über sog. Abtropfmetastasen in die Ovarien (Krukenbergtumor), das Mesenterium, das große Netz und in den Douglas-Raum.

Therapeutisch wird wie bei anderen Malignomen zwischen einer kurativen und einer palliativen Therapie unterschieden. Bei der kurativen Therapie muss der Tumor vollständig entfernt werden. Anschließend erfolgt beim Magen-CA keine Chemotherapie, sondern lediglich die engmaschige Nachkontrolle. Die palliative Therapie bei Vorliegen von Fernmetastasen oder lokaler Inoperabilität besteht neben einer Chemotherapie mit 5-FU, Folinsäure und ggf. Cisplatin in der Aufrechterhaltung der Darm-Passage.

Die Prognose des Magenkarzinoms ist je nach Ausdehnung, Lokalisation und bereits erfolgter Metastastierung eher schlecht. Die meisten Karzinome werden aufgrund des Fehlens von Symptomen erst sehr spät entdeckt und können dann nicht mehr kurativ behandelt werden. Die 5-Jahres-Überlebenswahrscheinlichkeit nach einer kurativen OP bei fortgeschrittenen Magen-CA beträgt ca. 15–30%.

Fall 22

Anamnese

Der 21-jährige Herr Meier ist beim Radfahren von einem Insekt, wahrscheinlich einer Mücke, in den distalen rechten Unterarm gestochen worden. Wegen des ausgeprägten Juckreizes musste er sich die ganze restliche Fahrradtour über kratzen.

Seit heute morgen schwillt der Unterarm zunehmend an und verursacht dem Patienten Schmerzen.

Herr Meier war noch nie im Krankenhaus, habe seinen Angaben zufolge keine Vorerkrankungen und nehme keine Medikamente ein. Herr Meier gibt an, erst vor 2 Jahren gegen Tetanus geimpft worden zu sein.

 Bei offenen Wunden der Haut ist **immer** nach dem Tetanusschutz zu fragen, ggf. ist der Patient nachzuimpfen.

Aufnahmebefund

Im Bereich des rechten distalen Unterarms zeigen sich eine diffuse Schwellung und eine ausgeprägte Rötung rund um einen aufgekratzten Insektenstich. Von der Läsion ausgehend verläuft ein angedeutet roter Strich nach proximal. Die LK (Lymphknoten) in der Achsel sind leicht angeschwollen und schmerzen bei Palpation etwas.

Fieber besteht nicht, allerdings fühlt sich der Patient unwohl und hat Kopfschmerzen.

Ansonsten weist Herr Meier bei der körperlichen Untersuchung keine weiteren pathologischen Untersuchungsergebnisse auf.

Welche Differentialdiagnosen kommen infrage?

 Es handelt sich hier um eine bakterielle Entzündung, entweder um eine Lymphangitis oder bereits um eine beginnende Lymphadenitis. In beiden Fällen ist der Herd der Entzündung eine Hautwunde. Erreger sind häufig Streptokokken oder Staphylokokken. Die Erreger wandern von der Eintrittspforte über die Lymphbahnen zu den regionären LK.

- **Lymphangitis:** Vorstufe zur Lymphadenitis. Es findet sich ein roter Streifen von der Eintrittspforte in Richtung der regionalen LK. Zusätzlich zeigen sich um die Eintrittspforte die klassischen Entzündungszeichen (Überwärmung, Schwellung, Schmerzen, functio laesa und Rötung)
- **Lymphadenitis:** Bei Erreichen der LK-Gruppe schwellen diese zu großen, derben Konglomeraten zusammen. Meist tritt in dieser Phase Fieber auf. Die LK-Pakete schmerzen stark.

 Erreicht die Infektion die Mündung des Lymphsystems in das venöse System und treten Erreger dann in das venöse System über, nennt man die Erkrankung fortan **Sepsis**.

Was unternehmen Sie sofort?

Blutentnahme für laborchemische Untersuchungen. Untersucht werden BB, CRP, Elektrolyte, Kreatinin und Harnstoff.

Ergebnis
Laborchemische Untersuchungen: Leukozyten 12,2 × 10³/µl; Hb 15,2g/l; Thrombozyten 345 × 10³/µl; Elektrolyte sind normal, Kreatinin 0,76 mg/dl; Harnstoff 22 mg/dl; CRP 2,44 mg/dl.

Wie interpretieren Sie die Ergebnisse der Untersuchungen?

Es liegt eine Entzündung vor. Allerdings sind die Entzündungsparameter noch nicht sehr ausgeprägt.

Wie gehen Sie weiter vor?

Dem Patienten wird die stationäre Aufnahme zur intravenösen Antibiotikatherapie empfohlen.

Verlauf

Herr Maier lehnt eine stationäre Aufnahme und Antibiotikatherapie ab. Nachdem Sie ihn über die Gefahren einer Sepsis aufgeklärt haben, willigt er in eine Antibiotikatherapie ein.
Zuerst ist zu überlegen, welches Antibiotikum dem Patienten verabreicht werden sollte. Im Hinblick auf das mögliche Erregerspektrum erscheint ein Cephalosporin der III. Generation geeignet. Auf die Frage nach bekannter Allergie gibt der Patient an, dass ihm keine bekannt sei. Da der Patient ambulant behandelt werden will, erhält er Cefuroxim 500 p.o. 1-0-1 als Antibiose.
Zusätzlich dazu wird der distale Unterarm mit einer alkoholischen Lösung (z.B. Rivanol® oder Octenisept®) verbunden. Dadurch werden Hautkeime eliminiert und die Wunde gekühlt.

Worauf sollten Sie im weiteren Verlauf achten?

Herr Meier sollte die Antibiose für einige Tage einnehmen und täglich bei einem Arzt die Wunden kontrollieren lassen. Er wird unterwiesen, dass er sich bei Auftreten von Fieber zur stationären Behandlung in ein Krankenhaus begeben muss.

Quintessenz Durch oberflächliche Wunden kann es zur Immigration von Keimen in die Lymphbahnen kommen. Man erkennt dies am charakteristischen roten Streifen, im Volksmund wird von einer „Blutvergiftung" gesprochen. Bei Fortschreiten der Entzündung kommt es zu einer Lymphadenitis bei der die regionalen LK in den Infektionsprozess miteingebunden werden.

Die Erkrankung kann heute durch Antibiose leicht beherrscht werden. Wird sie zu spät erkannt, kann sich daraus aber eine durchaus lebensbedrohliche Sepsis entwickeln.

Fall 23

Anamnese

Telefonisch wird Ihnen von der Rettungsleitstelle ein Kleinkind mit schweren Verbrennungen angekündigt. Nach ca. 30 Minuten trifft Ihr kleiner Patient, Kevin, in Begleitung seiner Mutter ein. Seine Mutter berichtet, sie habe Wasser gekocht und nur kurz die Küche verlassen, weil das Telefon geklingelt hätte. Sie habe Lärm und dann das Schreien ihres Sohnes gehört. Er habe vermutlich den Wasserkocher am Kabel vom Tisch gezogen, da er weinend neben diesem auf dem Boden lag. Sein Arm habe ganz blass und rot ausgesehen. Sie habe ihn hochgehoben und dann den Rettungsdienst angerufen, da ihr Sohn unaufhörlich geschrien habe.

Welche Sofortmaßnahmen nach Verbrennung kennen Sie?

Es handelt sich bei Ihrem kleinen Patienten um eine thermische Hautschädigung durch vermutlich kochendes Wasser (Verbrennung bzw. Verbrühung). Wichtig sind die Entfernung der Wärmequelle, also ein sofortiges Entfernen der mit heißem Wasser eventuell durchnässten Kleidung und die Kühlung der verbrannten oder verbrühten Hautareale mit kaltem Wasser bis der Schmerz nachlässt. Dabei sollte das Wasser nicht eiskalt sein, lauwarmes Wasser kühlt auch ab. Eine Unterkühlung gerade bei Kleinkindern sollte vermieden werden.
Auf Ihr Nachfragen gibt Kevins Mutter an, dass sie ihren Sohn mit kaltem Wasser habe duschen wollen, er habe sich jedoch sehr gewehrt, weshalb sie es nach wenigen Minuten abgebrochen habe.

Gerade bei Verbrennungen und Verbrühungen sind Prophylaxe und Erstbehandlung von großer Wichtigkeit. Die umgehende lokale Kühlung der verbrannten Areale kann in vielen Fällen das Verbrennungstrauma vermindern.

Aufnahmebefund

Kevin, 19 Monate altes Kleinkind in gutem AZ und EZ, KG 11 kg. Keine Dyspnoe, Puls ca. 140/min. Kevin scheint wach und reagiert adäquat, er wimmert etwas. Der linke Arm ist verbrüht, am übrigen Körper finden sich wenige fleckförmige Rötungen (☞ Abb. 23.1, Seite 397).

Wie gehen Sie vor?

Kevin hat offensichtlich eine Verbrühung des linken Arms erlitten. Verbrennungen sind sehr schmerzhaft und führen zu Flüssigkeitsverlust durch die Zerstörung der Schutz- und Barrierefunktion der Haut.
Bei der Versorgung von thermischen Schäden der Haut kommt 2 Aspekten besondere Bedeutung zu. Eine gute Erstversorgung kann das Ausmaß der Schädigung positiv beeinflussen und bildet somit die Grundlage für eine problemlose Heilung der Schädigung. Eine optimale Wundversorgung kann eine rasche Abheilung mit möglichst geringer funktioneller, kosmetischer und psychischer Beeinträchtigung des Patienten gewährleisten.
Folgende Erstmaßnahmen sind nach und neben der Entfernung der Wärmequelle und der lokalen Kühlung mit Wasser wichtig:
- Anlage eines intravenösen Zugangs zur Analgesie und zur parenteralen Flüssigkeitssubstitution
- Sicherung der Vitalfunktionen und Überwachung von Herz- und Kreislauffunktion

- ggf. Magensonde
- sterile Wundabdeckung nach gründlicher Inspektion, ggf. Inspektion, Erstversorgung und Verbandanlage in Narkose
- Überprüfung des Tetanusimpfstatus
- Vermeidung einer Unterkühlung.

Wie lassen sich Schwere und Ausmaß der Verbrennung feststellen?

Zur Berechnung der verbrannten Körperoberfläche dient die Neuner-Regel. Sie gibt Auskunft über die Flächenausdehnung der Verbrennung, diese ist neben der Tiefenausdehnung (s. u.) ein Anhalt für die Schwere der Verbrennung. Diese Angaben benötigt man für die Berechnung des Infusionsbedarfs und für die Risikoabschätzung des weiteren Verlaufs (Prognose).

Diese Regel gilt für Erwachsene; für Kleinkinder und Kinder gilt sie nur abgewandelt. Der Name leitet sich von der ursprünglich einfach zu erfassenden prozentualen Fläche beim Erwachsenen ab: 9 % Körperoberfläche (KOF) jeweils ganzer Arm, Vorder- oder Rückseite des Beins, Kopf und Hals, 2 × 9 % jeweils Vorder- oder Rückseite des Rumpfes (☞ Abb. 23.2).

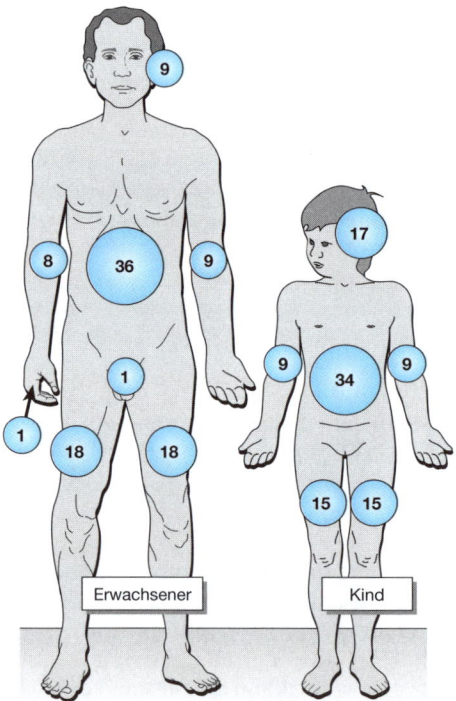

Erwachsener   Kind

Abb 23.2:   Neuner-Regel der Verbrennungsfläche nach Wallace [9].

Alter in Jahren	0	1	5	10	15	Erwachsener
A = $^1/_2$ **Kopf**	9 $^1/_2$	8 $^1/_2$	6 $^1/_2$	5 $^1/_2$	4 $^1/_2$	3 $^1/_2$
B = $^1/_2$ **Oberschenkel**	2 $^3/_4$	3 $^1/_4$	4	4 $^1/_4$	4 $^1/_2$	4 $^3/_4$
C = $^1/_2$ **Unterschenkel**	2 $^1/_2$	2 $^1/_2$	2 $^3/_4$	3	3 $^1/_4$	3 $^1/_2$

Eine korrekte, ausführliche und nachvollziehbare schriftliche Dokumentation ist selbstverständlich und unabdingbar. Zum Standard der Dokumentation gehört die digitale Fotodokumentation des Ausgangsbefunds und des Verlaufs.

Wie teilt man Verbrennungen/Verbrühungen ein?

Verbrennungen werden nicht nur nach flächenmäßiger Ausdehnung (s. Neuner-Regel) erfasst, sondern auch nach ihrer Tiefenausdehnung. Die Einteilung erfolgt je nach Tiefenschädigung der Haut in 4 (früher 3) verschiedene Grade, die sich auch klinisch beurteilen und unterscheiden lassen (☞ Tab. 9, Seite 389).
Zur klinischen Beurteilung der Schmerzhaftigkeit dient der Nadelstichtest. Der sog. Glasspateltest gibt Hinweis auf die verbliebene Durchblutung der Hautschichten (Blanchierung).
Verbrühungen können ihre maximale Tiefenausdehnung auch erst nach 1–2 Tagen erreichen.

Wie schätzen Sie die Verbrühung ein?

Inspektorisch handelt es sich um eine Verbrühung des linken Unterarms.
Dem Aspekt nach handelt es sich vermutlich um eine drittgradige Verbrühung (Blanchierung der Haut, nekroseverdächtige Areale) mit einer Ausdehnung von ca. 3 bis maximal 5% KOF.

Wie berechnen Sie den Infusionsbedarf?

Parameter, die einen Anhalt für eine ausreichende Hydratation geben können, sind die Kapillarperfusion, RR und die Diurese. Anzustreben ist unter der Infusion eine Urinausscheidung von 1–2 ml/kg/h. Zunächst infundiert man eine Vollelektrolytlösung (z. B. RL 10–15 ml/kg/h), im weiteren Verlauf eine glukosehaltige Lösung, um auch Kalorien zuzuführen. Zur weiteren Volumentherapie verabreichen Sie ggf. Albumin, Frischplasma sowie Bikarbonat- und Kalium-Substitution.
Zum Abschätzen des Volumenbedarfs hilft die Parkland Formel:
4 × % verbrannte KOF × kg = ml RL/24 h (⅔ davon in den ersten 8 Stunden).
Vorsicht vor Überwässerung.
Klinische Kontrollen, insbesondere Monitoring der Urinproduktion und der Laborparameter sind unerlässlich.

Der Flüssigkeitsverlust bei Verbrennungen kann erheblich sein und rasch zum Schock führen. Eine rasche und suffiziente Infusionsbehandlung gehört zur Erstbehandlung.

Welche therapeutischen/chirurgischen Maßnahmen schlagen Sie in Abhängigkeit von der Verbrennungstiefe vor?

- Bei erst- und zweit-a-gradigen Schädigungen ist mit einer Spontanheilung zu rechnen. Es erfolgt eine konservative Therapie, das heißt Wundreinigung und regelmäßige Salbenverbände (z. B. Silbersulfadiazin-Creme zur lokalen Antisepsis). Die Wundreinigung erfolgt unter Analgosedierung oder Narkose z. B. mit verdünnter Betaisodonna-Lösung mit Eröffnen und Abtragen der Brandblasen

unter sterilen Kautelen. Da das Stratum germinativum weitgehend unversehrt ist, kommt es zu einer Reepithelialisierung der verbrannten Areale.
- Bei zweit-b-gradigen Schädigungen erfolgt die tangentiale Abtragung der oberflächlichen Hautnekrosen (z. B. mittels Dermabrasio, Beaver- oder Humby-Messer bis in diffus blutende Dermisanteile). Es empfiehlt sich eine rasche Blutstillung mit feuchten Kompressen unter Zugabe eines gefäßverengenden Medikaments (z. B. Adrenalin). Bei lokal tiefer Schädigung der Haut (s. drittgradige Verbrennung) erfolgt eine Hauttransplantation, ansonsten reepithelialisiert sich die Haut aus den verbliebenen, tiefer liegenden Hautanhangsgebilden nach tangentialer Abtragung der Nekrosen. Bei wenig tiefer Schädigung ist eine temporäre Wundabdeckung bis zur Spontanheilung möglich.
- Bei drittgradigen Verbrennungen erfolgt eine Entfernung der Nekrosen (epifasziale Nekrosektomie) mit umgehender Wunddeckung z. B. mit autologer Spalthaut, mit einem Dermisäquivalent mit oder ohne autologer Spalthaut. Die temporäre Wundversorgung kann z. B. mit allo- oder xenogener Spalthaut bzw. biosynthetischen Folien oder mit angezüchteten Keratozytenkulturen (als Folie/sheet oder Spray) erfolgen. Bei der epifaszialen Nekrosektomie sollte darauf geachtet werden, dass auf prominenten Knochen (z. B. Tibia-Vorderkante) ein Rest subkutanes Fettgewebe verbleibt. Sind oberflächlich intakte Venen vorhanden, sollten diese erhalten werden.

In Ausnahmefällen (Kinder, Gesichts-, Gluteal-, Inguinal- und Genitalregion) ist der Erhalt von Fettgewebe aus ästhetischen und funktionellen Gründen als Spalthautempfängerareal möglich.

Bei zirkulären und tieferen Verbrennungen kann es durch die ödematöse Schwellung des Gewebes zu einem Kompressionssyndrom am Hals, Brustkorb und den Extremitäten kommen, was zu Behinderung der Atmung oder der peripheren Durchblutung führen kann. Als vorbeugende und/oder therapeutische Maßnahme erfolgt in diesem Fall die sog. Escharotomie, die Inzision zur Entlastung der zirkulären Einengung. Die Schnittführung der Entlastungsschnitte muss geschwungen und über den Gelenken abgewinkelt gewählt werden, um spätere Narbenkontrakturen an den Gelenken zu verhindern.

Bei operativem Vorgehen ist es erforderlich, Blut zu bestellen, Gerinnungswerte zu bestimmen und auf eine keimfreie Umgebung (Einzelzimmer) zu achten. Bei jedem Verbandswechsel sind die Wunden zu evaluieren, um frühzeitig die Indikation zu operativem Vorgehen stellen zu können.

Verlauf

Bei Kevin erfolgt nach Kreislaufstabilisation eine Wundreinigung in Narkose. Die Verbrühung zeigt sich als drittgradige tiefe Verbrennung. Zunächst tragen Sie tangential die Nekrosen ab, anschließend werden die Wunddefekte mit Spalthaut gedeckt.

> Welche Möglichkeiten des Hautersatzes zur Wunddeckung nach Verbrennungen kennen Sie?

Hautersatz der ersten Wahl ist auch heute noch körpereigene Spalthaut, welche mit einem Dermatom (Hobel) als 0,2 mm dickes Transplantat von einer Spenderregion wie z. B. vom Skalp, Gesäß oder Oberschenkel entnommen wird. Für Empfängerareale wie Gesicht, Hände, Füße, Genitale und die weibliche Brust wird die Haut aus kosmetisch-ästhetischen Gründen nur gestichelt, um Hämatom und Serom Abfluss zu gewährleisten. Für andere Regionen kann die Spenderhaut gemesht werden. Durch netzähnliche Schnittführung (Mesh) kann dadurch die zu deckende Fläche deutlich größer als das Spenderareal sein (Verhältnis 1,5 : 1 bis zu 3 : 1). Die Transplantate werden fixiert (z. B. mit Nähten oder Klammern) und unter einem Verband ruhiggestellt. Wichtig sind heute auch die autologen Keratinozytenkulturen als sheets (Hautzellen auf Trägerfolie) oder als Suspension. Aus einem körpereigenen Hautstück werden mittels Anzüchtung und Kultur Keratinozyten (Hautzellen) innerhalb von ca. 2–3 Wochen gezüchtet, welche dann auf die zu deckenden Wunden aufgetragen werden. Nachteil ist, dass sie nicht unmittelbar zur Verfügung stehen, während Spalthaut sofort entnommen und aufgetragen werden kann.

Vorübergehende Deckung der verbrannten Areale kann mit kommerziell hergestellter „Ersatzhaut" oder Leichenhaut erfolgen, bis ausreichend Spalthaut oder Keratinozytenkulturen zur Verfügung stehen.

Verlauf

Bei Kevin erfolgt nach Abtragung der Nekrosen die primäre Deckung der Wunddefekte am Arm, die Spalthautdeckung. Die Spenderhaut wird am Gesäß entnommen und 1 : 1,5fach gemesht. Postoperativ werden Fettgaze und ein steriler Verband aufgewickelt, es erfolgt die Ruhigstellung des Arms mit einer Gipsschiene für 5 Tage. Die Analgesie erfolgt postoperativ mit Paracetamol und Ibuprofen. Nach 5 Tagen wird der Verband entfernt, die Spalthaut sieht rosig und vital aus. Kevin wird entlassen, nachdem für weitere 3 Tage ein Schutzverband angelegt worden ist.

Welche Kontrollen empfehlen Sie?

Zur Prophylaxe von Narbenkontrakturen werden Kompressionsverbände angepasst, welche während der Wund- und Narbenheilung zu tragen sind. Insbesondere über Gelenken kann eine zunehmende Kontraktur zu erheblichen Bewegungseinschränkungen führen. Nicht zu unterschätzen sind auch die psychologischen Probleme bei entstellenden Narben vor allem im Gesichtsbereich.

Quintessenz Verbrennungen und Verbrühungen stellen erhebliche Traumata mit Schädigung der Haut dar. Je nach Tiefe unterscheiden wir 4 Grade der Verbrennung, wichtig zur Beurteilung des Traumas ist auch das Ausmaß der verbrannten Körperoberfläche.

Während Grad-1- und Grad-2a-Verbrennungen konservativ behandelt werden, empfiehlt sich ab einer Grad-2b-Tiefenausdehnung die operative Reinigung mit Entfernen der Nekrosen und ggf. frühzeitiger Deckung der vollständig zerstörten Hautareale (Grad 3).

Die meisten Unfälle geschehen im Haushalt, gerade bei Kindern kommt der Prophylaxe hier die wichtigste Bedeutung zu:
- Keine Tischdecke während der Mahlzeit im Haushalt mit Kleinkindern benutzen.
- Nichts Heißes auf den Tisch stellen, wenn Kinder auf dem Schoß sitzen.
- Herdplatten durch Abdeckungen schützen, Töpfe und Pfannen immer mit Griff nach hinten auf den Herd stellen.
- Wenn Fett in der Pfanne brennt, durch Abdecken mit Deckel ersticken, niemals mit Wasser löschen.
- Getränke und Nahrungsmittel aus der Mikrowelle stets gut umrühren und Temperatur kontrollieren, bevor dem Kind zu Essen gegeben wird.
- Im Bad feststellbare Heißwasserregler auf maximal 38 °C einstellen.

Fall 24

Frau Müller stellt sich in der Ambulanz vor. Seit mehreren Tagen klagt sie über Übelkeit, jetzt hat sie eine Gelbfärbung der Augen und Haut bemerkt.

Anamnese

Frau Müller ist 57 Jahre alt und Besitzerin eines Friseursalons. Als Sie nach Vorerkrankungen fragen, gibt die Patientin lediglich eine Cholezystitis ohne Operation vor 8 Jahren an. Die Patientin glaubt, als Kind eine Hepatitis gehabt zu haben.

Seit einigen Monaten stellt die Patientin eine Gewichtsabnahme von insgesamt 12 kg fest, obwohl sie immer gut esse. Postprandial bemerkt die Patientin häufig Schmerzen im Epigastrium und Rücken, dazu auch häufiges Aufstoßen und Nachtschweiß. Sie schiebt diese Symptome aber auf gelegentlichen Alkoholkonsum, da sie Alkohol nicht mehr gut vertrage.

Frau Müller nimmt keine Medikamente. Auf Nachfrage gibt sie an, ihr Stuhl sei in den letzten Tagen sehr hell und der Urin sehr dunkel gewesen.

Während des Gesprächs mit Frau Müller gibt Ihnen eine Schwester Zeichen, das Zimmer kurz zu verlassen. Vor dem Zimmer wartet der Sohn von Frau Müller, er möchte mit Ihnen sprechen. Herr Müller erklärt Ihnen, seine Mutter sei eine exzessive Trinkerin mit bis zu 2 Flaschen Schnaps pro Tag. Zudem rauche sie 2–3 Schachteln Zigaretten. Seit einigen Wochen isst sie kaum noch und wenn, dann klagt sie über Übelkeit und Schmerzen nach den Mahlzeiten.

Aufnahmebefund

Die 57-jährige Patientin ist ca. 60 kg schwer und 1,78 m groß. Sofort fallen Ihnen die Hände der Patientin auf. Insbesondere zwischen Zeige- und Ringfinger erkennen Sie gelbliche Verfärbungen, die auf exzessiven Nikotinabusus hindeuten. Bei der weiteren Betrachtung der Haut und der Skleren zeigt sich eine starke Gelbfärbung. Die Schleimhäute sind trocken, die Patientin wirkt dehydriert. Die Zunge ist gerötet und glatt.

Herz- und Lungenbefund sind unauffällig. Das Abdomen ist weich, im Bereich des rechten Oberbauchs findet sich eine gut tastbare runde Resistenz, bei tiefer Palpation mit leichtem DS. Die Darmgeräusche sind regelrecht. Die Fußpulse sind tastbar.

Welche Differentialdiagnosen kommen in Betracht?

Frau Müller weist eine Vielzahl von Symptomen auf. Zuerst ist, neben der offensichtlichen Alkoholkrankheit und einem exzessiven Nikotinabusus, ein Ikterus auffällig.

In Anbetracht der Alkoholkrankheit sollte man an eine chronische oder akute Pankreatitis und eine Erkrankung der Leber denken. Allerdings geben bei beiden Erkrankungen die Patienten in der Regel stärkste Schmerzen im Bereich des Abdomens an.

Der Ikterus, oder im Volksmund die Gelbsucht, ist bedingt durch zu hohe Bilirubinwerte im Serum. Ursächlich für einen Ikterus kann eine prähepatische Erkrankung (z.B. Hämolyse), eine intrahepatische Erkrankung (z.B. eine Virushepatitis oder ein akutes Leberversagen) oder eine posthepatische Ursache (z.B. Verschluss des Gallengangs) sein. Als erstes gilt es somit, die Ursache des Ikterus herauszufinden.

Weiters gibt die Patientin postprandiale Schmerzen mit Übelkeit und Völlegefühl an. Dies kann z.B. infolge einer Erkrankung der Leber oder eines Ulcus ventriculi auftreten.

Da die Patientin zusätzlich B-Symptomatik (Nachtschweiß, Gewichtsverlust und Inappetenz) angibt und bei der körperlichen Untersuchung eine prall gefüllte, gut tastbare Gallenblase bei schmerzlosem Ikterus festgestellt wurde, sollte auch ein Malignom im Bereich der Leber (Z.n. unklarer Hepatitis mit nachfolgend erhöhtem Risiko eines hepatozellulären Karzinoms bei Hepatitis B und C), des Magens, der Gallenblase, des Gallengangs oder der Pankreas angedacht werden.

Was unternehmen Sie sofort?

Die Patientin sollte stationär zur weiteren Diagnostik aufgenommen werden.

Welche Untersuchungen veranlassen Sie?

Zu veranlassen sind laborchemische Untersuchungen mit folgenden Laborparametern: BB, Gerinnung, Elektrolyte, Kreatinin, Harnstoff, alkalische Phosphatase, GOT, GPT, GGT, Lipase, Amylase und Bilirubin.
Außerdem sollte ein Röntgen-Thorax durchgeführt werden, da die Patientin exzessive Raucherin ist.
Zur Untersuchung des Abdomens eignet sich in besonderer Weise die Sonographie.

Durch was könnte die Füllung der Gallenblase bedingt sein?

Eine prall gefüllte, gut tastbare Gallenblase bei gleichzeitig bestehendem Ikterus ist Hinweis auf das **Courvoisier-Zeichen**. Bedingt wird diese Füllung der Gallenblase durch eine Kompression des Ductus choledochus, z.B. infolge einer Tumorkompression.

Ergebnisse
Laborchemische Untersuchungen: Leukozyten 13,2 Mio/µl; HB 8,8 g/dl; Kreatinin 1,23 mg/dl; Harnstoff 62 mg/dl; alkalische Phosphatase 340 U/l; GOT 99 U/l; GPT 112 U/l; GGT 226 U/l; Bilirubin 7,9 mg/dl; Lipase 309 U/l; Amylase 455 U/l; K 4,86 mmol/l; Na 149 mmol/l; Ca 2,99 mmol/l; Quick 71% und PTT 39 sec; CRP 1,27 mg/dl.
Röntgen-Thorax: Im Röntgen-Thorax ist ein nach rechts vergrößertes Herz zu erkennen. Im Bereich der Lunge finden sich keine Zeichen für Pneumothorax oder Metastasen. Beidseits Pleuraergüsse. Ansonsten keine weiteren Auffälligkeiten.
Sonographie: Im Bereich der Leber deutliche Veränderungen, die als beginnend zirrhotisch zu werten sind. Die Gallenblase ist prall gefüllt, die intra- und extrahepatischen Gallenwege sind gestaut. Im Bereich des Pankreaskopfs deutliche Auftreibung des Organs. Der Pankreasgang ist gestaut. Der Pankreasschwanz wirkt aufgetrieben. Die Aorta ist deutlich verkalkt, infrarenal leichtes Aneurysma (unter 4 cm).
Die Nieren sind nicht gestaut, das Parenchym beidseits verschmälert. Keine freie Flüssigkeit intraabdominell.

Wie interpretieren Sie die Ergebnisse der Untersuchungen?

An den laborchemischen Untersuchungen erkennt man eine leichte Entzündung mit etwas erhöhten Leukozyten und CRP. Die Transaminasen der Leber sowie die alkalische Phosphatase sind erhöht. Dies kann zum einen auf die Alkoholkrankheit der Patientin, zum anderen auf die Stauung der Gallenwege, die in der Sonographie nachweisbar ist, zurückzuführen sein. Das Bilirubin ist erwartungsgemäß stark erhöht. Lipase und Amylase sind ebenfalls erhöht. In der Sonographie zeigt sich eine Raumforderung im Bereich des Pankreaskopfs. Es besteht der Verdacht auf ein Pankreas-CA (Pankreaskarzinom).

Als Nebenbefunde finden sich ein kleines Aortenaneurysma sowie eine beginnende Niereninsuffizienz. Außerdem liegt eine Anämie vor.

Wie gehen Sie weiter vor?

Zur Abklärung sollten weitere Untersuchungen erfolgen. Zur Darstellung von D. choledochus und D. pancreaticus kann eine ERCP (endoskopische retrograde Cholangio-Pankreatikographie) durchgeführt werden. Die ERCP ist eine der wichtigsten diagnostischen Möglichkeiten zur Untersuchung eines Pankreastumors. Dabei werden neben den beiden Ducti auch etwaige Stenosen oder Unregelmäßigkeiten aufgezeigt.

Weiters sollte eine CT-Abdomen (☞ Abb. 24.2) zur Darstellung der Raumforderung im Bereich des Pankreaskopfs durchgeführt werden. Hierbei ist ein besonderes Augenmerk auf eine Infiltration der Gefäße und LK-Metastasen zu legen.

Was erkennen Sie auf dem Röntgenbild, das im Rahmen der ERCP durchgeführt wurde?

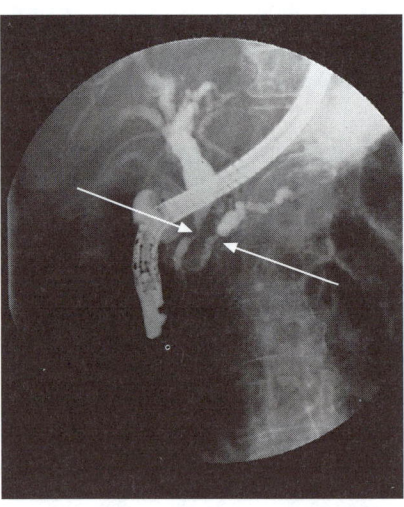

Abb. 24.1: [1].

Zu erkennen ist eine gleichzeitige Stenose von D. pancreaticus und D. choledochus (Pfeile). Man nennt dieses Zeichen ein sog. „Double duct"-Zeichen.

Was erkennen Sie auf dem CT-Bild?

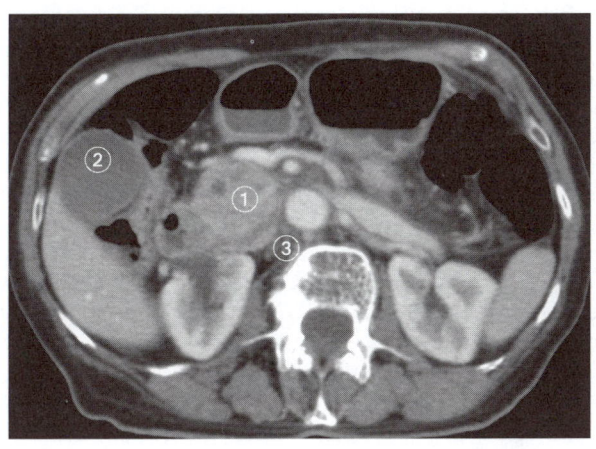

Abb. 24.2: [9].

Es ist eine Raumforderung im Bereich des Pankreaskopfs ① zu erkennen, die Gallenblase ② ist gestaut. Der Tumor ist hochgradig verdächtig auf ein CA. Es sind mehrere vergrößerte LK ③ im Bereich des Pankreaskopfs und des großen Netzes zu erkennen. Eine Gefäßinfiltration besteht nicht. Die Leber scheint von Metastasen frei zu sein.

Was veranlassen Sie als Nächstes und welche Therapie schlagen Sie vor?

Frau Müller ist über die Verdachtsdiagnose Pankreas-CA aufzuklären und ihr muss die Notwendigkeit einer OP zur Beseitigung des Tumors deutlich gemacht werden.

Beschreiben Sie die Metastasierung des Pankreaskarzinoms.

Die Metastasierung per continuitatem, also das invasive Einwachsen in umgebendes Gewebe, ist bereits früh und ausgedehnt zu beobachten. Auffällig wird diese Absiedelung durch Einwachsen in Nerven (führt häufig zu Rückenschmerzen) oder Gefäße (Blutung).
Das Pankreas-CA metastasiert bereits sehr früh lymphogen. In den meisten Fällen besteht bei Diagnosestellung bereits eine ausgeprägte lokale Metastasierung.
Ein weiterer Metastasierungsweg ist die hämatogene Metastasierung. Am häufigsten ist eine Metastasierung in Leber und Lunge. Allerdings sind auch Metastasen in Nieren, Nebennieren, Skelett, Gehirn und Peritoneum möglich.

Was wissen Sie über die TMN-Klassifikation beim Pankreaskarzinom?

Die TNM-Klassifikation und die Stadieneinteilung finden Sie in den Tabellen 10 und 11 auf Seite 390.

Welche Therapiemöglichkeiten gibt es beim Pankreaskopfkarzinom?

Kurative Therapie

Im Bereich des Pankreaskopfs besteht die Therapie in einer OP. Grundsätzlich werden 2 Operationstechniken unterschieden:

- **Partielle Duodenopankreatektomie (nach Kausch-Whipple):** Dabei wird der Pankreaskopf reseziert, der Schwanz bleibt erhalten. Zudem wird das gesamte Duodenum, die Gallenblase mit dem D. choledochus entfernt. Zusätzlich wird noch eine Magenteilresektion durchgeführt. Nach der Resektion mit anschließender Lymphadenektomie erfolgt die Rekonstruktion. Dabei wird eine Gastro-hepatico-pancreato-Jejunostomie angelegt.
- **Pyloruserhaltende partielle Duodenopankreatektomie:** Wie bei der OP nach Kausch-Whipple werden Duodenum, Pankreaskopf und Gallenblase mit D. choledochus entfernt. Der Magen wird belassen. Im Anschluss an die Resektion erfolgt die ausgedehnte Lymphadenektomie. Die Rekonstruktion erfolgt wie bei der OP nach Whipple-Kausch, wobei die Gastroenterostomie am erhaltenen Pylorus erfolgt.

Die OP nach Kausch-Whipple ist eine maximal radikale OP und wird durchgeführt, um sicher den gesamten Tumor zu entfernen. Der Nachteil der OP ist die lange Dauer und die hohe Letalität (5–15%!). Die pyloruserhaltende Duodenopankreatektomie bietet als Vorteile eine wesentlich kürzere OP-Dauer, eine geringere OP-Letalität und eine postoperative bessere Lebensqualität für den Patienten. Der Nachteil ist die geringere Radikalität.

Im Anschluss an diese OP wird in einigen Zentren eine adjuvante Chemotherapie durchgeführt.

Palliative Therapie

Die palliative Therapie besteht in der Beseitigung von Stenosen oder Abflusshindernissen im Bereich des D. pancreaticus und des D. choledochus.

- **Operativ**
  Liegt eine Stenose des Gallenabflusssystems vor, wird eine biliodigestive Anastomose angelegt. Dabei handelt es sich um eine modifizierte OP nach Roux. Es erfolgt eine Hepaticojejunostomie mit Roux-Y-Schlinge, d.h. der D. hepaticus wird freipräpariert direkt an das Jejunum genäht (☞ Fall 21, Abb. 21.3 a).
  Beim Vorliegen einer Magenausgangsstenose ist die Gastroenterostomie indiziert. Dabei wird ein Stück Jejunum hochgezogen und Seit-zu-Seit mit dem Magen anastomosiert. Zusätzlich wird eine Braunsche Anastomose angelegt.
- **Endoskopisch**
  Bei einer Stenose im Bereich des D. choledochus wird ein Stent eingebracht. Dadurch wird der Gang wieder geöffnet.
- **Chemo-Radiotherapie**
  Ein Pankreas-CA spricht nicht gut auf Chemotherapie an. Dennoch wird in einigen Zentren versucht, die Überlebenszeit nach einer OP mittels Chemotherapie zu verlängern.
  Die Radiotherapie hat in Multicenter-Studien bisher zu keinen wesentlichen Verbesserungen der Prognose und Lebensdauer geführt, weswegen sie im Rahmen des Pankreas-CA kaum durchgeführt wird.

- **Schmerztherapie**
  Von großer Bedeutung bei der palliativen Therapie des Pankreas-CA ist eine ausreichende Schmerztherapie. Diese kann entweder über ein Portsystem (Katheter in der A. subclavia, dessen Zugang subkutan liegt) oder über einen Periduralkatheter erfolgen.

Verlauf

Bei Frau Müller soll eine OP nach Kausch-Whipple durchgeführt werden. Um sicherzugehen, dass es sich um ein CA der Pankreas handelt, wird ein Pathologe zur Schnellschnittuntersuchung bestellt. Die Patientin wird über die Risiken des Eingriffs (z.B. hohe Letalität, ggf. lebenslange Substitution von Pankreasenzymen, etc.) aufgeklärt.

Der Eingriff wird in Rückenlage mit leicht aufgeklapptem Abdomen durchgeführt. Nach der sterilen OP-Feldvorbereitung wird eine Längslaparotomie angelegt.

Nach Eröffnen des Situs zeigen sich überall auf dem Peritoneum bereits kleine metastasenverdächtige Areale. Es werden Proben für den Schnellschnitt entnommen. Anschließend wird die rechte Kolonflexur mobilisiert, man kann nun auf den Pankreaskopf einsehen. Hier zeigt sich ein ausgedehnter Tumor, der bereits umgebende Strukturen infiltriert. Es wird eine Probe des Pankreastumors entnommen und ebenfalls zum Pathologen geschickt. Der meldet sich mittlerweile und teilt mit, dass es sich bei den Tumoren im Bereich des Peritoneums um Absiedelungen eines Pankreaskarzinoms handle.

Da es sich somit um eine Peritonealkarzinose handelt, wird anstatt einer kurativen OP nach Kausch-Whipple eine palliative biliodigestive Anastomose angelegt, um den Gallenstau zu beseitigen. Nach Beendigung der Hepaticojejunostomie mit Roux-Y-Schlinge wird das Abdomen schichtweise wieder verschlossen.

Da es sich bei Frau Müller um ein metastasierendes Pankreas-CA handelt, wird postoperativ mit der Patientin das weitere Vorgehen besprochen. Die Patientin lehnt eine Chemotherapie ausdrücklich ab und möchte baldmöglichst nach Hause entlassen werden.

Frau Müller kann nach 10 Tagen ohne Komplikationen die Klinik verlassen. Der Ikterus hat sich in dieser Zeit gut zurückgebildet. Nachdem Frau Müller ein Gespräch mit dem Onkologen der Klinik abgelehnt hat, wird ihr empfohlen, sich bei einem Onkologen ambulant vorzustellen.

Zwei Monate später wird Ihnen Frau Müller mit stärksten Schmerzen wieder durch ihren Sohn vorgestellt. Sie hat sich nicht wie vereinbart an einen weiterbehandelnden Arzt gewandt, sondern ist wieder in ihre alten Gewohnheiten verfallen. Die Patientin wird stationär aufgenommen und mittels Morphin-Perfusor schmerzfrei gehalten. Nach 3 Tagen verstirbt Frau Müller in der Nacht an den Folgen ihrer Tumorerkrankung.

Quintessenz   Beim Pankreas-CA handelt es sich i.d.R. um ein von der exokrinen Pankreas ausgehendes Malignom. In 95% der Fälle findet sich ein Adeno-CA. Der Altersgipfel beim Pankreas-CA liegt zwischen dem 60. bis 80. Lebensjahr. Männer sind mit 3:2 häufiger betroffen als Frauen. Die Häufigkeit der Pankreaskarzinome hat in den letzten Jahren zugenommen.

Ursachen für die Ausbildung eines Pankreas-CA sind hohes Lebensalter, Nikotin- und Alkoholabusus, fettreiche Mahlzeiten, chemische Noxen (v.a. Nitrosamine) und eine genetische Disposition (häufig bei BRCA-Genträgern [Brustkrebsgene]).

Die Symptome eines Pankreas-CA sind sehr unspezifisch. Es finden sich Inappetenz, unklare Gewichtsabnahme, Anämie, Stuhlunregelmäßigkeiten, Thromboseneigung, unklare Rückenschmerzen (als Zeichen der Infiltration von Nerven), ein neu aufgetretener Diabetes mellitus und als Leitsymptom der schmerzlose Ikterus.

Zur Diagnosestellung ist eine CT des Abdomens oder eine MRT richtungsweisend. Des Weiteren kann eine ERCP durchgeführt werden, dabei kann auch ein Verschluss des D. choledochus und/oder des D. pancreaticus beurteilt werden. Der Metastasierungsweg ist bereits früh per continuitatem und lymphogen. Die meisten Pankreaskarzinome sind bei Diagnosestellung bereits metastasiert. Eine hämatogene Metastasierung in Leber, Lunge, Gehirn, Nieren, Nebennieren und Peritoneum ist ebenfalls früh zu beobachten.

Die kurative Therapie des Pankreas-CA besteht in einer OP. Es kann entweder eine partielle Duodenopankreatektomie nach Kausch-Whipple oder eine pyloruserhaltende partielle Duodenopankreatektomie durchgeführt werden. Anschließend kann eine adjuvante Chemotherapie erfolgen.

Die palliative Therapie besteht in der Beseitigung einer Tumorstenose im Bereich des Duodenums durch eine Gastroenterostomie, der Beseitigung eines Verschlusses der extrahepatischen Gallenwege durch eine biliodigestive Anastomose. Oft werden beide Operationen kombiniert. Anschließend kann ebenfalls eine Chemotherapie erfolgen. Wichtig ist zudem die konsequente Schmerztherapie, z.B. nach Anlage eines Portsystems.

Die Prognose des Pankreas-CA ist trotz OP und adjuvanter Chemotherapie schlecht. Die 5-Jahres-Überlebensrate liegt trotz kurativer Therapie bei 5–10%. In der Regel sterben die Patienten etwa 3–6 Monate nach der OP.

Fall 25

Es ist 23:00 Uhr abends und Sie werden von der Notaufnahme angerufen. In der Nothilfe ist ein Patient, der wegen einer Handverletzung dringend nach einem Arzt verlangt.

Anamnese

Es stellt sich Ihnen der 28-jährige Herr Faber vor. Der Patient erzählt Ihnen, dass er gegen 20:00 Uhr gestürzt sei und seitdem seine Mittelhand schmerzen würde. Herr Faber wirkt offensichtlich angetrunken und lallt stark. Er kann sich nicht genau an den Sturz erinnern. Ein Bekannter, der ihn in die Klinik gebracht hat, gibt an, Herr Faber habe sich geprügelt, sei nach vorne umgefallen und habe sich dabei mit der Hand abgestützt.

Aufnahmebefund

Der 28-jährige Patient wirkt müde und ist offensichtlich betrunken. Bei der körperlichen Inspektion fällt Ihnen etwas Blut im Mundwinkel des Patienten auf. Die rechte Hand ist über den Ossa metacarpalia stark geschwollen. Die aktive und passive Beweglichkeit im Handgelenk ist schmerzbedingt eingeschränkt. Alle Finger können nahezu schmerzfrei normal bewegt werden. Bei der Palpation der Hand gibt Herr Faber starke Schmerzen im Bereich der MC (Metacarpalia) III, IV und V an. Der feste Schluss der Faust bereitet ihm Schmerzen. Auch ulnarseitige Schmerzen im Bereich der Handwurzel werden bejaht. Kein Stauchungsschmerz des Daumenstrahls.
Neurologisch ist der Patient, abgesehen von lallender Sprache und Gangunsicherheiten, unauffällig. Es lag keine Bewusstlosigkeit vor, kein Kopfschmerz und keine Übelkeit. Die Pupillen sind beidseits isokor und reagieren auf Lichtreize normal. Im Bereich der Hand sind DMS (Durchblutung, Motorik, Sensibilität) unauffällig.

> ## Welche Verdachtsdiagnose stellen Sie? Welche Differentialdiagnosen kommen in Betracht?

Die Schmerzen betreffen die Mittelhand oder die Handwurzelknochen. Das Handgelenk selbst und die großen Knochen des Unterarms scheinen nicht betroffen zu sein. Es handelt sich somit um eine Verletzung der Mittelhand oder der Handwurzelknochen.
- Die häufigste Fraktur im Bereich der Handwurzel ist die Scaphoid-Fraktur; sie entsteht am häufigsten durch Sturz auf die extendierte Hand. Die Patienten klagen dabei über lokalisierte Schmerzen und Schwellung in der Tabatière, sowie über Bewegungsschmerz im Handgelenk und Stauchungsschmerz im Bereich des Daumenstrahls.
- Die Fraktur eines oder mehrerer Mittelhandknochen verursacht DS über der betroffenen Stelle sowie Schwellung und Bewegungsschmerz. Oftmals kann man außerdem eine tast- oder sichtbare Verformung erkennen.
- Eine sehr seltene Verletzung der Handwurzel ist die Os-lunatum-Luxation. Dabei handelt es sich um eine Luxation des Os lunatum (Mondbein) selbst oder um eine Verrenkung der benachbarten Handwurzelknochen in Beziehung zum Os lunatum. Die Patienten klagen über schmerzhafte Bewegungseinschränkungen im Bereich des Handgelenks sowie häufig über Parästhesien im Bereich des N. medianus-Gebiets.

Welche Untersuchung veranlassen Sie?

Vor allen Dingen sollte jetzt eine Röntgenuntersuchung der Hand erfolgen (☞ Abb. 25.1 a, b).

Bei Verdacht auf Fraktur immer röntgen in 2 Ebenen.

Welche Diagnostik ordnen Sie bei Verdacht auf eine Scaphoid-Fraktur an?

Bei Verdacht auf eine Fraktur des Scaphoids sollten zusätzlich zu den Aufnahmen des Handgelenks in 2 Ebenen noch 2 weitere Aufnahmen durchgeführt werden. Es handelt sich dabei um 45°-Schrägaufnahmen in Pro- und Supination. Diese Aufnahmeserie wird Navikulare-Sequenz oder Kahnbein-Quartett genannt.

Wie beurteilen Sie die Röntgenaufnahme der Hand? Wie lautet Ihre Diagnose?

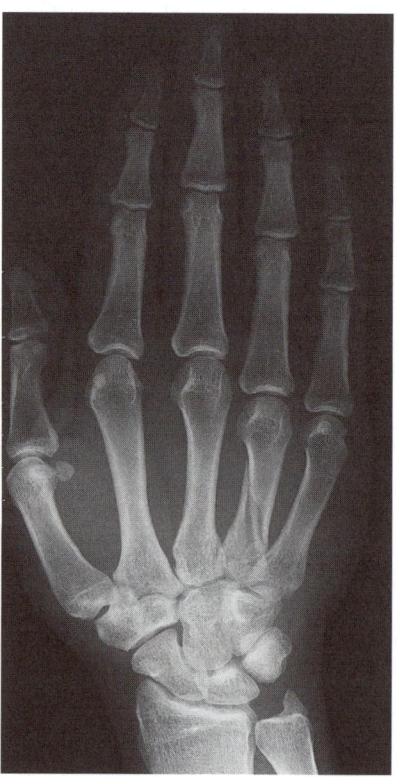

Abb. 25.1 a

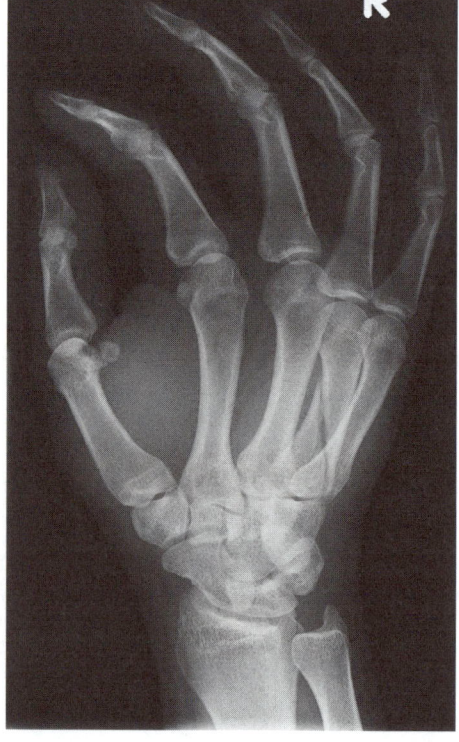

Abb. 25.1 b

Die Handwurzelknochen sind ohne auffällige Befunde. Im Bereich der MC erkennt man eine Aufhellungslinie im Bereich von MC IV. Diese verläuft schräg von proximal nach distal, eine Gelenkbeteiligung scheint aber nicht vorzuliegen.

Bei der Aufhellungslinie handelt es sich um eine Fraktur des MC IV. Anhand der zweiten Ebene (☞ Abb. 25.1 b) erkennt man, dass es sich um eine Spiralfraktur handelt. Die Fragmente sind nicht wesentlich disloziert.

Welche Therapie schlagen Sie vor?

Da es sich um eine nicht dislozierte Fraktur handelt, ist die konservative Therapie das Mittel der Wahl.

Wie wird bei der konservativen Therapie vorgegangen?

- Wenn nötig Reposition der Fragmente in Lokalanästhesie.
- Anschließende Röntgenkontrolle des Repositionsergebnisses.
- Anlegen einer volaren Gipsschiene für 4 Wochen in Intrinsic-plus-Stellung (d.h. MCP [Metacarpophalangealgelenk] in 60° Flexion, DIP [distales Interphalangealgelenk] und PIP [proximales Interphalangealgelenk] in 10° Flexion).
- Röntgenkontrolle nach einer Woche.
- Nach 4 Wochen Entfernen der Gipsschiene und Kontrollaufnahme. Bei klinischer Beschwerdefreiheit und einer beginnenden knöchernen Durchbauung in der Röntgenaufnahme kann mit Krankengymnastik begonnen werden.
- Vollbelastung wird in der Regel erst nach 6–7 Wochen erlaubt.

Wann sollte eine MC-Fraktur operiert werden?
Welche Möglichkeiten gibt es dafür?

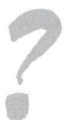

Die operative Versorgung ist bei einer MC-Schaftfraktur nur nötig
- bei offenen Frakturen
- bei Frakturen, die geschlossen nicht korrekt reponiert werden können
- zur exakten Wiederherstellung der ursprünglichen Länge
- bei Serienfrakturen.

Man unterscheidet dabei mehrere Möglichkeiten:
- **Bohrdrahtfixierungen:** Dabei werden Drähte mit minimalem Weichteilschaden eingebracht und dadurch die Fragmente nach Reposition fixiert. Nach dem Eingriff muss die Hand aber wegen fehlender Übungsstabilität in einer Gipsschiene fixiert bleiben.
- **Zugschraubenosteosynthese:** Eignet sich v.a. bei Spiralfrakturen. Selten angewandtes Verfahren. Dabei wird über eine Schraube die Annäherung der Fragmente erreicht.
- **Miniplattenosteosynthese:** Dabei wird nach offener Reposition von dorsal eine Miniplatte über den Frakturspalt geschraubt.

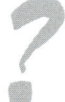

Worauf weisen Sie den Patienten hin?

Der Patient muss über den richtigen Gebrauch der Gipsschiene aufgeklärt werden, d.h. falls seine Finger taub oder blass werden oder der Gips ihn drückt, sollte er sofort einen Arzt aufsuchen. Außerdem soll er sich am nächsten Tag zu einer Gipskontrolle beim Arzt einfinden.

Was empfehlen Sie dem weiterbehandelnden Arzt?

Belassen der Schiene für 4 Wochen, Röntgenkontrolle nach einer Woche und nach 4 Wochen. Ggf. Wiedervorstellung bei starken Schmerzen oder Veränderung des Röntgenbefunds.

Weiterer Verlauf

Die Röntgenkontrolle nach 4 Wochen ergibt eine vollständige Ausheilung der Fraktur. Der Gips wird entfernt. Bei der Untersuchung gibt Herr Faber keine Schmerzen mehr an, er kann mit einer krankengymnastischen Therapie beginnen.

Quintessenz   Eine MC-Fraktur ist eine häufige Fraktur, v.a. bei jungen Männern. Sie entsteht in der Regel im Rahmen eines Sturzes oder typischerweise nach einem Faustschlag auf ein festes Ziel (z.B. Jochbein des Kontrahenten). Bei einer MC-Fraktur unterscheidet man Spiralfrakturen, die durch den im MCP gebeugten Finger als Kraftarm entstehen, und andere Frakturformen, die durch direkte Gewalteinwirkung, z.B. Stürze oder Schläge, entstehen. Klinisch fallen alle MC-Frakturen durch Schwellung, Schmerzen, Hämatombildung und Bewegungseinschränkung auf.

Liegt keine Ursache für eine operative Versorgung vor (Serienfraktur, offene Fraktur, nicht reponierbare Fraktur), wird die Fraktur konservativ mittels volarer Gipsschiene für 4 Wochen behandelt.

Fall 26

Über die Sprechstunde Ihres Chefarztes stellt sich eine 45-jährige Frau mit Schmerzen im Abdomen bei Ihnen vor.

Anamnese

Die 45-jährige Britta Huber berichtet Ihnen, sie sei eigentlich noch nie ernsthaft krank gewesen. Es sei lediglich im Alter von 6 Jahren der Blinddarm entfernt worden. Herzerkrankungen seien ihr keine bekannt. Stuhl und Miktion seien unauffällig. Allerdings habe sie in jedem Winter Blasenentzündungen. Die Frage nach Nikotinabusus verneint sie. Aber 2 Bierchen pro Tag trinke sie durchaus. Zwei der 4 Kinder der Patientin wurden über einen Kaiserschnitt geboren. Seit einigen Wochen klagt sie über leichte postprandiale Schmerzen im Epigastrium, gelegentlich kommen stärkere Schmerzen dazu, die sich anfühlen wie Wehen. Deshalb ist sie vom Hausarzt in die Klinik eingewiesen worden. Frau Huber hat den Eindruck, die Schmerzen seien bei Stress besonders stark. Der Urin sei sehr dunkel gewesen, aber das liege ihrer Meinung nach an dem neuen Blasen- und Nierentee, den sie trinke. Ihren Stuhl sehe sich die Patientin nicht an.
Die Patientin nimmt regelmäßig nur die Pille und ein Johanniskrautpräparat ein.

Aufnahmebefund

Frau Huber ist Hausfrau, 1,64 m groß und mit einem KG von 104 kg sehr adipös. Ihr AZ wirkt eingeschränkt, aber nicht schwer krank, die Patientin hat ein leicht gelbliches Hautkolorit.
HF 82/min, keine pathologischen Geräusche. Frau Huber ist kurzatmig, AF 22/min, normales Atemgeräusch. Ihr Abdomen ist weich, sehr adipöse Bauchdecken; mäßiger DS im rechten oberen Quadranten, es besteht leichte Abwehrspannung bei Druck in diesem Bereich. Keine Resistenzen tastbar, die Narbenverhältnisse nach 2facher Sectio caesarea sind reizlos. Bei der digital-rektalen Untersuchung kein Blut, kein tastbarer Tumor.
Die Wirbelsäule ist diskret skoliotisch verändert, leichter Klopfschmerz im Bereich der LWS. Obere und untere Extremität sind unauffällig.
Neurologisch ist die Patientin unauffällig, bei der Untersuchung der Augen haben Sie den Eindruck, dass die Skleren etwas gelblich verfärbt sind.

Welche Differentialdiagnose können Sie jetzt bereits stellen?

Die Patientin gibt Schmerzen im Bereich des Epigastriums und des rechten Oberbauchs an. Diese Schmerzen fühlen sich an wie Wehen, also sind sie am ehesten als Koliken zu werten. Weiterhin besteht möglicherweise ein Ikterus.
Als Differentialdiagnosen für die Kolik kommen eine Vielzahl von Krankheitsbildern infrage. Die wichtigsten, die schnell ausgeschlossen werden sollten, sind:
- akutes Abdomen
- Ulcus ventriculi oder duodeni, ggf. mit Ulkusperforation
- Cholezystitis, Cholezystolithiasis, Choledocholithiasis
- Pankreatitis
- Mesenterialinfarkt
- Myokardinfarkt.

Der Ikterus entsteht durch Übertritt von Gallenfarbstoffen in die Blutbahn. Ursache ist dabei entweder ein Überangebot an Gallenfarbstoffen, eine Störung des Leberstoffwechsels oder ein Abflusshindernis im Bereich der Gallenwege. Beim Ikterus sollte nach der Pathogenese an folgende Erkrankungen gedacht werden:

- **Prähepatischer Ikterus:** D.h. die Ursache des Ikterus liegt vor der Leber. Häufigste Ursache ist die Hämolyse, wodurch es zu einem Überangebot an Gallenfarbstoffen kommt.
- **Intrahepatischer Ikterus:** Die Abflussstörung von Galle liegt innerhalb der Leber. Mögliche Ursachen hierfür sind Entzündungen der Leber (z.B. Virus-Hepatitis, Malaria), Exkretionsstörungen, Cholangitiden, Tumoren, Drogen, Medikamente (z.B. Johanniskrautpräparate, Neuroleptika, Kontrazeptiva, etc.).
- **Posthepatischer Ikterus:** Hier liegt die Störung im Bereich des Gallengangssystems, z.B. durch einen Choledochusstein oder einen Tumor.

Was unternehmen Sie sofort?

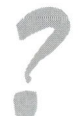

Die Patientin sollte stationär aufgenommen werden.

Welche einfacheren Untersuchungen veranlassen Sie, um Ihre Verdachtsdiagnose zu untermauern?

An laborchemischen Untersuchungen sollten neben BB, Gerinnungsstatus und Elektrolyten auch folgende Werte bestimmt werden: GOT, γ-GT, GPT, Gesamtbilirubin, Amylase, Lipase, BZ, Kreatinin und Harnstoff, außerdem ein U-Status.

Zum Ausschluss einer kardialen Erkrankung wird ein EKG abgeleitet und zum Ausschluss von Gallensteinen und einer Pankreatitis eine Sonographie des Abdomens durchgeführt.

Zudem sollte noch eine Röntgenaufnahme des Thorax gemacht werden.

Ergebnisse
Labor: Leukozyten 14,1 × 10^3/µl; Hb 12,2 g/dl; GOT 39 U/l; GPT 41 U/l; γ-GT 65 U/l, Gesamtbilirubin 3,2 mg/dl; BZ 139 mg/dl; CRP 8,23 mg/dl; Amylase, Lipase, Kreatinin und Harnstoff sind ebenso wie alle restlichen getesteten Parameter im Normbereich.
U-Status: Viele (++) Bakterien, sonst unauffälliger Befund.
Röntgen-Thorax: Keine pathologischen Befunde, normal großes Herz, keine Anzeichen für Stauung, Erguss oder Infiltrat. Kein Anhalt für freie Luft unter dem Zwerchfell.
Sonographie: Mäßige Steatosis hepatis mit Stauung der Gallenwege. Im Bereich der Gallenblase mehrere Konkremente mit deutlicher Schallauslöschung, außerdem wirkt die Wand der Gallenblase dreischichtig. Im D. choledochus mit großer Wahrscheinlichkeit ein Konkrement. Blase und Nieren beidseits unauffällig. Pankreas nicht einsehbar.
EKG: SR, IT, HF 83/min, keine pathologischen Veränderungen.

Wie interpretieren Sie die Ergebnisse der Untersuchungen?

Im Hinblick auf die laborchemischen Untersuchungen kann man von einer Störung im Abfluss der Galle ausgehen, da das Bilirubin hoch ist. Eine Pankreatitis liegt nicht vor, da die Pankreasparameter in der Norm sind (☞ Fall 3). Die erhöhten Leukozyten und das erhöhte CRP weisen auf einen entzündlichen Prozess hin.

Im U-Status zeigen sich viele Bakterien, allerdings ist das Nitrit (Stoffwechselprodukt mancher Bakterien) nicht erhöht, es liegen auch keine Erythrozyten oder Leukozyten vor. Deshalb sollte der Verdacht auf einen Harnwegsinfekt am nächsten Tag durch eine Wiederholung des U-Status gesichert werden. Bakteriurie kann auch durch falsche Abnahme oder Verunreinigungen entstehen.

Der Röntgen-Thorax ist normal.

Die Sonographie bestätigt den Verdacht auf eine Stauung der Galle. Die intrahepatischen Gallenwege wirken gestaut, was den erhöhten Bilirubin-Wert erklären würde. Als Ursache für die Stauung ist ein Steinabgang aus der Gallenblase in den D. choledochus zu vermuten. In der Gallenblase, die scheinbar entzündet ist (Dreischichtigkeit der Wand), finden sich weitere Konkremente.

Das EKG ist altersentsprechend normal.

Wie gehen Sie weiter vor?

Wegen des Konkrements im Bereich des D. choledochus und des erhöhten Bilirubins sollte eine **ERCP (endoskopische retrograde Cholangio-Pankreatikographie)** veranlasst werden. Dabei wird wie bei einer Magenspiegelung über den Mund ein Endoskop eingeführt, welches bis ins Duodenum vorgeschoben wird. Dort wird mit einem dünnen Katheter über die Papilla Vateri ins ableitende Gallenwegssystem eingegangen und dieses mit einem Kontrastmittel über einen Bildwandler dargestellt.

Verlauf

Im Fall von Frau Huber zeigt sich dabei ein Konkrement im Gallengang, das mit einem Körbchen geborgen werden kann. Anschließend wird die Papille inzidiert, so dass Sekret und etwaige kleinere Konkremente abfließen können. In der nach der ERCP durchgeführten Laborkontrolle ist der Bilirubinwert bereits auf 2,8 mg/dl gesunken. Die Patientin klagt nach der Intervention über Übelkeit und erbricht zweimal.

Welche Gefahr besteht bei der ERCP?

Im Rahmen einer ERCP kann es selten zu einer iatrogenen Pankreatitis kommen. Deshalb ist bei Verdacht sofort eine Labordiagnostik durchzuführen (Amylase, Lipase, Ca, Bilirubin, Transaminasen).

Als Folge einer ERCP kann es zu einer Pankreatitis kommen.

Verlauf

Bei Frau Huber bessert sich die Übelkeit nach Gabe von 20 Tropfen Paspertin® rasch wieder.
Es besteht abends kein Anhalt für eine Pankreatitis.

Was veranlassen Sie als Nächstes und welche Therapie schlagen Sie vor?

Nach der Durchführung der ERCP sollte der Grund für den Ikterus beseitigt werden. Sie empfehlen der Patientin die laparoskopische CHE (Cholezystektomie), da der eigentliche Grund für den Verschluss des D. choledochus, die Gallenblasensteine, noch nicht beseitigt ist. Wegen der Gallenblasensteine und des Verdachts auf eine Entzündung der Gallenblase raten Sie der Patientin zur OP.
Da Sie aber wissen, dass die Patientin schon 2fach voroperiert ist, klären Sie Frau Huber über die Möglichkeit des Umstiegs auf eine offene CHE auf. Frau Huber stimmt der laparoskopischen CHE zu.

Verlauf

Zugangsweg und Vorgehen: Infraumbilikal wird ein ca. 2 cm langer Schnitt gesetzt; mit einer dünnen Nadel (der sog. Verres-Nadel) wird nun durch die Bauchdecke und das Peritoneum in die Bauchhöhle eingestochen.
Nach korrekter Platzierung der Verres-Nadel wird CO_2 in die Bauchhöhle eingepumpt. Sobald die Gasfüllung ausreichend ist, wird die Verres-Nadel entfernt und ein Trokar platziert über den die Kamera eingeführt wird. Frau Huber weist einige Verwachsungen im Unterbauch auf, die sich durch die vorhergegangenen Kaiserschnittoperationen erklären lassen. Die Sicht im Oberbauch ist frei. Nach Ausspiegelung der Bauchhöhle werden im linken Oberbauch und im rechten Mittelbauch noch 3 weitere Trokare platziert, über die nun die Instrumente eingeführt werden.
Die Leber wird mittels eines Taststabes angehoben, die Gallenblase ist nun klar zu erkennen. Es werden nun der D. cysticus und die A. cystica freipräpariert und mittels Metall-Clips unterbunden. Anschließend werden sie durchtrennt und die Gallenblase mittels eines Elektrokauters aus dem Leberbett gelöst.
Die Gallenblase wird in einen Plastik-Bergebeutel gesteckt und über den Kamera-Trokar entfernt. Das Gallenblasenbett wird nochmals auf Bluttrockenheit kontrolliert. Nach ausgiebiger Blutstillung werden die Trokare aus der Bauchdecke entfernt. Im Bereich des Kamera-Trokars wird die Faszie der Rektummuskulatur vernäht. Anschließend Hautnaht.
In der aufgeschnittenen Gallenblase finden sich 9 größere Konkremente.

Worauf sollten Sie im weiteren Verlauf achten?

Postoperativ sollte nochmals eine Hb-Kontrolle veranlasst werden, am 2. Tag sollte ein Verbandswechsel erfolgen. Am ersten postoperativen Tag kann man mit einem Kostaufbau mit Tee/Suppe/Zwieback und leichter Kost beginnen. Ansonsten sollte eine Laborkontrolle nur bei Verschlechterung des Zustands der Patientin erfolgen. Aufgrund der erheblichen Körperfülle der Patientin und der damit verbundenen Gefahr, eine Thrombose mit ggf. embolischem Geschehen zu bekommen, sollte die Patientin Antithrombosestrümpfe tragen und ein niedermolekulares Heparin s.c. (z.B. Clivarin® 0,25 ml s.c.) als Thromboseprophylaxe erhalten.

Verlauf

Die Patientin klagt nach der OP über Übelkeit und muss einmal erbrechen, der Bauch ist aber weich und der Hb-Wert ist stabil. Am ersten postoperativen Tag wird mit dem Kostaufbau begonnen. Diesen verträgt Frau Huber sehr gut. Sie kann am 3. postoperativen Tag mit regelrechter Wundheilung nach Hause entlassen werden.

Worauf sollten Sie die Patientin unbedingt noch hinweisen?

Die Patientin sollte in der Anfangszeit vorsichtig mit zu fetten Speisen sein, da die Verdauung von solchen Speisen noch gestört sein kann. Außerdem sollte sie vorsichtig auf eine Gewichtsreduktion angesprochen werden.

Was empfehlen Sie dem weiterbehandelnden Arzt?

Entfernung des Nahtmaterials am 10. postoperativen Tag.

Quintessenz Das Vorliegen von Konkrementen in der Gallenblase (Cholezystolithiasis) und/oder dem Gallengang (Choledocholithiasis) ist eine typische Erkrankung der reichen Industriestaaten. Die prädisponierenden Faktoren werden als die „5F" bezeichnet. Damit sind „fat" (Adipositas), „fourty" (um die 40 Lebensjahre), „female" (weibliches Geschlecht), „fertile" (kinderreich) und „fair" (blonder Hauttyp) gemeint.

Klinisch fallen Patienten in etwa ⅔ der Fälle durch kolikartige Schmerzen im Bereich des rechten Oberbauches auf. Zudem klagen die Patienten über Völlegefühl, Übelkeit und gelegentlich über eine Gelbfärbung der Haut (Ikterus) mit Juckreiz.

Die Diagnostik erfolgt mittels Sonographie, bei Verdacht auf einen Gallengangsstein mit Ikterus kann zusätzlich eine ERCP erfolgen. Außerdem sollte begleitend immer eine ÖGD (Ösophagogastroduodenoskopie) durchgeführt werden, um eine Gastritis auszuschließen.

Die Therapie besteht bei einem Gallensteinleiden in der Entfernung der Gallenblase (CHE). Diese wird in der heutigen Zeit laparoskopisch durchgeführt. Nach etwa 3–5 Tagen können die Patienten die Klinik dann wieder verlassen.

Fall 27

Ein Hausarzt kündigt Ihnen den 55-jährigen Herrn Haller an. Bei einer Routine-Sonographie-untersuchung des Abdomens fand der Kollege einen unklaren tumorverdächtigen Herd im Bereich der Leber.

Anamnese

Herr Haller stellt sich Ihnen 2 Stunden später in der Ambulanz vor. Der leicht verwahrlost wirkende Patient berichtet, seine Frau habe ihn zum Arztbesuch gedrängt. Er erklärt sehr missmutig, dass er selbst keine Beschwerden habe, aber seiner Frau sei aufgefallen, dass in den letzten Wochen sein Appetit nachgelassen habe. Er fühle sich zwar etwas abgeschlagen, aber das führe er auf den Gewichtsverlust von 8 kg in 3 Monaten zurück. Bei genauerer Befragung gibt der Patient noch ein Druckgefühl im rechten Oberbauch an.
Zu Vorerkrankungen macht Herr Haller keine Angaben. Sie haben den Eindruck, dass er sich nicht richtig auf das Gespräch mit Ihnen konzentrieren kann. Da seine Frau mitgekommen ist, befragen Sie seine Frau nach weiteren Symptomen. Diese bestätigt, dass Herr Haller an Gewicht abgenommen hat, zudem klagt er zu Hause häufig über Übelkeit und Druckgefühl im Bereich des rechten Oberbauchs. Er hatte in den letzten Wochen abends sogar häufig Fieber.
Zu Vorerkrankungen befragt, erzählt Ihnen Frau Haller, ihr Mann ginge nie zum Arzt. Seit 4 Jahren ist der Betriebsschlosser arbeitslos, da er seit Jahren sehr exzessiv trinke. Im Moment mit einer Flasche Korn und Bier sogar etwas mehr als früher. Zudem klagt sie über die zunehmende Verwirrtheit und die Stimmungsschwankungen ihres Mannes.

Aufnahmebefund

Reduzierter AZ bei adipösem EZ, Größe 1,72 m, KG 97 kg. Die Haut wirkt gelblich, die Schleimhäute trocken. Gelbliche Skleren.
HF 87/min; RR 175/100 mmHg. Die Lunge ist beidseits belüftet, rechts gedämpftes Atemgeräusch in den unteren Lungenabschnitten.
Adipöse weiche Bauchdecken, DS ohne Abwehrspannung im rechten Oberbauch. Tastbarer derber Leberrand bei tiefer Palpation. Darmgeräusche regelrecht.
Als Nebenbefund zeigt sich Tremor. Im Gespräch fällt Ihnen eine Verlangsamung des Denkens auf.
Der einweisende Kollege hat dem Patienten ein Begleitschreiben mitgegeben. Darauf steht: „Bekannter Alkoholabusus, beginnende Enzephalopathie, Ikterus. In der Sonographie Leberzirrhose, unklare Raumforderung. Bitte Abklärung."

An welche Differentialdiagnosen denken Sie?

Nach der Anamnese und der körperlichen Untersuchung kommen die Differentialdiagnosen bei unklaren Lebertumoren in Betracht. Man unterscheidet zwischen benignen und malignen Tumoren.

Benigne Tumoren
- **Hämangiom:** Hierbei handelt es sich um eine gutartige Gefäßneubildung im Bereich der Leber. Sie liegt meist subkapsulär und ist der häufigste Zufallsbefund bei einer CT im Bereich der Leber. Sie bedürfen in der Regel keiner Therapie.
- **FNH (fokale noduläre Hyperplasie):** Die FNH ist ein sonographisch echoarmer Tumor, der hauptsächlich bei Frauen auftritt. Die Ätiologie ist letztlich unklar, es wird jedoch ein Zusammenhang mit der Einnahme von östrogenhaltigen Kontrazeptiva vermutet. Dieser Befund ist harmlos und bedarf, außer dem Absetzen der Kontrazeptiva, keiner chirurgischen Therapie.

- **Leberzelladenom:** Das Leberzelladenom ist eine benigne Raumforderung, die von den Hepatozyten ausgeht. Auch beim Adenom der Leber wird ein Zusammenhang mit der Einnahme von oralen Kontrazeptiva diskutiert. Während das Hämangiom und die FNH i.d.R. nicht maligne entarten, besteht beim Adenom diese Gefahr. Deshalb sollte immer eine Resektion mit anschließender histopathologischer Untersuchung erfolgen.

Maligne Tumoren
- **HCC (hepatozelluläres CA):** Das HCC stellt eine maligne Entartung der Hepatozyten dar. Es wächst solitär und infiltrierend.
- **CCC (cholangiozelluläres CA):** Das CCC ist ein vom Epithel des Gallengangssystems ausgehendes Malignom. Es ist wesentlich seltener als das HCC.
- **Lebermetastasen:** Ausgehend von einem anderen Primärherd kann es zu einer Metastasierung in die Leber kommen (☞ Fall 13).

Was unternehmen Sie sofort?

Herr Haller muss unbedingt stationär aufgenommen werden, damit die zur weiteren Abklärung notwendigen Untersuchungen durchgeführt werden können.

Welche Untersuchungen veranlassen Sie?

- **Laborchemische Untersuchungen:** Dazu bestimmen Sie folgende Laborparameter: BB, Elektrolyte, Kreatinin, Harnstoff, GOT, GPT, GGT, LDH (Laktatdehydrogenase), Bilirubin, Albumin und die Parameter der Gerinnung.
- **Sonographie des Abdomens:** Bestätigung des Befundes
- **Röntgen-Thorax:** Abklärung des abgeschwächten Atemgeräuschs rechts.

Ergebnisse
Laborchemische Untersuchungen: Folgende Parameter sind pathologisch:
Hb 10,2 g/dl; Leukozyten 13,6 × 10³; Kreatinin 1,43 mg/dl; Harnstoff 52 mg/dl; GOT 487 U/l; GPT 433 U/l; GGT 234 U/l; Albumin 3,6 g/dl; Bilirubin 2,6 mg/dl; Gerinnung, Quick 67 %.
Röntgen-Thorax: Im Röntgen-Thorax findet sich eine leichte Linksvergrößerung des Herzens. Zudem findet sich im rechten Unterlappenbereich ein Pleuraerguss. Kein Hinweis auf Stauung. Im Bereich des linken Unterfelds finden sich metastasenverdächtige Areale.
Sonographie: Im Bereich des rechten Leberlappens zeigt sich ein großer Tumor (Durchmesser ca. 5 cm). Etwas Aszites. Zudem findet sich eine kleinknotige Leberzirrhose.

Wie interpretieren Sie die Ergebnisse der Untersuchungen?

Der Patient ist an einer Leberzirrhose erkrankt, wahrscheinlich aufgrund von chronischem Alkoholabusus. Es finden sich deutliche Veränderungen der Laborwerte, insbesondere im Bereich des Leberstoffwechsels. Im Bereich der Leber zeigt sich ein malignomverdächtiger Tumor (B-Symptomatik!). Die Areale im Bereich der Lunge sind verdächtig auf Metastasen.

Welches Stadium der Leberzirrhose liegt bei Herrn Haller nach der Einteilung nach Child-Pugh vor?

Die Einteilung finden Sie in Tabelle 12, Seite 390.
Bewertung: Stadium A: 5–7 Punkte; B: 8–10 Punkte; C: 11–15 Punkte.
Bei Herrn Haller liegt das Stadium B vor.

Welche weiterführenden Untersuchungen veranlassen Sie?

- **Laborchemische Untersuchungen:** Bestimmt werden sollten die Tumormarker, die bei einem HCC erhöht sind. Dabei handelt es sich im Wesentlichen um das AFP (alpha-Fetoprotein) und die CEA (karzino-embryonales Antigen).
- **CT-Abdomen:** Mit einer CT-Abdomen kann über Kontrastmittelgabe die genaue Ausdehnung des Tumors bestimmt werden (☞ Abb. 27.1). Zudem kann die CT weitere Aussagen über die Genese des Tumors geben (z.B. Ausschluss weiterer Tumoren). Im Rahmen der CT-Untersuchung sollte außerdem eine Feinnadelbiopsie durchgeführt werden.

Die Indikation der Feinnadelbiopsie ist wegen der Gefahr von Implantationsmetastasen sehr genau zu erwägen.

- **CT-Thorax**: Abklärung der Rundherde im Bereich des Lunge.

Ergebnis
Laborchemische Untersuchungen: Das AFP ist um das 10fache erhöht (Normalwert bis 8,5 U/l). Das CEA ist ebenfalls um das Doppelte erhöht (Normwert bis 5 µg/l).

Was erkennen Sie auf der CT-Abdomen?

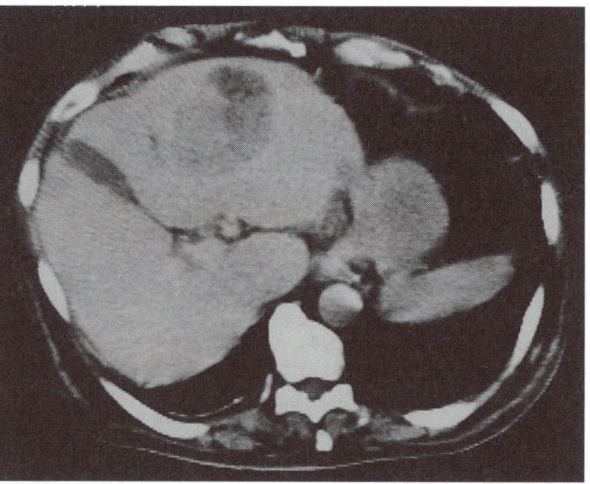

Abb. 27.1: [1].

Es zeigt sich ein großer Tumor in den lateralen Lebersegmenten II und III (☞ Fall 13, Abb. 13.2). Zusätzlich ist eine zirrhotisch veränderte Leber zu erkennen.

Ergebnis
CT-Thorax: Es zeigt sich im Bereich des rechten und linken Unterfelds etwas Pleuraerguss. Zudem finden sich im Bereich der gesamten Lungen kleinere Metastasen, wahrscheinlich eines HCC.
Histopathologischer Befund: Es handelt sich um ein primäres Leberzell-CA (HCC).

Welche Therapie schlagen Sie vor?

Grundsätzlich gibt es auch beim HCC, je nach Befund, die Option der kurativen oder palliativen Therapie. Des Weiteren sind bei einer Therapieentscheidung der AZ des Patienten und der Zustand seiner Leber zu beachten.

Kurative Therapie
Die kurative Therapie wird bei solitären Tumoren ohne Vorliegen von Fernmetastasen durchgeführt. Zusätzlich ist die Funktion der Leber (Beurteilung z.B. mittels Child-Pugh-Klassifikation (☞ Tab. 12, Seite 390) nötig, da sich die Therapie auch nach dem Ausmaß einer evtl. vorhandenen Leberzirrhose richtet.
Man unterscheidet je nach Zirrhosestatus und Tumorgröße und -lage folgende Therapieoptionen:

- Keine Leberzirrhose, resektabler Tumor: Es sollte eine Leberteilresektion mit einem Sicherheitsabstand von mind. 1 cm durchgeführt werden.
- Leberzirrhose, resektabler Tumor: Je nach Ausmaß der Leberzirrhose und der Größe des Tumors sollte eine Leberteilresektion (eine ausreichende Leberfunktion muss postoperativ gewährleistet werden) oder eine Lebertransplantation durchgeführt werden.
- Keine Leberzirrhose, nicht resektabler Tumor: Hier kann eine Lebertransplantation nötig sein.
- Leberzirrhose, nicht resektabler Tumor: In diesem Fall stellt die Lebertransplantation die einzige kurative Therapieoption dar.

Kontraindikationen einer kurativen Therapie sind die Fernmetastasierung, eine Infiltration des Leberhilus insbesondere mit Infiltration der V. portae sowie eine ausgeprägte Leberzirrhose (Child C).

Palliative Therapie
Bei der palliativen Therapie gibt es verschiedene Ansätze, die ein längeres Überleben des Tumorpatienten gewährleisten sollen. Die Wahl des Verfahrens hängt im Wesentlichen von der Lage des Tumors (im Parenchym oder kapselnah) und der Verfügbarkeit der jeweiligen Verfahren ab. Man unterscheidet:

- **TACE (transarterielle Chemoembolisation):** Dabei wird über einen Angiographiekatheter via A. femoralis auf den Leberherd eingegangen (im Prinzip ist das Vorgehen vergleichbar mit einem Herzkatheter, es werden selektiv die zu untersuchenden Gefäße aufgesucht). Nach genauer Festlegung des Einstromgebietes des Tumors wird regional eine hohe Dosis Chemotherapie verabreicht.
- **PEI (perkutane Alkoholinjektion):** Sonographisch oder computertomographisch wird reiner Alkohol in den Tumor injiziert. Dieses Verfahren wird an mehreren Tagen wiederholt. Dadurch wird eine Tumornekrose erzeugt. Dieses Verfahren ist v.a. gut geeignet für abgrenzbare Tumoren bis zu 3 cm Größe und kapselnahe Tumoren.

- **Kryochirurgie:** Dabei werden Tumoren mittels Kälte zerstört.
- **Lasertherapie:** Mittels der Einwirkung von Laserstrahlung werden Tumornekrosen induziert. Auch hier sollte der Tumor kapselnah liegen.
- **Mikowellentherapie:** Dabei werden Sonden perkutan in die Nähe des Tumors gebracht. Anschließend wird durch Applikation von Mikrowellen eine Tumornekrose erzeugt.
- Weitere Ansätze sind die systemische Chemotherapie, die allerdings beim HCC weitgehend ineffektiv ist, andererseits werden hier fortwährend neue Schemata entwickelt, so dass u. U. bald ein effektives systemisches Chemotherapieschema vorliegt.

Bei Herrn Haller steht die Diagnose fest: HCC mit Lungenmetastasen (☞ Fall 18). Wegen der ungünstigen Lage des Tumors zwischen dem rechten und linken Leberlappen und der bereits erfolgten Metastasierung ist der Befund inoperabel.

Quintessenz Von einem HCC sind in Europa im Wesentlichen Männer über 50 Jahre betroffen. Als hauptsächlicher prädisponierender Faktor wird v. a. der zirrhotische Umbau der Leber, bedingt durch Alkoholabusus, Infektion mit Virushepatitis B und C, sowie seltener einer Hämochromatose, genannt. Weitere Faktoren die zu einer malignen Entartung der Hepatozyten führen können sind Einnahme von Medikamenten, z. B. Anabolika, und bestimmte Chemikalien wie etwa Arsen.

Das HCC bemerken die Patienten spät wegen Fehlens von Symptomen. Sie stellen sich häufig mit uncharakteristischen Bauchschmerzen und Ikterus beim Arzt vor. Weitere Symptome sind Aszites und B-Symptomatik (Appetitlosigkeit, Fieber, Nachtschweiß, Abgeschlagenheit und Gewichtsverlust). Bei etwa ⅔ der Patienten finden sich bei der Diagnosestellung bereits Metastasen.

Die Diagnosestellung erfolgt neben der Anamnese und der körperlichen Untersuchung v. a. über eine Sonographie des Abdomens. Mit diesem Verfahren können Rundherde im Bereich der Leber gut abgegrenzt werden. Bei unklaren Rundherden im Bereich der Leber sollte eine CT des Abdomens erfolgen, damit kann die genaue Lokalisation des Herds und eine etwaige Metastasierung beurteilt werden. Zur genauen Feststellung der Tumorausdehnung kann eine MRT (Magnetresonanztomographie) des Abdomens durchgeführt werden. Zusätzlich ist eine laborchemische Untersuchung der Tumormarker AFP und CEA durchzuführen.

Bei der Therapie unterscheidet man zwischen kurativer und palliativer Therapie. Eine kurative Therapie besteht entweder in einer Leberteilresektion mit einem Sicherheitsabstand von mindestens 1 cm oder einer Hemihepatektomie. Bei einer ausgeprägten Leberzirrhose kann eine Therapie auch in einer Lebertransplantation bestehen. Die palliative Therapie besteht in einer lokalen Zerstörung von Tumoren (< 5 cm) durch Lokal- oder Kryotherapie, Injektionen von Alkohol oder einer lokalen Applikation von Mikrowellen. Bei größeren Tumoren (> 5 cm) kann eine lokale Chemoembolisation der Gefäße erfolgen, die den Tumor versorgen.

Die Prognose des HCC ist schlecht. Die mittlere Überlebenszeit beträgt etwa ein Jahr.

Fall 28

Anamnese

Abends wird Ihnen der 15 Jahre alte Markus von seinen Eltern vorgestellt. Sie berichten, dass er plötzlich Schmerzen im linken Hoden verspürt habe.

Bei der Vorstellung tut er ihm immer noch sehr weh, jede Bewegung und jede Berührung verursachen ihm starke Schmerzen. Angaben der Eltern zufolge sei er bisher immer gesund gewesen. Infekte seien in letzter Zeit nicht aufgetreten.

Aufnahmebefund

15 Jahre alter Junge in gutem AZ und kräftigem EZ. Abdomen weich, äußeres Genitale unauffällig, beide Hoden im Skrotum. Der linke Hoden scheint im Seitenvergleich vergrößert und ist sehr druckschmerzhaft, der rechte Hoden scheint eher unauffällig, lässt sich jedoch wegen der Schmerzen auch nicht sicher beurteilen.

Welche Verdachtsdiagnosen erwägen Sie?

Der akute Hodenschmerz kann sowohl auf eine echte Hodentorsion als auch auf eine Hydatidentorsion (auch Morgagnische Zyste genannt) oder auf ein entzündliches Geschehen (Epididymitis) hinweisen. Die echte Torsion entsteht durch die Verdrehung des Hodens, die Hydatidentorsion durch die Verdrehung der sog. Morgagnischen Zyste, die ein Hodenanhängsel und Überbleibsel der Müllerschen Gänge ist.

Abzugrenzen wäre noch die eingeklemmte Leistenhernie, welche jedoch fast immer auch eine Schwellung im Leistenkanal aufweist. Auch das akute Trauma mit Einblutung (Hämatom) im Bereich des Hodens kann die Symptomatik eines akuten Skrotums verursachen.

Wodurch kann es zu einer Hodentorsion kommen?

Die Verdrehung des Hodens wird begünstigt durch eine fehlende Verklebung oder Anheftung des Hodens mit den Hodenhüllen. Jede kleine Bewegung (Sport, aber auch Drehen im Bett) kann eine Torsion verursachen, sie tritt meist ohne jede Vorwarnung auf.

Wie beurteilen Sie die Situation?

Die akute Hodentorsion ist ein dringlicher Notfall und kann bei verzögerter Diagnose und Behandlung zum ischämischen Verlust des Hodens führen. Es gilt also, schnellstmöglich die Diagnose entweder zu sichern oder auszuschließen, oder bei unsicherer Diagnose therapeutische Maßnahmen einzuleiten, die der Rettung und dem Erhalt des betroffenen Hodens dienen.

Die Hodentorsion ist ein dringlicher Notfall. Wenn sie nicht innerhalb von 6 Stunden behoben wird, droht eine hämorrhagische Infarzierung mit irreparabler Schädigung des Hodens.

Durch welche klinische Untersuchung kann die Diagnose gesichert werden?

Am wichtigsten ist die klinische Untersuchung. Als untersuchungstechnischer Hinweis zur differentialdiagnostischen Unterscheidung zwischen einem entzündlichen Geschehen und einer akuten Hodentorsion gilt das sog. Prehnsche Zeichen: Das Anheben des Hodens führt bei entzündlichen Erkrankungen meist zur Schmerzabnahme (weniger Zug am entzündeten Bereich), bei der Hodentorsion kommt es eher zur Schmerzzunahme (zunehmende Abknickung des Samenstrangs).

Das Anheben des Hodens (Prehnsches Zeichen), verursacht bei Hodentorsion Zunahme der Schmerzen, bei entzündlichen Erkrankungen eher Schmerzabnahme.

Verlauf

Sie versuchen vorsichtig bei Markus den linken Hoden anzuheben. Markus gibt dabei Schmerzen an und verlangt den Abbruch der weiteren Untersuchung des Hodens.

Welche Untersuchungen veranlassen Sie, um die Diagnose zu sichern?

Die wichtigste und meist auch einzige sinnvolle Untersuchung ist die farbkodierte Duplex-Sonographie des Hodens, wenn sie trotz der lokalen Schmerzen durchführbar ist. Andere Untersuchungen (wie z.B. Hodenszintigraphie) sind zwar ebenfalls aussagekräftig im Hinblick auf die Durchblutung des Hodens, ihre Durchführung vergeudet jedoch meist unnötig viel Zeit, so dass ihnen keine Relevanz im klinischen Alltag zukommt. Mit der Duplex-Sonographie, wenn sie unmittelbar zur Verfügung steht, kann eine Perfusion des Hodenparenchyms nachgewiesen werden. Dabei können auch selektiv die Testikulargefäße dargestellt und deren Blutfluss nachgewiesen bzw. bei einer Torsion die fehlende Durchblutung erkannt werden. Entzündliche Erkrankungen führen eher zu einer Hyperperfusion des Hodengewebes.
Eine Laborabnahme kann erhöhte Entzündungsparameter bestätigen, jedoch sind diese differentialdiagnostisch nicht sicher zu verwerten. Auch die Hodentorsion kann bei längerem Verlauf zur Leukozytose und zum CRP-Anstieg führen.

Die Duplex-Sonographie ist die aussagekräftigste apparative Untersuchungsmethode, wenn der Verdacht auf eine Hodentorsion besteht.

Ergebnis
Duplex-Sonographie: Es zeigt sich im Seitenvergleich eine deutlich reduzierte Perfusion des Hodenparenchyms links, die linksseitigen Testikulargefäße lassen sich nicht bis zum Hoden sicher darstellen.

Welche Therapie schlagen Sie vor?

 Schon der Verdacht einer Hodentorsion verlangt die operative Freilegung möglichst ohne zeitliche Verzögerung. Die Hodentorsion bedeutet eine akute Ischämie des Hodens, welche nach wenigen Stunden zum Verlust des Hodens führt. Markus und seinen Eltern muss erklärt werden, dass dringender Verdacht einer Hodentorsion besteht und warum ohne weitere Verzögerung die operative Freilegung des Hodens erfolgen sollte.

 Der klinische Verdacht einer Hodentorsion erfordert die dringliche operative Revision.

Verlauf

Markus wird 2 Stunden nach stationärer Aufnahme in den OP gefahren. Über einen inguinalen Zugang (auch ein skrotaler Zugang ist möglich) wird der linke Hoden freigelegt. Es bestätigt sich eine Hodentorsion mit Ischämie des Hodens. Nach Detorquierung des Hodens erfolgt die Orchidopexie, d. h. die Fixierung des Hodens mit mindestens 2 Nähten im Skrotum. Da die Anlage zur Hodentorsion, die fehlende oder gering ausgebildete Anheftung des Hodens, meist beidseitig besteht, erfolgt in der gleichen Narkose auch die Orchidopexie des rechten Hodens über einen skrotalen Zugang. Markus erholt sich gut und wird 2 Tage später entlassen. Die Hautfäden sind resorbierbar und brauchen nicht entfernt zu werden.

| Quintessenz | Eine Hodentorsion ist eine Drehung des Hodens um den Gefäßstiel, also um die Längsachse, mit Torquierung der Gefäße. Es kommt zur Behinderung des venösen Abstroms und nachfolgend zu einer verminderten arteriellen Versorgung, im weiteren Verlauf zur hämorrhagischen Infarzierung des Hodens. Ursächlich für die Torsion ist eine unterbliebene Verklebung oder Anheftung des Hodens mit den Hodenhüllen. Auch der Leistenhoden stellt ein erhöhtes Risiko für eine Torsion dar. Vor allem im Säuglingsalter und in der Pubertät treten Torsionen auf. Gerade in der Pubertät setzen Schmerzen plötzlich ohne jede Prodromi ein. Im Säuglingsalter ist die Diagnosestellung häufig sehr schwierig, im Zweifelsfall sollte immer die operative Freilegung erfolgen. |

Die farbkodierte Doppler-Sonographie stellt neben der klinischen Untersuchung eine wichtige Untersuchung zur Darstellung der Hodendurchblutung dar. Bei Verdacht einer Torsion, aber auch im Zweifelsfall, muss die umgehende operative Freilegung erfolgen, bei bestätigter Hodentorsion erfolgen die Detorquierung und die Orchidopexie im Skrotum. Auch der kontralaterale Hoden sollte in diesem Fall im Skrotum fixiert werden, da die Anlage zur erhöhten Mobilität des Hodens beidseitig ausgeprägt ist. Es ist zwar möglich, in Einzelfällen sehr vorsichtig den Hoden manuell konservativ zu detorquieren (Drehung des Hodens um die Längsachse zum gleichseitigen Oberschenkel hin), jedoch bleibt dies Einzelfällen vorbehalten. Jeder Zeitverlust in der Therapie der Hodentorsion kann zum Verlust des betroffenen Hodens führen.

Fall 29

Anamnese

Ihnen wird der 40-jährige Herr Preisser in der Ambulanz vorgestellt. Wegen Atemnot hatte er sich dem Hausarzt vorgestellt, der ihn nun unter der Verdachtsdiagnose eines Pneumothorax einweist.

Die weitere Befragung des Patienten ergibt, dass er vor genau einer Woche als Fahrradfahrer mit einem Auto kollidiert ist und dabei (nach eigenen Worten) durch die Luft geschleudert und auf die Windschutzscheibe geprallt sei. Er sei nur kurz bewusstlos gewesen, könne sich aber ansonsten an den ganzen Unfallhergang erinnern. Er habe Schmerzen in der linken Seite verspürt sowie eine leichte Atemnot. Mit dem Rettungswagen sei er in eine Klinik eingeliefert worden, wo seine Lunge geröntgt worden war. Es sei ein Bruch der Rippen festgestellt worden und so war ihm Schonung empfohlen worden. Er habe Tropfen gegen Schmerzen bekommen, die jedoch nicht richtig geholfen hätten. In der Nacht war er beim Gang zur Toilette umgefallen. Bei einer Röntgenkontrolle sei eine kleine Lungenablösung festgestellt worden. Weil nichts mehr passiert sei, habe er 3 Tage später dann das Krankenhaus verlassen.

Zuhause habe er des Öfteren, vor allem bei Belastung, Schwindel und beim Gehen Atemnot verspürt, weshalb er seinen Hausarzt aufgesucht habe. Schmerzen habe er jedoch keine. Wesentliche Vorerkrankungen bestehen ebenfalls keine.

Den Entlassungsbrief der anderen Klinik hat Herr Preisser dem Hausarzt ausgehändigt.

Aufnahmebefund

40-jähriger Patient in altersentsprechendem AZ, Zeichen der Lippenzyanose, leichte Tachypnoe. Auskultatorisch über dem Thorax Atemgeräusch links nahezu aufgehoben und deutlich abgeschwächt, rechts vesikuläres Atemgeräusch. Perkussion links basal gedämpft, apikal links dumpfer Perkussionsschall, rechts regelrechter Perkussionsschall.

Was vermuten Sie?

Anamnestisch handelt es sich um ein Thoraxtrauma, schon zuvor war bei Rippenfrakturen ein Pneumothorax aufgetreten. Der nun erhobene Befund mit abgeschwächtem Atemgeräusch und gedämpfter Perkussion spricht für einen Pleuraerguss möglicherweise erneut mit begleitendem Pneumo- oder Serothorax.

Welche Untersuchung veranlassen Sie?

Eine Röntgen-Übersichtsaufnahme des Thorax bzw. der Lungen ist nach der klinischen Untersuchung die schnellste diagnostische Maßnahme.

Ergebnis
Röntgen Thorax: Pleuraerguss mit Pneumothorax links bei Rippenfrakturen.

Was ist ein Pneumothorax?

Als Pneumothorax wird das Eindringen von Luft in den Pleuraspalt bezeichnet. Die Lunge folgt beim Atmen passiv den Bewegungen des Thorax und des Zwerchfells, da im Pleuraspalt ein Unterdruck herrscht, der die Expansion der Lunge aufrechterhält. Dringt nun Luft (oder auch Flüssigkeit) in den Pleuraspalt ein, so kollabiert die Lunge auf der betroffenen Seite. Klinisch fällt dies durch Atemnot und mangelnde Belastbarkeit, auch durch thorakale Schmerzen und Hustenreiz auf. Ursächlich können Rippenfrakturen mit Durchspießung oder Verletzung der Lunge sein. Spontan kann ebenfalls ein Pneumothorax auftreten, meist liegt eine Bulla (Blase) der Lunge vor, welche spontan rupturiert und so den Lufteintritt in den Pleuraspalt ermöglicht.

Welche anderen Verletzungen können bei einem Thoraxtrauma auftreten?

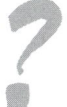

Beim Thoraxtrauma können in Abhängigkeit von Art und Schwere des Traumas alle intrathorakalen Organe verletzt werden. Neben der Prellung des Herzens (Contusio cordis) kann auch die Lungenprellung zu Schmerzen und Atemnot führen. Gefürchtet sind vor allem die Gefäß- und Bronchusabrisse sowie Aortenverletzungen (Einriss oder Dissektion), welche zu akutem Kreislaufkollaps und Atemnot führen können. Wichtig ist es vor allem, den Spannungspneumothorax rechtzeitig zu erkennen. Zur raschen und zielgerichteten Diagnostik sehen Sie bitte den Algorithmus unter Abbildung 29.1.

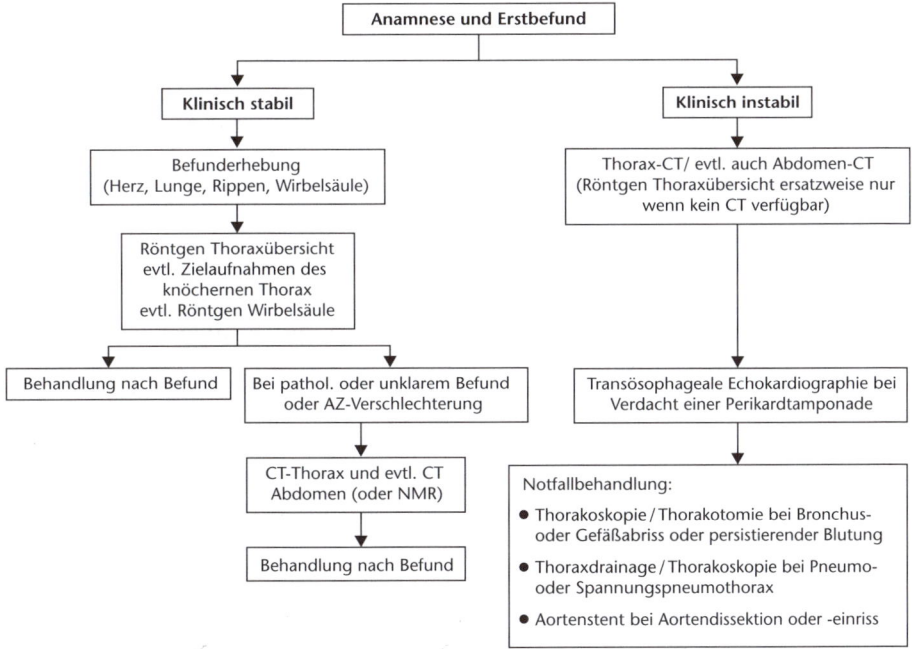

Abb. 29.1: Diagnostischer Algorithmus beim Thoraxtrauma.

Ein Thoraxtrauma kann rasch zu lebensbedrohlichen Zuständen führen, die schnelle zielgerichtete Diagnostik muss umgehend erfolgen.

Was ist ein Spannungspneumothorax?

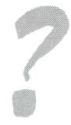 Beim Spannungspneumothorax tritt durch einen Ventilmechanismus der verletzten Pleura mit jedem Atemzug zunehmend Luft in den Pleuraspalt ein, ohne zu entweichen. Mit dem zunehmend positiven Druck kommt es zur Verlagerung des Mediastinums (einschließlich Herz) zur Gegenseite mit Kompression der ansonsten funktionierenden anderen Lunge. Dadurch kommt es zu Ateminsuffizienz durch abnehmende Lungenkapazität und Kreislaufdepression (durch verminderten venösen Rückstrom zum Herzen). Dieses Krankheitsbild bedarf der sofortigen Intervention und Entlastung des Überdrucks im Pleuraspalt, im Notfall durch einfache Punktion auch ohne weitere Diagnostik.

 Schon bei dem Verdacht auf einen Spannungspneumothorax ist eine umgehende Pleurapunktion oder Thoraxdrainage erforderlich.

Welche Behandlung empfehlen Sie?

 Es gilt, die Luft im Pleuraspalt zu entfernen, ggf. auch Blut oder andere Flüssigkeiten. Ein Pneumothorax wird daher mittels Drainage entlastet, wobei der Drainageschlauch nach dem Prinzip des Wasserschlosses abgeleitet wird, um zwar den Austritt der Luft bei den Atemzügen, und vor allem beim Husten, zu ermöglichen, jedoch den Wiedereintritt der Luft gerade bei der Inspiration zu verhindern.

Wie kann man eine Thoraxdrainage anlegen?

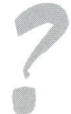 Zur Anlage einer Thoraxdrainage erfolgt in Höhe der 6. oder 7. Rippe, z. B. in Medioklavikularlinie in Lokalanästhesie eine kurze Inzision, das stumpfe Spreizen des Subkutangewebes und anschließend der Interkostalmuskulatur am Oberrand der darüber liegenden Rippe. Wichtig ist dieser sog. kulissenförmige Zugang, um beim späteren Entfernen der Drainage einen raschen Verschluss des Kanals zu erreichen und ein erneutes Eindringen von Luft zu verhindern. Nach Eröffnen der Pleura (digitale Kontrolle mit dem Finger!) wird die Drainage durch den stumpf präparierten Kanal in den Pleuraspalt eingeführt und anschließend an der Haut fixiert. Alle Drainageöffnungen müssen sicher innerhalb des Pleuraspalts sein, da es sonst leicht zu einem Hautemphysem kommen kann. Nach Zug der Drainage wird die Hautinzision meist mit den vorgelegten Fäden verschlossen.

Verlauf

Es erfolgt nach Aufklärung des Patienten die Anlage einer Thoraxdrainage, in Medioklavikularlinie links, in lokaler Anästhesie und Sedierung. Ein Sog von 15 cm Wassersäule wird angelegt, die Lunge entfaltet sich klinisch und radiologisch. Nach 3 Tagen wird der Sog aufgehoben, nach einem weiteren Tag die Drainage entfernt. Die radiologische Kontrolle 2 Tage später bestätigt eine weiterhin entfaltete linke Lunge und Herr Preisser wird entlassen. Dem weiterbehandelnden Hausarzt wird empfohlen, die Verordnung von Analgetika wegen der Rippenfrakturen sowie die klinischen Kontrollen fortzuführen.

Nach einer Woche wird Ihnen Herr Preisser von seinem Hausarzt erneut vorgestellt. Auf der mitgebrachten Überweisung steht: „Hämatothorax links, subphrenisches Hämatom links."

Was veranlassen Sie?

Es gilt der Grundsatz: Vor jeder Diagnostik – Anamnese und klinische Untersuchung!

Herr Preisser berichtet über rückläufige Beschwerden im linken Brustkorb beim Atmen. Auskultatorisch finden Sie links ein abgeschwächtes Atemgeräusch, basal perkutorisch eine Dämpfung. Der abdominelle Befund ist unauffällig.

Im Anschluss an die körperliche Untersuchung veranlassen Sie eine CT-Untersuchung von Thorax und Abdomen (☞ Abb. 29.2 a, b)

Was erkennen Sie auf den CT- Bildern?

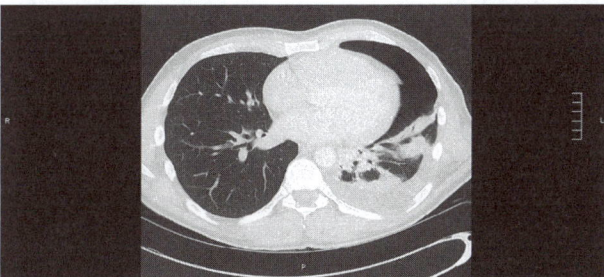

Abb. 29.2 a

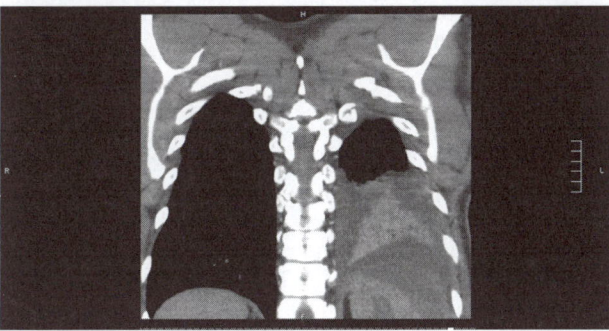

Abb. 29.2 b

Linksseitig sind ein Hämatopneumothorax sowie ein subphrenisches Hämatom zu erkennen, vermutlich nach Milzverletzung im Rahmen des Unfalls mit Rippenfrakturen.

Was empfehlen Sie dem Patienten?

Sie schlagen Herrn Preisser die erneute Anlage einer Thoraxdrainage (s.o.) vor, um den Hämatopneumothorax zu entlasten. Die alte Milzverletzung wird mit dem Patienten besprochen und Sie weisen ihn darauf hin, dass diese konservativ behandelt wird bzw. schon weitgehend verheilt ist.

Verlauf

Es erfolgt nach Aufklärung des Patienten die erneute Anlage einer Thoraxdrainage links, jedoch lässt sich das organisierte Hämatom nicht entlasten, auch entfaltet sich die Lunge nicht vollständig.

Wie gehen Sie in dieser Situation vor?

Da mehrere Tage seit dem Unfall und der letzten Drainage vergangen sind, ist offensichtlich das Hämatom organisiert. Dies kann zu einer Verschwartung der Pleura führen, welche die Atemexkursionen behindern kann. Bei unvollständig entfalteter Lunge ist die Gefahr einer Pneumonie erhöht, außerdem ist die Belastbarkeit durch Verringerung der Lungenkapazität vermindert.

Sie empfehlen Herrn Preisser daher die operative Entfernung des Hämatoms und möglicher Pleuraverschwartungen und schlagen vor, diesen Eingriff minimal-invasiv, also thorakoskopisch, durchzuführen. Herr Preisser willigt ein.

Beim Hämatothorax gilt es, die Verschwartung zu verhindern. Reicht eine Thoraxdrainage zur Entlastung nicht aus, so ist die Indikation zur Thorakoskopie zu stellen.

Verlauf

Es erfolgt wie besprochen die Thorakoskopie, die Ausräumung des Hämatoms und die thorakoskopische Pleurolyse mit anschließender Spülung der Pleurahöhle und Einlage einer Thoraxdrainage.

Nach 4 Tagen wird die Drainage entfernt, die klinischen und radiologischen Kontrollen zeigen eine Entfaltung der linken Lunge. Herr Preisser wird entlassen. Sein Hausarzt wird gebeten, sowohl den Thorax (d.h. die linke Lunge) als auch die Milzloge links subphrenisch-klinisch und sonographisch bis zum Abschluss der Heilung zu kontrollieren.

Quintessenz Ein Thoraxtrauma kann in erster Linie zu Rippenfrakturen führen. Neben atemabhängigen Schmerzen können dadurch Verletzungen der Lungen mit Ausbildung eines Pneumothorax (Hämatothorax) und des Herzens (Contusio cordis) auftreten. Weiter können auch Leber und Milz verletzt sein, weshalb beim Thoraxtrauma auch eine primäre Diagnostik der Oberbauchorgane (Sonographie) erfolgen sollte. Wichtig ist es, einen drohenden Spannungspneumothorax mit Atemnot und Kreislaufdepression rechtzeitig zu vermuten und dann rasch zu entlasten. Eine ähnliche Symptomatik können auch Bronchusabrisse auslösen. Akute traumatische Gefäßabrisse und Dissektionen führen zu Volumenmangel- bzw. Blutungsschock. Bei Symptomatik eines Volumenmangel- oder Blutungsschocks zeigt sich dann radiologisch der rasch zunehmende Hämatothorax oder die Mediastinalverbreiterung. In diesen Fällen sind die Diagnostik (CT, NMR) und ggf. die notfallmäßige Thorakotomie dringlich angezeigt.

Fall 30

Anamnese

Mit einem Rettungswagen wird der 73-jährige Herr Petersen in die Nothilfe gebracht. Er war bei Renovierungsarbeiten von einer Leiter gestürzt und ca. 3 m tief gefallen. Dabei schlug er mit dem Rücken auf einer Betonplatte auf. Laut Rettungssanitäter blieb der Puls während des Transports immer stabil bei ca. 100/min und der RR bei ca. 110/65 mmHg.

Im Moment gibt Herr Petersen Schmerzen im Bereich des rechten Rippenbogens an, beim Atmen spürt er Stechen im Bereich des gesamten Brustkorbs. Zudem gibt der Patient Schmerzen im Bereich des Unterbauchs und der LWS an. Die rechte Schulter bereitet ihm bei Bewegung Schmerzen. Insgesamt fühlt sich Herr Petersen sehr schlecht.

Herr Petersen leidet an Bluthochdruck, Hyperlipidämie und Prostatahypertrophie. Vor 3 Jahren ist er wegen eines Kolon-CA rechts hemikolektomiert worden (TNM: T2 N0 M0). Bei der letzten Koloskopie vor 3 Wochen wurde kein pathologischer Befund erhoben. An Medikamenten nimmt Herr Petersen Concor 5® 1-0-0, Simvastatin 20 1-0-0, ASS 100 0-1-0, Prostagutt® ½-0-0 und gelegentlich wegen Rückenschmerzen Voltaren disp.®.

Aufnahmebefund

Bei der körperlichen Untersuchung von Herrn Petersen finden Sie einen blassen Patienten mit Tachypnoe (AF 26/min) liegend vor. HF beträgt 120/min und der RR liegt bei 80/40 mmHg. Keine pathologischen Herzgeräusche. Etwas abgeschwächtes Atemgeräusch rechts. Das Abdomen ist weich mit DS im rechten und linken Unterbauch, die Darmgeräusche sind leise, aber in allen Quadranten auskultierbar.

Im Bereich des Kopfs keine erkennbaren Verletzungen, aber deutliche Schmerzen im Bereich der unteren HWS, v.a. bei Rotationsbewegungen der HWS. Im Thoraxbereich beidseits des knöchernen Brustkorbs Angabe starker Schmerzen, bei der Palpation wirkt der Thorax instabil. Die rechte Schulter weist eine eingeschränkte Beweglichkeit, v.a. bei Abduktion, auf. Druck- und Klopfschmerzen im Bereich der unteren BWS und der gesamten LWS. Das knöcherne Becken ist instabil und aufklappbar. Im Bereich der unteren Extremität sind außer Abschürfungen keine Verletzungen erkennbar.

Die peripheren Pulse im Bereich der oberen und unteren Extremität sind schwach tastbar. Herr Petersen ist ansprechbar, 3fach orientiert bei einem GCS (Glasgow Coma Scale) von 14 (☞ Tab. 1). Die Pupillen sind beidseits isocor und lichtreagibel. Peripher sind keine neurologischen Defizite zu erkennen. Sensibilität und Motorik der oberen und unteren Extremität sind voll erhalten, die peripheren Reflexe seitengleich auslösbar.

An welche möglichen Diagnosen denken Sie?

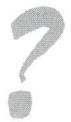

Herr Petersen weist eine Vielzahl von Verletzungen auf. Unter anderem scheint eine Verletzung des knöchernen Thorax und des Beckens vorzuliegen. Der hohe Puls sowie der niedrige RR lassen auf einen Schock und evtl. eine Blutung schließen.

Im Fall von Herrn Petersen sollte, auch im Hinblick auf den Unfallmechanismus, an ein Polytrauma gedacht werden.

Was verstehen Sie unter einem Polytrauma?

Als Polytrauma bezeichnet man eine gleichzeitige Verletzung von mindestens 2 Organsystemen oder Körperregionen. Dabei muss mindestens eine Verletzung oder die Kombination aller Verletzungen lebensbedrohlich sein. Eine mögliche Einteilung ist die nach Schweiberer (☞ Tab. 13, Seite 390).

Was unternehmen Sie sofort?

Herr Petersen erhält sofort mindestens 2 großlumige Zugänge, zusätzlich wird ein Anästhesist dazugebeten, um Herrn Petersen bei Bedarf sofort intubieren zu können. Weiters werden ein EKG sowie eine Pulsoxymetrie angebracht und die radiologische Abteilung vorverständigt, dass ein Polytrauma eintrifft und ein Raum freigemacht werden sollte. Über die Zugänge wird zum einen Blut für laborchemische Untersuchungen abgenommen, zum anderen werden 1000 ml RL und 500 ml HAES verabreicht.

Welche diagnostischen Schritte unternehmen Sie?

Neben den laborchemischen Untersuchungen müssen Röntgenuntersuchungen durchgeführt werden (☞ Abb. 30.1 und 30.2). Angesichts des Traumas und des Unfallmechanismus sowie der Klinik sind folgende Röntgenuntersuchungen erforderlich: Röntgen-Thorax, Rippenthorax rechts, HWS, BWS, LWS und Becken. Außerdem kann eine Aufnahme des Abdomens in 2 Ebenen erfolgen, um so freie Luft auszuschließen. Besser als die Abdomen-Leeraufnahme ist jedoch die Sonographie des Abdomens. Unter Sauerstoffgabe und Monitoring wird der Patient zum Röntgen gebracht. Außerdem werden Blutgaswerte, Blutgruppe und Erythrozyten bestimmt.

Die Sonographie des Abdomens ist bei Verdacht auf ein Polytrauma unerlässlich. Es handelt sich um eine schnellverfügbare und einfach durchzuführende Untersuchung mit großer Aussagekraft.

Ergebnisse
Laborchemische Untersuchungen: Es fallen folgende pathologische Werte auf: Hb 11,2 g/dl; Leukozyten 12,2 Mio/μl; LDH 344 U/l; CK 677 U/l; Kreatinin 1,22 mg/dl; Harnstoff 52 mg/dl. Die Elektrolyte und Gerinnung sind jeweils unauffällig.
Sonographie des Abdomens: Keine freie Flüssigkeit. Die Organe des Oberbauchs sind, bis auf eine Verfettung der Leber, unauffällig. Die Nieren weisen keine Verletzungen auf. Im Unterbauch findet sich eine mäßig gefüllte Harnblase ohne Zeichen einer Verletzung.

Wie beurteilen Sie die Röntgenaufnahmen?

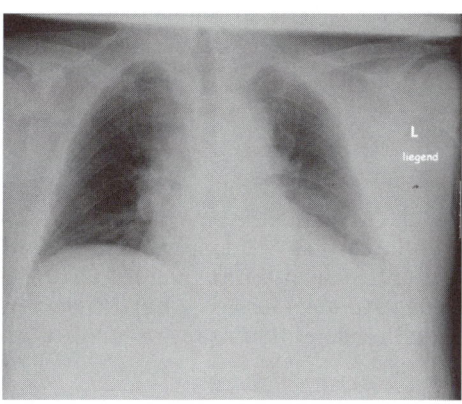

Abb. 30.1:   Thorax-a.p.-Aufnahme im Liegen.

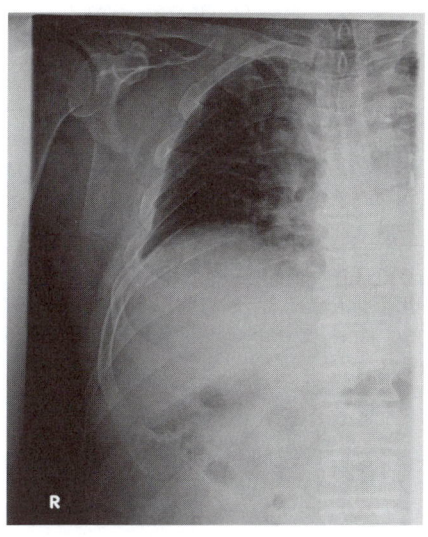

Abb. 30.2:   Rippen-Thoraxaufnahme.

Auf der Thorax-a.p.-Aufnahme im Liegen und Rippen-Thoraxaufnahme rechts in 2 Ebenen besteht kein Hinweis auf gröbere Kontusionsherde oder größere Pleuraergüsse. Es zeigen sich Rippenserienfrakturen beidseits, z.T. mit Stückfragmenten, rechts zumindest der Rippen V–X, links der Rippen V–VII. In den Rippenaufnahmen ist deutlich eine Skapulamehrfragmentfraktur rechts unter Einbeziehung des Skapulahalses zu erkennen, die Gelenkpfanne erscheint regelrecht. Keine Stauungszeichen. Das Herz ist breitbasig aufliegend, wohl links etwas vergrößert.

Ergebnisse

Abdomen-Leeraufnahme in 2 Ebenen: Soweit in einer Ebene beurteilbar, uncharakteristische Darmgasverteilung, deutlich Stuhl im Kolonrahmen. Die Harnblase ist mäßig flüssigkeitsgefüllt. Es zeigen sich von LWK 1–5 Querfortsatzfrakturen rechts. Das rechte ISG (Iliosakralgelenk) ist verbreitert mit einer Maximalbreite von etwa 1,2 cm, auch der Symphysenspalt ist aufgeweitet bis maximal 1,8 cm.

Beckenübersicht: Hier ist die Aufweitung der Iliosakralfuge rechts sowie die Symphysensprengung noch einmal deutlich zu sehen. Die Hüftköpfe und Schenkelhälse stehen regelrecht.

Wirbelsäule (HWS, BWS, LWS) in 2 Ebenen:
- HWS in 2 Ebenen: In der seitlichen Aufnahme nur bis Unterkante HWK 5 erfasst. Es zeigt sich Streckfehlhaltung mit einer flach rechts-konvexen Skoliose. Kein sicherer Hinweis auf WK-Fraktur oder Luxation. Mäßig herabgesetzter Knochenmineralsalzgehalt. Bei etwas verdrehtem Kopf ist der Dens nicht ganz mittelständig, aber regelrecht konfiguriert.
- BWS in 2 Ebenen: Auch hier ist eine Streckfehlhaltung erkennbar, kein Hinweis auf frische WK-Fraktur. Degenerative Veränderungen im Sinne einer Spondylosis deformans.
- LWS in 2 Ebenen: Ebenfalls Streckfehlhaltung erkennbar. Kein Beweis für WK-Fraktur, mäßige Osteochondrosen im unteren LWS-Abschnitt. Es zeigen sich Querfortsatzfrakturen rechts von LWK 1–5. Auch hier degenerative Veränderungen im Sinne einer deutlichen Spondylosis deformans. Der Knochenmineralsalzgehalt insgesamt ist mäßig herabgesetzt.

Wie interpretieren Sie die Ergebnisse der Untersuchungen?

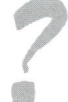

Der Verdacht auf Polytrauma hat sich bestätigt. Es finden sich eine Verletzung des Thorax sowie mehrere Frakturen im Bereich der Wirbelsäule und des Beckens. In der Einteilung nach Schweiberer kann man die Verletzungen etwa bei Grad II–III einordnen.

Verlauf

Nach dem Röntgen wieder im Schockraum, klagt Herr Petersen erst über eine Zunahme der Schmerzen im Bereich des Thorax und über plötzlich auftretende „rasende" Kopfschmerzen, dann über rasche Zunahme der Dyspnoe. RR und Sauerstoffsättigung sinken drastisch. Bei der klinischen Kontrolle fällt Ihnen das Fehlen eines Atemgeräuschs im Bereich der rechten Lunge auf. Zudem haben Sie den Eindruck, dass eine Pupillendifferenz rechts < links vorliegt.

Wie gehen Sie weiter vor?

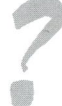

Es liegt ein Notfall vor. Der Patient muss sofort intubiert werden. Anschließend wird eine Thoraxdrainage auf der rechten Seite angelegt. RR und Puls bessern sich wieder etwas. Herr Petersen wird intensivmedizinisch überwacht. Nun sollten weitere Untersuchungen erfolgen. Abzuklären sind die plötzlichen Kopfschmerzen des Patienten und die leichte Pupillendifferenz mittels einer CCT (Cranio-Computertomographie), im Bereich der LWS sollte eine Fraktur der WK sicher ausgeschlossen werden. Zudem sollte im Bereich des Beckens ein Überblick über die Verletzungen zur späteren OP erfolgen. Dazu wird eine CT des Beckens durchgeführt.

Ergebnisse
CCT: Kein Hinweis auf frische Frakturen oder Blutungen im Bereich des Schädels. Bereits angedeutet, leichte degenerative Veränderungen im Sinne einer Erweiterung des Ventrikelsystems. Keine SAB (Subarachnoidalblutung).
LWS: Es zeigen sich massive degenerative Veränderungen im Bereich der gesamten Wirbelsäule. Im Bereich von LWK 1–5 finden sich rechtsseitige Querfortsatzfrakturen. Kein Anhalt auf weitere knöcherne Läsionen im Bereich der LWS. z.T. ausgeprägte Mineralsalzminderung.
Becken: Es zeigt sich eine vordere Beckenringfraktur mit Symphysensprengung und Ausrissfraktur im Bereich des rechten ISG. Kein Anhalt für Verletzungen der Organe des kleinen Beckens oder unteren Abdomens.

Wie werden die verschiedenen Phasen der operativen Versorgung bei Polytrauma eingeteilt?

Die Einteilung finden Sie in Tabelle 14, Seite 391.

Verlauf

Herr Petersen wird nach Anlage der Thoraxdrainage auf die Intensivstation verlegt. Nach 12 Stunden tritt auch auf der linken Seite ein plötzlicher Pneumothorax auf, weswegen eine weitere Thoraxdrainage angelegt werden muss. Die Beatmungsdrücke und die Werte von Herrn

Petersen werden in den ersten 24 Stunden posttraumatisch zunehmend schlechter, deswegen muss er intubiert bleiben. Es tritt ein sog. ARDS (akute respiratorische Insuffizienz) auf. Diese kann nach 3 Tagen gut beherrscht werden. Es erfolgt dann die Osteosynthese der Beckenfraktur mittels Platten- und Schraubenosteosynthese.

Herr Petersen kann nach 8 Tagen Intensivstation auf die Normalstation verlegt werden. Er erhält wegen der starken Rückenschmerzen Krankengymnastik und Schmerztherapie und kann 15 Tage nach dem Trauma in gutem AZ in eine Reha-Klinik entlassen werden.

Quintessenz Bei einem Polytrauma handelt es sich um eine gleichzeitig entstandene Mehrfachverletzung. Dabei sind laut Definition mindestens 2 Organsysteme oder Körperregionen betroffen, und mindestens eine Verletzung oder die Kombination aller Verletzungen ist lebensbedrohlich. In Mitteleuropa entstehen etwa ⅔ der Polytraumen durch Verkehrsunfälle, gefolgt von Stürzen aus großer Höhe und Arbeitsunfällen.

Die Diagnose Polytrauma wird klinisch anhand des Unfallmechanismus und der körperlichen Untersuchung gestellt. Bei der körperlichen Untersuchung ist primär auf die Vitalfunktionen zu achten, diese müssen als erstes stabilisiert werden. Des Weiteren ist auf neurologische Defizite (Querschnittssymptomatik, Schädelverletzungen) zu achten. Vor einer apparativen Diagnostik muss eine eingehende körperliche Untersuchung mit Dokumentation erfolgen.

Je nach Klinik müssen vor der apparativen Diagnostik ggf. lebenserhaltende Sofortmaßnahmen, z.B. Thoraxdrainagen oder Versorgungen bei Massenblutungen durchgeführt werden.

Bei Verdacht auf ein Polytrauma sollte neben der Röntgendiagnostik als erstes nach der körperlichen Untersuchung die Sonographie des Abdomens erfolgen, um eine intraabdominelle Verletzung auszuschließen. Daneben werden in laborchemischen Untersuchungen folgende Werte untersucht: Hb, Gerinnung, Nieren- und Pankreaswerte, Transaminasen, BZ und Elektrolyte. Außerdem sollte immer eine Blutgasanalyse durchgeführt werden. Zudem müssen nach Bestimmung der Blutgruppe auch immer mindestens 4–8 EK (Erythrozytenkonzentrate) bereitgestellt werden.

Bei der Röntgendiagnostik wird obligat immer das Achsenskelett geröntgt, außerdem je nach Klinik eine CCT-Thorax, -Abdomen und/oder -Becken durchgeführt. Nachdem ein Überblick über die Verletzungen erfolgt ist, sollte der Patient intensivmedizinisch betreut werden. Je nach Verletzungsmuster und AZ des Patienten erfolgt dann in der Primärphase nach dem Trauma (4–72 Stunden) die Versorgung schwerer Verletzungen. Wichtig ist die engmaschige Überwachung der Lungenfunktionen (ARDS) und der laborchemischen Parameter (v.a. Gerinnung, bei Gefahr der disseminierten intravasalen Gerinnung und der Nierenwerte).

Nach einigen Tagen kann in der Sekundärphase die Versorgung leichterer Verletzungen vorgenommen werden.

Fall 31

Anamnese

Die 35-jährige Frau Klaus stellt sich mit starken kolikartigen Schmerzen im Bereich des gesamten Unterbauchs vor. Die Schmerzen bestehen seit gestern Abend, nahmen im Verlauf der Nacht zu und seit den frühen Morgenstunden kam Erbrechen dazu. Den letzten Stuhlgang hatte sie gestern Morgen.

Vorerkrankungen sind, bis auf eine leichte Obstipationsneigung, nicht bekannt. Allerdings hatte die Patientin vor 10 Jahren einen schweren Verkehrsunfall mit SHT (Schädel-Hirn-Trauma) II (☞ Tab. 3, Seite 387) und Beckenfraktur. Ihre beiden Kinder sind vor 8 und 6 Jahren durch Kaiserschnitt geboren worden. Vor 2 Jahren wurde im Bereich des rechten Unterbauchs eine Ovarektomie mit beidseitiger Tubenligatur offen durchgeführt.

Frau Klaus nimmt keine Medikamente ein.

Aufnahmebefund

Die HF liegt bei 90/min, ist regelmäßig und es sind keine pathologischen Geräusche zu hören. AF 20/min; beide Lungen belüftet, vesikuläre Atmung beidseits.

Das Abdomen stark gebläht, diffuser DS im gesamten Unterbauch mit leichter Abwehrspannung. Keine Resistenzen, reizlose Narbenverhältnisse bis auf Einziehungen im Bereich einer Narbe im rechten Unterbauch. Die Darmgeräusche sind lebhaft in allen Quadranten, hochgestellt und klingend.

Die rektale Untersuchung ergibt einen normalen Sphinktertonus. Es ist kein Tumor tastbar. Die Ampulla recti ist leer. Es findet sich kein Blut oder Stuhl am Finger.

Bewegungsapparat: Altersentsprechender Normalbefund und Beweglichkeit.

An welche Differentialdiagnosen denken Sie?

Die Patientin leidet unter kolikartigen Schmerzen im gesamten Unterbauch, zudem klagt sie über Erbrechen und ein geblähtes Abdomen. Die Darmgeräusche sind lebhaft, hochgestellt und klingend.

Differentialdiagnostisch kommen in Frage:

- Ein Darmverschluss (Ileus), also eine Störung der Darmpassage oder Lähmung der Darmwand. Verursacht wird ein Ileus z.B. durch eine mechanische Verlegung des Darmlumens oder eine Minderperfusion (z.B. infolge eines Mesenterialinfarkts).
- Bei kolikartigen Schmerzen sollte immer auch an einen Harnleiterstein (im Unterbauch) und eine Gallenkolik (im Oberbauch) gedacht werden.
- Plötzliche Schmerzen im Abdomen und Erbrechen können auch auf einen Infekt des Gastrointestinaltrakts hindeuten.

Was unternehmen Sie sofort?

Die Patientin sollte zur weiteren Diagnostik und ggf. Therapie stationär aufgenommen werden. Es sollte umgehend mit der Diagnostik begonnen werden. Außerdem sollte der Patientin ein intravenöser Zugang gelegt und langsam 500 ml kristalloide Infusionslösung infundiert werden. Bei Verdacht auf einen Ileus sollte Flüssigkeit verabreicht werden, zum einen, weil ein Ileus aufgrund von Flüssigkeitsmangel entstehen kann, zum anderen, weil es im Zuge eines Darmverschlusses zu einer Umverteilung der Flüssigkeit aus dem Körper in den Darm kommen kann.

Welche diagnostischen Schritte veranlassen Sie?

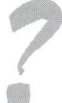

Zur Abklärung des Krankheitsbilds werden eine Abdomen-Leeraufnahme (☞ Abb. 31.2) im Liegen und im Stehen sowie eine Sonographie (☞ Abb. 31.1) veranlasst. Folgende laborchemischen Untersuchungen werden durchgeführt: BB, Gerinnungsparameter, Laktat, Schwangerschaftstest, Elektrolyte, Nierenparameter. Außerdem ein U-Status, um eine Infektion des Harntrakts oder ein Steinleiden auszuschließen.

Ergebnisse
Laborchemische Untersuchungen: Leukozyten: $12,4 \times 10^3$; CRP 3,2 mg/dl; K 4,97 mmol/l; Na 138 mmol/l; Laktat unauffällig. Alle weiteren Parameter liegen innerhalb der Norm.
U-Status: Bakterien: Keine; Epithelien: Keine; Erythrozyten: Keine; Leukozyten: Keine.

Wie beurteilen Sie die Befunde der Sonographie und der Abdomen-Leeraufnahme? Wie interpretieren Sie die Ergebnisse der Untersuchungen?

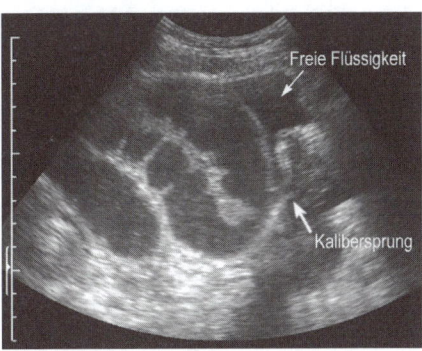

Abb. 31.1:   Sonographie [1].

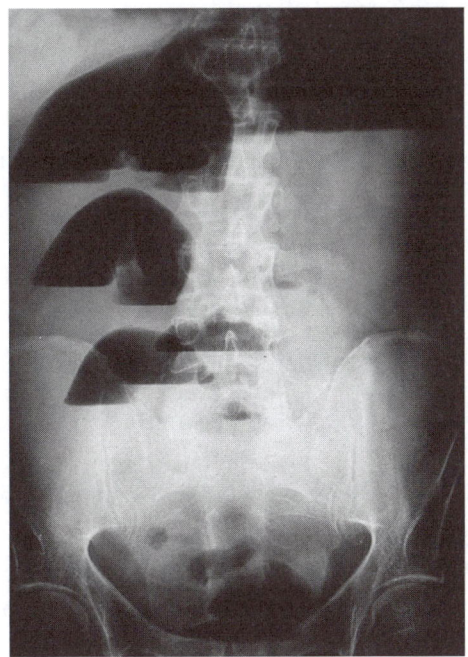

Abb. 31.2:   Abdomen-Leeraufnahme [1].

In der Sonographie zeigt sich bei stark geblähtem Abdomen im gesamten Unterbauch freie Flüssigkeit. Es finden sich flüssigkeitsgefüllte Darmschlingen mit plötzlichem Kalibersprung im Bereich des rechten Unterbauchs (☞ Abb. 31.1). Außerdem ist Pendelperistaltik zu sehen. Dies ist als Zeichen eines Ileus zu werten.
In der Abdomen-Leeraufnahme zeigen sich stehende Darmschlingen, die ebenfalls als Zeichen eines mechanischen Ileus zu werten sind.

In den laborchemischen Untersuchungen zeigen sich unspezifische Entzündungszeichen sowie eine diskrete Erhöhung des Kalium-Werts.
Im U-Status sind keine Auffälligkeiten zu entdecken.

Kann man anhand der Lokalisation der Spiegel den Verschluss lokalisieren?

Anhand der Verteilung der Spiegel kann eine ungefähre Aussage über die Lokalisation eines Ileus getroffen werden:
Finden sich die Spiegel eher im Bereich des Oberbauchs (meist eher linksseitig)
kann man von einem **Dünndarmileus** ausgehen. Im Bereich des Unterbauchs oder
eher zentral könnte es sich um einen **tiefen Dünndarmileus** handeln. Ein **Dickdarmileus** zeigt Spiegel im Kolonrahmen, also am Rand des Abdomens. Findet sich
Luft in den Gallenwegen oder in der Gallenblase (Aerobilie) besteht der Verdacht
auf einen **Gallensteinileus.**

Welche Arten des Ileus kennen Sie?

Grundsätzlich wird unterschieden nach **Lokalisation** des Ileus und dessen **Pathogenese.**

Lokalisation
Hier unterscheidet man zwischen einem Dünndarmileus und einem Dickdarmileus.

Pathogenese
Man unterscheidet zwischen dem **mechanischen** und dem **funktionellen Ileus:**

a) Mechanischer Ileus
Beim mechanischen Ileus kommt es zu einer Verlegung des Darmlumens oder einer
lokalen Drosselung der Durchblutung:
- von extraluminal (= **Kompressionsileus**), z.B. durch Tumoren, Adhäsionen (z.B.
  infolge von Bestrahlungen) oder Briden infolge von Voroperationen
- von intraluminal (= **Obstruktionsileus**), z.B. durch Tumoren, Fremdkörper (Gal-
  lensteine) oder Entzündungen im Bereich des Darmlumens (z.B. Morbus
  Crohn)
- durch Zirkulationsstörungen im Bereich der Gefäße bei Drosselung der Mesenterialgefäße infolge einer Verdrehung oder Einklemmung des Darms (= **Strangu-
  lationsileus**), z.B. Volvulus, Invagination oder Inkarzeration.

b) Funktioneller Ileus
Beim funktionellen Ileus wird weiter unterschieden zwischen dem paralytischen
und dem spastischen Ileus.
- **Paralytischer Ileus:**
  Beim paralytischen Ileus ist die Darmmuskulatur, durch verschiedene nervale,
  vaskuläre, muskuläre oder sonstige Erkrankungen nicht mehr zur Kontraktion in
  der Lage. Ursachen für einen paralytischen Ileus können sein:
  – **neurologische Erkrankungen**, z.B. Morbus Parkinson
  – **Minderperfusion**, z.B. infolge eines Mesenterialinfarkts
  – **postoperativ:** Nach Eingriffen, die mit einer intraabdominellen Blutung ein-
    hergehen oder aufgrund von Verletzungen mit einem intraabdominellen Hä-
    matom kann es zu einem paralytischen Ileus kommen
  – manche **Medikamente** können einen paralytischen Ileus verursachen, z.B.
    Medikamente gegen Morbus Parkinson

- **Stoffwechselentgleisungen** als Komplikation bei schweren Nieren- oder Leberschäden
- der paralytische Ileus ist zudem das **Spätstadium des mechanischen Ileus**
- **Entzündungen** im Bereich des Peritoneums oder der Nachbarorgane, z. B. bei einer Peritonitis
- **idiopathisch:** Sog. Ogilvie-Syndrom.
- **Spastischer Ileus:**
  Beim spastischen Ileus kommt es zu reflektorischen Dauerkontraktionen der Darmwand infolge von neurogenen Störungen, Vergiftungen (v. a. Bleivergiftung), oder der Porphyrie.

Wie kann zwischen mechanischem und funktionellem Ileus unterscheiden?

Beide gehen mit Erbrechen, Stuhl- und Windverhalt, Meteorismus und Übelkeit einher. Eine Unterscheidung ist möglich im Hinblick auf:
- **Schmerzen:** Beim mechanischen Ileus steht der kolikartige Schmerz im Vordergrund. Der Darm versucht das mechanische Hindernis durch starke peristaltische Wellen zu überwinden. Dieser Versuch führt zu wehenartigen Koliken. Beim paralytischen Ileus ist der Schmerz oftmals gleichförmiger, ohne die typischen Kolikschmerzen.
- **Darmgeräusche:** Beim mechanischen Ileus hört man hochgestellte, klingende Darmgeräusche, die beim paralytischen Ileus völlig fehlen. Beim paralytischen Ileus herrscht sog. „Totenstille".

Welche Art von Ileus besteht bei der Patientin? Welche Therapieoptionen gibt es bei Ileus?

In Anbetracht der kolikartigen Schmerzen und der klingenden, hochgestellten Darmgeräusche sowie der Untersuchungsergebnisse ist von einem mechanischen Ileus auszugehen.
Nun sollten die Therapieoptionen geprüft werden. Man unterscheidet zwischen konservativer und operativer Therapie:

Konservative Therapie
- Nahrungskarenz, ggf. parenterale Ernährung
- Volumensubstitution und Schmerztherapie (z. B. Buscopan®, Novalgin®)
- Legen einer Magensonde
- Abführende Maßnahmen, z. B. Einläufe oder eine MDP (Magen-Darm-Passage) mit einem wasserlöslichen Kontrastmittel (z. B. Gastrografin®). Die MDP hat neben einem therapeutischen Nutzen auch eine diagnostische Bedeutung, man kann so die Durchgängigkeit des Darms prüfen.

Operative Therapie
Die operative Therapie richtet sich nach der Ursache für den Darmverschluss.
- Beim **mechanischen Ileus:** Laparotomie mit Entfernung des Hindernisses und Wiederherstellung der Passage.
- Beim **paralytischen Ileus:** Hier ist die OP-Indikation sehr zurückhaltend zu stellen, außer der paralytische Ileus ist die Spätform eines mechanischen Ileus, einer zu behebenden Entzündung oder eines Hämatoms. Gerade bei neurologischen Erkrankungen oder metabolischen Entgleisungen sollten andere Optionen geprüft werden.

Welche Therapie schlagen Sie vor?

Da bei Frau Klaus ein manifester mechanischer Ileus diagnostiziert wurde, ist eine schnelle OP indiziert. Verdacht auf eine vaskuläre Ursache wie z.B. ein Mesenterialinfarkt besteht nicht (keine positive Anamnese wie Vorhofflimmern oder Störungen der Blutgerinnung, Laktat unauffällig). Dies würde eine absolute Notfallindikation darstellen (☞ Fall 51).

Bei einem manifesten mechanischen Ileus besteht eine sog. absolute OP-Indikation, d.h. der Eingriff sollte innerhalb weniger Stunden stattfinden.

Verlauf

Frau Klaus wird nach entsprechender Vorbereitung 2 Stunden nach der Diagnosestellung im nächsten freien OP operiert.

Es erfolgt eine Unterbauchlaparotomie. Intraoperativ zeigen sich viele Verwachsungen, die mit großer Wahrscheinlichkeit von den gynäkologischen Voroperationen herrühren. Diese werden teils stumpf, teils scharf gelöst. Nach der Darstellung des Dünndarms folgt man den geblähten Darmschlingen nach distal. Eine Bride stranguliert einen Dünndarmabschnitt im rechten Unterbauch; der Darmabschnitt ist bereits livide verfärbt, aber es zeigen sich keine Nekrosen oder Perforationsstellen. Die Bride wird gelöst, distal der Bride ist der Darm völlig leer und dünn (sog. Hungerdarm). Es werden noch weitere Adhäsionen gelöst und der Darm vollständig auf Durchgängigkeit geprüft. In der Zeit hat sich der abgeschnürte Darmabschnitt wieder erholt, die livide Färbung ist rückläufig, weswegen auf eine Resektion des Darmabschnitts verzichtet wird. Der Darm wird im Abdomen replatziert und es erfolgt der schichtweise Wundverschluss.

Der postoperative Verlauf ist komplikationslos. Frau Klaus erhält noch am Abend des gleichen Tages schluckweise Tee. Am nächsten Tag wird mit dem vorsichtigen Kostaufbau begonnen, den Frau Klaus gut verträgt. Die Patientin kann am 6. postoperativen Tag entlassen werden.

Quintessenz   Der Ileus stellt eine häufige Erkrankung in der chirurgischen Praxis dar. Es handelt sich um eine Störung der Darmpassage aufgrund eines mechanischen Hindernisses oder einer funktionellen Störung des Darms, weswegen zwischen einem mechanischen und einem funktionellen (paralytischen und spastischen) Ileus unterschieden wird.

Ein Ileus kann im gesamten Darmverlauf auftreten, also sowohl als Dünndarm- wie auch als Dickdarmileus. Die häufigste Ursache für einen mechanischen Ileus stellen Verwachsungen (Adhäsionen) dar. Diese werden zumeist durch Voroperationen verursacht, eine weitere häufige Ursache stellen Inkarzerationen infolge von Hernien dar. Seltener sind Darmverschlüsse infolge extra- oder intraluminal wachsender Tumoren. Ursachen für die Entstehung eines paralytischen Ileus sind meist Verschluss oder Kompression von Mesenterialgefäßen, Stoffwechselerkrankungen oder neurologische Erkrankungen.

Symptome beider Ileusformen sind ein geblähtes Abdomen, Stuhl- und Windverhalt, Erbrechen, Übelkeit und Schmerzen. Eine grobe Unterscheidung zwischen den beiden Ileusformen kann klinisch, durch das Schmerzbild – kolikartig beim mechanischen Ileus und andauernd beim paralytischen Ileus – und die Darmgeräusche – hochgestellt klingend beim mechanischen und „Totenstille" beim paralytischen Ileus – getroffen werden.

Diagnostisch sollte neben den üblichen laborchemischen Untersuchungen eine Sonographie des Abdomens sowie eine Leeraufnahme im Stehen und Liegen durchgeführt werden. Im Zweifelsfall ist eine CT des Abdomens oftmals richtungsweisend. Bei unsicheren Ileuszeichen oder bei einem Subileus sollte eine MDP oder ein Kontrastmitteleinlauf mit einem wasserlöslichen Kontrastmittel erfolgen.

Nach Diagnosestellung ist die OP-Indikation zu stellen. Eine absolut dringliche Notfall-OP-Indikation stellt ein Ileus aufgrund einer vaskulären Genese dar, z.B. bei Mesenterialinfarkt. Eine absolute OP-Indikation ist der mechanische Ileus, sowie ein paralytischer Ileus aufgrund einer chirurgischen Grunderkrankung (z.B. Peritonitis, Entzündung eines Nachbarorgans). Die operative Therapie besteht in der Beseitigung des Hindernisses beim mechanischen Ileus oder der Behebung der zugrunde liegenden Erkrankung beim paralytischen Ileus.

Fall 32

Anamnese

Abends wird Ihnen in der Notaufnahme ein Junge von seiner Mutter vorgestellt. Daniel ist 9 Jahre alt und fiel, laut Angaben seiner Mutter zufolge, am frühen Nachmittag beim Klettern auf der Veranda vermutlich über das Geländer. Sie selbst habe es nur gehört und sei kurz danach dazugekommen. Daniel sei nicht bewusstlos gewesen, als sie ihn aufgefunden habe. Nachmittags habe er sich einige Male übergeben, nun habe sie das Gefühl, dass es ihm schlechter gehe, weshalb sie mit ihm das Krankenhaus aufgesucht habe. Daniel sei sonst immer gesund gewesen, aber nun sei ihm immer noch übel und schwindelig.

Aufnahmebefund

9-jähriger Junge in gutem AZ, Hautkolorit etwas blass. Daniel hat die Augen geschlossen, öffnet sie auf Ansprache, beantwortet Fragen korrekt, ist orientiert, kann sich aber an den Sturz nicht erinnern. Er weiß noch, dass ihn seine Mutter kurz danach aufgefunden hat. Am Kopf findet sich rechts parietal eine Prellmarke mit Hämatom und DS, des Weiteren eine Schürfung über der rechten Wange. Über Thorax und Abdomen wird kein Schmerz angegeben, periphere Reflexe regelrecht, keine Einschränkung der Beweglichkeit der Arme und Beine.

Wie gehen Sie vor?

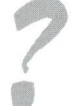 Daniel hat offensichtlich ein Trauma im Bereich des Kopfs erlitten. Nachdem er zunächst einige Male erbrochen hatte, findet seine Mutter ihn nun auffällig. Sie müssen schon wegen dieser Angaben mit einer möglicherweise bestehenden Hirnverletzung rechnen. Sie legen einen intravenösen Zugang und nehmen, für alle Fälle, ein in Ihrem Haus übliches OP-Labor ab.

 Nehmen Sie gerade bei Kindern die anamnestischen Angaben und die Beurteilung der Eltern ernst.

Wie schätzen Sie klinisch die Schwere eines Schädel-Hirn-Traumas ein?

 Eine grobe Orientierung zur Schwere eines SHTs stellt die GCS (Glasgow Coma Scale) dar. Diese folgt einer neurologischen Einteilung. Sie gibt es in Modifikationen für Erwachsene und Kinder. Je nach neurologischem Befund erfolgt die Einteilung in ein leichtes (GCS > 12), moderates (GCS 9–12) und schweres SHT (GCSL 8). Weitere Komponenten zur Beurteilung eines SHT sind Schädelfrakturen, epidurale, subdurale sowie intrazerebrale Blutungen und die diffuse Hirnschädigung (☞ Tab. 2 und Tab. 3 auf Seite 387).

Welche Untersuchungen veranlassen Sie?

Zur Übersicht sollte eine Röntgenaufnahme des Schädels in 2 Ebenen angefertigt werden (☞ Abb. 32.1).

Was erkennen Sie auf dem Röntgenbild?

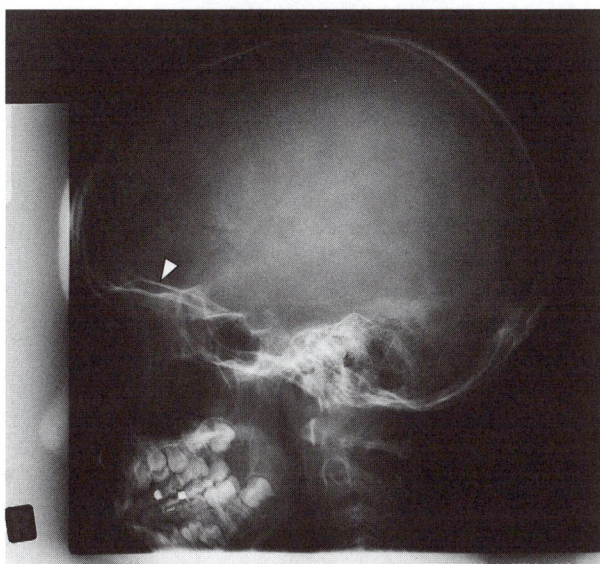

Abb. 32.1

Es handelt sich um eine temporo-parietale Fraktur der Schädelkalotte (Pfeil). An Schädelaufnahmen ist die Unterscheidung zwischen Suturen und Frakturlinien nicht immer leicht, doch sind Frakturlinien meist gerader verlaufend, während Suturen eher unregelmäßig verlaufen.

Welche Untersuchung veranlassen Sie nun?

Wegen der anamnestisch angegebenen Auffälligkeiten und nach der nachgewiesenen Kalottenfraktur, die auf ein sehr erhebliches SHT hinweist, sollte eine CCT-Untersuchung veranlasst werden (☞ Abb. 32.2).

Was erkennen Sie auf dem CCT-Bild?

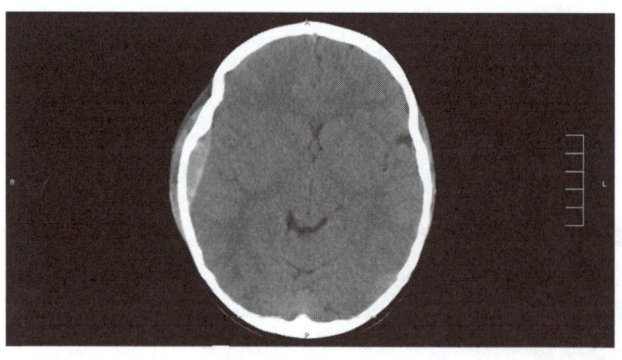

Abb. 32.2

Die Fraktur ist eine Kalottenimpressionsfraktur, wobei die Impressionstiefe mehr als eine Kalottenbreite umfasst. Auch besteht in dem Frakturbereich ein epidurales Hämatom, wie man sowohl in den Nativ- als auch in den Kontrastmittelserien erkennen kann.

> **!** Epidurale Hämatome sind am häufigsten bei temporalen Frakturen zu finden, da bei diesen die A. meningea media leicht verletzt wird.

Verlauf

Sie nehmen Daniel stationär auf und veranlassen sowohl eine Überwachung der Kreislaufparameter als auch eine neurologische Verlaufsbeobachtung in Anlehnung an die GCS. Nach 8 Stunden erfolgt eine Kontroll-CCT. Hierbei zeigt sich keine Zunahme des epiduralen Hämatoms. Bei Daniel liegt initial ein leichtes SHT vor (GCS 14); im weiteren Verlauf zeigen sich keine Verschlechterungen.

Was empfehlen Sie?

Eine Impression der Schädelkalotte um mehr als Kalottenbreite sollte operativ aufgerichtet werden, da die Inzidenz epileptischer Anfälle erhöht ist. Bei zu früher OP besteht aber auch ein erhöhtes Risiko von Nachblutungen im Bereich des epiduralen Hämatoms, welches in gleicher OP ausgeräumt werden sollte.

Verlauf

Nach nochmaliger CCT-Kontrolle, welche einen unveränderten Befund zeigt, erfolgt nach 6 Tagen die Hebung der Knochenimpression mit gleichzeitiger Entlastung des epiduralen Hämatoms. Eine Drucksonde verbleibt für einen weiteren Tag im Epiduralraum, der weitere Verlauf ist unauffällig. Neurologische und insbesondere fokale Zeichen entwickelt Daniel auch in den ersten Tagen nach der OP nicht. Nach weiteren 8 Tagen wird er nach Hause entlassen.

Quintessenz Jedes SHT kann zu einer intrakraniellen (intrazerebral, epidural, subdural) Blutung führen. Je nach neurologischer Symptomatik unterscheiden wir leichtes (GCS > 12), moderates (GCS 9–12) und ein schweres SHT (GCS < 8). Die auftretenden Symptome, die auf eine epidurale Blutung hinweisen könnten, sind sehr unspezifisch (Bewusstlosigkeit, Erbrechen, retrograde Amnesie, Kopfschmerzen, Schwindel, evtl. transitorische kortikale Amaurose), können aber bei der Blutung auch spezifische Herdzeichen sein.

Neben der Stabilisierung der Vitalparameter ist eine neurologische Verlaufsbeobachtung (Pupillen, Hirnnerven, GCS) essentiell. Auch das Erkennen weiterer Verletzungen darf nicht verzögert werden (Polytrauma). Bei Frakturverdacht erfolgt eine Röntgenaufnahme des Schädels in 2 Ebenen. Bei Frakturnachweis sowie bei Verdacht auf ein Hirnödem, bei neurologischer Verschlechterung und bei GCS < 8 erfolgt eine CCT. Zur Überwachung des Hirndrucks (ICP [intrakranieller Druck]) wird bei GCS < 8 sowie bei Hirnödem eine Hirndrucksonde angelegt, idealerweise durch eine Parenchymsonde. Ventrikelsonden sind bei Hirnschwellung schwierig und aufwändig zu platzieren, Epiduralsonden sind zwar leicht zu platzieren, jedoch ungenauer und störanfällig.

Außer der Anlage einer Hirndrucksonde zur Überwachung, bestehen folgende Indikationen zur operativen Revision: Hebung von Kalottenimpressionsfrakuren (Impression mehr als Kalottendicke), Ausräumung epi- und subduraler Hämatome bei deutlich raumfordernder und entsprechender neurologischer Symptomatik.

Fall 33

In die Notaufnahme wird der 85-jährige Herr Heindlmeier mit einem Krankentransportwagen eingeliefert. Der Aussage der Sanitäter zufolge sei er im Altenheim gestürzt.

Anamnese

Herr Heindlmeier ist nicht in der Lage, Angaben zu seiner Person oder Krankheitsgeschichte zu machen. Dem Verlegungsbogen aus dem Altenheim ist zu entnehmen, dass der Patient vor 14, 12 und 7 Jahren jeweils einen apoplektischen Insult erlitten hat, mit rechtsseitiger Hemiplegie als Folge. Vor 6 Jahren kam eine Hirnblutung hinzu. Seitdem besteht ein apallisches Syndrom.

Außer einer chronisch kompensierten Herzinsuffizienz NYHA III (☞ Tab. 15, Seite 391) sind eine arterielle Hypertonie und chronisches Vorhofflimmern bekannt. Herr Heindlmeier ist mit einem suprapubischen Blasenkatheter versorgt und leidet oft an Harnwegsinfekten. Vor 5 Jahren ist bei ihm ein Prostata-CA entdeckt worden, welches mit Hormontherapie behandelt wird.

Der Grund für die Einlieferung von Herrn Heindlmeier in die chirurgische Notaufnahme ist jedoch nicht vermerkt.

Aufnahmebefund

Herr Heindlmeier ist ungefähr 1,80 m groß bei etwa 70 kg KG. Er ist nicht kontaktfähig, die Augen sind geschlossen. Bei der Untersuchung reagieren die stecknadelkopfgroßen Pupillen nicht auf Licht. Die Schleimhäute im Bereich des Munds sind trocken und blass. Die Haut ist allgemein ebenfalls blass und der Patient wirkt dehydriert. Die Körpertemperatur beträgt 38,3 °C.

HF zwischen 79–110/min, Arrhythmie. Die Lungen sind beidseits belüftet und ohne pathologische Geräusche.

Herr Heindlmeier leidet an einer Kontraktur der rechten Körperhälfte, Arme und Beine sind fest angezogen und nicht ausstreckbar. Im Bereich der linken Körperhälfte ist der Tonus der Muskulatur schlaff. Es gibt keine Anzeichen für Hämatome, Schwellungen oder Fehlstellungen der Extremitäten. Die Pulse an Armen und Beinen sind tastbar.

Das Abdomen ist weich, ohne Hinweis auf Schmerzen oder Resistenzen, die Darmgeräusche sind lebhaft. Zur Untersuchung der Wirbelsäule wird der Patient auf die Seite gedreht. In der Steißbeinregion zeigt sich folgendes Bild: ☞ Abb. 33.1, Seite 398.

Welche Diagnose können Sie jetzt bereits stellen?

Es handelt sich um ein Dekubitalgeschwür. In diesem Fall handelt es sich um einen Dekubitus Grad III–IV.

Wie werden Dekubitalgeschwüre eingeteilt?

Man unterscheidet 4 Schweregrade (☞ Tab. 16, Seite 392).

Was unternehmen Sie sofort?

 Neben der üblichen präoperativen Diagnostik mit laborchemischen Untersuchungen und Röntgen-Thorax ordnen Sie an, dass ein Spezialbett mit einer pneumatischen Lagerungsmatratze gebracht wird. Diese hat den Sinn, die Lagerung des Patienten zu erleichtern. Durch Luftkammern, die jeweils verschieden befüllt werden, kann eine Entlastung dekubitusgefährdeter Körperregionen erreicht werden.

> **Ergebnisse**
> **Laborchemische Untersuchungen:** Leukozyten 14,1 × 10^3/µl; Thrombozyten 533 × 10^3/µl; Erythrozyten 2,83 × 10^3/µl; Hb 7,9 g/dl; CRP 9,88 mg/dl; K 5,22 mmol/l; Na 144 mmol/l; Kreatinin 2,83 mg/dl; Harnstoff 89 mg/dl. Alle weiteren Parameter liegen in der Norm.
> **U-Status:** Konzentrierter Urin. Bakterien +, Leukozyten +; Epithelien +.
> **Röntgen-Thorax:** Nach links vergrößertes Herz, keine Stauungszeichen, elongierte Aorta. Sonst keine pathologischen Auffälligkeiten.

Wie interpretieren Sie die Ergebnisse der Untersuchungen?

 Die körperliche Untersuchung erklärt die Einweisung in die chirurgische Klinik: Es handelt sich um ein infiziertes Dekubitalgeschwür. Weitere Entzündungsherde wie eine Pneumonie oder ein HWI (Harnwegsinfekt) konnten durch die Untersuchungen ausgeschlossen werden. Die bei der Untersuchung festgestellte Dehydrierung zeigt sich auch anhand der Laborbefunde (Harnstoff, Kreatinin).

Wie gehen Sie weiter vor?

 Da es sich um ein infiziertes Geschwür handelt, sollten baldmöglichst ein Wunddébridement und eine Inspektion der Wunde durchgeführt werden.

Wie entsteht ein Dekubitus?

 Immobile Patienten können aufgrund ihrer Erkrankungen ihre Körperlage nicht alleine ändern. Durch fortwährendes Liegen auf einer Stelle kommt es zur Kompression der Hautgefäße und damit zu Störungen der Durchblutung. Diese Durchblutungsstörungen führen anfänglich zu Rötung, Überwärmung und Schwellung. Bei anhaltender Minderdurchblutung stirbt die Haut schließlich ab. Anschließend greift die Durchblutungsstörung auf Strukturen über, die unter der Haut liegen, z.B. Knochen und Muskulatur.

Verlauf

Nach der üblichen Vorbereitung wird der Eingriff in Allgemeinanästhesie durchgeführt. Nach der Anästhesieeinleitung wird der Patient auf den Bauch gelegt und die Steißbeinregion mit einem Desinfektionsmittel großflächig abgewaschen.

Anschließend wird die Nekrose großzügig ausgeschnitten. Bereits beim Einschneiden entleert sich massiv Eiter. Es werden Abstriche entnommen. Nach der vollständigen Abtragung der Nekrosen wird der Wundgrund mit einem scharfen Löffel angefrischt. Nach Abschluss der Anfrischung erfolgt die ausgiebige Spülung mit einer desinfizierenden Lösung, z.B. Octenisept®,

Lavasept® etc. (das früher verwendete H_2O_2 steht im Verdacht, zytotoxisch zu sein und wird zunehmend durch o.g. Lösungen ersetzt.) Anschließend wird in die infizierte Wunde ein Schwamm eingepasst, der von einer Drainage durchzogen ist. Nach dem Einpassen wird der Schwamm an der Wunde festgeklammert, um ein Verrutschen zu verhindern. Das Ganze wird dann noch mit einer Plastikfolie luftdicht versiegelt.

Was planen Sie als weitere Therapie?

Die Vakuumverbände sollten alle 3–5 Tage gewechselt werden, so lange bis keine Keime mehr nachweisbar sind. Begleitend dazu erfolgt eine kalkulierte Antibiotikatherapie nach dem Resultat des Abstrichs.

Weiterer Verlauf

Bei Herrn Heindlmeier sind in den Abstrichen Staphylokokken nachweisbar, die mit Cefuroxim i.v. behandelt werden. Durch die 3-tägigen Verbandswechsel kann Keimfreiheit der Wunde erreicht werden. Anschließend wird der Defekt mit einem Schwenklappen gedeckt. Der Lappen heilt gut ein und Herr Heindlmeier kann wieder ins Altenheim zurückverlegt werden.

Quintessenz	Der Dekubitus, oder das Dekubitalgeschwür, ist eine häufige Komplikation bei bettlägrigen oder immobilen Patienten. Bedingt wird der Dekubitus durch eine Fehllagerung und eine dadurch bedingte Minderdurchblutung der Haut.
	Meist findet sich zusätzlich zum Dekubitalgeschwür eine Superinfektion, die das Geschwür zusätzlich verschlimmert.
	Die Behandlung besteht in konsequenter chirurgischer Therapie, z.B. mit Vakuumverbänden und antibiotischer Therapie nach Antibiogramm.

Fall 34

Anamnese

Sie werden in den frühen Morgenstunden in den Kreißsaal zu einem 10 Minuten alten Neugeborenen gerufen. David ist das erste Kind gesunder Eltern und wurde in der 39. SSW (Schwangerschaftswoche) spontan geboren. Schwangerschaftsverlauf und Entbindung waren bis auf einen vorzeitigen Blasensprung, 22 Stunden vor der Geburt, komplikationslos. Das Kind hatte postpartal sofort geschrien und wurde oral und nasal abgesaugt, mit der Maske wurden die Lungen einmalig gebläht. In den ersten Lebensminuten zeigte sich dann eine Tachydyspnoe mit ausgeprägtem Stöhnen und Nasenflügeln.

Aufnahmebefund

10 Minuten altes männliches Neugeborenes, blasses Hautkolorit, periphere Zyanose. Herztöne rein und rhythmisch. Tachydyspnoe, Stöhnen, Nasenflügeln, sternale und juguläre Einziehungen, Atemgeräusch links abgeschwächt, auskultatorisch über den Lungen einzelne grobblasige RG (Rasselgeräusche). Abdomen weich, keine Organomegalie. Spontanmotorik und Muskeltonus abgeschwächt, Neugeborenenreflexe unauffällig, keine äußeren sichtbaren Fehlbildungen.

An welche möglichen Differentialdiagnosen denken Sie?

Die Schwangerschaftsanamnese ist unauffällig, sichtbare Fehlbildungen bestehen nicht. Die sichtbaren Symptome sind Dyspnoe (Tachydyspnoe) sowie periphere Zyanose. Dies sind recht unspezifische Zeichen und können sowohl auf ein septisches Geschehen (Neugeborenensepsis, Pneumonie), auf ein sog. Atemnotsyndrom des Neugeborenen als auch auf angeborene Fehlbildungen (Zwerchfellhernie, zyanotische Herzvitien, Lungenfehlbildungen) oder einen Pneumothorax hinweisen.

Was veranlassen Sie umgehend?

Nach der Geburt ist ein Neugeborenes erstmalig auf die Sauerstoffaufnahme über die eigenen Lungen angewiesen. Bei Tachydyspnoe sowie Zyanose könnte ein Sauerstoffmangel bei unzureichender Atmung vorliegen. Sie kontrollieren zuerst die Vitalzeichen nach den bekannten **A-B-C-Grundsätzen**. Um einen raschen Überblick zu bekommen, bestimmen Sie die Sauerstoffsättigung (transkutane Messung) und die arteriellen Blutgase. Bei sichtbarer Zyanose geben Sie Sauerstoff, um die Sauerstoffsättigung zu verbessern.

Vor allen weiteren Maßnahmen sind die Vitalparameter zu stabilisieren!

Ergebnisse
Arterielle Blutgasanalyse (Astrup): pH 7,26; pCO$_2$ 39,1 mmHg; pO$_2$ 54,3 mmHg; BE -8,3 mmol/l.
Laborchemische Untersuchungen: Hb 16,4 g/dl; K 4,1 mmol/l; Na 137 mmol/l; Ca 1,34 mmol/l; Cl 107 mmol/l; Glukose 131 mg/dl; Laktat 5,1 mmol/l; Bilirubin 2,6 mg/dl.

Maskenbeatmung oder Intubation, für welche Maßnahme entscheiden Sie sich?

Sie haben zwar Ihre oben genannten differentialdiagnostischen Erwägungen, jedoch noch keine Diagnose. Sollte die alleinige Sauerstoffgabe bei Spontanatmung nicht ausreichend sein, so müssen Sie eine Form der Beatmung wählen. Bei der Maskenbeatmung wird immer auch der Magen insuffliert. Dies kann bei der Zwerchfellhernie mit Prolaps von Eingeweiden in den Thorax zur Verdrängung der verbliebenen Lunge und damit zu weiterer Ateminsuffizienz und sich verschlechternden Beatmungsverhältnissen führen. Ohne eine Diagnose wählt man daher die Intubation und Beatmung.

Bei Vorliegen eines Pneumothorax kann sich auch unter Beatmung ein Spannungspneumothorax entwickeln, den Sie rechtzeitig erkennen müssen, um dann die betroffene Thoraxseite mittels Thoraxdrainage zu entlasten.

Keine Maskenbeatmung bei Verdacht auf eine Zwerchfellhernie!

Wie können Sie bei einem Neugeborenen einen Pneumothorax diagnostizieren?

Klinisch und auskultatorisch fällt ein abgeschwächtes Atemgeräusch auf der betroffenen Seite auf. Mittels Kaltlichtquelle und Diaphanoskopie des Thorax erkennt man auf der betroffenen Seite ein vermehrtes Durchscheinen des Lichts, der Thorax leuchtet hellrot auf bei Vorliegen eines Pneumothorax.

Verlauf

Bei Tachydyspnoe erhält David Sauerstoff. Die Sättigung (transkutane Messung) beträgt 92 % unter ca. 40 % Sauerstoff. Dies ist für Neugeborene eine ausreichende Sättigung, er wird umgehend auf die Neugeborenenintensivstation übernommen. Sie verzichten zunächst auf eine Intubation und Beatmung im Kreißsaal.

Welche Diagnostik veranlassen Sie?

Angesichts der Differentialdiagnosen ist ein Röntgen-Thorax die wichtigste Untersuchung zur Beurteilung von Herz und Lunge (☞ Abb. 34.1). Gleichzeitig legen Sie einen intravenösen Zugang und nehmen Blut ab. Sie bestimmen BB, Entzündungsparameter, eine arterielle Blutgasanalyse und veranlassen eine Blutkultur.

Ergebnis
Laborchemische Untersuchungen: Die Laborergebnisse sind bis auf eine anhaltende leichte Azidose unauffällig.

Was erkennen Sie auf dem Röntgenbild?

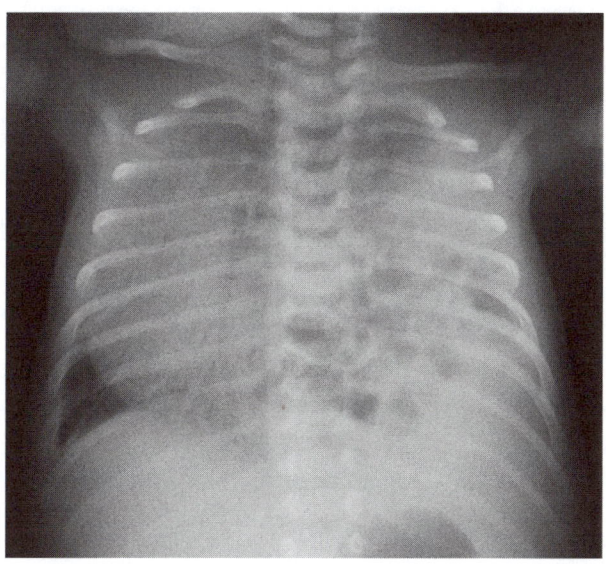

Abb. 34.1

Die Herzgröße ist nicht sicher beurteilbar, das Mediastinum scheint nach rechts verlagert zu sein, links findet sich keine Lungenstruktur. Es zeigen sich vermutlich luftgefüllte Darmschlingen in der linken Thoraxhälfte. Auch wenn eine Lungenfehlbildung links theoretisch denkbar wäre, so ist dies das typische Bild einer angeborenen Zwerchfellhernie links mit Enterothorax.

Wie gehen Sie weiter vor?

Das Neugeborene wird auf der betroffenen Seite gelagert und eine Magensonde zur Entlastung des Magens und Magen-Darm-Trakts gelegt. Ohne vorherige Maskenbeatmung, welche die Atemsituation rasch verschlechtern könnte, sollte ein Neugeborenes mit Zwerchfellhernie in Sedierung intubiert und beatmet werden, um eine weitere Kompression der Lunge zu verhindern. Zur weiteren Überwachung sind ein zentralvenöser und ein arterieller Zugang wünschenswert.

Worauf müssen Sie achten?

Wichtig ist eine stabile Beatmungssituation und vor allem die Vermeidung einer Azidose und einer Hyperkapnie (Anstieg des pCO_2), da dies zu einer Wiedereröffnung intrapulmonaler Shunts, zu verminderter Lungendurchblutung und damit zu einer Verschlechterung der Oxygenierung führen kann. Die Zwerchfellhernie ist mit einer mehr oder weniger ausgeprägten Form einer Lungenhypoplasie vergesellschaftet. Die für den Sauerstoff- und Kohlendioxidaustausch zur Verfügung stehende Lungenkapazität kann anfangs grenzwertig niedrig sein, so dass ein vermehrtes Shuntvolumen zu einer nicht korrigierbaren Hypoxie führen kann. Um weiteren Stress, welcher zu einer Azidose führt, zu vermeiden, verordnen Sie eine Sedierung und Analgesie, bei RR-Abfall vorsichtige Volumengabe und z. B. Dobutamin.

Welche Therapie ist erforderlich?

Vordringlich sind die Stabilisierung der Beatmungs- und Kreislaufverhältnisse, das Vermeiden einer Azidose, Hyperkapnie und Hypoxie. Im nächsten Schritt erfolgt bei möglichst stabilen Verhältnissen die OP mit Verschluss der Zwerchfelllücke nach Reposition der in den Thorax prolabierten Baucheingeweide. Der Verschluss gelingt häufig durch direkte Naht der Zwerchfelllücke, in wenigen Fällen ist der Einsatz eines Patches (Dura, Fremdmaterial) erforderlich.

Eine OP sollte nur erfolgen, wenn das Kind pulmonal und kardial stabil ist. Die OP kann bis zur Stabilisierung des Kinds um einige Stunden oder Tage verzögert werden.

Was sind die häufigsten Probleme bei Kindern mit angeborener Zwerchfellhernie?

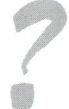

Häufig tritt eine Lungenhypoplasie durch die intrathorakale Lage des Darms während der Schwangerschaft auf. In diesem Fall ist auch nach dem Verschluss der Hernie keine Entfaltung der Lunge möglich. Dies bedingt die immer noch hohe Letalität bei angeborener Zwerchfellhernie von 30–60 %, wobei diese Zahl auch Totgeburten einschließt. Bei unzureichender Lungenfunktion gibt es präoperativ noch die Möglichkeit der ECMO (extrakorporalen Membranoxygenation) zur Sauerstoffsättigung. Dies ist jedoch nur an sehr wenigen Zentren möglich.

Wie häufig tritt diese Fehlbildung auf?

Die Fehlbildung tritt bei 1 : 2500 bis 3000 Lebendgeborenen auf, das entspricht ca. 200 Kindern pro Jahr in Deutschland. Die Zwerchfellhernie befindet sich in 80–85 % der Fälle links (Bochdaleksche Hernie) und ist häufig mit anderen Fehlbildungen assoziiert.

Ist eine pränatale Diagnose der Zwerchfellhernie möglich?

In vielen Fällen, besonders bei Befunden mit ausgeprägter Lungenhypoplasie, ist eine pränatale Diagnostik möglich. Die Kinder können noch pränatal zur optimalen Behandlung in Zentren verlegt werden. In einigen Fällen wurde auch bereits eine pränatale Behandlung der Lungenhypoplasie durch intrauterinen Verschluss der Trachea versucht. Der präpartale Trachealverschluss soll zu einem Wachstum und zu einer Ausdehnung der Lunge führen.

Verlauf

David wird sediert und umgehend intubiert. Ein zentraler Zugang wird gelegt, bei minimaler Beatmung zeigen sich stabile Kreislauf- und Atemverhältnisse. Er wird noch am selben Abend operiert, wobei sich herausstellt, dass sich der komplette Darm (vom Jejunum bis zum absteigenden Kolon) im linken Thorax befindet. Nach Reposition kann die Lücke ohne Einsatz von Fremdmaterial durch direkte Naht verschlossen werden. Der Darm wird angesichts der fehlenden Fixation im Zustand der Nonrotation in die Bauchhöhle platziert (Dünndarm rechts, Dickdarm links). Am nächsten Tag wird David extubiert, die Mediastinalverlagerung ist rückläufig. Postoperativ zeigt sich erfreulicherweise keine Einschränkung der Funktionsfähigkeit der

Lunge. Über 2 Tage zeigt sich ein sehr geblähtes Abdomen als Zeichen einer Darmparalyse bzw. eines abdominellen Kompartmentsyndroms. Der Nahrungsaufbau kann daher nur langsam erfolgen. Nach 12 Tagen kann David in gutem AZ nach Hause entlassen werden.

 Bei vielen Formen der angeborenen Zwerchfellhernie entwickelt sich der Darm außerhalb des Abdomens, weshalb eine Non- oder Malrotation sowie eine fehlende Fixation vorliegen.

Quintessenz Die Zwerchfellhernie zeigt sich beim Neugeborenen durch das Auftreten von Dyspnoe und Zyanose wenige Minuten nach der Geburt. Dies kann durch Maskenbeatmung verstärkt werden, da sich dadurch der Magen-Darm-Trakt schneller mit Luft füllt und somit der Druck auf die Lunge erhöht wird. Die Therapie besteht in der sofortigen Intubation und Beatmung, vordringlich ist die Stabilisation der Atem- und Kreislaufparameter und das Vermeiden einer Azidose oder Hyperkapnie. Ist das Kind stabil, folgt in den nächsten Stunden die OP mit Verschluss der Zwerchfellhernie und Reposition des Darms.

Die Prognose ist auch heute noch in Abhängigkeit von der Lungenhypoplasie schlecht. Im pränatalen Ultraschall lässt sich die Diagnose stellen und eine vorsichtige Prognose abgeben. An einzelnen Kliniken werden auch fetale OP-Methoden mit Verschluss der Trachea angewendet, um das Lungenwachstum zu stimulieren, wobei eine abschließende Bewertung dieser Verfahren noch nicht möglich ist.

Fall 35

Anamnese

Nachmittags wird Ihnen eine Patientin aus der Inneren Abteilung eines nahegelegenen Krankenhauses zur notfallmäßigen Übernahme angekündigt. Sie befindet sich dort wegen einer Colitis ulcerosa in stationärer Behandlung, hat nun aber in der letzten Nacht stärkste Bauchschmerzen entwickelt. Sie ist zuletzt mit Prednisolon und antibiotisch mit einem Gyrasehemmer behandelt worden.

Frau Mayer wird eine knappe Stunde später vom Rettungsdienst in die chirurgische Notaufnahme gebracht. Nach Angaben der schmerzgeplagten Patientin hatten die Schmerzen schon seit längerer Zeit bestanden. Seit einer Woche befindet sie sich in stationärer Behandlung wegen einer bekannten Colitis ulcerosa, weswegen vor 7 Tagen wieder eine Darmspiegelung durchgeführt worden ist. In der letzten Nacht nahmen die Schmerzen im Bauch jedoch plötzlich zu und sind nun sehr heftig und dauerhaft. Die Kolitis ist bei ihr seit 15 Jahren bekannt, ansonsten ist sie gesund.

Wie äußert sich eine Colitis ulcerosa?

Typische Symptome der Colitis ulcerosa sind blutige Stühle, rezidivierende Durchfälle und kolikartige Bauchschmerzen. Mit Ausdehnung und Dauer der Krankheit können auch die Beschwerden weiter zunehmen.

Eiter, Schleim und Blut im Stuhl sind pathognomonisch, es kann aus dem Blutverlust eine Anämie resultieren. Häufig kommt es zu einer Gewichtsabnahme. Möglich ist bei der Colitis ulcerosa auch das Auftreten einer Arthritis und einer Uveitis (Augenentzündung).

Typische Zeichen der Colitis ulcerosa sind neben rezidivierenden krampfartigen Bauchschmerzen und Durchfällen Eiter, Blut und Schleim im Stuhl.

Was ist eine Colitis ulcerosa?

Die Colitis ulcerosa gehört, wie der Morbus Crohn, zu den CED (chronisch-entzündlichen Darmerkrankungen), wobei die klinische Unterscheidung zwischen beiden Krankheiten manchmal schwierig zu treffen ist. Die Kolitis befällt aufsteigend vom Rektum die Dickdarmwand und auch nur das Kolon (im Gegensatz zum Morbus Crohn), wobei vor allem die oberflächlichen Mukosaschichten betroffen sind. Es entstehen Ulzerationen, die leicht bluten. Typisch ist die schubweise verlaufende Entzündung des Dickdarms. In den oberflächlichen Schleimhautschichten des Dickdarms entstehen entzündliche Geschwüre. Der schubweise Verlauf wird von beschwerdefreien Intervallen unterbrochen.

Es erkranken besonders junge Erwachsene zwischen 20 und 40 Jahren; Frauen etwas häufiger als Männer.

Welche Komplikationen der Colitis ulcerosa kennen Sie?

Schwerwiegende Komplikationen im Verlauf der Colitis ulcerosa sind möglich. Die entzündlichen Veränderungen der Darmwand können zu einer Paralyse mit Dilatation des Kolons, zum sog. toxischen Megakolon mit Zeichen der Sepsis und Peritonitis führen. Bei fortschreitender Wandschädigung kann es zur Perforation und Peritonitis kommen.

In der akuten Entzündungsphase sind ein toxisches Megakolon und die Darmperforation möglich, langdauernde und rezidivierende Entzündungen und Schübe können zur narbigen Stenose des Dickdarms mit zunehmender Ileussymptomatik führen. Besonders wichtig ist jedoch beim lang andauernden Verlauf einer Colitis ulcerosa, das deutlich erhöhte Risiko eines Kolonkarzinoms zu bedenken und entsprechende Untersuchungen zu veranlassen. Das Karzinomrisiko kann je nach Krankheitsdauer und -ausmaß bis auf das 14fache im Vergleich zur Normalbevölkerung erhöht sein.

> Das Karzinomrisiko ist bei der Colitis ulcerosa nach langem Verlauf deutlich erhöht.

Welche Ursachen liegen einer Colitis ulcerosa zugrunde?

Die Ätiologie ist nicht geklärt. Vermutet wird, dass erbliche, infektiöse und psychische Faktoren zusammenwirken. Wahrscheinlich spielt eine Fehlfunktion des Immunsystems in der Auseinandersetzung mit den Bakterien der Darmflora eine entscheidende Rolle.

Bei allen Patienten mit Colitis ulcerosa ist der Enddarm, das Rektum, befallen. Von dort kann sich die Erkrankung unterschiedlich weit über den gesamten Dickdarm erstrecken. Bei 50% der Patienten ist nur der Enddarm und der untere Teil des Dickdarms befallen, bei 30% zusätzlich der absteigende linksseitige Abschnitt des Dickdarms und bei 20% der gesamte Dickdarm. Die Colitis ulcerosa ist auf den Dickdarm begrenzt.

In 85% der Fälle verläuft die Colitis ulcerosa chronisch und schubweise. Nach gesunden Intervallen, die auch Jahre andauern können, erfolgt ein Rückfall. 10% der Patienten haben keine beschwerdefreien Zeitabschnitte. Ganz selten beginnt die Colitis ulcerosa dramatisch aus bester Gesundheit heraus. Gerade in diesen Fällen verläuft die Krankheit fulminant, es treten häufig ein toxisches Megakolon und auch eine Perforation auf.

> Die Colitis ulcerosa ist eine vom Rektum aufsteigende Entzündung, die das gesamte Kolon befallen kann.

Wie wird die Diagnose gesichert?

Wichtigste Hinweise, um den Verdacht aufkommen zu lassen, ergeben sich schon aus der Anamnese:

Krampfartige Bauchschmerzen, blutig-schleimige Stühle und Durchfälle, Fieber, Gewichtsverlust, Anämie, im Verlauf rezidivierende Beschwerden mit zwischenzeitlich beschwerdefreien Intervallen. Laboruntersuchungen können erhöhte Entzündungsparameter und eine Anämie aufzeigen.

Der Goldstandard zur Sicherung der Diagnose ist die koloskopische Untersuchung mit Entnahme von Biopsien. Das endoskopische Bild weist zahlreiche, meist fibrinbelegte, Ulzerationen auf, die Schleimhaut ist entzündlich geschwollen und sehr leicht verletzlich und blutend. Ergänzend kann in der Abdomensonographie eine ödematöse Schwellung der Kolonwand nachgewiesen werden.

Das toxische Megakolon ist in der Röntgen-Abdomenübersicht zu erkennen, die Perforation lässt sich durch den Nachweis freier Luft ebenfalls in der Röntgenaufnahme am besten erkennen (☞ Abb. 35.1).

Um differentialdiagnostisch eine infektiöse Kolitis oder Enteritis abzugrenzen, ist eine bakteriologische Stuhluntersuchung sinnvoll.

Aufnahmebefund

Die 42-jährige Patientin befindet sich in deutlich reduziertem AZ und liegt offensichtlich schmerzgeplagt mit angezogenen Beinen im Bett. Das Abdomen ist gebläht mit diffusem Druck- und Klopfschmerz; vor allem im Unterbauch finden Sie eine diffuse Abwehrspannung. Die Darmgeräusche sind spärlich, zeitweise hochgestellt. Auf eine rektale Untersuchung verzichten Sie und werfen einen Blick in die mitgegebenen Unterlagen.

Aktuelle Laborwerte, der letzte Koloskopiebericht und eine Röntgen-Abdomenübersicht (☞ Abb. 35.1) sind Frau Mayer mitgegeben worden.

Laborchemische Untersuchungen: Hb 8,3 g/dl; Leukozyten 18 900/µl; CRP 220 mg/l; Quickwert 62%; Elektrolyte und Retentionswerte liegen im Normbereich.

Koloskopiebefund (eine Woche zuvor): Pankolitis, entzündlicher Befall des gesamten Kolons.

Was erkennen Sie auf dem Röntgenbild?

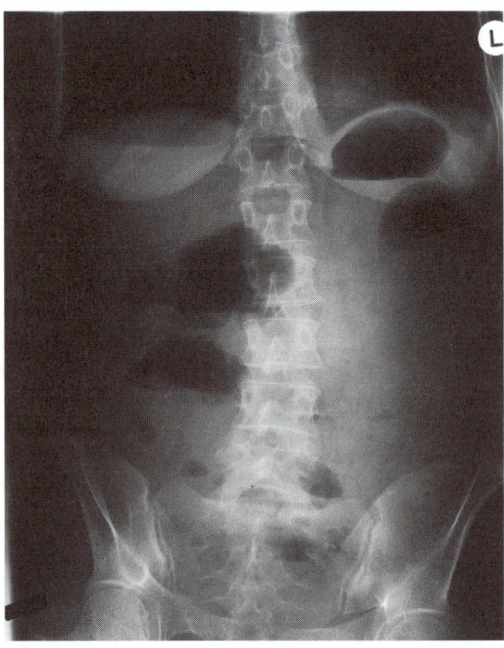

Abb. 35.1

Das Kolon scheint erweitert, es findet sich auch freie Luft. Zusammen mit dem klinischen Befund scheint es sich um eine Perforation mit Peritonitis zu handeln.

Welche Optionen bietet sich für die weitere Behandlung an?

Bei Frau Mayer liegt ein langer Krankheitsverlauf (15 Jahre) vor, die entzündlichen Veränderungen betrafen zuletzt das gesamte Kolon (s. Koloskopiebefund eine Woche zuvor). Es besteht nun eine Perforation mit Peritonitis, welche akut ein operatives Eingreifen erfordert. Neben der dringend erforderlichen operativen Versorgung der Darmperforation ist auch das deutlich erhöhte Risiko einer Malignomentwicklung zu bedenken. Folgende operative Vorgehensweisen sind denkbar im Rahmen einer Laparotomie:
- Übernähung der Perforation ohne weitere Maßnahmen
- Resektion des perforierten Darmabschnitts mit primärer Anastomose
- Resektion des perforierten Darmabschnitts mit Anlage von Stomata
- Entfernung des gesamten Dickdarms mit ileoanaler Anastomose mit oder ohne Ileumpouchanlage
- Entfernung des gesamten Dickdarms mit Anlage eines Ileostomas.

Eine akute Peritonitis lässt die Anlage von Stomata sicherer erscheinen, da eine Anastomose im entzündeten Darm so vermieden wird. Allerdings hat jedes Stoma auch eine Morbidität und mögliche Komplikationsrate. Für segmental begrenzte Eingriffe sprechen der geringere OP-Aufwand und die somit kürzere OP-Dauer, wobei weite Teile des entzündeten Kolons verbleiben würden. Für die Entfernung des gesamten Dickdarms (Kolektomie einschließlich Proktomukosektomie) spricht die Tatsache, dass damit die Colitis ulcerosa als geheilt angesehen werden kann. Gleichzeitig ist diese Maßnahme die einzige wirkungsvolle Karzinomprophylaxe bei der Colitis ulcerosa.

Verlauf

Nach einem ausführlichen aufklärenden Gespräch im Beisein ihres Ehemanns, bei dem alle oben stehenden Erwägungen angesprochen werden, willigt Frau Mayer in die Kolektomie ein. Sollte der OP-Situs es zulassen, so soll gleichzeitig ein Ileumpouch mit ileoanaler bzw. ileorektaler Anastomose angelegt werden. Frau Mayer wird auch darauf hingewiesen, dass letztendlich das Vorgehen erst intraoperativ definitiv festgelegt werden kann.

Es erfolgt die Laparotomie, bei der sich eine ausgedehnte, schon ältere Peritonitis findet. Nach Entfernung des gesamten Kolons bis auf einen sehr kurzen Rektumstumpf lässt sich das Ileum wegen des entzündlich veränderten, verdickten und verkürzten Mesenteriums nicht in das kleine Becken mobilisieren, so dass die Anlage eines Ileostomas erfolgt.

Am Folgetag wird wegen Abfall des Hb-Wertes (Quickwert 51%) und vermuteter Blutung in die Bauchhöhle die Relaparotomie mit Lavage der Bauchhöhle durchgeführt. Es findet sich dabei eine größere Menge älteres Blut, frische Blutungen finden sich nicht. Mit einer Lavage und Anlage von Drainagen wird die Relaparotomie abgeschlossen. Frau Mayer erholt sich weiterhin nur sehr zögerlich, nach 3 Tagen erfolgt die Revision des Rektumstumpfs, welcher offen ist, die Ausräumung eines Hämatoms aus dem kleinen Becken und die nochmalige Lavage der Bauchhöhle. Der weitere postoperative Verlauf ist nun komplikationslos, es erfolgt nach hochkalorischer parenteraler Ernährung der enterale Kostaufbau.

Ergebnis
Histologie des Operationspräparats (Kolon): Etwa 80 cm langes Kolonresektat mit einer schweren chronischen rezidivierten und ulzerösen Kolitis mit umschriebener Perforation und ausgedehnter fibrinös-eitriger Peritonitis.

Wie wird die Colitis ulcerosa behandelt?

Die Ätiologie der Colitis ulcerosa ist nicht hinreichend bekannt, eine kausale Behandlung gibt es daher nicht. Operative Maßnahmen (s. o.) dienen vor allem der Behandlung von Komplikationen. Eine Kolektomie sollte frühzeitig mit den Patienten vor allem zur Karzinomprophylaxe erörtert und auch durchgeführt werden.

Ansonsten ist die Behandlung der Colitis ulcerosa in erster Linie konservativ. Durch entzündungshemmende Medikamente kann ein akuter Kolitisschub abgemildert werden; die Zeitabschnitte zwischen den Schüben können verlängert werden. Zur Verfügung stehen dabei folgende Medikamente:

Aminosalizylate sind lokal entzündungshemmend, sie werden oral eingenommen und sind verkapselt, so dass sie sich erst am Ende des Dünndarms oder sogar erst im Dickdarm auflösen. Bei einem ausschließlichen Befall des Rektums und Colon sigmoideum können sie auch als Suppositorien, Klysmen oder als Einlaufpräparat verordnet werden.

Bei schweren Schüben werden **Kortikoide** verordnet, welche systemisch parenteral im akuten Schub, aber auch oral zur systemischen Wirkung oder lokal als Suppositorien oder Klysmen (bei Befall des Rektums) gegeben werden können. Zur Verfügung stehen daneben auch **Immunsuppressiva** bei sehr schweren und rezidivierenden Verläufen, wenn die Behandlung mit Kortikoiden entweder nicht ausreichend erscheint, zu keiner Besserung führt oder zu hohe Nebenwirkungen verursacht. Insbesondere bei Kindern und Jugendlichen müssen die Nebenwirkungen der Behandlung mit Immunsuppressiva und Kortikoiden gegeneinander abgewogen werden, ggf. werden beide Therapieansätze kombiniert.

Die Therapie richtet sich in erster Linie nach Beschwerden, Symptomatik und Krankheitsgefühl. In erster Linie werden Aminosalizylat-Tabletten, auch Zäpfchen oder Einläufe, verordnet, bei schwererem Verlauf zusätzlich Kortikoide oral; bei sehr schwerem Verlauf erfolgt eine parenterale Ernährung sowie die Gabe von Kortikoiden und ggf. Immunsuppressiva parenteral.

Zur Dauerbehandlung werden vor allem Aminosalizylate verordnet, um die krankheitsfreien Intervalle zu verlängern. Während für diese Medikamente eine prophylaktische Wirksamkeit als Dauermedikation nachgewiesen ist, scheint die Dauergabe von Kortikoiden nicht sinnvoll. Um die Darmflora zu verbessern und aufzubauen, werden auch Probiotika eingesetzt und verordnet. Daneben scheint eine ausgewogene und ausreichende Vollkost sinnvoll, spezifische Diäten haben sich bisher aber nicht als erfolgreich erwiesen.

Als weitere supportive Maßnahmen sind zu erwägen:
- Eisengabe bei chronischem Blutverlust aus dem Darm und Anämie
- Kalzium- und Vitamin-D-Gabe bei länger dauernder Einnahme von Kortikoiden
- Psychotherapie oder psychosomatische Betreuung; in vielen Fällen können dadurch das Krankheitsempfinden und auch die Beschwerden verringert werden.

Was wissen Sie zur Prognose der Erkrankung?

Bei Beschränkung der Erkrankung auf Rektum und distales Kolon besteht eine gute Prognose und eine normale Lebenserwartung. Prognostisch wichtig ist die rechtzeitige Erkennung eines sich entwickelnden Karzinoms. Dies erfordert regelmäßige koloskopische Kontrollen und das rechtzeitige Erwägen der operativen Kolektomie, welche eine wirkungsvolle prophylaktische Maßnahme darstellt.

Quintessenz Die Colitis ulcerosa ist eine CED. Sie betrifft vor allem junge Erwachsene und befällt den Dickdarm aufsteigend vom Rektum, ihre Ätiologie ist unklar.

Die klinische Symptomatik umfasst krampfartige, rezidivierende Bauchschmerzen, blutig-schleimige Stühle und Durchfälle, Fieber und Gewichtsverlust. Akute Komplikationen sind das toxische Megakolon und die Perforation mit Peritonitis, langfristig ist das Risiko, ein Kolonkarzinom zu entwickeln, deutlich erhöht.

Die Diagnose wird nach klinischem Beschwerdebild und koloskopisch gestellt. Die Therapie ist in erster Linie konservativ mit entzündungshemmenden Mitteln (Aminosalizylate, Kortikoide und Immunsuppresiva), Komplikationen erfordern meist ein operatives Vorgehen. Zur Karzinomprophylaxe ist neben der regelmäßigen koloskopischen Untersuchung zur Früherkennung maligner Veränderungen die operative Kolektomie zu erwägen. Langfristig hängt die Prognose vor allem von der frühzeitigen Karzinomerkennung und -prophylaxe ab.

Fall 36

Ein Bekannter ruft Sie während des Diensts in der Klinik an, sein Bruder sei gerade von einem American-Football-Spiel, an dem er als Spieler teilgenommen hatte, nach Hause gekommen. Während des Spiels habe ihn ein anderer Spieler gerammt. Er habe jetzt Schmerzen im Bereich der Rippen und der linken Schulter. Sie bitten ihren Bekannten, seinen Bruder doch vorbeizubringen, damit Sie ihn untersuchen können.

Anamnese

Als die beiden eintreffen, erzählt Ihnen der Football-Spieler, Herr Maier, dass er von einem Mitspieler mit dem Kopf in die linke Seite getroffen worden sei. Er habe sofort Schmerzen im Bereich des Rippenbogens verspürt. Nach dem Zusammenstoß habe er noch versucht weiterzuspielen, habe aber nach 5 Minuten aufhören müssen, da ihm schwindelig wurde. Das Ganze sei vor etwa 2 Stunden passiert und die Schmerzen spüre er jetzt bevorzugt im Bereich des Rippenbogens und der linken Schulter. Zudem habe er leichte Kopfschmerzen, leichten Schwindel, Übelkeit und sei einfach nur müde.

Aufnahmebefund

Sehr muskulöser, ca. 1,85 m großer, 90 kg schwerer Patient; das Hautkolorit ist blass, die Haut selbst fühlt sich feucht-kalt an. Der Puls ist regelmäßig, aber mit 130/min tachykard, RR 95/70 mmHg. Die Auskultation der Lungen ist rechts unauffällig, links hören Sie in den basalen Lungenabschnitten ein deutlich vermindertes Atemgeräusch, AF 24/min. Im Rahmen der weiteren körperlichen Untersuchung stellen Sie eine Prellmarke im Bereich des seitlichen linken Rippenbogens mit angedeutetem Hämatom fest. Bei der Untersuchung des Abdomens gibt der Patient einen deutlichen DS im Bereich des Oberbauchs an, es besteht leichte Abwehrspannung. Sie stellen einen palpablen Tumor im linken Unterbauch fest. Zudem untersuchen Sie die linke Schulter, die ohne Schmerzen in alle Freiheitsgrade beweglich ist und ansonsten, bis auf Schmerzen, keine pathologischen Befunde aufweist.

An welche mögliche Diagnose denken Sie bereits jetzt?

Der Patient klagt über Schmerzen im Bereich der linken Flanke, im Bereich der linken Seite findet sich ein Hämatom und der Patient hat einen hohen Puls, Tachypnoe und niedrige RR-Werte, die auf einen **Schock** hindeuten.

In Anbetracht des Unfallmechanismus und der Stelle, an welcher der Patient verletzt wurde, denken Sie zuerst an eine Verletzung der Milz, die **Milzruptur.** Dafür würden auch die Schmerzen im Bereich der linken Flanke sprechen. Bei einer Blutung der Milz würde der Patient Schocksymptomatik (HF↑, RR↓) zeigen. Auch die Schmerzen in der linken Schulter würden zu dieser Diagnose passen (Kehr-Zeichen).

Eine weitere mögliche Ursache wäre eine **Rippenserienfraktur** mit Beeinträchtigung der Atmung oder sogar paradoxer Atmung. Begleitend kann man eine Verletzung der Lunge annehmen. Auch diese Verletzung würde zu Entwicklung eines Schocks führen, außerdem wäre die Atmung beeinträchtigt. Wegen des Tumors im linken Unterbauch wäre aber auch an eine **Verletzung von Darmstrukturen** zu denken.

Auch eine **intraabdominelle Verletzung** anderer Genese, z.B. eine Verletzung der Niere, sollte nicht ausgeschlossen werden.

Was unternehmen Sie sofort?

Sie veranlassen sofort, dass Herr Maier stationär aufgenommen wird. Außerdem sollte der Patient per Nasensonde 4 l Sauerstoff/min erhalten.

Welche einfacheren Untersuchungen veranlassen Sie, um Ihre Verdachtsdiagnose zu untermauern?

Zuerst wird dem Patienten **Blut abgenommen.** Sie kontrollieren das kleine BB (Erythrozyten, Hämoglobin, Leukozyten, Hämatokrit, Thrombozyten, Quick) und die Elektrolyte (K, Na, Ca, etc.), sowie Kreatinin, Harnstoff, falls nicht bekannt, muss die Blutgruppe bestimmt werden. Sie nutzen die Blutentnahme, um gleich eine Braunüle zu legen.

U-Status: Kurze Untersuchung des Urins auf eine Verletzung der Niere hin (Blut im Urin ist nach Trauma ein Zeichen einer Nierenmitbeteiligung).

Weiter werden eine **Röntgen-Thorax-Aufnahme** p.a. und eine Abdomen-Leeraufnahme veranlasst. So können Sie beurteilen, ob die Lunge entfaltet ist, evtl. ein Pneumothorax oder ein Erguss vorliegt. Anhand der Abdomen-Leeraufnahme ist eine Aussage über freie Luft im Abdomen (Hinweis auf Perforation) möglich.

Während Sie auf die Ergebnisse der Untersuchungen warten, führen Sie eine **Sonographie** des Abdomens durch. So kann schnell und relativ zuverlässig freie Flüssigkeit im Bauch, als Hinweis auf eine Blutung festgestellt werden.

> **Ergebnisse**
> **Laborchemische Untersuchungen:** Hb 7,8 g/dl; Leukozyten 20,8 × 10³/µl; K 4,9 mmol/l; Thrombozyten 94 × 10³/µl; Quick 68%; Kreatinin 0,95 mg/dl. Die Gerinnung ist grenzwertig nach unten verschoben.
> **U-Status:** Es finden sich viele Erythrozyten.
> **Röntgen-Thorax:** Kein Anhalt für Pneumothorax, kein sicherer Frakturnachweis der Rippen, Zwerchfellhochstand links mit kleinerem Pleuraerguss im linken Recessus. Ansonsten unauffälliger Befund.
> **Abdomen-Leeraufnahme in 2 Ebenen:** Kein Anhalt für freie Luft im Abdomen. Allerdings unscharfer Milzschatten und Verdrängung der Magenblase nach rechts und des Kolons nach kaudal.
> **Sonographie:** Massiv freie Flüssigkeit im Abdomen, v.a. im Douglas-Raum. Die Milz wirkt inhomogen und ist nicht in der Gänze darstellbar. Die Niere ist von einem Flüssigkeitssaum umgeben. Insgesamt sind die Sonographiebedingungen schlecht, da der Darm sehr gebläht ist.

Wie interpretieren Sie die Ergebnisse der Untersuchungen?

Der niedrige Hb-Wert im BB deutet auf eine Blutung im Bauchraum hin. Hohe Leukozytenwerte treten oft bei größeren Blutungen infolge eines Eindickungseffekts auf. Die Thrombozyten sind erniedrigt, was auf einen höheren Verbrauch hindeutet. Kreatinin und Kalium sind grenzwertig erhöht.

Im U-Status finden sich viele Erythrozyten, im Sinne einer Makrohämaturie, eine Verletzung einer oder beider Nieren und/oder des ableitenden Harntrakts sollte daher angenommen werden.

Die Röntgen-Thorax-Aufnahme zeigt keinen Anhalt für einen Pneumothorax, jedoch ist eine Rippenfraktur nicht sicher auszuschließen. Der linksseitige Pleuraerguss ist am ehesten als Reaktion auf eine intraabdominelle Blutung zu sehen.

In der Abdomenaufnahme zeigt sich ein unscharfer Milzschatten und Verdrängung der Strukturen, die der Niere und der Milz anliegen. Dies deutet auf eine Blutungsquelle in diesem Bereich hin.

In der Sonographie zeigt sich als Korrelat für eine Blutung im Abdominalbereich viel freie Flüssigkeit, die Blutungsquelle lässt sich aber immer noch nicht sicher finden, da im Bereich der linken Niere und der Milz viel Luft die Schallbedingungen verschlechtert.

Wie gehen Sie weiter vor?

Es wird ein zweiter, großlumiger Zugang gelegt, darüber wird Flüssigkeit, v.a. RL und HAES infundiert. Wegen der noch nicht ganz klaren Blutungsquelle veranlassen Sie eine CT des Abdomens (☞ Abb. 36.1).

Wie beurteilen Sie die CT des Abdomens?

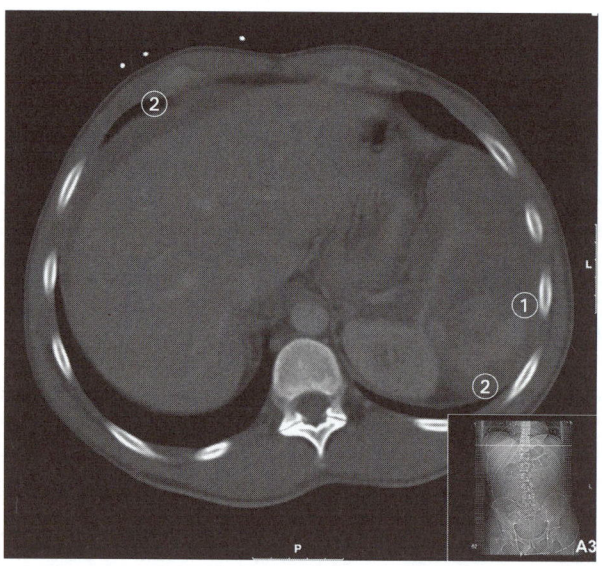

Abb. 36.1

In der CT erkennt man ganz deutlich eine Zerreißung des Parenchyms der Milz ①, zudem viel freie Flüssigkeit ② im gesamten Abdomen, besonders um die Leber und im Bereich um den Dünndarm. Die linke Niere zeigt einen kleineren Parenchymdefekt, aus dem es in den Abdominalbereich blutet.

Was veranlassen Sie als nächstes und welche Therapie schlagen Sie vor?

Wegen der in der CT erkannten Zerreißung des Milz-Parenchyms und des Verdachts auf Verletzung weiterer innerer Organe kommt eine konservative Therapie mit engmaschiger Sonographie- und CT-Kontrolle nicht in Frage. Sie entschließen sich zur sofortigen OP, legen einen weiteren großlumigen Zugang und verständigen die Anästhesie und den OP.

Wie kann eine Milzruptur, außer durch Trauma, noch entstehen?

Weitere Ursachen einer Milzruptur, neben dem stumpfen Trauma, können sein:
- Penetrationstraumata, wie Schussverletzungen oder Messerstiche
- spontane Rupturen bei internistischen Vorerkrankungen, z. B. Malaria oder Mononukleose
- iatrogene Verletzung, z. B. infolge von Oberbaucheingriffen wie Gastrektomien.

Welche Operation ist indiziert? Wie bereiten Sie den Patienten vor?

Wegen der Milzruptur und des Verdachts auf eine Ruptur des Nierenparenchyms fällt der Entschluss zur Laparotomie.
Vor der OP sollte ein BDK (Blasendauerkatheter) gelegt werden, da die Dauer der OP noch nicht abzuschätzen ist und die Urinmenge und -beschaffenheit aufgrund der Mitbeteiligung der Niere überwacht werden kann.

Verlauf

Nach Durchtrennung der Haut, Unterhaut, der Faszie des M. rectus abdominis und des Peritoneums entleert sich sofort viel Blut aus dem geöffneten Abdomen. Es werden 2 EK (Erythrozytenkonzentrate) gegeben.
Bei der Inspektion aller 4 Quadranten des Peritoneums bestätigt sich die Ruptur der Milz, außerdem findet sich ein kleinerer Parenchymriss im Bereich der linken Niere. Die anderen Bauchorgane sind unverletzt.
Ein Versuch zur Erhaltung der Milz wird wegen der in mehrere Teile zerfetzten Milz und Beteiligung des Milzhilus nicht unternommen. Die Reste der Milz werden mobilisiert und aus dem Milzbett und vom Zwerchfell (Durchtrennung des Lig. phrenicolienale) luxiert. Danach werden die A. lienalis und die V. lienalis möglichst hilusnah unterbunden und abgetrennt. Zusätzlich Durchtrennung der Gefäße im Bereich des Lig. gastrolienale. Entnahme der Milz.
Sie bemerken, dass deutlich weniger Koagel abgesaugt werden.

Wie deuten Sie diese Beobachtung? Wie bestätigen Sie Ihren Verdacht?

Der Patient hat bereits sehr viel Blut verloren. Anscheinend hat sich intraoperativ die Gerinnung verschlechtert. Sie fragen daher den Anästhesisten nach den Gerinnungswerten des Patienten.

Verlauf

Die Anästhesie bestätigt diese Annahme. Der Patient erhält 4 Konserven FFP (fresh frozen plasma). Die Gerinnung bessert sich in der Zeit danach wieder.
Anschließend erfolgt ausgiebige Spülung des Bauchraums. Nach Absaugen der Spülflüssigkeit nochmalige Inspektion der Bauchhöhle, insbesondere des Pankreas und der linken Niere. Es

zeigen sich keine Verletzungen des Magens, Darms oder des Pankreasschwanzes. Aus dem Parenchymriss im Bereich der linken Niere ist allenfalls eine kleinere Blutung festzustellen. Sie entschließen sich, die Wunde mit Fibrinkleber zu verschließen, worauf die Blutung endgültig steht. Nach Einlage von 2 Rohr-Drainagen, eine in das Milzbett und die andere unterhalb der linken Niere, Verschluss der Bauchwand, Einlage einer subkutanen Redon-Drainage, Subkutannaht, Desinfektion der Haut, erfolgt die Hautnaht.

Wegen des starken Blutverlusts wird der Patient für eine Nacht auf die Intensivpflegestation übernommen.

Worauf sollten Sie im weiteren Verlauf achten?

Es sollten engmaschig das Hämoglobin, die Gerinnung und die Elektrolyte kontrolliert werden. Außerdem müssen die Drainagen und der Urin auf Nachblutungen überprüft werden.

Postoperativer Verlauf

Am 1. postoperativen Tag stabiler Hb-Wert, im U-Status immer noch Nachweis von Erythrozyten. Deshalb Durchführung eines urologischen Konsils. Der Urologe rät zur Entfernung des BDK am 2. postoperativen Tag und zur weiteren engmaschigen Kontrolle. Der Patient erhält zur Thromboseprophylaxe ein niedermolekulares Heparin s.c.

Am 2. postoperativen Tag erfolgt die Verlegung auf die Normalstation. Der Patient klagt über Schmerzen im Bereich der Laparotomiewunde. Nach Verabreichung von 30 Novalgin®-Tropfen 4-mal pro Tag wird der Patient schmerzfrei. Entfernung des BDK und der subkutanen Redon-Drainage. Die intraabdominellen Drainagen fördern kein Blut oder Sekret. Im U-Status noch Mikrohämaturie.

Am 3. postoperativen Tag erneute Laborkontrolle, der Hb ist stabil bei 10,9 g/dl, Gerinnung und Elektrolyte unauffällig. Die Thrombozytenzahl ist auf 500×10^9/l gestiegen. Es wird mit einer Atemtherapie durch die Physiotherapie begonnen.

Warum steigt nach einer Splenektomie die Thrombozytenzahl und was unternehmen Sie dagegen?

In der Milz werden korpuskuläre Blutbestandteile „aussortiert", fehlt die Milz, muss diese Aufgabe von der Leber übernommen werden. Bis die Leber jedoch die „älteren" Blutzellen auszusortieren beginnt, können einige Wochen vergehen. In dieser Zeit steigen die Erythrozyten- und Thrombozytenwerte an. Um eine Thromboembolie zu vermeiden sollte in dieser Zeit eine **postoperative Thromboseprophylaxe** durchgeführt werden.

Verlauf

Am 4. postoperativen Tag bemerkt der Patient, dass er noch keinen Stuhlgang gehabt hat. Sie verabreichen Bifiteral®, worunter der Patient regelmäßig Stuhlgang hat. Zugleich wird mit Bewegungstherapie begonnen. Die intraabdominellen Drainagen werden entfernt. Im U-Status immer noch Nachweis von Erythrozyten, aber deutlich weniger als in der Voruntersuchung.

Am 7. postoperativen Tag kann der Patient in die hausärztliche Weiterbehandlung entlassen werden. In der abschließenden Laborkontrolle liegt das Hb bei 12,2 g/dl, die Thrombozytenzahl ist auf 853×10^9/dl gestiegen. Im U-Status kein Nachweis von Erythrozyten.

Worauf sollten Sie den Patienten unbedingt noch hinweisen?

Der Patient sollte die erhöhte Infektanfälligkeit, die nach Splenektomien auftritt, beachten.

Es ist eine Pneumokokkenimpfung zu empfehlen. Außerdem sollten jährliche Grippeimpfungen durchgeführt werden.

Bei einem Thrombozytenwert über 500×10^9/dl sollte ASS 300, als zusätzlicher Schutz vor Thrombosen und Embolien, verabreicht werden.

Quintessenz Eine Milzruptur stellt gerade bei jungen Männern eine häufige Begleitverletzung von Sportunfällen dar. Deshalb sollte bei einem adäquaten Trauma, z.B. Sturz auf die linke Seite, Rippenfrakturen links oder Schläge auf die rechte Seite eine Milzruptur ausgeschlossen werden.

Die Diagnostik sollte neben der Anamnese mit Rekonstruktion des Unfallmechanismus und einer körperlichen Untersuchung immer auch eine Sonographie des Abdomens sowie eine Kontrolle des Hb-Werts umfassen.

Wird eine primäre Milzruptur diagnostiziert, sollte die Indikation zur Laparotomie gestellt werden. Dabei kann mittels Fibrinkleber versucht werden die Milz zu erhalten. Bei einem größeren Schaden sollte die Milzexstirpation erfolgen.

Fall 37

Der 63-jährige Metzgermeister, Herr Prandler, erscheint in Ihrer Sprechstunde. Er wird vom Hausarzt wegen Blutabgang und peranalem Pruritus geschickt.

Anamnese

Herr Prandler berichtet, dass er seit einigen Monaten zunehmend Probleme mit seinen seit 20 Jahren bestehenden Hämorrhoiden habe. Bisher haben ihm die Hämorrhoiden nur gelegentlich Schwierigkeiten bereitet. In den letzten Wochen stelle er aber zunehmende Obstipation und gelegentlichen Blutabgang im Stuhl fest, weshalb er den Hausarzt aufgesucht habe. Auf weitere gesundheitliche Probleme angesprochen, gibt Herr Prandler an, dass er in den letzten Wochen auch an Flatulenz, schleimigen Stühlen und Durchfall leide. Seit einem Vierteljahr nehme er kontinuierlich an Gewicht ab. Dies führt der Patient auf die Bemühungen seiner Frau zurück, sein Gewicht zu senken. Durch den Nahrungsentzug fühlt er sich müde und ausgelaugt. Nächtliches Fieber, Appetitlosigkeit und Nachtschweiß verneint der Patient.
An Vorerkrankungen sind neben arterieller Hypertonie und Adipositas auch 2 Bandscheibenvorfälle (L5/S1 und L4/L5) bekannt.
Herr Prandler erzählt, dass sowohl sein Vater als auch sein Großvater an Darmkrebs gestorben seien.

Aufnahmebefund

1,82 m großer und 125 kg schwerer Patient mit leicht reduziertem AZ. Bei der Inspektion fällt die blasse Haut des Patienten auf. Herz- und Lungenuntersuchung ergeben einen altersentsprechend normalen Befund. Die Untersuchung des Abdomens zeigt eine schlaffe, adipöse Bauchdecke, keine Abwehrspannung, DS nur bei tiefer Palpation im linken Unterbauch mit fraglicher Resistenz. Die Darmgeräusche sind regelrecht.
Sie bitten den Patient, sich zur rektalen Untersuchung auf die rechte Seite zu legen und die Füße anzuziehen. Es zeigen sich beim Pressen in 3:00, 7:00 und 11:00 Uhr SSL (Steinschnittlage) Knoten am Anus, die sich nach Beenden der Bauchpresse weitgehend selbst reponieren. Der Sphinktertonus ist erhöht. Bei der Palpation stellen Sie eine vergrößerte Prostata sowie Blut am Finger fest.

Welche Differentialdiagnosen ziehen Sie in Betracht?

Der Patient klagt über Pruritus ani, Schmerzen und Schleimabgänge. In loco typico finden sich Knoten, die sich beim Pressen vergrößern und sich zwar verlangsamt, aber noch spontan zurückziehen. Der Befund entspricht Hämorrhoiden Grad II–III.
Als Nebenbefund wurde eine Prostatavergrößerung entdeckt, die von einem Urologen genauer untersucht werden sollte.
In Anbetracht der weiteren geschilderten Symptome wie Flatulenz, Gewichtsverlust, Blutabgang, Obstipations- und Durchfallphasen sowie der familiären Anamnese muss auch an ein Kolon-CA (Kolonkarzinom) gedacht werden.

Was unternehmen Sie weiter?

Dem Patienten wird die stationäre Aufnahme zur OP der Hämorrhoiden und zur Koloskopie empfohlen. Die Koloskopie sollte zum Ausschluss eines Kolon-CA durchgeführt werden.

Zudem ist eine Blutabnahme erforderlich (BB, CRP, Elektrolyte, Nierenretentionswerte, Transaminasen und Gerinnung). Aufgrund des Alters des Patienten sollte präoperativ neben einem EKG auch ein Röntgen-Thorax durchgeführt werden.

Ergebnisse
Laborchemische Untersuchungen: Leukozyten 13,1 × 10³/µl; Hb 9,2 g/dl; CRP 3,42 mg/dl; K 5,11 mmol/l; Kreatinin 1,12 mg/dl; Harnstoff 42 mg/dl; GPT 42U/l; GOT 93 U/l; GGT 74 U/l.
Röntgen-Thorax: Keine wesentliche Stauung oder Erguss, keine Infiltrate, kein vergrößertes Herz, kein Anhalt für Rundherde.
Koloskopie: Nach der entsprechenden Vorbereitung mit abführenden Maßnahmen wird die Koloskopie am nächsten Tag durchgeführt. Dabei zeigen sich drittgradige Hämorrhoiden sowie im Bereich des Sigmas (25 cm von der Anokutanlinie) eine malignomverdächtige Raumforderung, die ins Darmlumen ragt und es zu 80% verschließt. Mit dem Koloskop ist die Stelle kaum passierbar. Es werden Proben für die histologische Untersuchung entnommen.

Wie interpretieren Sie die Ergebnisse der Untersuchungen?

Der Patient leidet an einer Anämie und hat erhöhte Entzündungswerte. Im Röntgen-Thorax findet sich kein Hinweis auf eine pulmonale Metastasierung. In der Koloskopie zeigt sich neben den bekannten Hämorrhoiden auch eine Raumforderung, die das Darmlumen verschließt. Es besteht der hochgradige Verdacht auf ein Kolon-CA.

Wodurch unterscheiden sich Kolon- und Rektumkarzinome?

Ein Kolon-CA bezeichnet einen malignen Tumor, der von den Epithelien des Dickdarms ausgeht und dessen aboraler Rand mehr als 16 cm von der Anokutanlinie entfernt ist. Ein Rektum-CA ist ein Malignom, das von den Epithelien des Dickdarms ausgeht und weniger als 16 cm von der Anokutanlinie entfernt ist.

Was wissen Sie über die Ätiologie des Kolonkarzinoms?

Im Wesentlichen ist die Ätiologie des Kolon-CA unklar. Allerdings unterscheidet man zwischen exogenen und endogenen Faktoren, welche die Entstehung eines Kolon-CA fördern können:
- **Exogene Faktoren:** Hier stehen v.a. eine fettreiche und ballaststoffarme Ernährung im Verdacht, zur Entstehung eines Kolon-CA beizutragen. Ein hoher Fettgehalt löst die vermehrte Bildung von Gallensäuren aus, die nachweislich epithelschädigende und proliferationsfördernde Wirkung ausüben.
- **Endogene Faktoren:** Neben der Entartung von benignen Adenomen und einer erhöhten CA-Rate im Rahmen von CED (chronisch entzündlicher Darmerkrankungen, wie Morbus Crohn und Colitis ulcerosa) treten Kolon-CAs vermehrt bei Polyposis-Syndromen (FAP [familiäre adenomatöse Polyposis], Preutz-Jegher-Syndrom) und bei hereditären nichtpolypösen Kolonerkrankungen auf.

Gibt ein Patient in der Familienanamnese einen Fall von Kolon-CA an, sollte auf jeden Fall eine regelmäßige Koloskopie empfohlen werden.

Ergebnis
Histologischer Befund: Bereits am übernächsten Tag liegt der histopathologische Befund vor. Bei Herrn Prandler handelt es sich um ein Adeno-CA der Dickdarmschleimhaut.

Wie gehen Sie weiter vor?

Präoperativ müssen nun Staginguntersuchungen durchgeführt werden. Damit soll zum einen eine Metastasierung ausgeschlossen, zum anderen das Ausmaß des Tumors festgestellt werden.

Welche Untersuchungen ordnen Sie zum Staging an?

Röntgen-Thorax 2. Ebene; Tumormarker: CEA, CA19-9, CA50, CA125; ein urologisches Konsilium, sowie eine CT des Abdomens und Sonographie des Oberbauchs.

Ergebnisse
Röntgendiagnostik und Sonographie: Es gibt keinen Hinweis auf eine Fernmetastasierung. Die Tumormarker sind insgesamt alle erhöht. Im urologischen Konsil ergibt sich kein Hinweis auf Beteiligung der Blase oder des oberen Harntrakts.
CT-Abdomen: Es zeigt sich die Ausdehnung des Tumors im Bereich des Sigmoids.

Was wissen Sie über die Therapie des Kolonkarzinoms?

Man unterscheidet zwischen operativer, adjuvanter und palliativer Therapie:

Operative Therapie
Bei einem Kolon- oder Rektum-CA sollte eine operative Entfernung des Tumors erfolgen. Zum einen, um einer Stenose des Darms vorzubeugen, zum anderen, um die genaue Ausdehnung des Tumors (LK-Metastasen, Infiltration anderer Organe, etc.) zu erfahren.
Ziel einer kurativen OP muss die vollständige Entfernung des Tumors sein. Dabei sollten der tumorbefallene Darmabschnitt sowie die regionären LK und die LK des regionären Lymphknotenabflussgebietes reseziert werden. Der Sicherheitsabstand muss nach oral mindestens 7 cm und nach aboral mindestens 2 cm betragen.

Ein Tumor selbst darf nicht angeschnitten werden (No-touch-Technik), da ansonsten die Gefahr einer Verschleppung von Tumorzellen im Bauchraum mit anschließender peritonealer Metastasierung besteht.

Bei einer palliativen OP ist oft die Anlage eines künstlichen Ausgangs (Anus praeter) nötig. Man unterscheidet dabei zwischen einem Ileostoma (Ausleitung des Ileums als künstlicher Ausgang) und einem Kolostoma (Ausleitung des Kolons).

Adjuvante Therapie

Die adjuvante Therapie beim Kolon-CA besteht im Wesentlichen aus einer Chemotherapie. Beim Kolon-CA wird ab dem Stadium UICC III (☞ Tab. 18, Seite 392) eine Chemotherapie mit Fluorouracil/Folinsäure für 6 Monate durchgeführt. Oftmals wird diese Chemotherapie mit einem weiteren Chemotherapeutikum (z.B. Irinotecan) ergänzt.

Beim Rektum-CA wird in der Regel präoperativ bereits eine sog. neoadjuvante Therapie durchgeführt. Dabei wird die Chemotherapie mit einer Bestrahlung kombiniert, um den Tumor präoperativ zu verkleinern. Dadurch wird die OP erleichtert.

Palliative Therapie

Eine palliative Therapie wird bei UICC-IV-Stadium mit Fernmetastasen durchgeführt. Sie besteht beim Kolon-CA aus einer Chemotherapie mit Fluorouracil/Folinsäure. Beim Rektum-CA aus einer Chemotherapie mit Fluorouracil/Folinsäure und/oder Bestrahlung.

Verlauf

Bei Herrn Prandler wird angesichts der Lokalisation des Tumors eine **Resektion des Rektosigmoids** durchgeführt.

Der Eingriff wird in Rückenlage durchgeführt. Der Zugang erfolgt über eine mediane Laparotomie oder seltener über eine quere Mittelbauchlaparotomie. Das Sigma wird aufgesucht und der Tumor getastet. Anschließend wird das Colon sigmoideum mobilisiert und das Peritoneum bis zum Mesokolon des Sigmas abpräpartiert. Anatomische Strukturen wie der Harnleiter oder die A. iliaca communis werden aufgesucht und isoliert (ggf. anschlingen). Das linke Kolon wird ebenfalls bis zur Flexur mobilisiert, dabei wird das Lig. splenocolicum durchtrennt. Nach der vollständigen Mobilisierung erfolgt die radikuläre Durchtrennung der das Sigma versorgenden Gefäße (v.a. A. mesenterica inferior, Äste der A. colica sinistra und u.U. auch die A. rectalis superior). Die LK werden bis an die Aorta entfernt. Nach vollständiger Präparation wird der Darm oral und aboral mit Sicherheitsabstand reseziert. Nach Entfernung des Darmstücks erfolgt die Wiederherstellung der Kontinuität durch eine termino-terminale Anastomose. Nach Beendigung der Anastomose erfolgt der schichtweise Wundverschluss.

Das Darmpräparat wird en bloc in die Pathologie zur Untersuchung geschickt.

Worauf sollten Sie im weiteren Verlauf achten?

Postoperativ kann der Patient, bei komplikationslosem OP-Verlauf, auf die Normalstation verlegt werden. Dabei ist auf ausreichende Versorgung mit Schmerzmitteln zu achten. Der Patient sollte spätestens am nächsten Tag mobilisiert werden. Ab dem 1. oder 2. postoperativen Tag kann er Suppe und Tee erhalten.

Weiterer Verlauf

Nach 2 Tagen erhalten Sie den Befund des Pathologen. Es handelt sich um ein ulzeröses Adeno-CA des Kolons. Der Tumor infiltriert die Subserosa. Von den 28 entfernten LK sind 3 mit Tumormetastasen befallen. Fernmetastasen sind nicht nachweisbar.

Welche TNM-Klassifikation legen Sie fest und welche UICC-Einteilung können Sie erkennen?

Die TNM-Klassifikation, sowie die UICC-Einteilung finden Sie in den Tabellen 17 und 18, Seite 392.
Sie können den Tumor wie folgt einteilen: T3 N1 M0. In Anbetracht der TNM-Klassifikation von Herrn Prandler entspricht seine TNM-Einteilung dem UICC-Stadium IIIB.

Worauf sollten Sie den Patienten unbedingt noch hinweisen?

Herr Prandler wird darauf hingewiesen, dass bei seinem Tumorstadium eine adjuvante Chemotherapie erfolgen sollte. Ferner wird ein Termin bei einem Onkologen zur Planung der weiteren Therapieschritte vereinbart.
Zudem erhält der Patient die Empfehlung, Nachsorgeuntersuchungen durchführen zu lassen. Dem Hausarzt von Herrn Prandler wird der entsprechende Zeitplan der Nachsorge empfohlen.

Weiterer Verlauf

Herr Prandler kann bereits nach 8 Tagen das Krankenhaus verlassen. Es treten keine Komplikationen auf. Nach 4 Wochen beginnt er mit der Chemotherapie, die er gut verträgt.

Was empfehlen Sie dem weiterbehandelnden Arzt?

Sie empfehlen dem Hausarzt regelmäßig Nachsorgeuntersuchungen durchzuführen.
Eine Übersicht dazu finden Sie in der Tabelle 19, Seite 393.

Quintessenz Das Kolon-CA ist mit dem BC- und dem Mamma-CA eines der häufigsten Malignome in Europa. Beim Kolon-CA sind Männer und Frauen etwa gleich häufig, beim Rektum-CA Männer doppelt so häufig, betroffen.

Die Ursachen sind multifaktoriell und noch nicht abschließend geklärt. Man unterscheidet zwischen exogenen (fettreiche und ballaststoffarme Ernährung) und endogenen (CED, familiäre Disposition, Adenome) Faktoren, die seine Entstehung begünstigen.

Als wichtigste Symptome fallen Blut- und Schleimabsonderungen mit dem Stuhl, Stuhlunregelmäßigkeiten (Wechsel von Obstipation und Diarrhoe), Anämie, Gewichtsverlust, Appetitlosigkeit, Leistungsknick, Tenesmen, Meteorismus, Flatulenz und Ileus auf. Seltener werden Karzinome bei der Koloskopie entdeckt. Die meisten Patienten kommen mit Symptomen.

Diagnostisch sollte beim Verdacht auf Kolon-/Rektum-CA neben einer klinischen Untersuchung (v.a. digital-rektale Untersuchung, da sich 30% der Karzinome „in Reichweite des Fingers" befinden) v.a. eine Koloskopie durchgeführt werden. Bei Diagnose eines Karzinoms sollte dann ein Staging erfolgen. Dieses beinhaltet eine Sonographie des Abdomens, Röntgen-Thorax in 2 Ebenen, Untersuchung von Tumormarkern im Serum (CEA,

CA19-9; CA125, CA50) und die CT des Abdomens. Außerdem sollte mittels gynäkologischem und urologischem Konsil die Mitbeteiligung umgebender Organsymptome ausgeschlossen werden.

Therapeutisch sollte eine operative Entfernung des tumortragenden Darmteils erfolgen. Bei einer OP muss nach oralwärts ein Sicherheitsabstand von mindestens 7 cm und nach aboral von mindestens 2 cm eingehalten werden. Zudem sollten die regionären LK entfernt werden. Postoperativ ist je nach TMN- und UICC-Stadium eine Chemotherapie, u. U. zusammen mit einer Radiatio, durchzuführen. Des Weiteren sollte in regelmäßigen Abständen eine Nachsorgeuntersuchung vorgenommen werden.

Fall 38

Sie werden um 22:50 Uhr in die Notaufnahme gerufen.

Anamnese

In der Nothilfe finden Sie einen 21-jährigen, offensichtlich volltrunkenen Patienten vor. Er war mit dem Rettungsdienst in die Klinik eingeliefert worden, nachdem er in einer Disko in eine Prügelei verwickelt gewesen war. Der Rettungsdienst hatte ihm dort bereits wegen einer stark blutenden Wunde einen Kopfverband angelegt. Da der Patient mehrmals eingeschlafen war, wurde er wegen des Verdachts auf ein SHT in die Klinik eingewiesen.

Aufnahmebefund

21-jähriger, ca. 1,70 m großer, ca. 50 kg schwerer Patient in eingeschränktem AZ bei reduziertem EZ. Die Haut ist feucht und rötlich verfärbt. Der vom Rettungsdienst angelegte Kopfverband ist bereits mit Blut durchtränkt. Darunter befindet sich im Bereich der Stirn mittig sitzend eine etwa 8 cm lange Kopfplatzwunde, die nach Ablösen des Verbandes sofort wieder blutet.
Die Neurologie ist schlecht einschätzbar, da der Patient stark alkoholisiert ist. Die Hirnnerven sind, soweit beurteilbar, unauffällig; der Patient kann Ihren Handbewegungen mit den Augen relativ gut folgen. Die peripheren Reflexe sind erhalten, der Babinski-Reflex kann nicht durchgeführt werden, da der Patient den Test nicht toleriert.
Im Rahmen der weiteren Untersuchung können folgende Befunde erhoben werden: Bei der Auskultation des Herzens (HF 100/min.) hören Sie ein ⅖-Systolikum im Bereich des Erbschen-Punkts und im Bereich des 2. ICR (Interkostralraums) parasternal links und der Karotiden. Die Auskultation der Lungen ergibt beidseitig ein vesikuläres Atemgeräusch. Das Abdomen ist weich, es finden sich lediglich ein paar Kratzer im Bereich der Bauchdecken, kein DS, keine Abwehrspannung, keine Resistenzen, die Darmgeräusche sind regelrecht.
Bei der Untersuchung der HWS gibt der Patient bei Bewegung der HWS leichte Schmerzen in den unteren Bereichen der HWS an. BWS und LWS sind frei.
Die großen Gelenke sind frei beweglich und weisen keinerlei Verletzungen auf.

An welche Differentialdiagnosen denken Sie?

Angesichts der Verletzungsmuster des Patienten kommen außer der sichtbaren Kopfplatzwunde folgende Differentialdiagnosen in Betracht:
- Ein erstgradiges SHT ist nicht auszuschließen.
- Wegen des Schmerzes im Bereich der HWS ist eine HWS-Distorsion anzunehmen.
- Aufgrund der fehlenden neurologischen Untersuchung kann im Moment keine Aussage über eine mögliche intrazerebrale Blutung getroffen werden.

Was unternehmen Sie sofort und welche Untersuchungen veranlassen Sie?

Es sollte eine regelmäßige Überwachung von HF und RR angeordnet werden und dem Patient zur Sicherheit über einen intravenösen Zugang in der rechten V. cubitalis eine 5%ige Glukoselösung infundiert werden.
Zusätzlich sollte der Blutalkoholspiegel des Patienten festgestellt werden. Bei stark betrunkenen Patienten besteht immer die Gefahr des Erbrechens mit anschließender Aspiration. Diese Patienten müssen bei sehr hohem Blutalkoholspiegel (je nach Alter und Trainingszustand unterschiedlich, ab ca. 1,0‰) intensivmedizinisch überwacht werden. Zudem ist bei betrunkenen Patienten die Gefahr einer Hypoglyk-

ämie sehr hoch, weshalb außerdem der BZ-Wert bestimmt werden sollte. Ergänzend dazu dient zur Absicherung einer eventuellen inneren Blutung die Untersuchung der Elektrolyte und des BBs als Referenzwert.

Eine HWS-Röntgenaufnahme sollte wegen der Schmerzen im Bereich der HWS ebenfalls durchgeführt werden. So kann eine Luxation oder Fraktur im Bereich der HWS ausgeschlossen werden.

Außerdem sollte eine engmaschige neurologische Überwachung in der Nothilfe angeordnet werden.

Ergebnisse
Laborchemische Untersuchungen: Leukozyten 8 900/µl; Hb 14,9 g/dl; Elektrolyte im Normbereich; BZ 55 mg/dl; Blutalkoholgehalt 3,6 ‰.
HWS-Röntgen: Kein Anhalt für frische Luxation oder Fraktur.

Verlauf

Nach der Glucoseinfusion klart Herr Merac zunehmend auf und schildert Ihnen den Hergang der Prügelei. Er hatte im Streit um seine Freundin von 2 ihm bekannten Männern eine Flasche auf den Kopf geschlagen bekommen. Am Boden liegend wurde ihm noch mehrfach in den Bauch getreten. Bewusstlos war er nach eigenen Angaben nicht, aber im Rettungswagen sei er plötzlich müde geworden.

Sie untersuchen Herrn Merac nun ausgiebig neurologisch, d. h. als erstes prüfen Sie die Hirnnerven-Funktionen. Sie betrachten die Pupillen und stellen keine Pupillendifferenz fest. Die Lichtreaktion ist beidseits gleich erhalten. Als nächstes untersuchen Sie die Augenbewegungen. Der Patient kann Ihrem Finger mit den Augen gut folgen. Sie entdecken keine Augenbewegungsstörungen. Es zeigt sich kein Anhalt für eine Hirnnerven-Verletzung.

Bei der Untersuchung der peripheren Nerven stellen Sie keine Ausfallserscheinungen fest. Übelkeit und Erbrechen bestehen bei Herrn Merac nicht. Sie bemerken jedoch eine Verlangsamung von Sprache und Reaktion. Diese führen Sie allerdings auf den erheblichen Alkoholkonsum des Patienten zurück.

Wie versorgen Sie die Kopfplatzwunde?

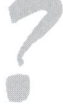

Zur Versorgung der Kopfplatzwunde wird die Region mit einem Lokalanästhetikum (z. B. Lidocain 2 %). Anschließend wird die Wunde mit einer Desinfektionslösung (z. B. Octenisept®) gereinigt und sichergestellt, dass sich kein Fremdkörper in der Wunde befindet. Nach steriler Abdeckung wird die Kopfplatzwunde mit einem Nahtverband-Set genäht. Zum Nähen der Kopfplatzwunde verwendet man optimalerweise Seidennähte und legt Einzelknopfnähte an.

Welche weiteren Nahttechniken kennen Sie?

Neben der **Einzelknopfnahttechnik**, bei der die Haut in allen Schichten adaptiert wird, gibt es noch mehrere andere Nahtmöglichkeiten.

Die wichtigsten sind die Allgöwer-Rückstich-Technik und die Donati-Rückstich-Technik (☞ Abb. 38.1).

- **Allgöwer-Rückstich-Technik:** Die Haut wird tief durchstochen. Am anderen Wundrand wird intrakutan ausgestochen und auf den kontralateralen Wundrand intrakutan wieder eingestochen. Anschließend werden Knoten gemacht.
- **Donati-Rückstich-Technik:** Dabei wird die Haut tief unterhalb der Wunde durchstochen und jeweils intrakutan zurückgestochen.

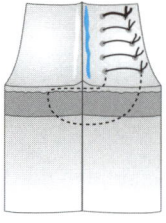
Allgöwer-Naht

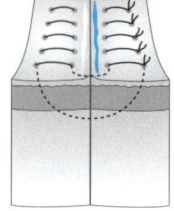
Donati-Naht

Abb. 38.1: Allgöwer-Technik und Donati-Rückstich-Technik [9].

Worauf sollten Sie im weiteren Verlauf achten?

Der Tetanusschutz von Herrn Merac muss überprüft und ggf. aufgefrischt werden. Außerdem sollte der Patient wegen seines erhöhten Alkoholgehalts stationär aufgenommen und neurologisch überwacht werden, da eine Commotio cerebri nicht sicher ausgeschlossen werden kann.

Bei starken Schmerzen im Bereich der HWS kann eine Schanzsche Krawatte zur Ruhigstellung angelegt werden.

Verlauf

Nach nächtlicher neurologischer Überwachung, die unauffällig geblieben ist, wird der Patient am nächsten Tag entlassen.

Sie weisen den Patienten darauf hin, dass er in den nächsten Wochen nicht die Haare waschen sollte, um die Wundheilung nicht zu stören. Außerdem empfehlen Sie ihm, nicht mehr so viel Alkohol zu trinken. Das Nahtmaterial soll er sich am 10. postoperativen Tag von seinem Hausarzt entfernen lassen.

Quintessenz In der chirurgischen Ambulanz findet sich, gerade im Nachtdienst, eine Vielzahl von Verletzungen, die sich durch den Einfluss von Alkohol ereignen. Meist handelt es sich dabei um Verletzungen des Gesichts (im Zuge von Prügeleien) oder des Schädels (Kopfplatzwunden durch Stürze). Frakturen im Bereich des Gesichtsschädels sind häufig (meist Frakturen des Nasenbeins), im Bereich des Gehirnschädels eher selten.

Stark alkoholisierte Patienten müssen besonders aufmerksam untersucht werden, da sie bei entsprechend hohem Blutalkoholspiegel nicht mehr in der Lage sind, Schmerzen entsprechend anzugeben. Außerdem ist die Unterscheidung zwischen einer Bewusstseinsstörung aufgrund einer Verletzung des Gehirns oder aufgrund erhöhten Alkoholgenusses schwierig.

Patienten mit stark erhöhtem Blutalkoholspiegel sollten in jedem Fall, nach Versorgung kleinerer Verletzungen, stationär aufgenommen und neurologisch überwacht werden. Bei unklarem Befund sollte weitere Diagnostik, z.B. eine CCT (Craniocomputertomographie) erfolgen.

Fall 39

Anamnese

Markus, ein 15 Monate alter Junge, wird Ihnen von seiner Mutter vorgestellt. Sie gibt an, ihre Mutter habe sie vor fast einer Woche darauf aufmerksam gemacht, dass der rechte Hoden bei Markus nicht vorhanden sei. Sie habe seitdem vor allem beim Wickeln darauf geachtet und könne den rechten Hoden auch nicht tasten. Der linke Hoden würde ebenfalls manchmal verschwinden, tauche dann aber immer wieder von selbst auf. Ihr Sohn sei bisher immer gesund gewesen, weshalb sie auch noch nicht beim Kinderarzt gewesen sei.

Aufnahmebefund

15 Monate alter Junge in gutem AZ, sehr lebhaft und aufmerksam. Abdomen weich, äußeres Genitale unauffällig, Skrotum klein und gefältelt. Der linke Hoden findet sich im Skrotum, das rechte Skrotum ist palpatorisch leer.

Was vermuten Sie? Was veranlassen Sie?

Beschwerden scheinen nicht vorzuliegen, der rechte Hoden scheint nicht im Skrotum zu sein. Es handelt sich um einen Hodenhochstand bzw. einen derzeit nicht tastbaren Hoden. Gerade bei kleinen Jungen ist der Kremasterreflex manchmal sehr gut ausgebildet, so dass der Hoden dadurch in den Leistenkanal gezogen werden kann und sich dann manchmal nur schwer dort tasten lässt. Der einmalig erhobene Befund eines nicht vorhandenen Hodens rechtfertigt keine umgehende Therapie. Sinnvoll wäre, die Mutter darauf hinzuweisen, dass der Hoden vielleicht manchmal im Skrotum und vielleicht auch im Leistenkanal sein kann. Beim entspannten Kind (v.a. beim oder nach dem Baden) lässt sich der Hoden vielleicht doch nachweisen. Sie bitten die Mutter, in den nächsten Tagen darauf zu achten und ihr Kind in 2–3 Wochen erneut vorzustellen.

Welche weiteren Untersuchungen könnten die Diagnose sichern oder den Nachweis des Hodens ermöglichen?

Der **sonographische Nachweis** des Hodens ist zwar im Leistenkanal möglich, jedoch ist der Hoden dann meist auch tastbar. Der intaabdominelle Hoden ist sonographisch nicht sicher zu identifizieren, er lässt sich jedoch **laparoskopisch** darstellen, sollte er dort vorhanden sein. Bei beidseits nicht tastbaren Hoden ist ein HCG-(human chorionic gonadotropin-)Stimulationstest sinnvoll. Ein nachfolgender Anstieg von Testosteron bestätigt zumindest das Vorliegen testikulären Gewebes.

Welches weitere Vorgehen scheint am sinnvollsten?

In diesem Fall wäre es sinnvoll, die Mutter zunächst selbst weiter nach dem fehlenden Hoden sehen zu lassen bevor andere invasive Maßnahmen ergriffen werden. Sie vereinbaren mit Ihr eine klinische Kontrolle.

Vor invasiven Maßnahmen sind klinische Kontrollen wichtig, um zwischen einem Pendel-, Gleit- und Leistenhoden zu unterscheiden.

Welche Hodenfehllagen gibt es?

- Der **Pendelhoden** lässt sich meist spannungsfrei in das Skrotum schieben, er pendelt dem Kremasterreflex folgend nach oben, kehrt jedoch in seine skrotale Position spontan zurück. Dies stellt keine OP-Indikation dar.
- Ein **Gleithoden** liegt am Skrotaleingang oder hoch im Skrotum, lässt sich zwar unter Zug nach distal in das Skrotum verlagern, gleitet aber sofort in die Ausgangsposition zurück.
- Ein **Leistenhoden** liegt fixiert im oder vor dem Leistenkanal und lässt sich nicht in das Skrotum mobilisieren.
- Der **nicht tastbare Hoden** kann sich der palpatorischen Untersuchung entziehen und befindet sich intraabdominell (Bauchhoden = Kryptorchismus), differentialdiagnostisch ist jedoch auch eine Hodenatrophie oder Hodenaplasie zu erwägen.

Hoden können auch eine **Fehllage** aufweisen (z.B. suprafaszial, perineal). Auch eine sekundäre Aszension ist möglich und beschrieben (z.B. nach Leistenhernien-OP).

Verlauf

Nach 3 Wochen berichtet die Mutter, sie hätte etwas wie eine kleine Bohne in der Leiste ihres Sohnes gefühlt. Bei der jetzigen Untersuchung tasten Sie den Hoden erneut nicht.

Was schlagen Sie nun vor?

In Frage kommt nun eine Hormontherapie, welche jedoch von den Eltern, die sich zwischenzeitlich auch informiert haben, abgelehnt wird. Im Alter von inzwischen 16 Monaten wäre auch die operative Hodensuche zu empfehlen, da es sich möglicherweise den Angaben der Mutter zufolge um einen Leistenhoden handeln könne. Eine Laparoskopie wird vereinbart und in gleicher Narkose die Orchidopexie (☞ Fall 28), sollte sich der Hoden finden lassen.

Unter Narkose erfolgt zunächst die Untersuchung, denn oft lässt sich der Hoden beim relaxierten Jungen doch tasten. Bei nicht tastbarem Hoden ist heute die Laparoskopie ggf. mit Funikulolyse und Orchidopexie das Verfahren der Wahl, auch wenn sich viele Hoden bei einer Exploration der Leiste finden lassen.

Verlauf

Es erfolgt die Laparoskopie.

Ergebnis
Laparoskopie: Es werden die Testikulargefäße identifiziert, welche von rechts in den Leistenkanal durch den inneren rechten Leistenring ziehen, der D. deferens stellt sich links davon dar und zieht ebenfalls in den Leistenring. Der rechte Hoden findet sich im inneren Leistenring.

Wie ist Ihr weiteres Vorgehen?

Es erfolgt die laparoskopische Mobilisation des Hodens, anschließend die Leisten- und Skrotalinzision rechts mit Funikulolyse (Mobilisation des Samenstrangs) und Orchidopexie. Der Eingriff wird ambulant durchgeführt. Markus wird am selben Tag nach Hause entlassen. Die Wundkontrollen erfolgen beim Kinderarzt. Diesen bitten Sie, in Ihrem Bericht auch um Lagekontrollen des Hodens im Laufe der kommenden Monate.

Quintessenz Unter der Diagnose eines Hodenhochstands (bzw. Maldescensus testis) wird üblicherweise eine Gruppe von Diagnosen zusammengefasst.

Es ist zunächst festzulegen, ob es sich um einen Pendelhoden, einen Gleithoden, einen Leistenhoden oder einen nicht tastbaren Hoden handelt.

Der Hodenhochstand ist Ausdruck einer komplexen Entwicklungsstörung der männlichen Gonade. Der hierdurch vorhandene Primärschaden ist nicht beeinflussbar. Ziel der Behandlung ist es, Sekundärschäden am Hoden zu verhindern. Da schon ab dem 3. Lebensmonat eine Beeinträchtigung des reifen Stammzellenpools beginnt, ist ein früherer Therapiebeginn erforderlich, als bisher empfohlen. Der Junge mit leerem Skrotum bzw. Hodenhochstand sollte schon im Alter von einem Jahr einem Kinderchirurgen vorgestellt werden.

Diagnostik

Wichtigster diagnostischer Schritt ist die klinische Untersuchung bei angenehmer Temperatur möglichst am entspannten und ruhigen Säugling bzw. Kleinkind. Unruhe, Stress, Schreien und Kälte führen zur Anspannung des Kremasters und möglicherweise zu falschen Untersuchungsergebnissen. Zunächst wird klinisch die Hodenlage festgestellt (s. Einteilung oben). Ist die Entscheidung bei unkooperativem Kind oder unklarer Diagnose schwierig, ist der Befund kurzfristig klinisch zu kontrollieren. Auch die Eltern können angehalten werden, eigene Beobachtungen zu Hause vorzunehmen, da ihr Kind in häuslicher Umgebung (z.B. nach dem Baden) eher entspannt sein dürfte.

Eine Ultraschalluntersuchung ist nicht routinemäßig indiziert, da der nicht tastbare Hoden sonographisch nicht zuverlässig identifiziert werden kann. Eine Indikation zur Kernspintomographie ist nicht gegeben. Sind beide Hoden nicht tastbar, wird ein endokrinologisches Konsil empfohlen, eine Inhibin-B-Bestimmung ist leichter und zuverlässiger in ihrer Aussage als der bekanntere HCG-Test.

Therapie

Die Literaturangaben zur Hormontherapie reichen vom Nachweis einer Nachreifung der Spermatogonien bis hin zu schädlichen Einflüssen durch vorzeitige Ausreifung durch HCG. Die Hormontherapie zielt nicht in erster Linie auf den Descensus testis, sondern auf den Ausgleich des bestehenden hypogonadotropen Hypogonadismus. Sie darf die operative Therapie nicht verzögern. Bleibt der Deszensus aus, ist das kein Versagen der hormonellen

Therapie. Erreicht sie einen Deszensus, sind Kontrollen wegen der Möglichkeit einer erneuten Aszension notwendig. Einheitliche Leitlinien fehlen allerdings.

Aktuell wird die Behandlung mit LHRH-(Gonadorelin-, Kryptokur-)Nasenspray, 3 × 400 µg pro Tag, entsprechend 3-mal ein Sprühstoß pro Nasenloch über 4 Wochen empfohlen. Bei Erfolglosigkeit bzgl. Deszensus kann eine Behandlung mit je 1 × 500 IE HCG i.m. über weitere 3 Wochen angeschlossen werden. Bei Hodenektopien oder sekundärem Hodenhochstand (z. B. nach Leistenhernien-OP) ist die Hormontherapie nicht indiziert.

Die Behandlung sollte bis zum 18. Lebensmonat abgeschlossen sein; auch eine OP im ersten Lebensjahr wird heute schon befürwortet.

Handelt es sich um einen tastbaren Hoden, so ist das OP-Verfahren der Wahl die konventionelle Funikulolyse über inguinalen Zugang verbunden mit einer eventuell erforderlichen Herniotomie und der Abtragung des Prozessus vaginalis, sowie die Orchidopexie, die Fixation des Hodens im Skrotum (OP nach Shoemaker). Ein hypoplastischer, kleiner Hoden sollte dabei primär immer erhalten bleiben.

Bei nicht tastbarem Hoden kann primär eine Suche und Revision über die Leiste (inguinaler Zugang) erfolgen, meist können die zuvor nicht tastbaren Hoden gefunden werden. Alternativ ist zur Suche und Identifikation des Hodens heute auch die diagnostische Laparoskopie sehr gut geeignet. Hier sieht man ggf. einen Funikulus in den Leistenkanal ziehen, der offene Prozessus vaginalis ist erkennbar, der Hoden kann am inneren Leistenring oder intraabdominell liegen, auch die Frage einer Hodenatrophie kann beantwortet werden.

Handelt es sich um einen primär beidseits nicht tastbaren Hoden, so ist als Erstmaßnahme immer eine Laparoskopie zur gleichzeitigen Exploration des inneren Genitales (Intersexualität) in Absprache mit den pädiatrischen Endokrinologen sinnvoll.

Findet sich bei primär nicht tastbarem Hoden laparoskopisch ein hoher intraabdomineller Bauchhoden, so bietet sich das Vorgehen nach Fowler-Stephens an. Dabei werden die Testikulargefäße durchtrennt und der Hoden gleichzeitig oder in einer 2. späteren OP in das Skrotalfach verlagert und dort fixiert. Die Durchblutung des Hodens soll dann über Kollateralen erfolgen, die über den Kremaster, den D. deferens und das Gubernaculum verlaufen. Verständlicherweise besteht jedoch bei diesem Vorgehen eine nicht unerhebliche Rate an ischämiebedingten Hodenatrophien.

Eine Alternative, aber selten durchgeführte Operationstechnik bei hohem Bauchhoden, ist die mikrovaskuläre Transplantation.

Fall 40

Anamnese

Um 4:00 Uhr morgens werden Sie in die unfallchirurgische Ambulanz gerufen. Dort befindet sich die 24-jährige Frau Trapp mit Schmerzen im Bereich des rechten Oberschenkels und Knies. Die Patientin war vor 2 Tagen bereits aufgenommen worden, da sie einen Motorradunfall hatte. Bei Einlieferung war die Patientin leicht alkoholisiert (0,7‰).

Bei diesem Unfall zog sich die Patientin Quetschungen, Prellungen, Hämatome und oberflächliche Ablederungen mit einigen tieferen Schnitten im Bereich des rechten Oberschenkels, des Knies und der rechten Hüfte zu. Es lagen keine knöchernen Verletzungen vor. Frau Trapp sollte zur weiteren Überwachung stationär aufgenommen werden, was die Patientin ebenso wie eine Wundversorgung kategorisch ablehnte. Sie verließ das Krankenhaus auf eigenen Wunsch und gegen ärztlichen Rat. Jetzt wird sie von ihrem besorgten Freund wegen der starken Schmerzen wieder gebracht. Seit gestern hat sie Schmerzen im Bereich der Ablederungen am Oberschenkel und am Knie. Laut Hausarzt sei dies angesichts der großen Hämatome normal. Mit Schmerzmitteln hat sich der Zustand zunächst etwas gebessert, am Nachmittag sind die Schmerzen jedoch stärker geworden. Jetzt hält es Frau Trapp kaum noch aus.

Vorerkrankungen oder Allergien sind nicht bekannt. Als regelmäßige Medikation gibt die Patientin nur Ovulationshemmer an.

Aufnahmebefund

Bei der Untersuchung wirkt die 24-jährige Patientin sehr blass. Der RR beträgt 90/60 mmHg, der Puls ist 111/min und die Körpertemperatur liegt bei 39,1 °C. Auf Ansprache reagiert Frau Trapp nur sehr langsam und wirkt müde, die Antworten kommen zögerlich und sehr leise.

Als Sie den Verband entfernen, sind unter dem Verband einige oberflächliche und auch tiefere Schnitte und Abschürfungen sichtbar, die vom Unfall stammen. Der Wundbereich am Knie wirkt ödematös aufgeschwollen und sehr blass. Als Sie die Wunde palpieren, entleert sich serös-blutiges Sekret, das sehr unangenehm riecht. Im Bereich des Oberschenkels bemerken Sie ein leichtes Knistern der Haut. Sie inspizieren die Wunde nochmals, können aber keinen Eiter entdecken.

Die laborchemischen Parameter von vor 2 Tagen ergaben folgende Befunde:
Leukozyten $10,2 \times 10^3$/μl; Thrombozyten 344×10^3/μl; Hb 10,8 g/dl; Elektrolyte normal; CK 508 U/l; Kreatinin und Harnstoff unauffällig, Transaminasen und Bilirubin unauffällig. CRP 0,82 g/dl. Gerinnungsparameter sind unauffällig.

Welche Verdachtsdiagnose stellen Sie?

Es handelt sich um eine Infektion der Weichteile nach einem Unfall. Die Eintrittspforte für Erreger ist offenbar die größere Weichteilverletzung im Bereich des rechten Oberschenkels und der rechten Hüfte.

Eine wichtige Frage ist nun, ob es sich um eine oberflächliche Infektion, die sich im Bereich der Haut abspielt, handelt oder, ob die Erreger in tiefere Schichten, z.B. Muskulatur oder Faszien vorgedrungen sind.

Bei tieferen Infektionen muss geklärt werden, ob es sich um eine nekrotisierende oder eine abszedierende Entzündung handelt. Ein wichtiger Punkt im Hinblick auf diese Frage ist die Geschwindigkeit mit der sich die Symptome entwickeln. Eine nekrotisierende Entzündung schreitet innerhalb von Stunden fort, es bilden sich Muskel- und/oder Fasziennekrosen. Bei Abszessen bilden sich die Symptome im Laufe von einigen Tagen aus, es finden sich keine oder wenig Nekrosen, dafür aber Eiter. Unterschiedlich sind auch die Erreger. Bei nekrotisierenden Entzündungen finden sich eher Streptokokken oder Clostridien sowie andere anaerobe Erreger, bei Abszessen häufig Streptokokken oder Staphylokokken.

Was unternehmen Sie sofort?

Die Patientin weist Schocksymptome auf (RR↓, HF↑), außerdem hat sie Fieber. Es sollte also mit einer Schocktherapie begonnen werden: Verabreichung von 1000 ml kristalloider Lösung, engmaschige Überwachung des Kreislaufs, d.h. RR und Pulskontrolle alle 30 Minuten.
Aus der Wunde müssen Abstriche entnommen werden, wegen des Fieberanstiegs auch Blutkulturen. Es erfolgt die Entnahme von Blut für laborchemische Untersuchungen.

Blutkulturen sollten bei unklarem Fieber mit fraglicher Infektsituation immer untersucht werden. Sie müssen vor Antibiotikagabe abgenommen werden!

Zudem sollten Schmerzmittel verabreicht werden, die gleichzeitig eine fiebersenkende Wirkung haben (z.B. Novalgin®).
Da von einer Wundinfektion ausgegangen werden muss, sollte mit einer i.v.-Antibiose begonnen werden. Der Erreger ist noch unbekannt. So lange somit noch keine Information vorliegt, ob der Erreger aerob oder anaerob ist, sollte bei der Wahl der Antibiotika eine Auswahl getroffen werden, die sämtliche Keime abdeckt. Ein Beispiel für eine typische Kombination wäre ein Cephalosporin (z.B. Cefuroxim 1,5 g × 3/d) mit Metronidazol (Clont® 0,5 g × 2/d).
Außerdem werden der Oberschenkel mit Knie und Hüfte geröntgt (☞ Abb. 40.1).

Ergebnis
Laborchemische Untersuchungen: Leukozyten 29,7 × 10³/µl; Thrombozyten 123 × 10³/µl; Hb 9,7 g/dl; Na 148 mmol/l; K 5,4 mmo/l; Kreatinin 2,56 g/dl; Harnstoff 77 mg/dl; CK 644 U/l; Bilirubin 5,44 mg/dl; GOT 203 U/l; GPT 156 U/l; GGT 166 U/l; CRP 20,19 g/dl; PTT 40 sec; Quick 64%.

Was zeigt sich im Röntgenbild?

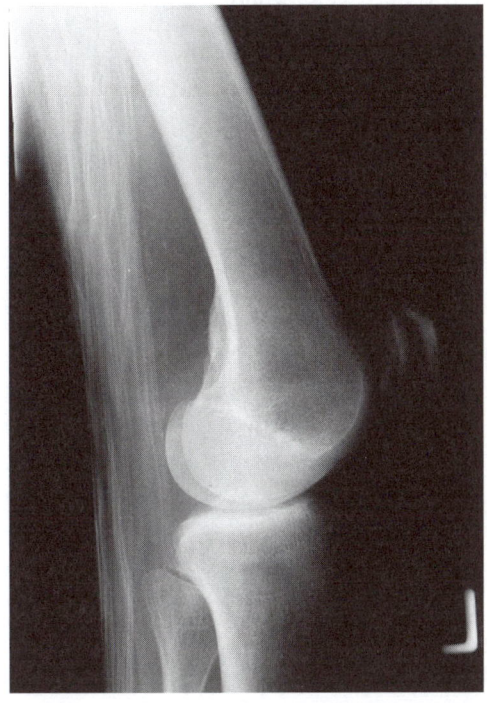

Abb. 40.1: [6].

Auf der Seitaufnahme des linken Knies zeigen sich im Bereich des Knochens keine Auffälligkeiten, kein Anhalt für Fraktur oder Osteomyelitis. In den Weichteilen jedoch deutlich zu erkennende Fiederung der Muskulatur als Zeichen einer Infektion mit Clostridien. Es besteht der hochgradige Verdacht auf eine Infektion mit Gasbrand (*Clostridium difficile* oder *perfringens*).

Wie interpretieren Sie die Befunde und welche Schritte leiten Sie ein?

Die Befunde der körperlichen Untersuchung, d.h. der Befund der Wunde und das Fieber, sowie niedriger RR und hoher Puls deuten auf eine schwere Infektionskrankheit hin. Die Schock- und antibiotische Therapie wurde bereits eingeleitet.

Im Hinblick auf die laborchemischen Untersuchungen bestätigt sich eine akute Infektion. Auffällig ist allerdings die rasche Veränderung der Laborparameter für die Organe Leber und Niere, sowie der Abfall der Thrombozyten und die Veränderung des Gerinnungsstatus der Patientin.

Frau Trapp muss sofort mit dem Verdacht auf Gasbrand und beginnendes Multiorganversagen auf die Intensivstation verlegt werden. Es liegt wahrscheinlich eine Sepsis vor.

Ergebnis
In den nochmals abgenommenen Laborparametern zeigen sich eine Leukozytose mit Linksverschiebung, erhöhtes Laktat und eine weitere Verschlechterung von Gerinnung und Organfunktionen.

Was versteht man unter SIRS, Sepsis, septischem Schock und MOV?

SIRS (systemic inflammatory response syndrome) zeichnet sich durch folgende Symptome aus:

- Tachykardie (HF > 90/min)
- Hyperthermie (Körpertemperatur > 38,0 °C) oder Hypothermie (Körpertemperatur < 36,0 °C)
- Hyperventilation (AF > 20/min)
- Leukozytose ($> 13,0 \times 10^3/\mu l$) oder Leukopenie ($< 3,0 \times 10^3/\mu l$) oder > 10% Stabkernige im Differential-BB.

Sind mindestens 2 der 4 Symptome erfüllt, kann man von einem SIRS ausgehen.

Sepsis

Von einer Sepsis spricht man, wenn die gleichen Anforderungen wie für SIRS erfüllt sind, zusätzlich jedoch noch ein Erregernachweis vorliegt.

Sepsis = SIRS + Erregernachweis.

Schwere Sepsis

Zusätzlich zu den bei SIRS genannten Symptomen kommen noch hinzu:

- Beginnende Organdysfunktion durch Hypotonie
- Laktatazidose mit pH < 7,3 (als Zeichen von Minderperfusion)
- Oligurie
- Erhöhung der Transaminasen
- Störung der Gerinnung (PTT↑, Quick-Wert↓, Thrombozyten↓, petechiale Einblutungen)
- Störungen des Bewusstseins.

Septischer Schock

Symptome der schweren Sepsis mit folgenden weiteren Symptomen:

- Ausgeprägte Hypotonie mit fehlendem Ansprechen auf rasche Volumengabe (z.B. kristalloide Infusion von 1500 ml i.v. im Schuss)
- Ausgeprägte Zeichen der peripheren Minderdurchblutung
- hoher Verbrauch an Katecholaminen zur Aufrechterhaltung des RRs
- Zeichen des kardialen Kreislaufversagens.

MOV (Multiorganversagen) oder MODS (multiple organ dsyfunction syndrome)

Durch Sepsis oder anderes Geschehen verursachtes Versagen von mehreren Organsystemen.

Verlauf

Auf der Intensivstation erfolgt die Kreislaufstabilisierung der Patientin durch Volumengabe und den Einsatz von Katecholaminen. Die Patientin muss wegen der sich rasch verschlechternden Atmung intubiert werden. Wegen des klinischen Verdachts auf eine Gasbrandinfektion muss eine sofortige chirurgische Sanierung des Herds erfolgen.

Die Antibiose wird der besseren Verträglichkeit und besseren Keimwirkung wegen auf Penicillin G und Clindamycin umgestellt.

Wie sieht die chirurgische Sanierung aus?

Es erfolgt die sofortige breite Eröffnung der Wunde an Hüfte, Oberschenkel und Knie mit großzügiger Inzision von Haut, Faszie und Muskel, die Entfernung von Nekrosen, ein radikales Débridement, die ausgiebige Spülung mit H_2O_2 oder Octenisept®und die Anlage von Drainagen.

Spülungen und das Entfernen von Nekrosematerial, ggf. weitere Eröffnung von Faszien werden täglich wiederholt.

Tritt keine Besserung durch die Therapie ein und/oder schreitet die Krankheit fort, liegt die ultima ratio in der Amputation der Extremität. Bei einer Infektion mit *Clostridium perfringens* sollte je nach Verlauf bereits frühzeitig über eine Amputation nachgedacht werden.

Welche unterstützende Therapie kommt bei Gasbrand infrage?

Bei Gasbrand kann unterstützend zur chirurgischen Therapie eine **HBO (hyperbare Oxygenation)** vorgenommen werden. Dabei wird der Patient in einer Druckkammer mehrfach täglich reinem Sauerstoff bei höherem Luftdruck als dem Umgebungsdruck ausgesetzt. Empfohlen wird eine Behandlungsdauer von ca. 90 Minuten je Sitzung, mehrmals täglich.

Die Idee dieser Therapie ist eine Verhinderung von Bakterienwachstum, indem deren eigentlich anaerober Lebensraum gestört wird. Der Nutzen dieser Behandlung wird kontrovers diskutiert.

Verlauf

Die Patientin wird auf der Intensivstation mehrere Tage beatmet, dazu kommen tägliche OPs. Der Oberschenkel muss am 2. Tag wegen der fortschreitenden Erkrankung proximal amputiert werden. In den mikrobiologischen Untersuchungen zeigt sich eine Mischinfektion von *Clostridium perfringens*, Streptokokken und Staphylokokken. Die Patientin wird wegen akuten Nierenversagens mehrfach dialysiert, die Kreislauffunktion kann mit hochdosierter Gabe von Katecholaminen stabil gehalten werden. Am 5. Tag zeigt sich erstmalig eine Besserung der Gesamtsituation mit deutlicher Erholung der Organfunktionen. Am 8. Tag kann die Patientin extubiert werden. Am 14. Tag erfolgt die Entlassung der Patientin von der Intensivstation auf die Normalstation, eine Übungsprothese kann am Oberschenkel angepasst werden. Am 15. Tag erfolgt die letzte Dialyse. Die Entlassung aus dem Krankenhaus kann am 22. Tag nach der OP erfolgen.

Quintessenz	Bei Gasbrand handelt es sich um eine Infektionskrankheit, die häufig durch das Bakterium *Clostridium perfringens*, ein obligat anaerobes, grampositives, sporenbildendes Bakterium, verursacht wird. Die Erreger sind ubiquitär zu finden, so dass eine Kontamination bereits bei kleineren Verletzungen möglich ist. Bei immunkompetenten Patienten besteht die Gefahr einer größeren Infektion jedoch erst bei schweren Weichteilverletzungen mit der Möglichkeit des anaeroben Wachstums (viele Taschen). Clostridien bilden ein sehr wirksames Exotoxin. Die Inkubationszeit beträgt ein bis 3 Tage, anschließend treten zunehmende Schmerzen auf.

Die Diagnose wird klinisch gestellt. Zeichen für eine Gasbrandinfektion sind stärkste Schmerzen, die Wunde ist ödematös und blass, es entleert sich serös-blutiges, übel riechendes Wundsekret ohne Eiter. Die umgebende Haut um die Wunde knistert durch Gaseinschlüsse. Die Muskulatur sieht aus wie gekochter Schinken.

Durch die Exotoxine werden folgende Symptome einer Sepsis verursacht: Schock (Tachykardie, Hypotonie), hohes Fieber, Desorientierung, später Herz-Kreislauf-Versagen, Ateminsuffizienz.

Die Therapie besteht in der radikalen chirurgischen Sanierung der Herde, ggf. muss eine Amputation vorgenommen werden. Der Sinn und Nutzen einer zusätzlichen HBO beim Krankheitsbild Gasbrand ist umstritten.

Ohne Therapie versterben die meisten infizierten Patienten innerhalb weniger Tage an einem septischen Multiorganversagen.

Fall 41

Anamnese

Der 63-jährige Herr Burg kommt zur stationären Aufnahme. Er gibt an, er habe seit 2 Jahren eine Schwellung an der rechten Leiste, die ihm immer wieder Schmerzen bereite. Schmerzen und Schwellung seien das erste Mal plötzlich aufgetreten, als er beim Hausbau seiner Tochter Steine geschleppt habe. Die Schwellung sei in den letzten 2 Jahren immer größer geworden. Richtige Schmerzen verspüre er aber erst seit einigen Wochen.

Er sei erst einmal im Krankenhaus gewesen, weil er starke Schmerzen in der Brust gehabt habe. Als dessen Ursache hatte sich ein kleiner Herzinfarkt herausgestellt. Außerdem leidet Herr Burg unter arterieller Hypertonie, Adipositas, Hyperlipidämie sowie einer Gastritis. Hinzukommend raucht er 10–20 Zigaretten pro Tag.

Als Medikation nimmt er ASS 100, Enalapril (ACE-Hemmer), Simvastatin (CSE-Hemmer) und Omeprazol (Protonenpumpenhemmer).

Aufnahmebefund

63-jähriger Mann mit gutem AZ und adipösem EZ. Er ist 1,70 m groß und wiegt 96 kg. Die Haut ist rosig und etwas feucht.

HF 75/min, keine pathologischen Geräusche. Leichter Stridor, sonst keine Auffälligkeiten in der Lunge.

Abdomen weich, kein DS, keine Resistenzen, Darmgeräusche allseits gut auskultierbar. In der rechten Leistenregion ist eine etwa straußeneigroße Schwellung zu erkennen. Bei der Untersuchung der Leiste rechts ist ein Leistenbruch mit positivem Hustenanprall (s.u.) festzustellen. Das Skrotum ist scheinbar nicht beeinträchtigt.

Der Bewegungsapparat ist unauffällig, alle großen Gelenke sind frei.

Zur genaueren Untersuchung der Leiste bittet man den Patienten, sich hinzustellen, dann wird die Skrotalhaut auf der zu untersuchenden Seite um den Zeigefinger eingestülpt. Den Finger schiebt man dann bis zum äußeren Leistenring vor. Bei einem großen Leistenbruch kann man den Bruchsack jetzt tasten. Der Patient wird gebeten zu husten. Durch die Erhöhung des intraabdominellen Drucks wird der Bruchsack durch den Leistenring vorgepresst. Man nennt dieses Zeichen einen positiven Hustenanprall.

Welche Verdachtsdiagnose können Sie jetzt bereits stellen?

Es handelt sich wahrscheinlich um eine Hernia inguinalis. Dafür sprechen sowohl der Schmerz im Bereich der Leiste als auch die Untersuchungsergebnisse.

Welche Differentialdiagnosen kommen in Betracht?

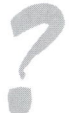

Mögliche Differentialdiagnosen bei Schwellungen und Schmerzen im Bereich der Leiste sind:

- vergrößerte LK, die infolge von Leukämien, Lymphomen oder Entzündungen der Genitalregion oder der unteren Extremität entstehen.
- Schenkelhernie (Hernia femoralis): Diese findet sich jedoch nur bei etwa 3% der Fälle und ist v.a. eine Erkrankung, die bei adipösen Frauen zu finden ist.

- Leistenhoden
- Hyrdocele funiculi
- Follikulitis
- Lipom

Bei der Schenkelhernie liegt die Bruchpforte meist zwischen dem Leistenband (kraniale Begrenzung) und dem horizontalen Schambeinast mit der Fascia pectinea (kaudal), in der Lacuna vasorum medial der Femoralgefäße. 3% aller Hernien sind Schenkelhernien und damit sind sie sehr selten.

Was ist eine Hernie?

Hernien sind Ausstülpungen des Peritoneums durch angeborene und erworbene Lücken mit Inhalt. Bei einer Hernie finden sich immer folgende Anteile:
- ein Bruchsack, d.h. eine peritoneale Ausstülpung
- eine Bruchpforte, eben jene Lücke, durch die das Peritoneum ausgestülpt wird
- Bruchsackinhalt. Im Bruchsack können sich Organe, wie etwa der Darm oder die Blase befinden oder Teile des großen Netzes.

Verlauf

Herr Burg kann gleich am nächsten Tag operiert werden.
Da der Patient angibt, Aspirin® genommen zu haben, fragen Sie ihn nach der letzten Einnahme. Herr Burg gibt an, das Aspirin® vor 10 Tagen abgesetzt zu haben. Außerdem möchte er unter „Vollnarkose" operiert werden.

Einnahme von Aspirin® bis zum OP-Tag ist eine relative Kontraindikation bei elektiven OPs. Aspirin® oder andere Antikoagulantien sollten etwa 10 Tage vor der OP abgesetzt werden. Bei Vitamin-K-Antagonisten, wie Marcumar, sollte eine Quick- oder INR-Kontrolle erfolgen. Liegt der Quick-Wert unter 60% kann eine Anhebung mittels Gabe von Vitamin K erfolgen. In der Regel werden keine elektiven Eingriffe bei einem Quick-Wert von unter 60% durchgeführt. Die Patienten sollten in der Zeit vor der OP mit niedermolekularen Heparinen behandelt werden, um während der OP eine ausreichende Koagulation zu gewährleisten.

Welche präoperativen Untersuchungen ordnen Sie an?

Grundsätzlich sollte bei jedem Patienten eine gründliche körperliche Untersuchung durchgeführt werden, dazu gehört die Auskultation des Herzens und der Lunge. Apparativ sollte, bei in der Untersuchung unauffälligen Patienten ab dem 40. Lebensjahr, immer ein EKG angefertigt werden. Ab dem 60. Lebensjahr ist eine Röntgenaufnahme des Thorax obligatorisch.
Vor einer Leistenhernien-OP und vor größeren Eingriffen sollte immer eine Kontrolle des BBs und der Gerinnung erfolgen.

Ergebnisse
Körperliche Untersuchung: Normales Herzgeräusch, über beiden Lungen unauffälliges Atemgeräusch.
Laborchemische Untersuchungen: Hb 15,2 g/dl; Thrombozyten 402×10^3/µl; K 4,22 mmol/l; Na 140 mmol/l; Quick 101%; PTT 32 sec.
Röntgen-Thorax: Regelrechte Herzgröße, keine Stauung, kein Erguss, keine Infiltrate. Im Bereich der Wirbelsäule leichte degenerative Veränderungen.
EKG: SR, IT, 74/min, leichte ST-Streckensenkungen in den Brustwandableitungen, keine akute Ischämie.

Wie interpretieren Sie die Ergebnisse der Untersuchungen?

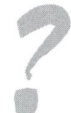

Herr Burg kann von chirurgischer Seite aus bedenkenlos operiert werden.

Verlauf

Sie schicken Herrn Burg zur Prämedikationsvisite der Anästhesie.
Auch der Anästhesist hat keine Bedenken bezüglich der Narkose.

Welche Therapieoptionen gibt es bei der Leistenhernie?

Es gibt eine Vielzahl von OP-Möglichkeiten bei Leistenhernien. Die Methode der Wahl ist von Klinik zu Klinik unterschiedlich. Es gibt offene und laparoskopische Techniken.

Offene Techniken
- **OP nach Shouldice:** Sie ist eine der am häufigsten angewandten Methoden zur Versorgung einer Leistenhernie. Dabei wird die Fascia transversalis längs gespalten und mit 2 fortlaufenden Nähten gedoppelt. Anschließend werden in einer weiteren Nahtreihe der M. obliquus internus und der M. transversalis auf das Leistenband genäht.
- **OP nach Lichtenstein:** stv.a. bei Rezidiven indiziert. Dabei wird spannungsfrei präperitoneal ein Polypropylen- oder Polyesternetz implantiert. Dieses Netz soll die Bauchwand verstärken. Das Netz wird bei der Lichtensteintechnik zwischen die Externusaponeurose und die Fascia transversalis eingenäht.
- Außerdem gibt es weitere OP-Möglichkeiten nach Bassini, Lotheisen/McVay oder Halsted/Ferguson.

Laparoskopische Technik
- **TAPP (transabdominelle präperitoneale Plastik):** Bei Rezidivhernien wird häufig ein TAPP durchgeführt, da die Präparation bei einem offenen Vorgehen durch narbige Strukturen oftmals beeinträchtigt ist. Von innen wird das Peritoneum inzidiert und die Bruchlücke durch Naht verschlossen, nach Abtragung des Bruchsacks wird von innen her ein Netz auf die Bauchwand aufgenäht und anschließend das Peritoneum wieder verschlossen.

Je nach Studie oder Zentrum wird die eine oder andere OP-Methode bevorzugt. Sehr stark unterscheiden sich auch die Angaben über die Rezidivwahrscheinlichkeit. Sie liegt im Durchschnitt bei allen OP-Techniken etwa bei 3–10%. Am geringsten scheint sie aber bei der Technik nach Lichtenstein und Shouldice zu sein.

Verlauf

Sie schlagen ein offenes Vorgehen nach Shouldice vor. Herr Burg ist damit einverstanden.

Bei der **Herniotomie nach Shouldice** wird auf einer gedachten Linie zwischen dem Tuberculum pubicum und der Spina iliaca anterior superior, im Bereich des Verlaufs des Leistenkanals, eine ca. 8 cm lange Hautinzision gemacht.

Anschließend wird bis auf die Fascia transversalis freipräpariert. Diese wird dann vom inneren Leistenring nach medial bis zum Tuberculum pubicum gespalten. Darunter verlaufen die epigastrischen Gefäße, die unbedingt geschont werden müssen. Der Bruchsack liegt lateral des Samenstrangs und der epigastrischen Gefäße, es handelt sich also um einen indirekten Bruch.

Die Lefzen der Fascia transversalis werden nun nach kranial und kaudal freipräpariert und der Bruchsack wird dargestellt. Nach Freilegung des Bruchsacks und Reposition des Inhalts (im Bruchsack waren Anteile des großen Netzes zu finden) wird dieser abgetragen. Am Tuberculum pubicum beginnend, wird mit einer fortlaufenden Naht die Faszie gedoppelt, der kaudale Anteil wird dabei unter den kranialen genäht (1. Nahtreihe).

Beim inneren Leistenring sollte die Stichrichtung umgekehrt werden und mit dem gleichen Faden wird nun die kraniale Lefze der Faszie wieder auf die kaudale genäht (2. Nahtreihe). Nun werden mittels einer 3. (M. obliquus int. auf das Leistenband) und 4. Nahtreihe die Muskeln vernäht. Anschließend werden Subkutannähte und Hautnaht durchgeführt (☞ Abb. 41.1).

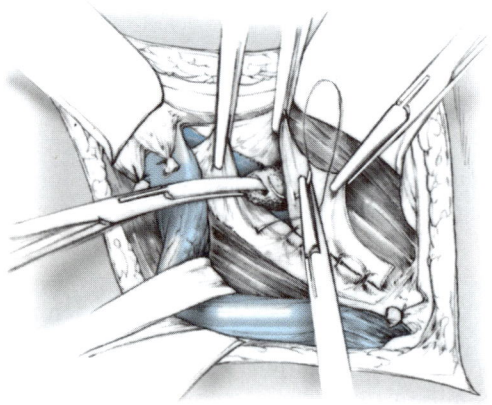

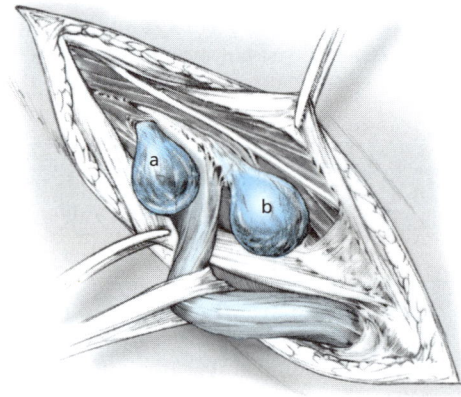

Abb. 41.1: Shouldice-Technik, Doppelung der Fascia transversalis [7].

Abb. 41.2: Anteriorer Zugang. Die Hinterwand der rechten Leiste ist freigelegt [7]. a) indirekte Hernie, b) direkte Hernie.

Wie unterscheidet man einen direkten von einem indirekten Leistenbruch?

Eine **indirekte Leistenhernie (laterale Leistenhernie,** ☞ Abb. 41.2a) verläuft vom inneren Leistenring durch den Leistenkanal zum äußeren Leistenring. Der **Bruchsack liegt lateral der epigastrischen Gefäße.** Der indirekte Leistenbruch kann **angeboren** (ausbleibender Verschluss des Processus vaginalis peritonei nach dem Descensus testis) oder **erworben** (Erweiterung des inneren Leistenrings) sein. Er ist mit 30 % Anteil unter den Hernien die seltene Variante und tritt gehäuft bei Frauen und Kindern auf.

Die **direkte Leistenhernie (mediale Leistenhernie,** ☞ Abb. 41.2b) liegt mit ihrer Durchtrittsstelle **medial der epigastrischen Gefäße** (Vasa epigastrica). Der Bruchsack durchsetzt die Fascia transversalis und verläuft direkt auf den inneren Leistenring zu. Diese Art der Hernie ist so gut wie **immer erworben** und stellt mit **60 % die**

häufigste Art der Hernien dar. Man findet die direkte Hernie gehäuft bei erwachsenen Männern.

Mit welchen Komplikationen müssen Sie rechnen?

Häufige Komplikationen sind das **postoperative Hämatom** und die **Wundinfektion.** Deshalb sollten regelmäßige Verbandswechsel durchgeführt werden. Bei einem Hämatom sollte der Patient gebeten werden, eine enge Unterhose zu tragen, außerdem können Umschläge mit Retterspitz erfolgen.
Ebenfalls relativ häufig bei Männern sind Hodenkomplikationen, etwa die **ischämische Orchitis,** aus der eine Hodenatrophie resultieren kann.

Verlauf

Bei Herrn Burg heilt alles sehr gut, er klagt lediglich die ersten 2 Tage postoperativ über Leistenschmerzen. Trotzdem kann er am 2. postoperativen Tag entlassen werden.

Welche Hinweise geben Sie dem Patienten?

Herr Burg sollte sich in den nächsten Wochen körperlich schonen. In den ersten 6 Wochen postoperativ sollte er nichts Schweres tragen oder heben. Nach den 6 Wochen kann er langsam wieder mit Belastung beginnen.

Was empfehlen Sie dem weiterbehandelnden Arzt?

Regelmäßige Wundkontrollen und zeitgerechte Entfernung des Nahtmaterials (am besten etwa am 10. postoperativen Tag).

Quintessenz Im Jahr werden in Deutschland etwa 70 000 Herniotomien vorgenommen. Davon sind etwa 55000/Jahr Leistenhernienoperationen, die meist bei Männern auftreten. Man findet dabei ca. 60% direkte und 30% indirekte Hernien. Direkte Hernien treten häufiger bei Männern auf, indirekte Hernien häufiger bei Frauen.

In der Behebung der Leistenhernie gibt es eine Vielzahl verschiedener Verfahren. In Deutschland sind die Herniotomie nach Shouldice, d. h. die Doppelung der Fascia transversalis, und die OP nach Lichtenstein mit einer Netzimplantation die gängigsten OP-Methoden. Auch die TAPP wird häufig durchgeführt, da die Hämatomrate und die Wundinfektionsrate etwas niedriger sind.

Wichtig ist vor der OP, gerade bei jungen männlichen Patienten, die genaue Aufklärung über die Hodenkomplikationen und die Möglichkeit der Durchtrennung des D. deferens, da dies die Zeugungsfähigkeit erheblich einschränkt.

Fall 42

Anamnese

In der chirurgischen Sprechstunde stellt sich der 48-jährige Herr Bartels vor. Er wird von seinem Hausarzt überwiesen. Seit mehreren Jahren fällt Herrn Bartels eine Schwellung der linken Brust auf. Inzwischen stört es ihn sehr, dass er sich im Freibad immer angestarrt fühlt. Die rechte Brust ist zwar auch etwas größer geworden, doch ist sie längst nicht so groß wie die linke. Auf Ihre Fragen nach weiteren Beschwerden gibt er an, er habe häufig Magenschmerzen und nähme deshalb schon seit vielen Jahren immer mal wieder Magenmedikamente gegen Säurebildung ein. Er habe früher auch recht viel Alkohol getrunken, sei nun aber seit 2 Jahren „trocken".

Aufnahmebefund

48-jähriger Mann in recht gutem AZ, adipös, multiple Nävi und Besenreiservarizen. Keine Einflussstauung. Sie erkennen eine große Brustdrüse links und eine etwas kleinere Brustdrüse rechts. Palpatorisch finden sich keine Knoten, es scheint sich um eine diffuse Vergrößerung des Brustdrüsenkörpers zu handeln. Beide Brustdrüsen sind auf der Thoraxwand etwas verschieblich. Der sonstige körperliche Untersuchungsbefund ist unauffällig.

Was vermuten Sie?

Es handelt sich um eine sog. Gynäkomastie, eine Vergrößerung der Brustdrüse bei Männern. Man unterscheidet die echte Gynäkomastie, die Vergrößerung des Brustdrüsenkörpers, von der unechten, welcher meist eine Vermehrung des Fettgewebes zugrunde liegt, ohne dass der Drüsenkörper vergrößert ist.

Wie beschreibt man die Erkrankung?

Folgende Kriterien dienen der Objektivierung einer Gynäkomastie: Überschreitung der Dicke der horizontalen Hautfalte unter Einschluss der Brustwarze von 2 cm (bei adipösen Männern 3 cm) und/oder Überschreitung des Durchmessers des Brustwarzenhofes von 3 cm.
Für den klinischen Alltag hat sich vor allem die Einteilung nach Tanner bewährt, welche der Brustdrüsenentwicklung der weiblichen Brust angeglichen ist:
- **B1**: Kein Drüsenkörper tastbar
- **B2**: Warzenhof vergrößert, Drüse vorgewölbt
- **B3**: Drüsenkörper größer als Warzenhof
- **B4**: Solider Drüsenkörper
- **B5**: Entspricht weiblicher Brust

Warum entsteht eine Gynäkomastie?

Physiologischerweise kommt eine Gynäkomastie im Neugeborenenalter unter dem Einfluss der mütterlichen Östrogene vor, man findet sie bei bis zu 90% der neugeborenen (männlichen und weiblichen) Säuglinge. Auch in der Pubertät tritt sie bei Jungen häufig, jedoch fast immer nur vorübergehend, ein- oder beidseitig auf (ca. 40–70%). Bei 30–40% aller erwachsenen Männer tritt eine Gynäkomastie auf, bei der es sich meist jedoch eher um geringe Befunde ohne wesentlichen Krankheitswert oder kosmetische Beeinträchtigung handelt (B2–B3 nach Tanner, s.o.).
Eine Gynäkomastie entsteht unter dem vermehrten Einfluss von Östrogenen und vermindertem Einfluss von Androgenen. Ursachen können sowohl endokrin aktive

Tumoren sein, die vermehrt Östrogene produzieren, als auch z.B. eine Leberzirrhose, wodurch ein verminderter Hormonabbau mit Akkumulation östrogenartiger Abbauprodukte erfolgt, sowie Nebenwirkungen von Medikamenten.

- **Vermehrte Östrogenwirkung** z.B. bei Übergewicht, vermehrter Synthese (testikuläre oder adrenale Tumoren), vermehrter Aufnahme (fetoplazentar, äußerliche Anwendung, berufliche Exposition).
- **Verminderte Androgenwirkung** z.B. bei Leydigzellinsuffizienz, erhöhtem Metabolismus, verminderter Bindung an Androgenrezeptoren (z.B. durch Spironolacton) oder bei angeborenem Androgenrezeptordefekt.

Auch Allgemeinerkrankungen wie NI (Niereninsuffizienz), Leberzirrhose, Fehlernährung, AIDS, Medikamente und endokrinologische Erkrankungen wie Hyperprolaktinämie und Hyperthyreose können durch die Akkumulation der Hormonabbauprodukte zu einer Gynäkomastie führen.

Folgende Medikamente gelten als mögliche Risikofaktoren:
Antibiotika/Antimykotika (Ketokonazol), Chemotherapeutika (Alkylantien, Methotrexat, Vincaalkaloide), Histamin-2-Rezeptoren-Blocker (Cimetidin, Ranitidin), Kardiaka/Aldosteron-Antagonisten (Digitoxin, Spironolacton), Psychopharmaka (Haloperidol, Phenothiazine, Antidepressiva), sowie einige andere (z.B. Phenytoin, Anabolika, Antiandrogene).

Welche Untersuchungen sind notwendig?

Um die Risikofaktoren und möglichen Ursachen der Gynäkomastie zu identifizieren, ist neben der Anamnese auch eine klinische Untersuchung wichtig, um hormonproduzierende Tumoren (z.B. Hodentumor) auszuschließen. Bei Verdacht auf einen hormonproduzierenden Tumor sollte eine Sonographie der Hoden, der Leber, der Nieren und der Nebennieren erfolgen.
Eine Gynäkomastie, die länger besteht und keine Schmerzen verursacht, eher zufällig entdeckt wird, erfordert meist keine weitere Diagnostik. Kurzfristiges Auftreten und schnelles Wachstum sprechen für einen Tumor, entsprechend sollte eine Abklärung mit Mammographie und Sonographie erfolgen.

Im Zweifel gilt jeder Tumor als potentiell bösartig, bis das Gegenteil bewiesen ist.

Bei Herrn Bartels scheint kein Knoten vorzuliegen, die Gynäkomastie kann sowohl durch den Leberzellschaden nach Alkoholabusus (Leberzirrhose), als auch durch das Übergewicht und die vermutete langjährige Einnahme von H_2-Blockern erklärt werden.
Auf eine weiterführende Hormondiagnostik kann daher verzichtet werden. Sie veranlassen eine Röntgen-Thoraxaufnahme und eine Blutabnahme, die die Leberwerte, ein BB, Gerinnungswerte und Nierenwerte einschließt.

Ergebnisse
Laborchemische Untersuchungen: Transaminasen leicht erhöht; Cholinesterase am unteren Ende des Normbereichs; Kreatinin grenzwertig erhöht; Quickwert 68%; Elektrolyte und BB unauffällig.
Röntgen-Thorax: Altersentsprechender, unauffälliger Befund.

Welche Behandlung schlagen Sie vor?

Da Herr Bartels sehr unter seinem Aussehen leidet, besprechen Sie mit ihm die operative Brustverkleinerung bzw. Entfernung des Drüsenkörpers beidseits, eine subkutane Mastektomie.

Welche typischen Komplikationen des Eingriffs kennen Sie?

Bei der perimamillären Hautinzision kann es wegen der Präparation und Ablösung des Drüsenkörpers hinter der Mamille und dem Vorhof zu einer Nekrose der Mamille oder Teilen des Warzenvorhofs kommen. Auch die Serombildung ist bei großer Wundhöhle häufig zu beobachten, daher empfiehlt es sich, eine Sogdrainage für 24 Stunden zu belassen.

Verlauf

Bei Herrn Bartels erfolgt die subkutane Mastektomie beidseits als ambulanter Eingriff. Bei der subkutanen Mastektomie wird die Haut semizirkulär periareolär um den Brustwarzenvorhof inzidiert und der Brustdrüsenkörper auf der Pektoralisfaszie vollständig entfernt. Beidseits werden Redon-Drainagen eingelegt, welche am Folgetag bei einer ambulanten Vorstellung zur Wundkontrolle entfernt werden können. Die weitere Wundbehandlung und das Entfernen der Hautfäden erfolgen beim Hausarzt.

Quintessenz	Eine Gynäkomastie ist eine Vergrößerung bzw. eine Verweiblichung der männlichen Brustdrüse. Physiologischerweise kommt dies sowohl im Neugeborenenalter als auch in der Pubertät für einige Wochen bis 6 Monate vor und erfordert in beiden Fällen fast nie eine therapeutische Intervention.
	Ursächlich für die Entstehung im Erwachsenenalter sind vermehrte Östrogenwirkung (vermehrte Bildung oder gestörter Abbau) und Medikamente, sowie Allgemeinerkrankungen wie Leberzirrhose, Niereninsuffizienz oder AIDS. Anamnestische Angaben spielen bei der Ursachensuche die größte Rolle. Bei Verdacht auf einen hormonproduzierenden Tumor erfolgt die sonographische Untersuchung der Leber, der Nieren, Nebennieren und der Hoden. Kurzfristiges Auftreten der Gynäkomastie und rasches Wachstum lassen ein Mammakarzinom vermuten, entsprechend erfolgt die sonographische und mammographische Diagnostik und entsprechend die Mamma-Ablatio.
	Bei der benignen Gynäkomastie stehen kosmetische Gesichtspunkte im Vordergrund, da häufig ein Leidensdruck besteht. Meist lassen sich die ursächlichen Faktoren nicht ausschließen. Die Behandlung besteht in der operativen Entfernung des Brustdrüsenkörpers unter Erhalt der Mamille und des Warzenvorhofs (subkutane Mastektomie).

Fall 43

Die Notaufnahme ruft sie um 3:00 Uhr morgens an. Es sei gerade ein Patient aus dem örtlichen Seniorenzentrum mit Schmerzen nach einem Sturz eingeliefert worden.

Anamnese

Der 80-jährige Patient, Herr Ebert, wirkt etwas desorientiert und berichtet Ihnen, dass er auf dem Weg zur Toilette gestürzt sei. Ihm sei irgendwie schwindlig gewesen. Den Schwindel verspüre er in letzter Zeit öfter.
Fragen zu seiner Krankheitsgeschichte beantwortet der Patient nur unvollständig. Er sei eigentlich noch nie krank gewesen. Medikamente nehme er eigenen Angaben zufolge keine.
Aktuell gibt er Schmerzen im Bereich der rechten Hüfte an, sein rechtes Bein kann er wegen der Schmerzen kaum bewegen.

Aufnahmebefund

80-jähriger Patient, etwa 1,80 m groß und 95 kg schwer. HF zwischen 72/min und 99/min schwankend, absolute Arrhythmie, RR 160/100 mmHg. Lunge beidseits frei. Abdomen unauffällig mit allseits regelrechten Darmgeräuschen.
Bei der Untersuchung der Hüfte zeigt sich starker DS rechts. Das rechte Bein wirkt verkürzt, es zeigt sich ein beginnendes Hämatom im Bereich der rechten Hüfte und der Leiste, das Bein wirkt außenrotiert. Eine Untersuchung der Beweglichkeit muss wegen der starken Schmerzen in der Hüfte des Patienten abgebrochen werden.

> ## Welche Differentialdiagnosen kommen in Betracht? Wie lautet Ihre Verdachtsdiagnose?

Nach einem Sturz auf die Hüfte sollte eine **Hüftprellung** in Erwägung gezogen werden. Diese kann mit starken Schmerzen und Bewegungsunfähigkeit einhergehen. Allerdings ist bei einer Hüftprellung nicht von einer Fehlstellung des Beines, z. B. Rotation oder Verkürzung auszugehen.
Als eine der häufigsten Frakturen bei älteren Menschen gilt die **SHF (Schenkelhalsfraktur).** Dies kann zum einen mit der häufigeren Fallneigung, z. B. bedingt durch Schwindel oder funktionelle Organbeschwerden, zum anderen durch die starke Osteoporose bei älteren Menschen erklärt werden. Im Rahmen einer SHF kommt es neben starken Schmerzen und Bewegungsunfähigkeit meist zu Fehlstellungen der unteren Extremität (Außenrotation bei gleichzeitiger Verkürzung des Beins).
Im Rahmen von Stürzen, v. a. beim alten Patienten, können **Beckenringfrakturen** auftreten, diese äußern sich je nach Lokalisation in sehr starken Schmerzen in der betroffenen Region. Auch eine **Azetabulumfraktur**, also eine Fraktur der Gelenkpfanne des Hüftgelenks ist möglich, wenngleich diese Verletzung bei Stürzen eher selten auftritt. Man findet sie bevorzugt bei Hochrasanztraumata.
Bei Herrn Ebert besteht der Verdacht auf eine SHF, da das Bein außenrotiert und verkürzt wirkt.

Was unternehmen Sie sofort?

Anlegen einer Infusion zur Schmerztherapie, z.B. Dipidolor® 1 Amp. Anruf im Altenheim mit Erhebung einer Fremdanamnese. Dabei Vorerkrankungen des Patienten und dessen Medikation erfragen.

Es sollte eine kurze Abklärung des Schwindels erfolgen, dabei ist v.a. die Frage entscheidend, ob eine akut lebensbedrohliche internistische Erkrankung vorliegt, z.B. ein Infarktleiden (Apoplex oder Hirnblutung), etc.

Welche einfacheren Untersuchungen veranlassen Sie, um Ihre Verdachtsdiagnose zu untermauern?

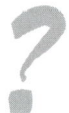

Röntgenaufnahmen: Beckenübersicht, Hüfte axial. **Laborchemische Untersuchungen, EKG,** bei Fraktur zusätzlich Röntgen-Thorax, wegen der eventuellen Anästhesie. Außerdem sollte eine Kreuzprobe abgenommen werden, damit bei Bedarf schnell EK (Erythrozyenkonzentrat) bereitgestellt werden können.

Ergebnisse

Fremdanamnese: Beim Anruf im Seniorenheim teilt Ihnen die zuständige Schwester mit, dass Herr Ebert an einer KHK (Koronaren Herzkrankheit) leide und vor 5 Jahren einen kleineren Infarkt gehabt habe. Außerdem sei er sehr vergesslich und teilweise verwirrt.

Als weitere Erkrankungen liegen eine beidseitige Arthrose der Kniegelenke vor, sowie eine Hyperurikämie, Hyperlipidämie, arterielle Hypertonie, benigne Prostatahypertrophie und ein grauer Star.

Medikamentös behandelt wird der Patient mit folgenden Medikamenten: β-Blocker zur antihypertensiven Therapie, Allopurinol zur Senkung der Harnsäure und Simvastatin (CSE-Hemmer) zur Behandlung der Hyperlipidämie. Außerdem sollte er ASS 100 täglich nehmen. Die Schwester informiert Sie aber, dass der Patient seine Medikamente nur sehr unregelmäßig einnehme. Besonders das ASS lasse er seit einigen Wochen weg, weil er glaube davon Magenkrebs zu bekommen.

Laborchemische Untersuchungen: Hb 8,7 g/dl; MCV 80 µm³; MCH 32 pg; Leukozyten 13,2 × 10³/µl; K 3,45 mmol/l; Kreatinin 1,56 mg/dl; Harnstoff 93 mg/dl; BZ 158 mg/dl. Ansonsten keine weiteren wesentlichen Auffälligkeiten. Die Gerinnung ist normal.

Röntgen Beckenübersicht: Hüfte axial (☞ Abb. 43.1).

In den durchgeführten Untersuchungen findet sich in der Beckenübersicht eine deutlich erkennbare Adduktionsfraktur des medialen Schenkelhalses. Diese bestätigt sich in der axialen Aufnahme nochmals

Röntgen-Thorax: Grenzwertig vergrößertes Herz mit deutlicher Aortenelongation und -sklerose. Leicht gestaute Lungen.

EKG: Absolute Arrhythmie mit einer HF von 92–121/min, Rechtsschenkelblock, deutliche ST-Streckensenkungen in den Brustwandableitungen, die als Zeichen einer Ischämie gewertet werden können. Keine akuten weiteren HRST (Herzrhythmusstörungen) oder Erregungsrückbildungsstörungen, kein frischer Infarkt.

Wie interpretieren Sie die Ergebnisse der Untersuchungen?

In den laborchemischen Untersuchungen zeigte sich neben einer Anämie (Normwert des Hb im Blut bei einem erwachsenen Mann sind 13–18 g/dl), eine mäßige Leukozytose, die auf eine unspezifische Entzündung hindeuten kann (Normwerte der Leukozyten 4000–10000/µl). Außerdem findet sich eine mäßige Hypokaliämie (Normwerte 3,5–5,0 mmol/l). Kreatinin und Harnstoff sind ebenfalls erhöht, das kann entweder an der mangelnden Flüssigkeitsaufnahme durch den Patienten oder einer beginnenden NI (Niereninsuffizienz) liegen.

Das EKG entspricht im Wesentlichen den beschriebenen Vorerkrankungen des Patienten und weist keine aktuellen Störungen auf. Auch der Röntgen-Thorax zeigt einen mit dem AZ des Patienten vereinbaren Befund.

In den Röntgenaufnahmen zeigt sich bei weitgehend unauffälligem Röntgen-Thorax, eine Fraktur des Schenkelhalses. Das Röntgenbild stimmt mit der Klinik überein, weswegen die Diagnose SHF rechts gestellt werden kann.

Wie gehen Sie weiter vor?

Wegen der diagnostizierten Fraktur stellen Sie die Indikation zur OP. Sie stellen den Patienten zur Prämedikation einem Anästhesisten vor. Außerdem bestimmen Sie die Blutgruppe des Patienten und lassen 2 EK (Erythrozytenkonzentrate) kreuzen, da der Hb-Wert des Patienten sehr niedrig ist.

Wie werden die Schenkelhalsfrakturen eingeteilt?

Man unterscheidet 2 Einteilungen: Die in der Klinik zwar eigentlich überholte, aber gebräuchlichste ist die **Einteilung nach Pauwels.** Dabei wird auf der a.p.-Röntgenaufnahme des Schenkelhalses der Winkel zwischen der Horizontalen und der Frakturlinie gemessen. Es werden 3 Grade unterschieden:

- Pauwels I°: Pauwelswinkel < 30°
- Pauwels II°: Pauwelswinkel 30–50°
- Pauwels III°: Pauwelswinkel > 50° (oftmals wird in der Literatur auch 70° statt 50° angegeben).

Eine weitere, immer gebräuchlicher werdende **Einteilung ist die nach Garden,** wobei hier 4 Grade unterschieden werden. Diese Einteilung beschreibt den Dislokationsgrad der Fraktur:

- Garden I: Inkomplette Fraktur; entspricht einer eingekeilten Fraktur
- Garden II: Vollständige Fraktur ohne Dislokation
- Garden III: Vollständige Fraktur mit teilweiser Verschiebung, die dorsale Kortikalis ist nicht zertrümmert.
- Garden IV: Vollständige Fraktur mit vollständiger Verschiebung, es besteht kein Kontakt der Bruchflächen mehr zueinander.

Um welche Fraktur handelt es sich bei Herrn Ebert?

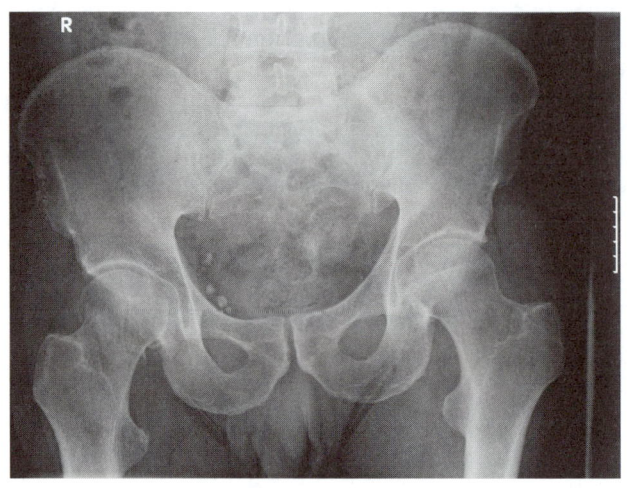

Abb. 43.1

Bei der im Röntgenbild zu sehenden Fraktur handelt es sich um eine Pauwels-II°-Fraktur oder eine Garden II-Fraktur.

Sollte jede Schenkelhalsfraktur operativ versorgt werden?

Alle SHF sollten operativ versorgt werden. Die einzige Ausnahme hiervon bilden die eingestauchten Abduktionsfrakturen, die gemäß Pauwels I und Garden I in beiden Ebenen (axial und seitlich) stabil eingestaucht sind. Bei diesen Patienten sollte für 7 Tage Bettruhe angeordnet und anschließend mit Krankengymnastik begonnen werden.

Welche Operationsmöglichkeiten stehen zur Verfügung?

Grundsätzlich unterscheidet man zwischen **kopferhaltenden** und **kopfresezierenden Verfahren.**

Kopferhaltende Verfahren
Diese Verfahren sollten bei jüngeren Patienten (unter 65 Jahre) erwogen werden. Sie sollten so früh wie möglich durchgeführt werden (am besten innerhalb von 6 Stunden nach dem Trauma), da es ansonsten zu einer Femurkopfnekrose kommen kann. Beispiele für kopferhaltende Verfahren:

- **Osteosynthse mit Zugschrauben** (OP bei Patienten deutlich unter 60 Jahre): Dabei werden unterhalb des Trochanter maior 2–3 Schrauben in Richtung Hüftkopf eingebracht. Diese Schrauben sollen den Hüftkopf wieder an den Femur befestigen.
- **DHS (dynamische Hüftschraube):** Dabei wird lateralseitig auf dem Femur eine Platte aufgebracht, in welcher eine Schraube in Richtung Hüftkopf aufgebracht wird. Die Schraube gleitet in der Platte und fixiert den Hüftkopf unter Kompression am Femur.
- **Winkelplatten:** Sehr seltenes Osteosyntheseverfahren; dabei wird eine Platte mit einem Winkel von 95° oder 130° mit einer Unterfütterung durch Knochenzement auf den lateralen Femur aufgeschraubt und der Schenkelhals somit in anatomisch korrekte Lage gebracht.

Kopfresezierende Verfahren

Diese Verfahren sollten v.a. bei älteren Patienten (über 65 Jahre) erwogen werden. Außerdem sollten diese Verfahren bei Pauwels-III-Frakturen oder bei Verdacht auf Hüfkopfnekrose angewendet werden. Bei diesen Verfahren wird ein gelenkprothetischer Ersatz durchgeführt. Beispiele sind:

- **Duokopfprothese = HEP (Hemiendoprothese):** Der Hüftkopf wird reseziert, wobei die Gelenkpfanne des Hüftgelenks nicht ersetzt werden muss. Dieses Verfahren wird angewendet, wenn die Hüftpfanne noch intakt und ohne wesentliche Arthrosezeichen ist.
- **TEP (Totalendoprothese):** Totaler Ersatz des gesamten Gelenks, d.h. Hüftkopf und -pfanne werden ersetzt.

Welches Verfahren empfiehlt sich im Fall von Herrn Ebert?

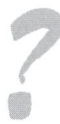

Im diesem Fall sollte wegen des fortgeschrittenen Alters und der Art der Verletzung kein kopferhaltendes Verfahren erwogen werden. Es empfiehlt sich ein resezierendes Verfahren, also eine Duokopfprothese oder ggf. auch eine TEP.

Verlauf

Herr Ebert wird über den Einsatz einer Duokopfprothese aufgeklärt und ist damit einverstanden. Die OP soll noch am gleichen Tag in Spinalanästhesie durchgeführt werden. Wegen des niedrigen Hb-Wertes kreuzen Sie 4 EK, von denen 2 noch in der Nacht verabreicht werden. Am nächsten Morgen liegt der Hb-Wert bei 10,5 g/dl.

Die OP erfolgt in Rückenlage auf einem OP-Tisch, auf welchem die Extremitäten nach Fixierung in Halterungen unter Zug gesetzt werden können. Der Zugang erfolgt über die rechte Hüfte. Es wird unterhalb des Trochanters ein ca. 10 cm langer Schnitt dem Verlauf des Femurs folgend angelegt. Anschließend wird der Trochanter freigelegt. Mittels einer oszillierenden Knochensäge wird unterhalb des Trochanter major der Femur zersägt und das Frakturareal mit dem Kopf entnommen. Die Größe des entfernten Hüftkopfs wird nun ausgemessen und eine entsprechend große Prothese eingepasst. Die Prothese wird nach Vorbohren des verbliebenen Schafts mittels Knochenzement im Schaft verankert. Anschließend wird die Prothese in die Pfanne reponiert und das Gelenk versuchsweise bewegt. Passt der Kopf, werden die Schichten des Gelenks (Kapsel, Muskeln, Faszie) wieder vernäht. Anschließend erfolgt die Hautnaht.

Worauf sollten Sie im weiteren Verlauf achten?

Postoperativ sollte unbedingt eine Kontrolle des Hb-Werts und der Elektrolyte erfolgen.

Verlauf

Postoperativ ist der Hb-Wert auf 10,2 g/dl gefallen. Es besteht im Moment kein akuter Handlungsbedarf.

Worauf sollten Sie den Patienten unbedingt noch hinweisen?

Der Patient sollte sich wegen seiner internistischen Vorerkrankungen nochmals bei einem Internisten vorstellen. Die genaue Einstellung der Medikamente im Hinblick auf Hypertonie und KHK erscheinen sinnvoll. Außerdem sollte der Patient weiterhin Krankengymnastik erhalten.

Was empfehlen Sie dem weiterbehandelnden Arzt?

Entfernung des Nahtmaterials am 10. postoperativen Tag.

Quintessenz Die mediale SHF ist eine typische Verletzung des älteren Menschen. Typischerweise ist diese Fraktur von massiven osteoporotischen Veränderungen begleitet.

Von einer medialen SHF spricht man, wenn die Fraktur zwischen dem Hüftkopf und dem Trochanter major liegt.

Klinisch fallen die Patienten mit starkem Schmerz im Bereich der betroffenen Hüfte, Verkürzung des betroffenen Beins und Außenrotation auf. Die Beweglichkeit im Hüftgelenk ist schmerzbedingt stark eingeschränkt.

Zur Diagnostik sollten eine Beckenübersichtsaufnahme sowie eine Aufnahme der betroffenen Hüfte in 2 Ebenen angefordert werden. Weiters ist die DMS (Durchblutung, Motorik, Sensibilität) der distalen Extremität zu prüfen. Zusätzlich sollte eine Schmerztherapie erfolgen.

Bei Vorliegen einer medialen SHF wird diese nach der Röntgenaufnahme in verschiedene Stadien eingeteilt (Einteilungen nach Pauwels oder Garden). I.d.R. ist eine operative Versorgung, außer bei Frakturen Pauwels I und Garden I, nötig. Man unterscheidet dabei zwischen kopferhaltenden und kopfresezierenden Verfahren.

Fall 44

Anamnese

Herr Steiger, 77 Jahre alt, stellt sich bei Ihnen in der chirurgischen Ambulanz vor. Er gibt an, dass er vor einem Jahr schon einmal stationär wegen Gehbeschwerden behandelt worden sei, weil er damals nur noch weniger als 100 m schmerzfrei habe gehen können. Damals habe sich am linken Außenknöchel ein schlecht heilendes Geschwür gefunden; dieses sei daraufhin operiert worden. Ihm sei nun aufgefallen, dass er seit einiger Zeit mit dem rechten Auge nichts mehr sehen könne. Außerdem leide er zeitweise unter Schwindel, sonst habe er aber keine Beschwerden.

Aufnahmebefund

77-jähriger Patient in etwas reduziertem AZ, er wirkt etwas verwahrlost und ungepflegt. Er scheint mit dem rechten Auge nichts mehr zu erkennen. In der linken Leiste und am linken Unterschenkel reizlos verheilte Narben vermutlich nach Gefäßrekonstruktion, am linken Außenknöchel verheilte breitflächige Narbe. Auskultatorisch über der Lunge unauffälliger Befund, Herztöne regelmäßig und rein. Abdomen weich, keine Resistenzen, kein DS.

Was vermuten Sie?

Es könnte sich bei den geäußerten Beschwerden und der Anamnese um einen Gefäßverschluss handeln, der zu einer Erblindung des Auges geführt hat. Typische Zeichen und Warnsymptome einer zerebralen Durchblutungsstörung sind Sehstörungen, Sprachstörungen oder Lähmungen (Arme oder Beine), die sich nach Minuten oder Stunden zurückbilden. Auch vorübergehende Doppelbilder, plötzliche heftige Kopfschmerzen sowie Schwindelanfälle gehören zu den Warnsymptomen.

Worauf sollten Sie noch achten?

Nach anamnestisch behandelter Claudicatio und vermutlich operativer Gefäßrekonstruktion am linken Bein sollte ein Gefäß- bzw. Pulsstatus erfasst werden. Auch die Erhebung eines neurologischen Status ist essentiell, da ein Gefäßverschluss zu vermuten ist.

Ergebnisse
Leisten- und Kniekehlenpuls beidseits tastbar, Fußpulse beidseits nicht nachweisbar. Pulse an den Handgelenken regelrecht, über den Karotiden scheint im Seitenvergleich der Puls der linken Seite etwas abgeschwächt, beidseits findet sich auskultatorisch ein Strömungsgeräusch.
Grobe Kraft seitengleich, Gangbild unauffällig.

Welche Untersuchungen veranlassen Sie?

Sie veranlassen eine Gefäß-Darstellung der supraaortalen Äste, also eine Angiographie (entweder als DSA (digitale Subtraktionsangiographie) oder als MR-[Magnetresonanz-]Angiographie).

Ergebnis
MR-Angiographie: Verschluss der linken ACI (A. carotis interna) sowie eine filiforme exzentrische Abgangsstenose der rechten ACI auf etwa 1 cm Länge.

Welche Symptome erwarten Sie bei einer Einengung oder einem Verschluss der A. carotis?

Die Einengung oder der Verschluss der A. carotis kann zu einer lokalisierten Minderperfusion des Gehirns führen, insbesondere wenn die Kollateralversorgung über den Circulus arteriosus Willisii nicht ausreicht. In erster Linie äußert sich dies in der Symptomatik eines Schlaganfalls oder einer neurologischen Auffälligkeit meist mit Halbseitensymptomatik.

Je nach Art und Dauer der Symptomatik und Ausprägung der klinischen Beschwerden wird die zerebrale Minderperfusion als Folge einer Karotisstenose in unterschiedliche Stadien eingeteilt. Eine Karotisstenose kann zunächst völlig asymptomatisch bleiben (**Stadium I**), meist handelt es sich um einen Zufallsbefund. Die Apoplexierate liegt hier bei ca. 5%. Eine symptomatische Karotisstenose (**Stadium II**) äußert sich in vorübergehenden klinischen Ausfallserscheinungen, die bei der Dauer der Symptomatik von weniger als 24 Stunden als TIA (transitorische ischämische Attacke) oder bei verlangsamter Rückbildung bei einer Dauer von bis zu mehreren Tagen als PRIND (prolongiertes ischämisches neurologisches Defizit oder „little stroke") bezeichnet werden. Die Apoplexierate im Spontanverlauf liegt hier bei etwa 15% pro Jahr. Das **Stadium III** beinhaltet den manifesten apoplektischen Insult mit entweder zu- oder abnehmender neurologischer Symptomatik, als **Stadium IV** bezeichnet man den abgelaufenen Insult mit bleibender Ausfallssymptomatik unterschiedlicher Ausprägung. Vermutlich werden 60% aller apoplektischen Insulte durch stenosierende und obliterative Veränderungen der extrakraniellen Hirngefäße bedingt. Weitere Ursachen eines Apoplex sind Embolien (z.B. bei Vorhofflimmern) oder Blutungen (z.B. Aneurysmen).

In immer kürzeren Zeitabständen auftretende TIAs sind als Vorboten eines drohenden Schlaganfalls zu werten.

In welches Stadium ordnen Sie den vorliegenden Fall ein?

Bei Herrn Steiger liegt ein Stadium II mit hochgradiger Karotisstenose rechts vor.

Welche Untersuchungsverfahren sind sinnvoll?

Anamnese und Untersuchungsbefund lenken das Augenmerk vor allem auf das Erfassen der neurologischen Beschwerden und Ausfälle und der Risikofaktoren einer Gefäßerkrankung. Ein auffälliger Auskultationsbefund kann erste Hinweise liefern, jedoch ist bei hochgradigen Stenosen und Verschlüssen ein Strömungsgeräusch häufig nicht mehr nachweisbar. Zur Erfassung der Stenosen ist eine bildgebende Diagnostik erforderlich.

- Die **direktionale Continuous-wave-Ultraschall-Doppler-Untersuchung** zur Feststellung des Stenosegrads und der Zuordnung der Stenose zur A. carotis externa oder interna. Sie ist sehr untersucherabhängig.
- Die **Duplex-Sonographie** erlaubt neben der Einschätzung des Stenosegrads der Karotis auch die Darstellung arteriosklerotischer Plaques mit ulzerierter Oberfläche, die als Quelle für arterielle Mikroembolien anzusehen sind.
- Die **intraarterielle digitale Subtraktionsangiographie** gilt heute noch als Goldstandard in der Diagnostik. Sie erlaubt die Einschätzung des Stenosegrads, der Morphologie und Ausdehnung der Stenose und zusätzlich eine Beurteilung des Zustands der intrakraniellen Gefäße. Diese Untersuchung selbst kann in seltenen Fällen einen Apoplex mit permanentem neurologischem Defizit auslösen und sollte deshalb nur bei gezielter Indikation vorgenommen werden.
- Die **digitale intravenöse Subtraktionsangiographie** gestattet zumindest die orientierende Einschätzung des Stenosegrads, der Morphologie und der Ausdehnung der Stenose. Die Komplikationsrate ist deutlich geringer als bei der arteriellen Darstellung, aber die Beurteilung der intrakraniellen Gefäße ist meist nur eingeschränkt möglich.
- Die **MR-Angiographie** gestattet die Festlegung des Stenosegrads, der Morphologie der Stenose und die Unterscheidung zwischen hochgradiger Stenose und Verschluss. Sie ist weniger untersucherabhängig als die Sonographieverfahren.
- Die **TCD (transkranielle Doppleruntersuchung)** gestattet die Einschätzung der intrakraniellen Zirkulation, insbesondere die seitenübergreifende Kollateralversorgung.
- Die **CT** gibt Auskunft über frische oder ältere ischämische Herde und kann andere Ursachen, wie Blutungen oder Tumoren ausschließen. Alternativ sind diese Aussagen auch mithilfe der NMR (Kernspinresonanztomographie) möglich.

Wann besteht eine Operationsindikation bei der Karotisstenose?

Eine klare Indikation ergibt sich im **Stadium II** bei hochgradiger Stenose und neurologischer Symptomatik. Die Apoplexierate scheint gerade in dieser Gruppe gegenüber den konservativ behandelten Patienten deutlich reduziert zu sein. Ziel der therapeutischen Maßnahmen ist in jedem Fall die Senkung der Apoplexierate. Die perioperative Inzidenz eines Apoplexes liegt zwischen 1 und 3%.

Im **Stadium I** wird ein Vorteil der OP für die Patienten nur bei hochgradigen Stenosen (> 70%) und bei sehr niedriger Komplikationsrate erreicht. Die Apoplexierate scheint bei maximaler konservativer Therapie im Vergleich zur operativen Behandlung nur wenig erhöht zu sein.

Im **Stadium III,** dem akuten (frischen) Schlaganfall mit neurologischer Ausfallssymptomatik ist eine OP-Indikation nur ausnahmsweise bei fehlender Bewusstlosigkeit gegeben. Bei operativer Desobliteration der Karotis innerhalb von 4–6 Stunden nach akutem Insult lässt sich ein Rückgang der neurologischen Ausfälle bei fast 50% der Patienten erreichen, jedoch ist die Letalität in diesen Fällen auch erhöht. Alternativ wird heute eine lokale Lyse in der Frühbehandlung erwogen, doch abschließende Ergebnisse zur Erfolgsrate und zur generellen Empfehlung fehlen noch.

Im **Stadium IV** ergibt sich die Indikation zur OP einer Karotisstenose als Reapoplex-Prophylaxe nur bei Patienten, bei denen sich die neurologische Symptomatik weitgehend zurückgebildet hat (innerhalb von 3–6 Wochen nach Apoplex).

Die Reduktion des Apoplexrisikos ist besonders hoch, wenn die Symptome innerhalb der letzten 2 Wochen aufgetreten sind, eine apoplektische Symptomatik vorlag und sich evtl. rückbildet, bei Diabetes mellitus und ulzerierenden Stenosen sowie bei gleichzeitigem kontralateralen Karotisverschluss.

Wichtig bei der Beurteilung der Indikation und Risikoabwägung ist auch der weitere Gefäßstatus des Patienten, da besonders häufig die Karotisstenose mit stenosierenden Veränderungen an den Koronararterien kombiniert ist. Bei entsprechender klinischer Symptomatik ist eine Koronarangiographie erforderlich. Bei gesicherter Stenose und klinischer Instabilität soll zunächst versucht werden, die koronare Situation zu verbessern (PTCA [perkutane transluminale Angioplastie], aortokoronarer Bypass). Bei gleichzeitig bestehendem sehr hohem Apoplexierisiko und instabiler KHK sollte simultan operiert werden.

Was schlagen Sie unserem Patienten vor?

Bei Herrn Steiger ist zur Reduktion des Apoplexrisikos eine Gefäßrekonstruktion bzw. Desobliteration der A. carotis rechts indiziert.

Welche operativ-therapeutischen Verfahren kennen Sie?

Ziel aller operativen Verfahren ist die Rekonstruktion der Gefäßbahn, die Entfernung der Einengungen und Stenosen, also der Plaques (TEA [Thrombendarteriektomie] der A. carotis interna/externa).
Klassisches OP-Verfahren ist die Freilegung der Halsschlagader und Längsinzision von der A. carotis communis in die ACI (oder A. carotis externa) hinein mit direkter Ausräumung der stenosierenden Plaques. Daneben gibt es die sog. Eversions-TEA, bei der die ACI an der Karotisgabel abgetrennt und durch Eversion von dem Verschlussmaterial befreit und danach wieder replantiert wird.
Die Einlegung eines temporären Shunts zum Erhalt des kraniellen Blutflusses und zur Minimierung der erforderlichen Abklemmzeit ist bei der Eversions-TEA wesentlich schwieriger als bei der herkömmlichen TEA, allerdings ist ein Nutzen des intraluminalen Shunts zur Prophylaxe perioperativer Hirnischämien und apoplektischer Insulte nicht eindeutig durch Studien gesichert.
Der Eingriff wird in Vollheparinisierung zur Vermeidung intraarterieller Thromben durchgeführt. Zwar wird bei manchen Eingriffen auch ein Erweiterungspatch bzw. eine Streifenplastik eingenäht, doch ist eine dadurch zu erzielende Verbesserung der Ergebnisse bisher nicht nachgewiesen worden.
Erwähnenswert ist noch die interventionelle Karotisangioplastie (ähnlich der Koronarangioplastie) mit Stentimplantation, welche innerhalb von kontrollierten Studien durchgeführt wird.

Intraoperative Monitoringverfahren
Intraoperativ stehen verschiedene Monitoringverfahren zur Verfügung, um einen Apoplex oder eine kritische Hirnischämie frühzeitig zu erkennen:
* perioperative TCD
* intraoperative EEG-Ableitung
* Messung somato-sensorisch evozierter Potentiale.

Eine Verbesserung der Ergebnisse durch intraoperatives Monitoring ist bisher nicht gesichert.

Intraoperative Qualitätskontrolle
Zur intraoperativen Qualitätskontrolle kommen eine
- elektromagnetische Flussmessung
- eine intraoperative Angiographie oder
- eine Angioskopie infrage.

Verlauf

Herr Steiger wird in Allgemeinnarkose operiert. Die A. carotis rechts wird desobliteriert. Intraoperativ zeigt sich dopplersonographisch ein guter Fluss über der Karotis. Der postoperative Verlauf ist unauffällig, das rechte Auge bleibt blind. Andere neurologische Ausfälle treten nicht auf. Intraoperativ erfolgte die Vollheparinisierung, neben der postoperativen Low-dose-Prophylaxe mit niedermolekularem Heparin wird ASS zur Hemmung der Thrombozytenaggregation verordnet, da dies auch eine Reduktion der Apoplexinzidenz bewirkt.

Es werden im weiteren Verlauf dopplersonographische Kontrollen des Flusses in der A. carotis in 3-monatigen Abständen innerhalb des 1. Jahres erfolgen, um frühzeitig eine Restenosierung zu erkennen.

Quintessenz	Die Einengung der Halsschlagadern ist das wichtigste Risiko zur Ausbildung eines apoplektischen Insults. Anamneseerhebung und Untersuchungsbefund erfassen vor allem neurologische Ausfälle und Risikofaktoren, die Objektivierung der Stenose mittels bildgebender Verfahren ist essentiell in der Diagnosestellung und der therapeutischen Planung, der Goldstandard ist die DSA.
	Ziel der therapeutischen Maßnahmen und auch Kriterium für den Erfolg ist die Senkung des Apoplexrisikos. Vor allem im Stadium II ist die operative Gefäßrekonstruktion der konservativen Behandlung überlegen, die Langzeitprophylaxe mit einem Thrombozytenaggregationshemmer ist sowohl in der konservativen Behandlung als auch postoperativ wichtig.

Fall 45

Anamnese

Mittags wird die 80-jährige Frau Schneider von ihrer Tochter in die Notaufnahme gebracht. Eigenen Angaben zufolge leide sie seit 2 Tagen an Erbrechen und könne nun auch nichts mehr essen. Sie berichtet, dass sie manchmal Schmerzen im Bauch verspüre, diese aber nicht so schlimm seien. Ihre Tochter habe sie nun überredet, ins Krankenhaus zu gehen. Sie erfahren auf Nachfragen, dass Frau Schneider sonst immer gesund gewesen ist. Vor 10 Jahren ist ein Nabelbruch operiert worden. Wegen Wundheilungsstörungen musste sie dann noch 2-mal am Nabel operiert werden.
Der letzte Stuhlgang vor 3 Tagen sei unauffällig gewesen. Das Erbrochene habe eher dunkel ausgesehen, grünlich-bräunlich, obwohl Frau Schneider fast nichts mehr gegessen habe.

Aufnahmebefund

80 Jahre alte Frau in reduziertem AZ, adipös, kein Ikterus, Haut und Schleimhäute trocken, peripher stehende Hautfalten. Abdomen gebläht, aber weich, kein lokalisierbarer DS, keine Abwehrspannung, keine Resistenzen. Auskultatorisch vereinzelt Darmgeräusche. Bei der rektalen Untersuchung findet sich Stuhl in der Ampulle, sonst ist die rektale Untersuchung unauffällig.

Wie gehen Sie vor?

Bei seit 2 Tagen anhaltendem Erbrechen scheint Frau Schneider exsikkiert, die Schleimhäute sind trocken. Sie erhält eine Venenverweilkanüle zur Infusion und Rehydratation. Gleichzeitig wird Blut abgenommen, um BB, Elektrolyte, Retentionswerte und Entzündungsparameter zu bestimmen. Außerdem wird wegen des rezidivierenden Erbrechens eine Magensonde gelegt.

Verlauf

Aus der Magensonde entleeren sich spontan 400 ml gallige Flüssigkeit.

Ergebnis
Laborchemische Untersuchungen: Hb 14,3 g/dl; Leukozyten 11 000/µl, Thrombozyten 254 000/µl; Na 133 mmol/l; K 3,0 mmol/l; Kreatinin 1,2 mg/dl; CRP 5,3 mg/l.

An welche mögliche Diagnose denken Sie?

Erbrechen als alleiniges Krankheitssymptom oder in Kombination mit anderen Symptomen (Fieber, Schmerzen, Exsikkose, Durchfall, Kopfschmerzen u. a.) kann sowohl eine harmlose Begleiterscheinung, aber auch ein ernstes Leitsymptom darstellen. Dauer und Art des Erbrechens (schwallartig, schlaff), die Art des Erbrochenen (gallig, blutig, Hämatin-, Koterbrechen) und der Grad der Beeinträchtigung sowie die Begleitsymptome geben wichtige Hinweise für differentialdiagnostische Überlegungen. Weiterhin ist der zeitliche Ablauf (unmittelbar nach der Nahrungsaufnahme oder im Nüchternzustand) und die Unterscheidung des akuten vom chronischen Erbrechen hinsichtlich der ätiologischen Zuordnung und weiterführenden Diagnostik bedeutsam. Die individuelle Bereitschaft zum Erbrechen ist ebenfalls sehr unterschiedlich.

Rezidivierendes anhaltendes Erbrechen, möglicherweise gallig (grünlich) oder Miserere (bräunlich, Dünndarminhalt) bei geblähtem Abdomen wie bei Frau Schneider, deutet auf eine behinderte Darmpassage, also auf einen Ileus hin.

Was ist ein Ileus?

Ein Ileus (Darmverschluss) stellt eine Unterbrechung der Darmpassage dar. Es ist in dem Sinne kein eigenständiges Krankheitsbild, sondern beschreibt einen Symptomenkomplex als Ausdruck der unspezifischen Antwort des Magen-Darm-Trakts auf mechanische, toxische, metabolische, reflektorische, traumatische oder vaskuläre Störungen.

Die klassischen Symptome der gestörten Darmpassage sind Erbrechen, Stuhlverhalt und ein geblähtes oder aufgetriebenes Abdomen. Beim Erbrechen beobachtet man zunächst meist Mageninhalt, später galliges Erbrechen und dann Stuhlerbrechen. Anfangs ist das Abdomen meist weich, anfänglich vorhandene Hyperperistaltik kann später sistieren. Des Weiteren kann sich eine zunehmende Abwehrspannung entwickeln.

Welche Formen eines Ileus kennen Sie?

Es wird zwischen mechanischem und funktionellem Illeus unterschieden. Die genaue Beschreibung finden Sie in Fall 31, Seite 148.

Welche weiteren Untersuchungen können Ihnen helfen?

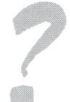

Prinzipiell ist bei Verdacht auf einen Darmverschluss eine Röntgenaufnahme des Abdomens in Rücken- und Linksseitenlage die erste orientierende Untersuchung. Beim Dünndarmileus finden sich die dilatierten Schlingen bzw. die Flüssigkeitsspiegel eher mittig im Bauch, beim Dickdarmileus eher seitlich. Auch sonographisch ist ein Ileus darstellbar: Es finden sich hier Darmwandödem und Darmwandhypertrophie bei länger bestehendem Ileus, freie Flüssigkeit bei Entzündung, Pendelperistaltik als Hinweis auf ein Passagehindernis, fehlende Peristaltik als Hinweis auf einen paralytischen Ileus. Die CT ermöglicht es, neben den dilatierten Dünn- und Dickdarmschlingen nach Gabe von Kontrastmittel auch Abszesse, Tumoren sowie Durchblutungsstörungen nachzuweisen. Bei der rektalen Füllung mit Kontrastmittel kann wie beim Kolon-KE (Kolon-Kontrasteinlauf) ein stenosierender Prozess im Dickdarm nachgewiesen werden.

Welche Untersuchungen veranlassen Sie?

Wegen des hohen Alters der Patientin, der relativen Beschwerdefreiheit und der Möglichkeit eines Darmtumors entschließen Sie sich zur Durchführung eines Abdomen-CT's (☞ Abb. 45.1).

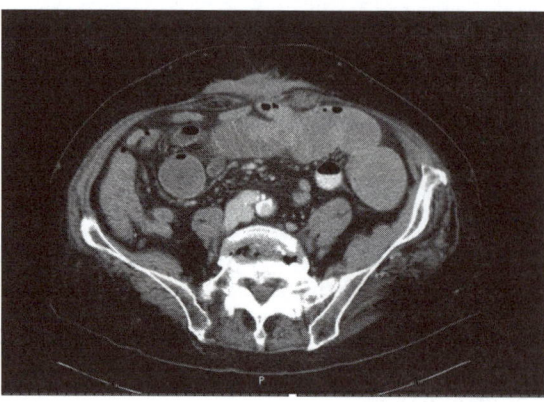

Abb. 45.1

Was erkennen Sie auf dem CT-Bild?

Es sind dilatierte, flüssigkeitsgefüllte sowie kollabierte Darmschlingen zu erkennen. Es handelt sich um einen Dünndarmileus, der Dickdarmrahmen stellt sich zwar etwas stuhlgefüllt, doch nicht dilatiert dar. In der ventralen Bauchwand findet sich eine derbe, vermutlich narbige Veränderung von der OP der Nabelhernie, der Dünndarmschlingen anzuhaften scheinen. Es findet sich keine freie Flüssigkeit, kein Anhalt für Tumoren.

Wie lautet Ihre Arbeitsdiagnose?

Dünndarmileus, vermutlich durch Adhäsionen oder Briden nach stattgehabter Nabelhernien-OP.

Was ist die Ileuskrankheit?

Durch den ausbleibenden Weitertransport im Darm (mechanisch oder paralytisch bedingt) kommt es zu einer Stase mit nachfolgender Dilatation des Darms und Darmwanddehnung. Hierdurch wird der Blutstrom innerhalb der Darmwand behindert, es kommt zu einer Hypoxie der Darmwand und zu einem Darmwandödem. Dieser Flüssigkeitsverlust in den sog. 3. Raum, welcher einige Liter umfassen kann, führt zu einer Exsikkose. Die weitere Schädigung der Darmwand durch anhaltende Minderperfusion führt zur Durchwanderung mit Keimen aus dem Darmlumen und Entwicklung einer Peritonitis und Sepsis. Der unbehandelte Ileus führt zum hypovolämischen und septischen Schock.

Jede Form des mechanischen Ileus geht unbehandelt in einen paralytischen Ileus über. Im Endstadium resultiert eine Störung aller Organe im Multiorganversagen bei hypovolämischem und/oder septischem Schock.

Welche Behandlung leiten Sie ein?

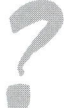

In Kenntnis der Ileuskrankheit muss der Flüssigkeitsverlust ausgeglichen werden. Sie verordnen eine Infusionslösung, welche sowohl das Flüssigkeitsdefizit, als auch die Elektrolytverschiebungen (meist Hypokaliämie) ausgleicht. Bei Frau Schneider scheint eine mechanische Ursache des Darmverschlusses vorzuliegen und Sie besprechen mit ihr die Notwendigkeit einer OP zur Beseitigung der Darmobstruktion. Schon präoperativ leiten Sie eine systemische Antibiose (z. B. mit einem Cephalosporin und Metronidazol) ein, da Sie von den Problemen der beginnenden Durchwanderungsperitonitis wissen.

Welches Operationsverfahren empfehlen Sie?

Angesichts der vermuteten Adhäsionen und Briden als Ursache des Ileus wäre eine **Laparoskopie** mit laparoskopischer Lösung der Adhäsionen und Durchtrennung der Briden empfehlenswert. Auch ein **primär offenes OP-Verfahren** ist möglich, jedoch ist die Darstellung der Adhäsionen eher schwieriger und erfordert häufig einen recht großen Zugang, während man bei der Laparoskopie zur besseren Übersicht lediglich ein oder 2 weitere Trokare benötigt. Selbstverständlich sollte die Patientin auch über ein offenes konventionelles Vorgehen aufgeklärt werden, falls es Probleme bei der laparoskopischen OP geben sollte.

Verlauf

Nach Flüssigkeits- und Elektrolytausgleich erfolgt die Laparoskopie. Im Oberbauch werden über einen kurzen medianen Längsschnitt (der im Fall eines offenen Vorgehens nur verlängert werden müsste) Faszie und Peritoneum eröffnet und ein Trokar eingeführt. Es finden sich ausgedehnte Verwachsungen unterhalb des Nabels, in die auch 2 oder 3 Dünndarmschlingen einbezogen sind. Unter Sicht werden 2 weitere Trokare im linken Bauch platziert, es erfolgt die Adhäsiolyse zur Lösung der Verwachsungen. Die Ursache des Ileus ist eine Bride, um die sich 2 Darmschlingen gewickelt haben. Diese Bride kann laparoskopisch gelöst werden, die gelösten Dünndarmschlingen stellen sich unauffällig dar. Nach Spülung und Entfernen der Trokare wird die OP abgeschlossen.

Frau Schneider behält bis zum Abend eine Magensonde. Der Kostaufbau erfolgt am Folgetag, der weitere Verlauf gestaltet sich unauffällig, nach 6 Tagen wird sie nach Hause entlassen.

Quintessenz	Der Ileus ist eine Passagestörung des Darms. Es gibt mechanische Ursachen, die zu einer Darmobstruktion führen sowie paralytische Ursachen, die zu einer Darmlähmung führen. Während bei mechanischen Ursachen die operative Behandlung im Vordergrund steht, um das Hindernis zu beseitigen, wird der paralytische Ileus meist konservativ mit peristaltikanregenden Medikamenten (z. B. Neostigmin, Prostigmin®), Spinal- oder Periduralanästhesie behandelt. Ausgenommen ist der Mesenterialinfarkt, der ebenfalls eine rasche operative Revision erfordert, um die Durchblutung des Darms wieder herzustellen.

Der Ileus führt zur sog. Ileuskrankheit, deren Kennzeichen Exsikkose durch Flüssigkeitsverlust in den 3. Raum (Darmwandödem) und Durchwanderungsperitonitis (Darmwandschädigung durch Hypoxie) sind.

Fall 46

Von der internistischen Abteilung wird Ihnen der 62-jährige Herr Mayer mit schwerer KHK (Koronarer Herzkrankheit) angekündigt. Ihm sollen unter Umständen ACVB (aortokoronare Venen-Bypässe) gelegt werden.

Anamnese

Herr Mayer ist 62 Jahre alt. Seit 12 Jahren leidet er an Diabetes, seit 5 Jahren insulinpflichtig. Vor 4 Jahren hatte der ehemals starke Raucher (angeblich hat er seit 8 Wochen keine Zigarette mehr geraucht) einen leichten Schlaganfall und vor 2 Jahren den ersten Herzinfarkt. Dieser konnte mittels „Stent" behandelt werden. Außerdem leidet der Patient an Gastritiden, Verdauungsstörungen mit Obstipationsneigung und Prostatahypertrophie. Als Dauermedikation nimmt er folgende Mittel: ASS 300 0-1-0; Digimerck® 1-0-0; Lasix® 20 1-0-0; Spironolacton 0-1-0; Lorsartan 1-0-0; Simvastatin 1-0-0; Pantozol 40 0-0-1. Bei Bedarf Nitrolingual®-Spray.
Seine Eltern und die jüngere Schwester sind durch einen Herzinfarkt zu Tode gekommen.
Mit dem Treppensteigen hatte er sich in letzter Zeit immer schwerer getan.
Aktuell war der Patient vor 2 Wochen auf die internistische Abteilung eingeliefert worden. Er hatte nachts starke retrosternale Schmerzen verspürt. Diese waren auf den Nitro-Spray nur unwesentlich besser geworden. Auf Veranlassung seiner Frau wurde der Notarzt gerufen. In der Klinik hat man ihm dann gesagt er hätte AP (Angina pectoris) und er solle einen Bypass bekommen.

Aufnahmebefund

62-jähriger Patient mit reduziertem AZ und adipösem EZ mit KG 112 kg bei 1,79 m Körpergröße. Bei der Inspektion fallen eine leichte Dyspnoe und eine Facies hypertonica auf. Schmerzen in der Brust gibt der Patient aktuell nicht an.
Bei der Auskultation des Herzens zeigt sich eine HF von 98/min, kein klappentypisches Vitium. Die Auskultation der Lungen zeigt basal feinblasige RG (Rasselgeräusche), beide Lungen sind belüftet. Das adipöse Abdomen ist weich und gebläht, kein DS, keine Resistenzen, die Darmgeräusche sind spärlich.
Bei der Untersuchung des Bewegungsapparats fallen Ihnen an beiden Beinen Beinödeme auf. Der Patient erklärt, diese gingen bereits zurück, da er jetzt „Wassertabletten" nehme. Die Pulse im Bereich der unteren Extremität sind tastbar, die Beine fühlen sich kalt an. Beim Aufsetzen und anschließenden Anziehen klagt der Patient über leichte Atemnot und Schweißausbrüche.

Wie wird die Herzinsuffizienz eingeteilt?

Einteilung der Herzinsuffizienz nach der NYHA siehe Tabelle 15.

Die Einteilung der Herzinsuffizienz erfolgt nach NYHA in 4 Graden (☞ Tab. 15, Seite 391).

Wie beurteilen Sie die Herzinsuffizienz im vorliegenden Fall?

Da Herr Mayer schon bei sehr leichter körperlicher Belastung dyspnoisch wird, ist ihm ein NYHA Grad III – IV zuzuordnen.

Was wissen Sie über Angina pectoris ?

Eine AP ist der klinische Ausdruck einer KHK. Es bedeutet eigentlich „Enge der Brust" und ist Zeichen der Myokardischämie durch Gefäßverengung. Die Patienten geben dabei den typischen retrosternalen Schmerz mit Ausstrahlung in den linken Arm an. Klinisch wird häufig zwischen einer stabilen und einer instabilen AP unterschieden.

- **Stabile AP:** Dabei handelt es sich um eine mehr oder weniger regelmäßig, durch bestimmte Tätigkeiten oder Mechanismen auslösbare AP, die gut auf Nitratgabe anspricht.
- **Instabile AP:** Bei zunehmender Schwere, Dauer und Häufigkeit von AP-Anfällen, bei Ruhe-Angina oder zunehmendem Bedarf an antianginösen Medikamenten spricht man von einer instabilen AP.

Die **Einteilung der AP** erfolgt nach dem Schema der CCS (☞ Tab. 20, Seite 393).

Die AP ist das klinische Korrelat zu einer KHK. Ab einer Gefäßstenose von 60–75% bemerkt der Patient bei Belastung erst eine AP. Ab einer Stenose von etwa 90% entwickelt sich eine Ruhe-Angina, der Patient spricht kaum noch auf antianginöse Medikamente an.

Welche Diagnose können Sie jetzt bereits stellen?

Der Patient leidet ganz offensichtlich an einer schweren KHK. Er berichtet über einen bereits abgelaufenen Myokardinfarkt bei folgenden Risikofaktoren: Nikotinabusus, Diabetes mellitus, arterielle Hypertonie, Adipositas mit wahrscheinlich begleitender Fettstoffwechselstörung und positiver Familienanamnese.

Welche Untersuchungen benötigen Sie, um eine Operationsindikation stellen zu können?

Um beurteilen zu können, ob der Patient überhaupt für einen **ACVB** geeignet ist, sollten folgende Untersuchungen durchgeführt werden:

- **Laborchemische Untersuchungen:** BB, Gerinnung, Elektrolyte, CK, LDH, CK-MB, Troponin, Transaminasen, Bilirubin (die Transaminasen und das Bilirubin sind u.a. bei schwerer Rechtsherzinsuffizienz erhöht).
- **EKG und Belastungs-EKG:** Am EKG kann man eine Ischämie ablesen. Mittels des Belastungs-EKGs kann das Ausmaß der Schädigung am Herzmuskel anhand der Belastbarkeit abgeschätzt werden.
- **Röntgen-Thorax:** Hier sollte nach Stauung oder Erguss, sowie der Herzgröße gefragt werden. Außerdem sollte ab dem 60. Lebensjahr ein präoperativer Röntgen-Thorax durchgeführt werden.

- Mit einer **Echokardiographie** kann neben der Pumpfunktion des Herzens auch die Kontraktilität der Herzwände und die Klappenfunktion beurteilt werden.
- **Koronarangiographie:** Darstellung der Herzkranzgefäße und der linken Kammer mittels Röntgenkontrastmittel. Das Kontrastmittel wird über einen Katheter, der über Punktion in der A. femoralis bis in die linke Kammer vorgeschoben wird, in die Koronarien injiziert. Dadurch werden die Herzkranzgefäße dargestellt.
- **Myokardszintigraphie:** Darstellung der Durchblutungsverhältnisse mit einem schwach radioaktiven Marker (meist Thallium^{201}).

Ergebnisse
Der Patient händigt Ihnen den Arztbrief der internistischen Fachabteilung aus. Folgende Untersuchungen wurden bereits durchgeführt:
Laborchemische Untersuchungen: Hb 12,6 g/dl; Hämatokrit 32%; HbA$_{1c}$ 8,9%; Leukozyten 10,4 × 10^3/µl; Thrombozyten 322 × 10^3/µl; PTT 38 sec; Quick 110%; Na 145 mmol/l; K 4,98 mmol/l; Kreatinin 1,46 mg/dl; Harnstoff 52 mg/dl; Bilirubin 1,3 mg/dl; GOT 43 U/l; GPT 46 U/l; GGT 23 U/l; CK 148 U/l; CK-MB 5 U/l; Troponin < 0,010.
Röntgen-Thorax: Alle Lungenabschnitte sind belüftet, leichte v. a. basale Stauungszeichen, keine Ergussbildung. Das Mediastinum ist mittelständig und normal breit. Die Trachea etwas nach rechts verdrängt (Struma?). Das Herz wirkt nach links hin vergrößert, deutliche Aortenelongation und Sklerose. Die BWS stellt sich unauffällig dar.
EKG und Belastungs-EKG: Im EKG zeigen sich in Ruhe diskrete Ischämiezeichen mit horizontalen ST-Streckensenkungen. Pathologisches Q als Zeichen eines alten Infarkts.
Das Belastungs-EKG musste wegen deutlicher Ischämiezeichen (ST-Hebungen) bei geringer Belastung bereits abgebrochen werden.
Echokardiographie: Bei der direkten Abbildung der Herzhöhlen und Klappen zeigte sich eine Wandbewegungsstörung im Bereich des Septums und der rechten Hinterwand, wohl resultierend aus einem alten Infarkt. Die Klappen waren regelrecht.
Duplex der Karotiden: Bei der Darstellung der Koronarien mittels Duplex fanden sich rechtsseitig eine 50%ige Stenose der ACI (A. Carotis interna) und linksseitig eine Stenose der ACI von etwa 30%.
Koronarangiographie: Im Rahmen der Koronarangiographie konnte ein nahezu fast vollständig verschlossener Hauptstamm der LCA (A. coronaria sinistra) nachgewiesen werden. Die RCA (A. coronaria dextra) ist weitgehend frei, hier zeigt sich ein liegender Stent.

Beschreiben Sie die Anatomie der Koronarien.

Die Koronararterien stammen unmittelbar aus dem Sinus aortae rechts bzw. links der Aortenklappe. Es sind die ersten arteriellen Abgänge aus der Aorta. Es gibt 2 Hauptäste mit weiteren Verästelungen:

- **LCA**, nach einem Hauptstammstück Aufteilung in:
  - RCX (Ramus circumflexus) mit weiteren Ästen, den linken Posterolateralarterien (LPLA$_1$, LPLA$_2$).
  - RIVA (Ramus interventricularis anterior) mit den Diagonalästen (D1, D2), oft auch als LAD (left anterior descending) bezeichnet.

→ Versorgung folgender Strukturen des Herzens: Linker Vorhof, linke Kammer und Teile der rechten Kammer, vorderes und mittleres Drittel des Septums.

- **RCA,** Aufteilung in:
  - RIVP (Ramus interventricularis)
  - RPLA (rechte Postolateralarterie)

→ Versorgung folgender Strukturen des Herzens: Rechter Vorhof, große Teile der rechten Kammer, ein kleiner Teil der linken Kammer, Sinusknoten, das hintere Drittel des Septums, AV-Knoten.

Was ist eine 1-, 2- bzw. 3-Gefäßerkrankung?

Bei einer Stenose eines der folgenden Gefäße, RCX, RIVA oder RCA, spricht man von einer 1-Gefäßerkrankung.
Bei Stenose von 2 der Gefäße oder einer Hauptstammstenose der LCA spricht man von einer 2-Gefäßerkrankung.
Von einer 3-Gefäßerkrankung spricht man, wenn RCX, RIVA und RCA stenosiert sind.

Eine 3-Gefäßerkrankung ist eine Stenose von RCX, RCA und RIVA.

Wie interpretieren Sie die Ergebnisse der Untersuchungen?

- Das kleine BB (Leukozyten, Hb, Erythrozyten, Thrombozyten) ist bis auf eine leichte Anämie weitgehend normal. Der HbA_{1c} ist aufgrund des Diabetes mellitus zu hoch, der Patient ist entweder nicht gut auf Insulin eingestellt oder er ist nicht compliant. Die Elektrolyte sind grenzwertig hoch. Kreatinin und Harnstoff sind erhöht, dies kann zum einen mit der Belastung durch das in der Koronarangiographie verwendete Kontrastmittel, zum anderen mit dem Diabetes mellitus zusammenhängen. Die Herzenzyme (CK-MB, Troponin) sind nicht erhöht. Die Leberenzyme und das Bilirubin sind etwas unspezifisch erhöht.

Die Enzyme zur Diagnostik eines akuten Herzinfarkts sind Troponin T und I, CK, GOT, CK-MB, und LDH. Diese können nach einem Herzinfarkt nachgewiesen werden, wobei das CK-MB, die CK und die GOT erst nach 4–8 Stunden nachweisbar sind und erst nach etwa 12–48 Stunden ein Maximum aufweisen. Die LDH steigt erst nach 6–12 Stunden an und ist ab 24–60 Stunden am höchsten. Das Troponin I und T ist schon nach 3 Stunden nachweisbar und ab 20 Stunden findet sich das Maximum.

- Es zeigt sich eine leichte basale Stauung im Röntgen-Thorax, die wahrscheinlich aus einer Herzinsuffizienz resultiert. Bei einer Tracheaverlagerung sollte eine Struma nodosa ausgeschlossen werden.
- Das EKG weist typische ischämische Veränderungen auf als Zeichen einer schweren KHK.
- Im Herzecho zeigt sich eine Wandbewegungsstörung, die wohl aus einem alten Infarktgeschehen im Bereich der Hinterwand resultiert.

- Im Duplex der Karotiden findet sich beidseits eine leichte Stenose der ACI.
- Bei der Koronarangiographie ist eine schwere Hauptstammstenose zu erkennen, die wohl als Ursache für die zunehmend instabile AP anzusehen ist. Die RCA ist mit einem Stent versorgt worden.

Verlauf

Als Sie die alten Arztbriefe nochmals durchlesen, finden Sie einen Absatz über die Schilddrüse. Hier wird die Funktion der Schilddrüse als euthyreot beschrieben, eine leichte Vergrößerung der Schilddrüse ist in der Sonographie nachweisbar.

Wann besteht die Indikationen zur Anlage eines koronaren Bypasses?

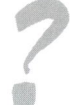

Folgende Patienten sollten mit einem koronaren Bypass versorgt werden:
- Hauptstammstenose von mindestens 50%
- Patienten mit einer 2-Gefäßerkrankung und einer Verminderung der LEF (linksventrikuläre Ejektionsfraktion) von unter 50%.
- Patienten, bei denen zusätzlich zur KHK ein Herzklappenvitium, eine Karotisstenose oder ein Aortenaneurysma besteht
- instabile AP
- 3-Gefäßerkrankung
- veränderte Symptomatik der AP trotz maximaler internistischer Therapie und mind. 2-Gefäßerkrankung.

Bei stabiler AP und 2-Gefäßerkrankung sollte bei normaler LEF eine PTCA (perkutane transluminale Angioplastie) erfolgen und kein Bypass.

Welche Therapie schlagen Sie vor?

Da es sich bei dem Patienten um eine 2-Gefäßerkrankung mit bereits vorbestehendem Schaden durch einen Vorinfarkt und beginnend instabiler AP handelt, sollte die Anlage eines koronaren Bypasses erfolgen.

Verlauf

Bei Herrn Mayer wird ein **ACVB** angelegt. Der Eingriff erfolgt in Rückenlage und Allgemeinanästhesie. Zuerst wird die V. saphena magna freigelegt und als Bypassmaterial vorbereitet. Zeitgleich werden der Brustkorb eröffnet und das Herz freigelegt. Es erfolgen nun das Abklemmen der Aorta und der Beginn der extrakorporalen Zirkulation mit der HLM (Herz-Lungen-Maschine). Die betroffene Koronararterie, in diesem Fall die LCA, wird aufgesucht. An der Aorta werden Inzisionen für die proximale Anastomose angelegt. Distal der Stenose im Bereich der Koronarien werden dann die distalen Anastomosen angelegt. Anschließend wird der Bypass mit der Aorta anastomosiert. Es werden bei Herrn Mayer insgesamt 3 Bypässe angelegt, je einer auf die RCX und die RIVA und ein weiterer auf die RCA. Nach Kontrolle auf dichten Verschluss der Bypässe wird der Brustkorb schichtweise wieder verschlossen.

Erklären Sie das Prinzip der Herz-Lungen-Maschine.

Durch die HLM wird die extrakorporale Zirkulation bei einer Herz-OP aufrecht erhalten, da es bei bestimmten Indikationen nötig ist, das Herz während der OP ruhigzustellen. Die HLM übernimmt dann die Funktion des Herzens. Dazu werden folgende Apparate verwendet:

- **Oxygenator:** zur Sättigung des Bluts mit Sauerstoff
- **Pumpe:** als Ersatz der Pumpfunktion des Herzens
- **Wärmeaustauscher:** Da herzchirurgische Eingriffe in Hypothermie (ca. 25–27 °C Körpertemperatur) durchgeführt werden, muss am Beginn der extrakorporalen Zirkulation die Temperatur gesenkt werden. Am Ende der OP wird über den Wärmeaustauscher die Körpertemperatur wieder angehoben.

Während die HLM arbeitet, muss der Patient voll heparinisiert sein, um Thrombosen und Embolien durch die extrakorporale Zirkulation auszuschließen. Unmittelbar nach Beendigung der extrakorporalen Zirkulation wird das Heparin mit Protamin antagonisiert. Dadurch wird gewährleistet, dass die OP ohne größeren Blutverlust zu Ende gebracht werden kann.

Anlegen der HLM:

- Abklemmen der Aorta. Sofort nach dem Abklemmen werden das Herz, und damit auch die Koronarien, mit einer **Kardioplegie-Lösung** perfundiert. Die Kardioplegielösung ist 4 °C warm und enthält neben dem Lokalanästhetikum Procain auch hohe Konzentrationen von Kalium- und Magnesiumionen. Dadurch wird das elektrische Potential der Zellen gestört, es kommt zum Herzstillstand.
- Anbringen von Abflusskathetern in der V. cava inferior et superior und eines Zuflusskatheters in die Aorta.
- Inbetriebnahme der HLM.

Kreislauf der extrakorporalen Zirkulation: Abfluss des Bluts über Katheter in den Venae cavae über einen Oxygenator in den Wärmeaustauscher und zurück in die Aorta. Der Blutfluss wird durch eine Pumpe gewährleistet. Vor der Inbetriebnahme der HLM muss mittels einer Kardioplegielösung ein Herzstillstand erreicht werden. Vollheparinisierung und anschließende Antagonisierung mit Protamin.

Mit welchen Komplikationen müssen Sie rechnen?

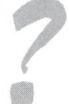

Postoperative Komplikationen sind Myokardinfarkte, weswegen in den ersten 24 Stunden mehrere EKG-Untersuchungen mittels eines 12-Kanal-EKGs durchzuführen sind. Weitere Komplikationen sind Nachblutungen des Bypasses, ggf. mit Perikardtamponade (bei Verdacht Sonographie und ggf. Punktion oder rasche Reoperation). Auch Thrombosierungen des Bypasses sind, ebenso wie Wundheilungsstörungen, möglich.

Verlauf

Herr Mayer kann nach 2 Tagen ohne Komplikationen von der Intensivstation auf die Normalstation verlegt werden. In den Kontroll-EKGs zeigt sich eine wesentliche Besserung der Ischämie. Außerdem klagt der Patient nicht mehr über AP-Beschwerden. Nach einer weiteren Woche in der Klinik kann Herr Mayer in eine Reha-Klinik verlegt werden. Dort wird der Diabetes richtig eingestellt und der Patient wieder so weit trainiert, dass er sich selbst versorgen kann. Beim letzten Verbandswechsel zeigt sich im Bereich der OP-Wunde kaudal eine kleine Wunddehiszenz, diese wird gespült und frisch verbunden.

Worauf sollten Sie den Patienten unbedingt noch hinweisen?

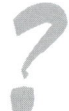

Herr Mayer sollte unbedingt streng auf seine BZ-Werte achten, damit diese innerhalb der Norm bleiben. Außerdem sollte er stark an Gewicht abnehmen und keinesfalls wieder mit dem Rauchen beginnen. Etwas leichter Sport und Spaziergänge sowie die Einnahme von ASS sind ratsam.

Was empfehlen Sie dem weiterbehandelnden Arzt?

Es sollen weitere Kontrollen der Herzfunktion, der Bypässe und der Wundheilung vorgenommen werden.

Quintessenz Die KHK, eine Erkrankung, die mit Stenosen im Bereich der Herzkranzgefäße einhergeht, ist eine sehr häufige Erkrankung, die v. a. bedingt ist durch Adipositas, Fettstoffwechselstörungen, Diabetes mellitus, Nikotinabusus und wenig Bewegung. Als Zeichen der zunehmenden Stenosen der Herzkranzgefäße zeigen sich AP-Anfälle mit zunehmenden Schmerzen im Bereich der Brust. Die Diagnose wird im Wesentlichen über das EKG gestellt. Durch zusätzliche Untersuchungen wie Echokardiographie, Belastungs-EKG und letztlich die Koronarangiographie können die Stenosen genau lokalisiert werden.

Die Therapie der Wahl ist die PTCA, dabei werden über eine Koronarangiographie Stents in die Herzkranzgefäße eingebracht, um die Stenosen zu dilatieren. Bei fortgeschrittener KHK ist die operative Therapie, also die Anlage von Bypässen, das Mittel der Wahl.

Fall 47

Anamnese

Herr Morgenrot wird in den frühen Morgenstunden vom Rettungsdienst in die chirurgische Notaufnahme gebracht. Die ihn begleitenden Sanitäter geben an, er habe seit einigen Stunden heftige Bauchschmerzen, könne sich kaum noch bewegen und der Bauch sei sehr fest. Auf Befragen von Herrn Morgenrot selbst erfahren Sie, dass die Schmerzen im Laufe der Nacht begonnen haben und zunehmend heftiger geworden sind. Er verspürt auch Übelkeit, Brechreiz und Schwindel; Stuhlgang hat er zuletzt am Vortag gehabt. Bis auf einen diätetisch eingestellten Diabetes mellitus und eine Hypertonie, welche mit Medikamenten behandelt wird, ist er bisher gesund gewesen. An Voroperationen sind eine Appendektomie und eine Cholezystektomie bekannt.

Aufnahmebefund

56 Jahre alter Mann in reduziertem AZ. Graues Hautkolorit, kein Ikterus. Er liegt mit angezogenen Beinen im Bett, auf Ihre Bitte streckt er die Beine zur Untersuchung aus. Das Abdomen scheint diffus druckschmerzhaft und abwehrgespannt, keine Resistenzen tastbar. Darmgeräusche sind nur sehr spärlich zu hören. Die Nierenlager scheinen ohne Schmerzhaftigkeit und die Bruchpforten geschlossen zu sein. Bei der rektalen Untersuchung gibt Herr Morgenrot Schmerzen an, ansonsten ist die stuhlgefüllte Rektumampulle palpatorisch unauffällig.

Wie wird diese Symptomatik oder dieses Krankheitsbild genannt?

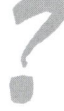

Anamnestisch bestehen Brechreiz und heftige Bauchschmerzen, der Untersuchungsbefund zeigt Abwehrspannung ohne weitere wesentliche Hinweise auf die zugrunde liegende Ursache. Das Krankheitsbild bzw. die Symptomatik wird „Akutes Abdomen" genannt. Beim Akuten Abdomen handelt es sich um ein plötzlich einsetzendes, zunehmend bedrohliches Krankheitsbild mit den Hauptsymptomen abdomineller Schmerz, Erbrechen und Kreislaufstörungen bis hin zum Schock. Die Diagnostik muss rasch erfolgen, da die zugrunde liegende Krankheit möglicherweise eine dringliche OP-Indikation darstellt. Sollte binnen kurzer Zeit keine diagnostische Klärung möglich sein, so ist bei der Symptomatik eines Akuten Abdomens auch die explorative Laparotomie zu erwägen.

Die Bezeichnung „Akutes Abdomen" beschreibt die akute, heftige, zunächst nicht geklärte Symptomatik und betont die Dringlichkeit der Diagnostik bis hin zur explorativen Laparotomie.

Was müssen Sie rasch klären? Wie gehen Sie vor?

Die Symptomatik eines akuten Abdomens erfordert eine rasche diagnostische Abklärung. Die Differentialdiagnose ist schwierig, eventuell ist eine umgehende chirurgische Behandlung notwendig. Die falsch indizierte Laparotomie kann den Patient aber auch unnötig gefährden. Ziel ist es, möglichst rasch die richtige Indikation zur operativen oder konservativen Behandlung zu stellen, um eine weitere Verzögerung der Behandlung zu vermeiden und einer Verschlechterung des AZ des Patienten zuvorzukommen.

Zur schnellen Übersicht empfiehlt sich neben der Erhebung der **Anamnese,** welche schon erste Hinweise auf die möglichen Ursachen geben kann, und der **körperlichen Untersuchung** einschließlich rektaler Untersuchung eine **Blutabnahme,** wobei gleichzeitig ein großvolumiger intravenöser Zugang gelegt werden sollte, sowie die Durchführung einer **Röntgenaufnahme des Abdomens** (in Rückenlage und Linksseitenlage) und ein **EKG.**

Welche anamnestischen Angaben geben schon erste Hinweise?

 Wichtig sind mögliche Risikofaktoren, Vorerkrankungen und vor allem der Beginn und der Charakter der Bauchschmerzen. Wir unterscheiden einen plötzlichen Schmerzbeginn (z.B. bei Perforation oder Ischämie), die immer wiederkehrenden kolikartigen Beschwerden (bei Verschluss z.B. des Ureters, des Gallengangs oder des Darms) oder den allmählich zunehmenden, vielleicht schleichend auftretenden Schmerz (z.B. bei Entzündungen).

Was können Sie bei der körperlichen Untersuchung feststellen?

 Sie achten auf das Hautkolorit, die Vitalparameter und insbesondere die Kreislaufparameter (Schock? Herzarrhythmie?); bei der abdominellen Untersuchung auf die Lokalisation des Schmerzes, die Abwehrspannung, die Peristaltik; bei der rektalen Untersuchung auf Stuhl, Tumoren oder Blut.

Welche Laborwerte lassen Sie bestimmen?

 Bei unklaren akuten Bauchbeschwerden lassen Sie neben den üblichen Entzündungsparametern, dem BB und der Gerinnungsdiagnostik (einschließlich D-Dimere) eine breite orientierende Labordiagnostik aller möglicherweise ursächlich beteiligten Organe durchführen, um die Differentialdiagnose eingrenzen zu können. Dazu gehören Leber-, Pankreas- und Retentionswerte, Ischämieparameter (z.B. Laktat) und auch Herzenzyme. Falls die weitere Diagnostik auch die Gabe von Kontrastmitteln erfordern könnte, sollte auch TSH (Schilddrüsenfunktion) bestimmt werden. Für eine umgehende Notlaparotomie ist es sinnvoll, die Blutgruppe zu bestimmen und ggf. auch schon Blutkonserven kreuzen zu lassen.

 Bei dringlicher Diagnostik gilt es, schon bei der ersten Blutabnahme Differentialdiagnosen und auch eine mögliche OP-Vorbereitung in die Überlegungen einfließen zu lassen, um später keine unnötige Zeitverzögerung zu riskieren.

Was können Sie auf einer Abdomenübersicht erkennen?

 Auf der konventionellen Röntgenaufnahme des Abdomens, die in Rücken- und Linksseitenlage durchgeführt wird, kann man die Verteilung und den Füllungszustand der Darmschlingen beurteilen. Zu erkennen sind Spiegelbildungen als Hinweis auf eine Passagestörung, freie Luft als Hinweis auf eine Perforation, kalkdichte Schatten als mögliche Konkrementhinweise sowie die Lebergröße und zuweilen Aszites.

Warum lassen Sie ein EKG schreiben?

Zum klinischen Bild eines Akuten Abdomens führen nicht nur intraabdominelle Erkrankungen, auch z.B. ein Hinterwandinfarkt kann zur Symptomatik eines Akuten Abdomens mit Oberbauchschmerzen führen. Die rasche Differentialdiagnostik sollte extraabdominelle Ursachen, die verständlicherweise auch nicht zu einer Laparotomie führen sollten, ausschließen oder sichern. Außerdem ist gerade bei einer absoluten Arrhythmie die Inzidenz von arteriellen Embolien (z.B. Mesenterialarterienverschluss) erhöht und könnte so auch die Klinik eines Akuten Abdomens erklären.

Ergebnisse
Laborchemische Untersuchungen: Entzündungsparameter erhöht (Leukozyten 16000/µl; CRP 160 mg/l); Laktat leicht erhöht; Quickwert 75%; sonst Laborwerte unauffällig.
Röntgen-Abdomen: Keine Spiegel, keine freie Luft.
EKG: Vorhofflimmern, HF 76/min, arrhythmisch, keine Ischämiezeichen, keine Rechtsherzbelastung.

Wie interpretieren Sie die erhobenen Befunde?

Anamnese und klinischer Befund sprechen für ein Akutes Abdomen. Bei erhöhten Leukozyten und CRP-Werten kann ein entzündliches Geschehen vorliegen, das Laktat ist vor allem bei Ischämien erhöht. Es ist an eine Mesenterialischämie zu denken.

Welche weiteren Untersuchungen veranlassen Sie?

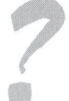

Eine CT-Untersuchung des Abdomens oder eine Ultraschalluntersuchung könnte Ihnen weitere Hinweise geben. Die Konstellation eines Akuten Abdomens mit erhöhten Entzündungs- und Laktatwerten lässt aber an eine Ischämie denken. Entscheidend in der Diagnostik und dem Vorgehen beim Akuten Abdomen ist die rasche Indikation zum operativen oder konservativen Vorgehen. Verzögerungen in der Behandlung durch eventuell unnötige Untersuchungen sind zu vermeiden. Sollte eine Laparotomie nötig erscheinen, so sollte diese nach Indikationsstellung auch rasch durchgeführt werden. Der Verdacht auf eine Mesenterialischämie rechtfertigt die umgehende Laparotomie.

Welche möglichen Verdachtsdiagnosen rechtfertigen ein operatives Vorgehen?

Folgende Diagnosen können klinisch als Akutes Abdomen imponieren und rechtfertigen ein operatives Vorgehen:
- mechanischer Ileus (z.B. durch innere und äußere Hernien, Briden, Adhäsionen, Tumoren)
- akute Appendizitis
- Perforation eines Hohlorgans (z.B. Magenperforation bei Ulkus, Gallenblasenperforation, Divertikel- oder Tumorperforation des Kolons)
- Mesenterialinfarkt und -ischämie
- Volvulus mit Ischämie des Darms
- extrauterine Gravidität mit Tubarruptur.

Welche möglichen Verdachtsdiagnosen lassen ein konservatives Vorgehen sinnvoll erscheinen?

Einige Erkrankungen führen ebenfalls zur Symptomatik eines Akuten Abdomens, jedoch ist hier in den meisten Fällen ein konservatives Vorgehen sinnvoll. Eine umgehende OP ist in diesen Fällen meist unnötig:

- Koliken bei Gallen- oder Uretersteinen
- Cholangitis
- Pankreatitis
- entzündliche Darmerkrankungen
- Entzündungen des Harntrakts und der Adnexe.

Welche extraabdominellen Erkrankungen können ebenfalls ein Akutes Abdomen simulieren?

Mehrere Krankheitsbilder können ein Akutes Abdomen vortäuschen, ohne dass ein pathologischer Prozess im Bauchraum vorliegt. In diesen Fällen kann eine unnötig gestellte OP-Indikation für den Patienten verhängnisvoll sein. Umso wichtiger ist gerade die Erkennung folgender Krankheitsbilder bzw. deren Ausschluss vor einer OP:

- Herzinfarkt (vor allem Hinterwandinfarkt)
- Lungeninfarkt
- akute Perikarditis
- Spontanpneumothorax
- Coma diabeticum
- akute hepatische Porphyrie.

> ! Wichtig sind die rechtzeitige, rasche und korrekte Entscheidung zur operativen bzw. konservativen Therapie nach Ausschluss der oben stehenden wichtigsten Differentialdiagnosen und die Bekämpfung des meist bestehenden Schockzustands.

Wie entscheiden Sie sich?

Die Konstellation von Anamnese, Befund und Laborwerten lässt im Fall von Herrn Morgenrot eine Ischämie (evtl. Mesenterialischämie) wahrscheinlich erscheinen, weshalb Sie sich für eine umgehende Laparotomie entscheiden. Denkbar wäre auch noch eine CT-Untersuchung des Abdomens mit Kontrastmittel, bei der die Mesenterialperfusion und die Darmschlingen ebenfalls beurteilt werden könnten.

Verlauf

Herr Morgenrot wird nach Aufklärung, Einwilligung und Prämedikation laparotomiert. Dabei findet sich eine ausgedehnte Gangrän des Omentum majus vermutlich nach Torsion und Ischämie. Die Darmschlingen stellen sich unauffällig dar, Hinweise auf Abszesse oder eine Peritonitis fehlen. Es erfolgt die Netzteilresektion, anschließend die Lavage der Bauchhöhle und der Verschluss der Bauchdecken. Herr Morgenrot verbleibt eine Nacht auf der Intensivstation, der weitere Verlauf gestaltet sich komplikationslos. Er wird nach 6 Tagen entlassen.

Quintessenz Das klinische Bild eines Akuten Abdomens beinhaltet akute, heftige Bauchschmerzen, Erbrechen als Hinweis auf eine Darmpassagestörung, möglicherweise eine abdominelle Abwehrspannung und Hypotonie (Kreislaufdepression bis zum Schock).

Ziel ist es, rasch – so weit möglich – die Ursache der Bauchschmerzen zu erkennen. Neben mehreren abdominellen Erkrankungen können auch extraabdominelle Erkrankungen das Bild eines Akuten Abdomens auslösen. Eine OP-Indikation muss ebenfalls rasch gestellt werden. Dabei haben Anamnese und klinischer Untersuchungsbefund die größte diagnostisch wegweisende Bedeutung, Labordiagnostik und ggf. weitere Bildgebung folgen entsprechend den erhobenen Befunden.

Fall 48

Am Montagmorgen stellt sich Ihnen in der Ambulanz ein ca. 20-jähriger Patient vor, der seit heute Morgen starke Schmerzen im Bereich des rechten Handgelenks hat.

Anamnese

Herr Frank ist ein 22 Jahre alter Student, der gestern beim Inlineskaten gestürzt und auf den ausgestreckten Arm gefallen ist.
Krank war er noch nie. Er nimmt keine Medikamente. Vor 10 Jahren ist er tonsillektomiert worden. Vor 4 und vor 5 Jahren habe er sich seinen Angaben zufolge den linken Unterarm gebrochen.

Aufnahmebefund

Die körperliche Untersuchung ist bis auf den rechten Unterarm altersentsprechend unauffällig.
Im Bereich des rechten Unterarms zeigt sich eine deutliche Schwellung im Bereich des Handgelenks mit einem ausgedehnten Hämatom und deutlichem Druck- und Bewegungsschmerz. Zudem fällt Ihnen eine dorsoradiale Fehlstellung des Handgelenks auf. DMS (Durchblutung, Motorik und Sensibilität) in der Hand sind erhalten.

Welche Verdachtsdiagnose können Sie jetzt bereits stellen?

Es handelt sich augenscheinlich um eine Radiusfraktur. Folgende Frakturformen können vorkommen:
- **Colles-Fraktur:** Radiusextensionsfraktur mit Dislokation des distalen Fragments nach dorsal. Entsteht durch Sturz auf die ausgestreckte Hand. Häufigste Fraktur des distalen Radius.
- **Smith-Fraktur:** Radiusflexionsfraktur mit Dislokation des distalen Fragments nach volar. Entsteht durch Sturz auf den gebeugten Handrücken.
- **Barton-Fraktur:** Flexionsfraktur des distalen Radius mit Gelenkbeteiligung und Dislokation der Handwurzel nach volar und proximal. Entsteht ebenfalls durch Sturz auf den gebeugten Handrücken.
- **Unterarmschaftfraktur:** Fraktur des Unterarms mehr als 2,5 cm entfernt von der Handwurzel.

Als mögliche Diagnose kommt infolge des Unfallmechanismus eigentlich nur die Colles-Fraktur infrage.

Was unternehmen Sie sofort?

Der vom Patienten notdürftig gehaltene Arm wird auf eine Schiene gelegt und darauf mit einem leichten Verband festgebunden. Außerdem sollte dem Patienten bei starken Schmerzen ein Schmerzmittel verabreicht werden, z.B. ½ Ampulle Dipidolor®.

Welche Untersuchung veranlassen Sie, um Ihre Verdachtsdiagnose zu untermauern?

Zur Diagnosestellung ist eine Röntgenaufnahme des Handgelenks (☞ Abb. 48.1 a, b) sowie des Unterarms in 2 Ebenen nötig.

Was erkennen Sie auf dem Röntgenbild?

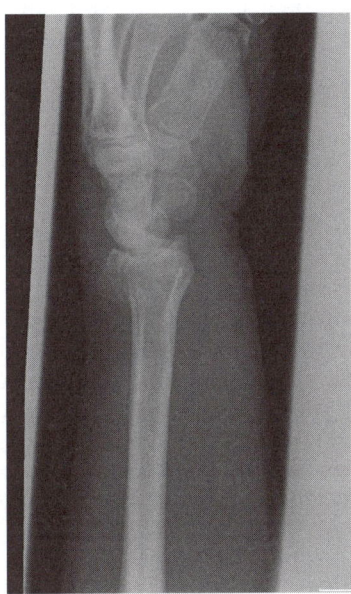

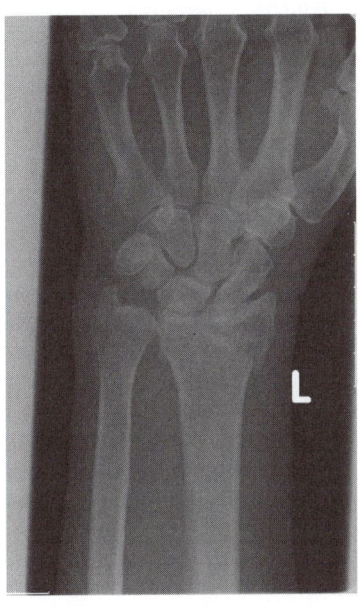

Abb. 48.1 a   Abb. 48.1 b

Im Bereich des Handgelenks zeigt sich deutlich eine Fraktur des distalen Radius mit klassischer Fehlstellung des Handgelenks und dorsolateraler Fragmentdislokation (sog. Bajonettstellung) im Sinne einer Radiusextensionsfraktur loco typico.

Ergebnis
Röntgenaufnahme des Unterarms mit Ellbogen in 2 Ebenen: Anatomisch normale Form und Stellung der abgebildeten Skelettabschnitte. Mineralgehalt und Knochenstruktur sind regelrecht. Glatte und scharfe Kontur der Kortikalisbegrenzung ohne pathologische Konturunterbrechung. Normale Breite der Kompakta. Das Ellbogengelenk ist anatomisch regelrecht geformt. Die Gelenkflächen sind glatt und kongruent. Allseits normale Weite der Gelenkspalten. Die Weichteile sind unauffällig.

Grundsätzlich sollten bei Frakturen langer Röhrenknochen immer die beiden angrenzenden Gelenke mitgeröntgt werden. Nur so können etwa bei einer Unterarmfraktur eine Monteggia- oder eine Galeazzi-Fraktur sicher ausgeschlossen werden.

Was ist eine Monteggia- und was eine Galeazzi-Fraktur?

Unter einer **Monteggia-Fraktur** versteht man die Ulnaschaftfraktur mit begleitender Luxation des Radiusköpfchens. Die **Galeazzi-Fraktur** ist eine Radiusschaftfraktur mit Luxation des distalen Endes der Ulna.

Wie interpretieren Sie die Ergebnisse der Untersuchungen?

Es handelt sich um eine distale Radiusfraktur, eine Colles-Fraktur (= A2-Fraktur nach AO-Klassifikation) ohne Begleitverletzungen des Unterarms und des Ellbogengelenks.

Welche Therapieoptionen gibt es bei der distalen Radiusfraktur?

Konservative Therapie
Mehr als 90% der Frakturen können konservativ mittels Reposition und Gipsschiene behandelt werden.

Operative Therapie
Die Indikation zur operativen Versorgung sollte bei offenen Frakturen, bei nicht zu reponierenden oder zu stabilisierenden Frakturen, bei Smith-Frakturen (volare Dislokation) oder bei Nerven- und Gefäßschäden erfolgen. Die OP wird entweder innerhalb der ersten 8 Stunden oder erst nach einigen Tagen (Abschwellung des Frakturgebiets) durchgeführt.
Operative Verfahren:
- **Kirschner-Draht-Osteosynthese:** Dabei werden in den Bereich der Fakturstelle am Radius 2 Drähte parallel zueinander, entweder perkutan oder offen, eingebracht. Damit wird das Fragment am Knochen refixiert. Die Drähte können nach 4 Wochen entfernt werden. Es handelt sich um eine häufige Form der Osteosynthese, die hauptsächlich bei instabilen Extensionsfrakturen mit oder ohne Gelenkbeteiligung angewendet wird.
- **Osteosynthese mit 3 Spickdrähten:** Es handelt sich um eine abgewandelte Kirschner-Draht-Osteosynthese. Dabei werden 2 Drähte gekreuzt über den Processus styloideus radii und ein Draht von dorsoulnar eingebracht.

Bei dem o. g. Verfahren ist zu beachten, dass sich die Drähte nicht im Bereich der Fraktur kreuzen, da ansonsten eine Rotationsstabilität nicht möglich ist.

- **Plattenosteosynthese:** Bei diesem Verfahren wird entweder von volar oder von palmar nach offener Reposition eine sog. T-Platte aufgebracht. Der Balken des T wird mittels Schrauben am Fragment und der Rest des T am Radius befestigt. Dieses Verfahren wird v. a. bei der Smith-Fraktur angewendet. Die Platte wird nach 6–12 Monaten wieder entfernt.
- **Fixateur externe:** Wird v. a. bei offenen Frakturen und Trümmerfrakturen verwendet. Die Fragmente werden mit speziellen Stiften befestigt und anschließend reponiert. Die Stifte werden an einem externen Metallgestell montiert. Der Fixateur sollte nach etwa 6 Wochen entfernt werden.

- **Postoperativer Gips:** Auch bei den operativen Verfahren muss ein Gips angelegt werden, für 10 Tage eine dorsoradiale Unterarmgipsschiene, anschließend ein zirkulärer Unterarmgips für 4–6 Wochen.

Welche Therapie schlagen Sie dem Patienten vor?

Da es sich um eine Radiusextensionsfraktur loco typico handelt, bei der das Fragment nach dorsoradial disloziert ist, wird eine konservative Therapie angestrebt. Die Fraktur muss reponiert werden.

Wie wird bei der Reposition einer Radiusextensionsfraktur vorgegangen?

Zunächst sollte eine Anästhesie erfolgen, entweder wird eine kurze Narkose, z.B. Ketamin i.v., oder eine lokale Bruchspaltanästhesie mit z.B. 1% Xylocain® gemacht. Anschließend sollte die Reposition erfolgen. Dazu wird der Patient mit 3 Fingern in einen sog. „Mädchenfänger" aufgehängt. Dabei wird die Schulter abduziert, der Ellbogen in 90°-Stellung abduziert, der Unterarm mit den Fingern im Mädchenfänger zeigt nach oben. Dann wird der Arm ausgehängt, dazu wird der Mädchenfänger an einem Flaschenzug befestigt und mit einem Gewicht von etwa 5–8 kg behängt. Durch dieses Aushängen, das etwa 15 Minuten in Anspruch nimmt, wird der Arm in die Länge gezogen, das erleichtert die Reposition.

Nach 15 Minuten wird unter Bildwandlerkontrolle manuell reponiert. Dabei wird das Handgelenk mit beiden Händen von dorsal umfasst und mit den Daumen von volar gegen das distale Fragment gedrückt.

Nach korrekter Reposition wird eine dorsoradiale Gipsschiene angelegt. Diese sollte von proximal der Fingergrundgelenke bis unterhalb des Ellbogens reichen. Der Arm sollte dabei in leichter Palmarflexion und Ulnarabduktion in die Schiene eingepasst werden. Anschließend kann die Extension im Mädchenfänger aufgehoben werden. Die Schiene sollte für 10 Tage getragen und dann durch einen zirkulären Gips ersetzt werden.

Wegen der Gefahr der neuerlichen Dislokation sollten an den Tagen 2, 4, 7, 14 und 42 Röntgenkontrollen durchgeführt werden.

Worauf sollten Sie im weiteren Verlauf achten?

Am nächsten Tag sollte unbedingt eine Gipskontrolle erfolgen, dabei werden DMS der Hand geprüft. Der Patient sollte nach potentiellen Druckstellen gefragt werden. Ggf. Abnahme der Schiene und neuerliche Anlage.

Am 2. Tag ist eine Röntgenkontrolle durchzuführen. Ggf. erneute Reposition oder Indikation zur OP stellen.

Verlauf

Herr Frank kann ambulant behandelt werden; nach der Reposition in Bruchspaltanästhesie und Anlegen der Gipsschiene kann der Patient nach Hause gehen. Sie fordern Herrn Frank auf, am nächsten Tag zur Gipskontrolle vorbeizukommen.

Am folgenden Tag ist mit dem Gips alles in Ordnung, DMS ist unauffällig. Die Röntgenkontrolle am 2. Tag zeigt eine nicht mehr dislozierte Fraktur. Auch am 4. und 7. Tag steht die Fraktur gut. Am 10. Tag wird ein zirkulärer Gips angelegt.
Nach 4 Wochen Entfernung des Gipses.

Worauf sollten Sie den Patienten unbedingt noch hinweisen?

Der Patient sollte auf die Notwendigkeit der Röntgenkontrollen hingewiesen werden. Außerdem sollte der Arm geschont werden und der Gips nicht nass oder schmutzig werden.

Was empfehlen Sie dem weiterbehandelnden Arzt?

Eine regelmäßige Kontrolle des Gipses und die Röntgenkontrolle in den oben genannten Intervallen. Außerdem sollte eine Physiotherapie erfolgen, wenn nach der Gipsabnahme noch Bewegungseinschränkungen bestehen.

Quintessenz Die distale Radiusfraktur ist die häufigste Fraktur mit ca. 250–300/100000 Einwohnern. Meist handelt es sich um eine Colles-Fraktur, d. h. infolge eines Sturzes auf die ausgestreckte Hand. Dabei verschiebt sich das distale Fragment nach dorsal. Diese Verletzung kann, wenn keine Verletzungen von Nerven, Gefäßen, dem Gelenk oder offene Frakturen vorliegen, sehr gut konservativ behandelt werden.

Beim Sturz auf die im Handgelenk gebeugte Hand kommt es zur Smith-Fraktur, diese ist seltener als die Colles-Fraktur und muss in der Regel operativ behandelt werden.

Als Symptome fallen neben Schmerzen, Schwellung und Hämatom auch eine Bewegungseinschränkung und/oder eine Fehlstellung (z. B. Bajonett-Stellung) auf. Die Diagnosestellung erfolgt durch eine Röntgenaufnahme des Unterarms in 2 Ebenen. Die Therapie ist, in über 90% der Fälle, konservativ. Durch Reposition und dorsoradiale Gipsschiene kann eine normale Funktionsstellung erreicht werden.

Die Heilung verläuft meist komplikationslos, allerdings sind regelmäßige Röntgenkontrollen nötig.

Fall 49

Sie haben Sonntagsdienst. Während des Mittagessens werden Sie von der zuständigen Schwester der viszeralchirurgischen Station angerufen, da ein Patient plötzlich Fieber entwickelt hat.

Anamnese

Auf der Station werden Sie von der Schwester direkt ins Patientenzimmer geschickt. Dort finden Sie Herrn Emmerich vor. Der 62 Jahre alte Patient ist Bankkaufmann und wurde vor 5 Tagen operiert.
Im Krankenblatt lesen Sie folgende Diagnosen: „Kolon-CA im Bereich des Coecums mit Hemikolektomie vor 9 Tagen bei einem Adeno-CA pT2 G2 N0 M0 R0. Arterielle Hypertonie, Z.n. Myokardinfarkt vor 2 Jahren, Hypercholesterinämie, Adipositas permagna, insulinpflichtiger Diabetes mellitus."
Die OP ist komplikationslos verlaufen. Der bisherige postoperative Verlauf war ebenfalls unauffällig. Der Kostaufbau wurde gut vertragen, der Patient hatte am 3. postoperativen Tag bereits Winde und am 5. postoperativen Tag den ersten Stuhlgang. Die Mobilisation auf Stationsebene war problemlos möglich. Der Patient sollte in 2 Tagen in die Anschlussheilbehandlung entlassen werden.
Heute morgen hatte die Schwester bereits erhöhte Temperatur von 37,9 °C gemessen. Jetzt klagt der Patient über Schüttelfrost, Fieber und Bauchschmerzen.

Aufnahmebefund

Sehr beleibter, leicht kurzatmiger Patienten, der über Schmerzen im Bereich der OP-Wunde klagt.
Bei der kurzen körperlichen Untersuchung stellen sie einen unauffälligen Herz- und Lungenauskultationsbefund fest, der RR ist jedoch mit 200/100 mmHg zu hoch, die HF liegt bei 112/min. Die Körpertemperatur des Patienten liegt bei 38,8 °C.
Das adipöse Abdomen scheint weich, aber Sie sind sich wegen der Körpermassen nicht ganz sicher, ob sie eine Abwehrspannung tasten könnten. Darmgeräusche sind lebhaft, Resistenzen können Sie keine tasten. Der Patient gibt deutlichen DS im Bereich der OP-Wunde und der rechten Flanke an.
Im Bereich der Wunde, einem Ober-/Mittelbauchquerschnitt, sehen Sie eine deutliche Rötung und können Überwärmung spüren. Bei der Palpation des Bauchs und insbesondere der OP-Wunde haben Sie den Eindruck, dass gerade im Bereich der Wunde unter der Haut Flüssigkeit zu spüren ist und das Unterhautgewebe fluktuiert. Außerdem fallen Ihnen Hämatome im Bereich beider Oberschenkel auf.
Die Laborwerte der letzten Tage ergeben folgendes Bild: Seit dem OP-Tag sind die Leukozyten, CRP und Fibrinogen ständig gesunken, aber bei der gestrigen Blutentnahme wurden folgende Werte festgestellt: Leukozyten $14,1 \times 10^3/\mu l$, CRP 6,62 mg/dl, Fibrinogen 8,52 mg/dl.

Welche Differentialdiagnosen kommen in Betracht?

Der Patient ist sehr adipös und eine seiner Nebenerkrankungen ist Diabetes mellitus. Beides sind Faktoren, die eine regelrechte Wundheilung negativ beeinflussen können. Daher könnte hier eine **Wundheilungsstörung** vorliegen.
Eine weitere Differentialdiagnose wäre im Hinblick auf die vorhergegangene OP die **Anastomoseninsuffizienz.** Diese wird in eine Früh- und eine Spätinsuffizienz eingeteilt. Die Frühinsuffizienz der Darmanastomosen führt in der Regel in den ersten postoperativen Tagen zu einer eitrigen Peritonitis mit Fieber, Leukozytose, CRP-Anstieg, funktionellem Ileus und Sepsis. Eine Frühinsuffizienz kann also nicht

vorliegen, da der Patient bereits vor 9 Tagen operiert worden ist, der Kostaufbau abgeschlossen und der Stuhlgang normal ist. Die Spätinsuffizienz zeichnet sich meist durch eine Stuhlfistel aus, bewirkt aber selten schwere septische Zustände mit Fieber und massivem Anstieg der Entzündungswerte.

Bei stationären, bettlägrigen Patienten kann es auch zu einer **Pneumonie** kommen. Auskultatorisch konnten Sie aber nichts in diese Richtung weisendes feststellen. Es könnte auch ein **HWI (Harnwegsinfekt)** oder ein **septisches Geschehen** mit unklarem Fokus vorliegen.

Was unternehmen Sie sofort?

Zur Senkung der Temperatur und zur Schmerztherapie wird dem Patienten eine Ampulle Novaminsulfon in einer Kurzinfusion über einen peripheren Zugang verabreicht.

Welche Untersuchungen benötigen Sie für Ihre genaue Diagnosestellung?

Zur genaueren Diagnosestellung wird aus einer peripheren Vene Blut entnommen und folgende Parameter untersucht: Kleines BB, Elektrolyte, CRP, Harnstoff, Kreatinin und BZ im Serum. Außerdem werden Blutkulturen abgenommen und ein U-Status erstellt.

Um eine schwere Pneumonie auszuschließen, sollte ein Röntgen-Thorax angefertigt werden. Die Fluktuation im Bereich der Bauchdecke werden mittels Ultraschall untersucht.

Ergebnisse
Laborchemische Untersuchungen: Hb 10,2 g/dl; Leukozyten 14,1 × 10³/µl; Thrombozyten 422 × 10³/µl; Quick 79%; PTT 32 sec; Na 146 mmol/l; K 4,86 mmol/l; Ca 2,26 mmol/l; Harnstoff 44 mg/dl; Kreatinin 1,66 mg/dl; BZ 144 mg/dl; CRP 12,34 mg/dl.
Voruntersuchung vor 3 Tagen zum Vergleich: Leukozyten 8,5 × 10³/µl; Hb 9,8 g/dl; Thrombozyten 344 × 10³/µl; Quick 84%; PTT 31 sec; Na 141 mmol/l; K 4,17 mmol/l; Ca 2,19 mmol/l; Harnstoff 68 mg/dl; Kreatinin 1,86 mg/dl; BZ 123 mg/dl; CRP 4,52 mg/dl.
U-Status: Bakterien: negativ, Erythrozyten: negativ, Nitrit: negativ
Röntgen-Thorax: Im Vergleich zur Voraufnahme keine wesentlichen Änderungen. Keine Infiltrate, keine Stauung, leicht vergrößertes Herz.
Sonographie: Im Bereich der OP-Wunde findet sich fast unmittelbar unter der Haut eine Flüssigkeitsansammlung. Ansonsten unauffälliger Organbefund, lediglich das Nierenparenchym wirkt verschmälert.

Wie interpretieren Sie die Ergebnisse der Untersuchungen?

In den laborchemischen Untersuchungen zeigen sich veränderte Werte der Entzündungszeichen. Sowohl CRP als auch die Leukozyten sind angestiegen. Bis auf das Kreatinin und den Harnstoff sind alle weiteren getesteten Werte in der Norm. Es ist eine leichte Thrombozytose festzustellen, die am ehesten infektbedingt zu erklären ist.

Sowohl auskultatorisch als auch im Röntgenbild konnte kein Anhalt für eine Pneumonie gefunden werden. Der U-Status ist unauffällig, eine HWI liegt nicht vor.
Die in der Ultraschalluntersuchung festgestellte Flüssigkeitsansammlung ist als Verhalt zu werten. Hier scheint die Ursache der Entzündung zu liegen.

Verlauf

Bei einem nochmaligen Besuch bei Herrn Emmerich ist dessen Körpertemperatur leicht gesunken. Im Bereich der OP-Wunde entleert sich unter sanftem Druck etwas Sekret. Das Drücken schmerzt den Patienten stark.

Welche Diagnose stellen Sie nun?

Es liegt eine Wundheilungsstörung vor.

Wie verläuft die Wundheilung?

Die Wundheilung, z.B. einer Laparotomiewunde, nimmt etwa 10–12 Tage in Anspruch. Sie gliedert sich in 3 Phasen:

1. Exsudationsphase (Dauer etwa 1–4 Tage)
In dieser Phase kommt es durch Gerinnungsfaktoren und Vasokonstriktion zu Blutgerinnung, die Wundflächen verkleben über Fibrin miteinander. Durch einwandernde Histiozyten und Granulozyten kommt es zu Abwehr von Infekten im Bereich der Wunde.

2. Proliferationsphase (Beginn am 4. Tag)
Durch massive Proliferation von Fibroblasten und der Produktion von Kollagenfasern und Proteoglykanen werden die Wundflächen fester aneinander geheftet. Viele Fibroblasten wandeln sich in Myofibroblasten um, die eine Kontraktion der Wunde und damit eine weitere feste Adaption der Wundränder verursachen. Durch Einsprossung von Kapillaren wird die Blutversorgung sichergestellt.

3. Regenerationsphase (Beginn am 7. Tag)
Nach der Vernetzung der von den Fibroblasten gebildeten Kollagenfasern zu Strängen, wodurch eine hohe Reißfestigkeit hergestellt wird, kommt es zur Epithelbildung im Bereich der Wunde.

Wie gehen Sie weiter vor?

Die Wunde sollte etwas aufgespreizt werden, um das Sekret zu entleeren. Außerdem sollte eine Desinfektionslösung zur Spülung (z.B. verdünnte Braunol®-Lösung oder Lavasept®) bereitstehen.

Verlauf

Herrn Emmerich wird ein Schmerzmittel (Dipidolor® i.v.) verabreicht und die Wunde erneut palpiert. Über dem palpatorisch größten Verhalt werden 2 Klammern entfernt. Anschließend wird mit einer Pinzette die Wunde auf einer Strecke von etwa 2 cm gespreizt. Es entleert sich sofort altes Hämatom mit Spuren von Eiter. Es werden Abstriche entnommen.

Mit dem Finger wird die Wunde ausgetastet. Besonderer Wert wird dabei auf die Intaktheit der Fasziennaht gelegt. Die Faszie ist verschlossen.

Die Wunde wird mittels eines Katheters ausgiebig mit Braunol®-Lösung gespült. In die Wundöffnung wird ein Jodoform-Streifen als Docht zur besseren Entleerung der Wunde eingebracht. Die Wunde wird dann mit einer Saugkompresse verbunden.

Auf welche Komplikation müssen Sie achten?

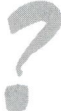

Es ist auf die Intaktheit der Verbindung der Rektusfaszie zu achten. Ist die Faszie nicht intakt, besteht eine Verbindung zum Bauchraum. Man nennt dieses Krankheitsbild einen „Platzbauch". Wegen des Risikos der Peritonitis muss ein solcher Patient sofort revidiert werden. In der OP sollte versucht werden, die Faszie wieder zu verschließen.

Eine Dehiszenz der Fasziennaht ist wegen des Risikos einer Peritonitis die Indikation zur sofortigen revidierenden OP.

Wodurch können Komplikationen der Wundheilung entstehen?

- **Fehlernährung vor und nach dem operativen Eingriff:** Mangel an Vitaminen, Spurenelementen, Proteinen und Mineralstoffen kann zu Störungen der Wundheilung führen. Bei kachektischen Patienten (z.B. im Rahmen einer konsumierenden Tumorerkrankung) oder extrem dicken Patienten ist die Wundheilung ebenfalls sehr häufig gestört.
- **Verunreinigungen der Wunde:** Bei Verunreinigungen der Wunde (z.B. bei der Anlage von Darmanastomosen) oder bereits bestehenden Infekten (z.B. einer Appendizitis) kann es zu Störungen der Wundheilung infolge eines Infekts kommen.
- **Begleiterkrankungen:** Begleiterkrankungen wie etwa Diabetes mellitus, Tumorerkrankungen, schwere Arteriosklerose oder Herz- und Lungenerkrankungen beeinträchtigen die Heilung von Wunden, z.T. durch eine schlechte Versorgung des Gewebes wegen mikrozirkulatorischer Minderdurchblutung.
- **Medikamente:** Eine Vielzahl von Medikamenten verursachen ebenfalls Störungen der Wundheilung. Allen voran sind Glukokortikoide und andere Immunsuppressiva zu nennen, die durch ihre immunsuppressive Wirkung eine Infektion erleichtern. Andere Medikamente, die eine Wundheilungsstörung verursachen können, sind Zytostatika und Antikoagulantien.

Bei Herrn Emmerich sind außerdem die Adipositas und ein schwerer Diabetes mellitus als Risikofaktoren zu nennen.

Verlauf

Wegen des Fiebers und der erhöhten Entzündungsparameter wird die Indikation zur intravenösen Antibiotikatherapie gestellt. Da der Erreger unbekannt ist, werden ein Antibiotikum gegen Aerobier (z.B. Cephalosporin, etwa Cefuroxim oder Ceftriaxon) und ein Antibiotikum zur Abwehr anaerober Keime (z.B. Metronidazol) angesetzt.

Die Wunde wird 2-mal täglich gespült und frisch verbunden. Unter der Antibiose bessert sich der AZ schnell, das Fieber verschwindet völlig. Nach 3 Tagen kann Herr Emmerich in eine poststationäre Behandlung entlassen werden. Er kommt täglich zum Verbandswechsel. Nach einigen Tagen ist die Wunde soweit granuliert, dass der Hausarzt die weitere Behandlung übernehmen kann.

Worauf sollten Sie den Patienten unbedingt noch hinweisen?

Der Patient sollte auf die Notwendigkeit einer Tumornachsorge hingewiesen werden. Aufgrund des Tumorstadiums (UICC-Stadium I) sollte er sich in 6 Monaten zur körperlichen Nachuntersuchung einfinden.

Bis zur endgültigen Wundheilung sollte er regelmäßig den Hausarzt zur Wundkontrolle und zum Verbandswechsel aufsuchen. Bei Anzeichen für eine neuerliche Infektion ist eine ärztliche Kontrolle und ggf. Wiedereinweisung unabdingbar.

Quintessenz Nach chirurgischen Eingriffen, insbesondere Knochen- und Abdominaleingriffen ist die genaue Überwachung der Wunden obligatorisch. Insbesondere nach folgenden klinischen Anzeichen einer Infektion ist Ausschau zu halten: Rötung (Rubor), Schwellung (Tumor), Überwärmung (Calor), Schmerzen (Dolor) und Einschränkungen der Funktion (Functio laesa). Erkennt man einen postoperativen Wundinfekt, ist zu überlegen, ob dieser eröffnet werden sollte oder konservativ, z. B. mit Alkoholumschlägen und Antibiotika behandelt werden kann. Immer zu Revidieren ist eine Wunde bei der sich Eiter bildet. Hierbei ist eine sekundäre Wundbehandlung anzustreben.

Fall 50

Anamnese

In der chirurgischen Ambulanz stellt sich abends bei Ihnen der 33-jährige Herr Huber vor. Er erklärt, dass er Fernfahrer sei und nie Zeit habe, seinen Hausarzt aufzusuchen, da er immer erst spät abends nach Hause käme. Er gibt an, seit längerer Zeit Schmerzen im Bereich des Afters vor allem beim Sitzen zu haben. Die Stelle sei sehr druckempfindlich, so dass er kaum noch sitzen könne. Er habe auch das Gefühl, dass es dort etwas nässen würde. Nun seien die Beschwerden schlimmer geworden und so habe er auf dem Weg nach Hause am Krankenhaus gehalten. Ihre Fragen nach Fieber und anderen Erkrankungen verneint er.

Aufnahmebefund

Sie bitten Herrn Huber, Ihnen die schmerzende Stelle zu zeigen. In Bauchlage zeigt er Ihnen eine Schwellung im Bereich der sehr behaarten Rima ani. Sie erkennen eine gerötete, fluktuierende Schwellung mit ausgeprägtem DS, sowie in Medianlinie fast über der Steißbeinspitze eine sehr kleine Öffnung, aus der sich unter Druck sehr wenig Eiter entleert. Die rektale Untersuchung ist unauffällig.

Welche Verdachtsdiagnose stellen Sie?

Anamnese und Befund sprechen für einen sog. Sinus pilonidalis, eine infizierte Haar- bzw. Hautzyste im Bereich der Rima ani über dem Steißbein. Anamnestisch hinweisend ist die sitzende Tätigkeit, betroffen sind vor allem jüngere Männer (20–30 Jahre), aber auch Frauen. Prädisponierend scheint eine vermehrte Behaarung im Bereich der Rima ani zu sein. Es kommt im Bereich des Sinus, der Haarzyste, zu einer Infektion mit möglicher Eiterung aus einem Fistelkanal über dem Steißbein.

Wie entsteht ein Sinus pilonidalis?

Zur Pathogenese der Erkrankung gibt es 2 Theorien: Zum einen ist, insbesondere bei sitzender Tätigkeit, mit einer mechanischen Irritation der Haarbälge und mit einem nachfolgenden subkutanen Wachstum der Haare durch den Druck mit Ausbildung einer subkutanen Haarzyste und anschließender Infektion über dem Steißbein zu rechnen. Die andere Theorie geht von einem verbliebenen Neuroporus am kaudalen Ende des Rückenmarkkanals aus, der versprengtes Ektoderm enthält und so eine Zyste ausbilden kann, welche sich nachfolgend infizieren kann.

Welche anderen Schwellungen und Infektionen kennen Sie im Perianalbereich?

Schmerzen beim Sitzen mit einer Schwellung perianal können auch auf einen periproktitischen Abszess hindeuten. Dabei findet sich die Schwellung jedoch in Nachbarschaft des Analkanals und nicht über der Steißbeinspitze. Die rektale Untersuchung ist dann meist sehr schmerzhaft, dabei kann Eiter sowohl aus einem perianalen Fistelkanal als auch aus dem After bei Perforation in das Rektum austreten.
Eine Schwellung über dem Steißbein kann auch ein Steißbeinteratom sein. Dies entzündet sich eher selten und ist anamnestisch meist seit Geburt vorhanden, es handelt sich um eine angeborene Geschwulst.

Die Differentialdiagnosen zum Sinus pilonidalis sind periproktitischer Abszess und Steißbeinteratom.

Welche Untersuchungen veranlassen Sie?

Die Diagnose wird nach Anamnese und klinischem Befund gestellt. In den sehr wenigen Fällen, in denen eine Differenzierung zwischen Perianalabszess bzw. perianaler Fistel und Sinus pilonidalis nicht möglich ist, empfiehlt sich eine Rektoskopie.

Welche Behandlung schlagen Sie vor?

Die Therapie der Wahl ist die operative Behandlung mit vollständiger Exzision der Zyste bzw. der Abszesshöhle und des Fistelsystems. Die intraoperative Anfärbung (z.B. mit Methylenblau) kann die Identifikation des Fistelsystems erleichtern. Die Wunde kann primär verschlossen werden, bei Infektion ist jedoch auch die offene Wundbehandlung mit sekundärer Granulation weit verbreitet. Die unvollständige Exzision führt zum frühen Rezidiv. Allerdings kann auch nach vollständiger Exzision erneut ein infizierter Sinus pilonidalis auftreten (Prädisposition: sitzende Tätigkeit, Behaarung in der Rima ani).

Die konservative Behandlung mit Antibiotika und Sitzbädern lindert zwischenzeitlich die Beschwerden, führt jedoch nicht zu einer dauerhaften Heilung und ist somit meist erfolglos.

Eine unvollständige Exzision erhöht das Risiko eines frühen Rezidivs.

Verlauf

Sie klären Herrn Huber über seine Erkrankung und die operative Therapie auf. Zur OP-Vorbereitung bestimmen Sie die an Ihrem Haus üblichen präoperativen Laborwerte. Es erfolgt die vollständige Exzision des infizierten Sinus pilonidalis nach Injektion von Methylenblau mit anschließender offener Wundbehandlung. Zu Verbandswechseln und zur Wundkontrolle stellt sich Herr Huber ambulant vor, die Wunde ist nach 2 Wochen weitgehend verheilt.

Quintessenz Der Sinus pilonidalis stellt eine Haar- bzw. Hautzyste über dem Sakrum und Steißbein dar. Prädisponierend sind eine sitzende Tätigkeit sowie Behaarung im Bereich der Rima ani, betroffen sind meist Männer im Alter von 20–30 Jahren. Bei Infektion kommt es zu Schmerzen beim Sitzen mit einer tastbaren Schwellung über dem Steißbein, differentialdiagnostisch ist ein periproktitischer Abszess zu erwägen. Die Therapie besteht in der vollständigen Exzision der Zyste, bei unvollständiger Exzision ist die Rezidivgefahr erhöht.

Fall 51

Anamnese

Die 83-jährige Frau Gärtner wird nachmittags von Angehörigen in die Notaufnahme gebracht. Deren Angaben zufolge leide sie seit dem Vortag an Bauchschmerzen und habe sich am Morgen übergeben. Sie sei fast immer bettlägerig, ein ambulanter Pflegedienst betreue sie tagsüber. Heute verständigten die Angehörigen den Hausarzt, der umgehend die Einweisung zur stationären Behandlung veranlasste. Auf näheres Befragen der Angehörigen erfahren Sie, dass Frau Gärtner häufiger an Bauchschmerzen leidet, zuckerkrank und schon seit mehreren Monaten kaum noch kontaktfähig ist, jedoch hat sich ihr Zustand seit dem Vortag deutlich verschlechtert.

Aufnahmebefund

83 Jahre alte Frau in reduziertem AZ, mager, kein Ikterus, Haut und Schleimhäute trocken, peripher stehende Hautfalten. Herztöne rein, Herzaktion unregelmäßig mit einer Frequenz von 84/min. Abdomen gebläht, diffus druckschmerzhaft, gummiartig mit mäßiger Abwehrspannung, keine Resistenzen, keine Narben. Auskultatorisch keine Darmgeräusche. Bei der rektalen Untersuchung findet sich etwas Stuhl in der Ampulle, sonst rektale Untersuchung unauffällig.

Wie gehen Sie vor?

 Frau Gärtner scheint exsikkiert, die Schleimhäute sind trocken, es finden sich stehende Hautfalten. Sie benötigt Flüssigkeit und erhält eine Venenverweilkanüle zur Infusion und Rehydratation; gleichzeitig wird Blut abgenommen, um BB, Elektrolyte, Retentionswerte und Entzündungsparameter sowie Laktat zu bestimmen. Außerdem wird wegen des Erbrechens eine Magensonde gelegt.

Ergebnisse
Laborchemische Untersuchungen: Hb 13,1 g/dl; Leukozyten 14100/µl; Na 134 mmol/l; K 4,3 mmol/l; Glukose 115 mg/dl; Kreatinin 1,8 mg/dl; CRP 230 mg/l; Laktat erhöht.
Aus der Magensonde entleert sich etwas bräunlich-grünliche Flüssigkeit.

An welche möglichen Diagnosen denken Sie?

 Die Symptome sind Erbrechen und ein geblähtes Abdomen ohne hörbare Peristaltik, im Magen befindet sich bräunliches Sekret. Voroperationen am Abdomen bestehen keine, die Symptomatik spricht für einen paralytischen Ileus.
Ursachen eines paralytischen Ileus können Durchblutungsstörungen des Darms (Ischämie bei Mesenterialarterienverschluss) und entzündliche Erkrankungen (Enteritis, Cholezystitis, Cholangitis, Appendizitis, Peritonitis) sein. Auch bei Elektrolytverschiebungen (Hypokaliämie, Coma diabeticum), bei Sepsis oder Pneumonie, bei Nierenversagen oder auch bei Wirbelsäulen- und Beckenfrakturen kann es zu einer Passagestörung des Darms durch verminderte Peristaltik kommen. Der typische Auskultationsbefund ist die deutlich verminderte oder fehlende Peristaltik (☞ Fall 31 und Fall 45).
Elektrolytverschiebungen oder ein Coma diabeticum scheinen nicht vorzuliegen, auffällig sind die erhöhten Laktat- und Entzündungswerte, welche eine Darmischämie oder eine Entzündung vermuten lassen.

Insbesondere bei älteren Patienten mit vorbestehender Herzkrankheit (insbesondere Vorhofflimmern und Arrhythmien) und akuten Bauchbeschwerden sollte stets an einen Mesenterialinfarkt gedacht werden.

Was ist eine Mesenterialischämie?

Die akute Mesenterialischämie bzw. der sog. Mesenterialinfarkt ist eine seltene Erkrankung, vor allem bei älteren Menschen (Durchschnittsalter über 70 Jahre). Meist handelt es sich um multimorbide Patienten. Der akute Mesenterialinfarkt ist Ausdruck einer Durchblutungsstörung des Darms, in mehr als der Hälfte der Fälle ist dies durch eine Embolisation in die intestinalen Gefäße (z.B. bei Vorhofflimmern, Arrhythmia absoluta) oder durch eine akute Thrombose bedingt. Von den 3 intestinalen Hauptarterien ist in etwa 85% der Fälle die A. mesenterica superior betroffen. Auch die Mesenterialvenenthrombose führt zu einer Durchblutungsstörung des Darms. Eine weitere Rolle spielt der sog. nicht-okklusive Mesenterialinfarkt, der ohne Verschluss eines größeren Gefäßes zu einer Ischämie der Darmwand führt. Alle Durchblutungsstörungen des Darms können nachfolgend zur Darmgangrän, Perforation und Peritonitis bzw. Sepsis führen.

Wie sichern Sie die Diagnose?

Die akute Mesenterialischämie ist ein potentiell letales Krankheitsbild, die Diagnostik sollte die therapeutischen Interventionen daher nicht verzögern.
Zur ersten Orientierung bietet sich bei unklaren abdominellen Erkrankungen eine Röntgenübersichtsaufnahme des Abdomens in Rücken- und Linksseitenlage an (☞ Abb. 51.1).

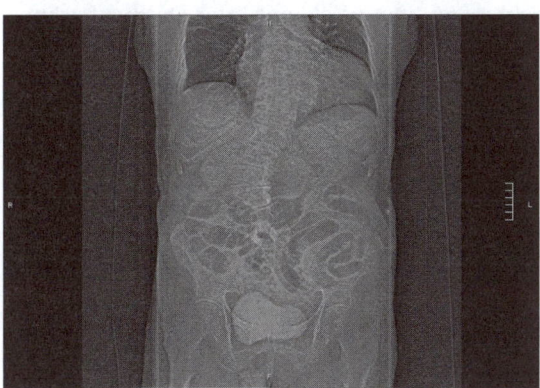

Abb. 51.1:
Röntgenbild Abdomen (CT-Übersicht).

Hier kann man sowohl Spiegelbildungen (bei Ileus) als auch freie Luft (nach einer Perforation) erkennen. Die Durchblutung der Mesenterialgefäße lässt sich in Einzelfällen doppler- und duplexsonographisch darstellen. Der Goldstandard ist die selektive intraarterielle Darstellung der Mesenterialgefäße mittels Katheter, der unter Durchleuchtung über die A. femoralis oder brachialis eingebracht wird. Diese Untersuchung ist recht zeitaufwändig und daher bei der akuten Mesenterialischämie mit möglicher Darmgangrän eher nicht angezeigt.
Die Alternative ist das Durchführen einer Abdomen-CT mit intravenöser Gabe von Kontrastmittel zur Darstellung der Mesenterialgefäße, da diese Untersuchung

bei einer Spiral-CT nur wenig Zeitaufwand und kaum Vorbereitung erfordert (☞ Abb. 51.2).

Lediglich ein erhöhter Laktatwert kann auf eine Ischämie oder einen Infarkt des Darms hinweisen, spezifische Laboruntersuchungen fehlen ansonsten.

Was erkennen Sie auf der CT-Aufnahme?

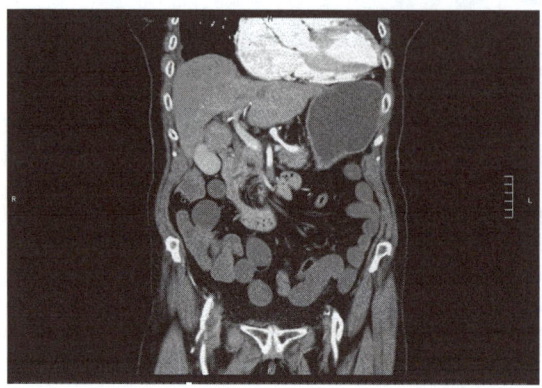

Abb. 51.2

Sie erkennen die Kontrastmittel-Füllung der A. mesenterica superior und einen Kontrastmittel-Abbruch nach wenigen Zentimetern. Die Äste des Truncus coeliacus stellen sich dar, die Darmschlingen sind erweitert, flüssigkeitsgefüllt und wenig kontrastreich.

Wie lautet Ihre Arbeitsdiagnose?

Mesenterialarterienverschluss mit Darmischämie oder Darmgangrän.

Welche weiteren Untersuchungen können Ihnen helfen?

Der Verdacht einer Infarzierung des Darms bei nachgewiesenem Mesenterialarterienverschluss rechtfertigt keinen weiteren Aufschub aufgrund weiterer Untersuchungen. Die umgehende Probelaparotomie ist angezeigt.

Verlauf

Frau Gärtner wird umgehend mittels medianer Schnittführung probelaparotomiert. Hier zeigt sich schon nach Eröffnen des Peritoneums eine ausgedehnte Gangrän des Dünndarms mit trübem, stinkendem Aszites. Der Dünndarm ist vom proximalen Jejunum (ca. 15 cm aboral des Treitzschen Ligaments) bis zum Coecum infarziert und gangränös, im Colon ascendens finden sich fleckförmige gangränöse Veränderungen. Ein Puls ist über den Mesenterialgefäßen und der A. mesenterica superior nicht tastbar.

Welche operative Behandlung schlagen Sie vor?

Ziel ist die Wiederherstellung der Durchblutung des Darms, bevor es zu einer irreversiblen Infarzierung des Darms kommt. Gangränöser bzw. irreversibel infarzierter Darm wird reseziert. Der intraoperativen klinischen Beurteilung des Darms kommt hier die entscheidende Bedeutung zu (mesenteriale Pulsation, Peristaltik, Farbe der Darmwand, arterielle Blutung aus den Schnitträndern).

Die alleinige Darmresektion ist indiziert, wenn eine Gefäßrekonstruktion technisch nicht möglich oder wenig sinnvoll erscheint. Die arterielle Rekonstruktion (meist der A. mesenterica superior) ist immer indiziert, wenn für den gesamten Darm oder auch nur für einzelne Abschnitte die Möglichkeit einer Erholung vermutet wird. Die Rekonstruktion besteht entweder in der direkten oder indirekten Embolektomie. Die arterielle Rekonstruktion in Kombination mit einer partiellen Darmresektion ist indiziert, wenn Darmanteile nach der arteriellen Rekonstruktion avital bleiben oder keine Erholungstendenz zeigen.

In unserem Fall liegt eine fortgeschrittene, ausgedehnte und irreversible Darmgangrän vor. Eine Revaskularisation ist wegen fortgeschrittener Gangrän nicht sinnvoll, die Resektion des infarzierten Darms führt zu einem Kurzdarmsyndrom. Angesichts des Alters und des AZ bleibt auch die Einstellung der therapeutischen Maßnahmen eine Option, da die Länge des verbleibenden Dünndarms nicht mit dem Leben vereinbar ist.

Verlauf

Sie entscheiden sich gegen weitere Maßnahmen, um der Patientin einen längeren Leidensweg bei letztlich doch infauster Prognose zu ersparen. Frau Gärtner wird nach Probelaparotomie beatmet auf die Intensivstation übernommen. Sie bespechen mit den Angehörigen die infauste Prognose und sagen zu, dass Frau Gärtner ausreichend Schmerzmittel erhalten wird. Unter Morphingabe verstirbt Frau Gärtner in der folgenden Nacht.

Quintessenz Der akute Mesenterialinfarkt ist relativ selten, jedoch die häufigste klinische Manifestation von Durchblutungsstörungen der Viszeralorgane, meist liegen eine arterielle Embolie oder eine akute Thrombose der Ischämie zugrunde, meist ist die A. mesenterica superior (85%) betroffen. Die Mesenterialvenenthrombose ist seltener. Eine weitere Rolle spielt der nicht-okklusive Mesenterialinfarkt (Ischämie der Darmwand) mit einer Häufigkeit von fast 30%.

Die Beschwerden bei akutem Mesenterialarterienverschluss sind gerade in der entscheidenden Frühphase sehr uncharakteristisch. Der Anamnese kommt entscheidende Bedeutung zu, um frühzeitig die Verdachtsdiagnose stellen zu können. Ein Embolusstreuherd (Vorhofflimmern, Arrythmie), eine „embolische" Vorgeschichte, gleichzeitiges Auftreten von akuten Durchblutungsstörungen in anderen Gefäßregionen sowie unklare längere Bauchbeschwerden (Angina abdominalis) in der Vorgeschichte sollten bei den differentialdiagnostischen Abwägungen eines Akuten Abdomens an eine akute mesenteriale Ischämie denken lassen.

Die Diagnostik bei Verdacht auf einen Mesenterialarterienverschluss sollte rasch und gezielt erfolgen. Die konventionelle Abdomenübersichtsaufnahme im Stehen oder in Linksseitenlage sollte obligatorisch beim klinischen Bild eines Akuten Abdomens zum Ausschluss von freier Luft und einem mechanischen Ileus durchgeführt werden. Hier kann schon ein gasarmes oder gasleeres Abdomen auffallen, welches vordergründig recht unauffällig wirkt und zu abwartendem Verhalten verleiten könnte.

Die CT-Untersuchung mit intravenösem Kontrastmittel gibt Hinweise auf die Kontrastfüllung der Mesenterialgefäße und auf die Durchblutungssituation des Darms, auch entzündliche Veränderungen können so dargestellt werden. Goldstandard in der Diagnose des Mesenterialarterienverschlusses ist die selektive arterielle Angiographie, die allerdings mit einem erhöhten Zeitaufwand verbunden ist und nicht immer ohne Zeitverlust verfügbar ist.

Sonographisch können andere Ursachen eines Akuten Abdomens ausgeschlossen werden, zuweilen lässt sich duplexsonographisch auch das mesenteriale Gefäßbett ausreichend beurteilen.

Eine spezifische Labordiagnostik zur Erkennung einer akuten Mesenterialischämie besteht nicht, lediglich dem erhöhten Serum-Laktat wird eine diagnostische Bedeutung zugemessen.

Bei anamnestisch begründetem Verdacht einer akuten intestinalen Ischämie ist die umgehende Probelaparotomie die Therapie der Wahl.

Bei nicht-okklusiven Formen gelten die gleichen Kriterien für eine operative Intervention, vor allem wenn peritonitische Reizerscheinungen als Hinweis auf eine beginnende oder bereits erfolgte Infarzierung des Darms auftreten.

Die notfallmäßige OP dient der raschen Wiederherstellung der arteriellen Durchblutung des Darms, um einen irreversiblen Infarkt zu verhindern. Die Gefäßrekonstruktion besteht in einer Embolektomie der betroffenen Gefäße. Die Darmresektion ist indiziert, wenn eine Gefäßrekonstruktion technisch nicht möglich ist, wenig sinnvoll erscheint oder nicht zur Erholung des Darms führt.

Die Entscheidung zur Resektion hängt weitgehend von der Erfahrung und den subjektiven Beurteilungskriterien des Operateurs ab. Zuverlässiger als die subjektiven klinischen Parameter sind zwar objektive Messmethoden wie die Ultraschall-Blutflussmessung in der Darmwand sowie die Vitalfärbung des Darms mit Fluorescein, doch werden diese nicht überall angewendet. Bei unsicherer Erholung des Darms, anhaltend peritonitischen Zeichen und ansteigendem Laktat-Wert ist die Second-look-Laparotomie nach 24–48 Stunden angezeigt.

Postoperativ erfolgen die Antikoagulation mit intravenöser Heparinapplikation und später eventuell Vitamin-K-Antagonisten, die Gabe von Antibiotika wegen der Durchwanderungsperitonitis sowie eine bilanzierte Infusionstherapie. Nach ausgedehnter Darmresektion kann sich ein Kurzdarmsyndrom mit verminderter Resorption entwickeln, welches eine länger andauernde parenterale Ernährung erfordert.

Fall 52

In der Nothilfe befindet sich eine 38-jährige Frau, die mit dem Fahrrad gestürzt ist.

Anamnese

Die 38-jäh... ...uf dem Weg von einem Junggesellinnen-
abschied i... ...1 Fahrrad gestürzt. Nach dem Sturz spürte
sie zunäch... ...Schulter, heute Morgen schmerzt die Schulter jedoch ... ...mehr richtig heben.
An den g... ...die Patientin nicht mehr erinnern. Aber da sie
Abschürf... ...he hat, ist ein Sturz auf die rechte Hand nicht
ausgeschl...
Frau Tre... ...ge zur Zeit an keinen schwereren Erkrankungen, in
der Verg... ...its mehrfach operiert worden.
Vor 15 J... ...n Verkehrsunfall den linken Oberschenkel. Die Fraktur
wurde m... ...or 2 Jahren ist Frau Trenker 2-mal vom Pferd gestürzt. Da-
bei zog s... ...adiusfraktur am linken Unterarm zu. Beim 2. Mal wurde die
Fraktur ... ...gt. Im letzten Jahr wurde wegen eines Meniskusschadens eine
Arthros...
Regelmä... ...e nimmt die 5fache Mutter nicht ein.

Aufnahmebefund

38-jähri... ...gutem AZ und normalem EZ, die grob orientierende Untersuchung von
Herz, L... ...d Abdomen ist unauffällig.
Bei der ...suchung des Bewegungsapparats zeigt sich eine ohne Schmerzen frei bewegliche
HWS, k... ...lopfschmerz über BWS und LWS. Im Bereich der rechten Schulter findet sich ein
Hämat... im Bereich der lateralen Klavikula. Die Bewegung ist deutlich eingeschränkt, die
Patient... kann den seitlich ausgestreckten Arm nicht über Schulterhöhe anheben. Auch das
Anheben des gestreckten Arms nach vorn kann nicht in normalem Bewegungsausmaß durch-
geführt werden und muss bei etwa 90° wegen Schmerzen abgebrochen werden. Im Vergleich
mit der Gegenseite hängt die rechte Schulter etwas nach unten und die Breite der Schulter
scheint deutlich geringer. Beim Betasten des Schultergürtels lässt sich eine Stufe im Bereich
der Klavikula mit starkem DS erfassen, allerdings ist kein federnder Widerstand der lateralen
Klavikula zu tasten. Sie testen im Bereich des Arms und der Hand die DMS (Durchblutung,
Motorik und Sensibilität), hier finden sich keine Auffälligkeiten. Es finden sich kleinere Haut-
abschürfungen im Bereich der rechten Handinnenfläche.
Die kontralaterale Schulter kann ohne wesentliche Probleme bewegt werden. Das Becken und
die unteren Extremitäten sind unauffällig.

 Bei einem Trauma mit V. a. Fraktur müssen immer distal der vermeintlichen Fraktur die Durchblutung (Tasten der Pulse), die Motorik (Bewegen der einzelnen
Muskelgruppen) und die Sensibilität (Betasten oder Stechen mit stumpfem Ge-
genstand im Vergleich zur anderen Extremität) getestet werden.

Welche Verdachtsdiagnose stellen Sie?

 Schmerzen und Bewegungseinschränkung im Bereich der rechten Schulter, Verkürzung der Schulterbreite, Herabhängen der Schulter und insbesondere die tastbare Stufe mit DS im Bereich der Klavikula deuten auf eine Klavikulafraktur hin.

An welche Differentialdiagnose denken Sie außerdem noch?

 Es könnte auch eine Luxation des Akromioklavikulargelenks vorliegen.

Welche Untersuchung veranlassen Sie, um Ihre Verdachtsdiagnose zu erhärten?

 Zur Diagnosestellung werden eine Röntgenaufnahme der Schulter in 2 Ebenen und eine Aufnahme der Klavikula in 2 Ebenen (☞ Abb. 52.1) durchgeführt.

 Bei jedem Frakturverdacht ist eine Röntgenaufnahme in 2 Ebenen zu veranlassen.

Was erkennen Sie auf der Röntgenaufnahme der Klavikula?

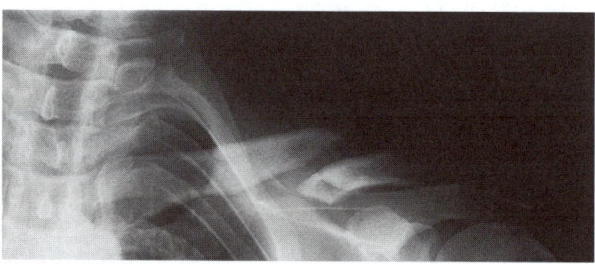

Abb. 52.1: [8].

Im Bereich des mittleren Drittels ist eine Achsabweichung und Dislokation im Sinne einer Fraktur sichtbar. Die Gelenkflächen im Akromio- bzw. Sternoklavikulargelenk sind glatt und scharf begrenzt. Die mitdargestellten Anteile der Rippen, der Skapula und des Humerus sind unauffällig.

 Ergebnis
Röntgenaufnahme Schulter rechts in 2 Ebenen: Anatomisch regelrechte Stellung der beteiligten Skelettabschnitte. Humeruskopf in regelrechter Artikulation. Die Gelenkflächen sind regelrecht, der Gelenkspalt normal weit. In den angrenzenden Skelettanteilen zeigt sich eine Fraktur der Klavikula.

Wie interpretieren Sie die Ergebnisse der Untersuchungen?

Es handelt sich um eine Fraktur der Klavikula im Bereich des mittleren Drittels. Es besteht eine erhebliche Dislokation.

Welche Arten der Klavikulafraktur kennen Sie und wie häufig kommen diese vor?

Eine Fraktur der Klavikula kann durch Sturz auf den ausgestreckten Arm, direktes Trauma (z. B. Schlag) oder eine Gurtverletzung. Man unterscheidet nach der Lokalisation der Fraktur zwischen:

- **lateralen Klavikulafrakturen** (d. h. die Fraktur liegt eher zum Akromioklavikulargelenk hin)
- **medialen Klavikulafrakturen** (d. h. die Fraktur liegt eher zum Sternoklavikulargelenk hin)
- Frakturen im mittleren Klavikuladrittel.

Am häufigsten finden sich Frakturen im mittleren Drittel (etwa 70 %), die anderen Frakturtypen kommen seltener vor (jeweils etwa 15 %).
Die laterale Klavikulafraktur wird nochmals nach Breitner und Jäger in 4 Grade eingeteilt:

- **Fraktur I°:** Die Fraktur liegt lateral des Bandapparats des Akromioklavikulargelenks.
- **Fraktur II°:** Die Fraktur liegt zwischen dem Lig. trapezoideum und dem Lig. conoideum, wobei das Lig. conoideum gerissen ist.
- **Fraktur III°:** Die Fraktur liegt medial des Bandapparats des Akromioklavikulargelenks.
- **Fraktur IV°** (fast nur bei Kindern): Der Knochenkern der Klavikula ist aus dem Periost ausgerissen, die Bänder sind intakt.

> Am häufigsten frakturiert die Klavikula im mittleren Drittel. Bei der lateralen Fraktur wird nach Breitner und Jäger in 4 Grade unterteilt.

Was sind die Therapieziele bei einer Fraktur der Klavikula?

- Vermeidung der weiteren Schädigung von Nerven oder Gefäßen
- unbeeinträchtigte Schulterfunktion
- Beseitigung von Weichteilschäden
- schnelle und schmerzfreie Wiederbelastbarkeit der Schulter
- geringe kosmetische Beeinträchtigung.

Wie kann man eine Fraktur der Klavikula therapieren und was sind die Indikationen?

Grundsätzlich kann man konservativ oder operativ vorgehen:

Indikation zur konservativen Therapie
Eine konservative Therapie sollte nur erfolgen, wenn folgende Punkte erfüllt sind:
- sicherer Ausschluss von Nerven und Gefäßschäden
- Ausschluss schwererer Weichteilschäden oder offener Frakturen
- Knickbildung unter 20°
- Verkürzung des Schulterreliefs unter 15–20 mm.

Konservative Therapie
- Die konservative Therapie bei Frakturen der mittleren Klavikula besteht in der **Ruhigstellung mit einem Rucksackverband** (drückt die Fragmente aufeinander) für 3–4 Wochen. Außerdem Gabe von Analgetika. Anschließend muss eine Röntgenkontrolle durchgeführt werden.
- Bei lateralen Frakturen erfolgt bei I° und II° eine **Ruhigstellung im Gilchrist-Verband** für 1–3 Wochen. Auch hier wieder Gabe von Analgetika und Röntgenkontrolle.
- Die mediale Fraktur ist sehr selten und kann konservativ meist mit einem Rucksackverband behandelt werden.

Die konservative Therapie besteht im Anlegen eines Rucksackverbands oder bei lateralen Frakturen eines Gilchrist-Verbands. Eine vorherige genaue Untersuchung der Gefäß- und Nervenstrukturen ist obligat.

Indikation zur operativen Therapie
Eine operative Therapie sollte bei folgenden Punkten erfolgen:
- offene Fraktur
- schwere Weichteilverletzung
- Nerven- und/oder Gefäßschäden
- erhebliche Dislokation (Knickbildung > 20–25°, Verkürzung > 15–20 mm) und/oder drohende Fragmentdurchspießung bei schwer dislozierten Frakturen
- Pseudarthosenbildung
- gelenknahe Frakturen
- zur Verbesserung der Atemmechanik bei gleichzeitiger Rippenserienfraktur.

Operative Therapie
- Plattenosteosynthese mit einer Rekonstruktionsplatte. Beide Fragmente werden nach Reposition über eine Platte miteinander verschraubt (☞ Abb. 52.2).
- Elastic-(Nancy-)Nail: Dabei wird ein elastischer Nagel vom medialen Fragment (knapp neben dem Sternoklavikulargelenk) über die Fraktur ins laterale Fragment eingebracht (☞ Abb. 52.3).

Die operative Therapie kann mittels Plattenosteosynthese oder elastischem Nagel erfolgen. Sie sollte bei offenen Frakturen oder bei ausgedehnten Weichteilverletzungen angestrebt werden.

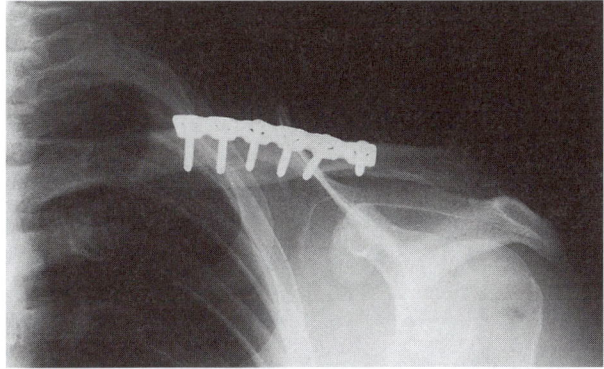

Abb. 52.2:   Versorgung mit einer Plattenosteosynthese [8].

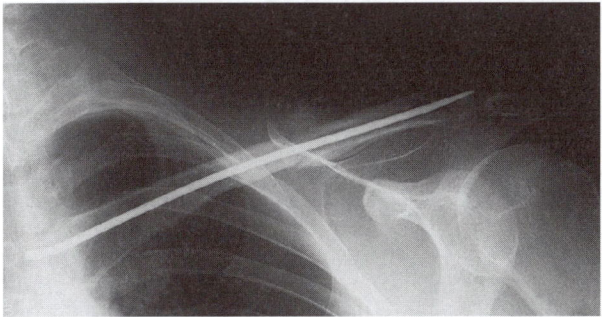

Abb. 52.3:   Versorgung mittels Elastic-Nail [8].

Welche Therapie schlagen Sie vor?

Bei Frau Trenker handelt es sich um eine mäßiggradige Fraktur des mittleren Drittels, die keiner OP bedarf. Die Indikation zur konservativen Therapie ist gegeben. Der Patientin wird ein Rucksackverband angelegt und sie erhält zusätzlich Voltaren disp.® zur Analgesie.

Welche wichtige Maßnahme ist für die weitere Behandlung zu beachten? Worauf sollten Sie die Patientin noch hinweisen?

Frau Trenker muss sich regelmäßig (alle 2 Tage) zum Nachspannen des Rucksackverbands bei einem Arzt vorstellen. Das Nachspannen des Verbands dient der Aufrechterhaltung des gleichmäßigen Zugs auf die Fragmente. Bei jedem Besuch ist dabei auf etwaige Nerven- und/oder Gefäßschäden zu achten. Außerdem ist weiterhin eine ausreichende Analgesie erforderlich.
Frau Trenker wird angewiesen, bei stärkeren Schmerzen, Sensibilitätsstörungen oder Durchblutungsstörungen sofort einen Arzt aufzusuchen.

Verlauf

Frau Trenker hat eine Woche lang noch starke Schmerzen und benötigt Analgetika. Durchblutungs- oder Sensibilitätsstörungen treten keine auf. Nach 3 Wochen geht es der Patientin deutlich besser, sie hat kaum noch Schmerzen und stellt sich zur Röntgenkontrolle vor (☞ Abb. 52.4).

Wie beurteilen Sie den Heilungsverlauf?

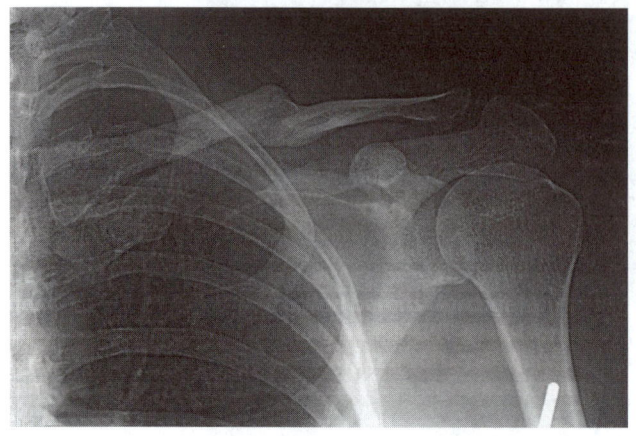

Abb. 52.4: [1].

Die Fraktur ist gut verheilt, es besteht keine Pseudarthrosenbildung.

Quintessenz Die Klavikulafraktur ist einer der häufigsten Verletzungen beim Mensch. Sie tritt sowohl bei Kindern als auch bei Erwachsenen häufig auf. Die häufigste Ursache für eine Klavikulafraktur ist ein indirektes Trauma, z.B. ein Sturz auf den ausgestreckten Arm. Am häufigsten findet sich die Fraktur dabei in Schaftmitte. Bei einem direkten Trauma (z.B. Schlag auf die Schulter) finden sich in der Regel laterale Frakturen der Klavikula.

Die Patienten klagen häufig über Schmerzen im Bereich der Schulter und Bewegungseinschränkungen, v.a. bei der Elevation des Arms. Zudem findet sich eine Schwellung der Weichteile im Bereich der Schulter, ggf. mit Hämatom. Bei einer Fraktur in Schaftmitte kann durch den Zug des M. sternocleidomastoideus am medialen Fragment ein Hochstand des Fragments auffallen.

Die Diagnose kann i.d.R. klinisch gestellt werden. Zur Bestätigung der Diagnose und zum Ausschluss weiterer Verletzungen im Bereich der Schulter wird i.d.R. noch eine Aufnahme der Klavikula in 2 Ebenen angefertigt.

Je nach Lokalisation der Fraktur und Ausmaß der Dislokation kann eine konservative oder eine operative Therapie erfolgen.

Bei einer Fraktur in Schaftmitte ohne starke Dislokation erfolgt die Ruhigstellung in einem Gilchrist-Verband für 3–4 Wochen. Im Rahmen einer lateralen Fraktur ohne starke Dislokation sollte die Klavikula für 3–4 Wochen mittels eines Desault-Verbands ruhiggestellt werden. Die operative Therapie kann entweder mit Nagelung oder Verplattung erfolgen. Dabei muss auf Verletzungen der unter der Klavikula verlaufenden A. und V. subclavia und auf die Gefahr einer Verletzung der Pleura geachtet werden.

Fall 53

Sie haben Sonntagmorgen Dienst. Um 9:30 Uhr stellt sich in der Ambulanz die 23-jährige Frau Hinterberger vor, die seit diesem Morgen um 5:00 Uhr sehr starke perianale Schmerzen hat.

Anamnese

Die Patientin ist gestern erst von einem 3-wöchigen Urlaubsaufenthalt auf den Malediven zurückgekehrt. Heute morgen beim Stuhlgang sind plötzlich perianale Schmerzen aufgetreten. Die Patientin hat Schmerzmittel genommen, die allerdings nicht geholfen haben. Frau Hinterberger ist noch nie ernsthaft krank gewesen, sie ist noch nie operiert worden und nimmt auch nicht regelmäßig Medikamente ein. Allerdings ist sie etwas besorgt, weil ihr Vater vor 2 Jahren an einem Analkarzinom verstarb.

Aufnahmebefund

Frau Hinterberger ist eine braungebrannte Patientin, KG 1,65 m, Gewicht 55 kg, in gutem AZ. Bei der Untersuchung von Herz und Lunge zeigt sich ein normaler Auskultationsbefund. Das Abdomen ist weich, ohne Abwehrspannung, ohne Resistenzen bei allzeit gut auskultierbaren Darmgeräuschen. Der Bewegungsapparat ist unauffällig, alle Gelenke sind frei beweglich, kein Klopfschmerz über der Wirbelsäule. Bei der rektalen Untersuchung zeigt sich nun bei der Inspektion ein derber, sehr druckdolenter, bläulicher Knoten am äußeren Analrand bei ca. 5:00 Uhr in SSL (Steinschnittlage). Um den ca. 5 mm im Durchmesser großen Knoten findet sich ein perifokales Ödem. Eine rektal-digitale Untersuchung ist schmerzbedingt nicht möglich.

 Bei einer Untersuchung im Intimbereich eines Patienten sollte nach Möglichkeit eine 2. Person (am besten eine Pflegekraft) mit im Raum sein. So kann die Untersuchungssituation nicht missverstanden werden.

Welche Diagnose können Sie bereits jetzt stellen?
Welche Differentialdiagnosen fallen Ihnen dazu ein?

 In Anbetracht der Klinik und des Untersuchungsbefunds handelt es sich hier um eine perianale Thrombose. Diese Art der Erkrankung entsteht häufig durch langes Sitzen oder einen forcierten Pressakt bei der Defäkation.
Weitere Differentialdiagnosen wären Hämorrhoiden und ein abszedierendes Geschehen.

Was unternehmen Sie sofort?

 Da die Patientin über massive Schmerzen klagt, sollte ein intravenöser Zugang gelegt werden und z.B. eine Ampulle Novaminsulfon als Kurzinfusion verabreicht werden.

Was veranlassen Sie als Nächstes und welche Therapie schlagen Sie vor?

Da bei einer 23-jährigen Patientin bei voller Gesundheit keine weiteren Nebenerkrankungen zu erwarten sind, kann auf Blutentnahme und EKG verzichtet werden. Da es sich um eine frische, perianale Thrombose handelt, sollte diese operativ entfernt werden. Bei perianalen Thrombosen, die älter als eine Woche sind, kann eine konservative Therapie erfolgen. Dabei werden abschwellende analgetische Salben und feuchte Umschläge angelegt. Bei starken Schmerzen sollte zusätzlich ein Schmerzmittel per os verabreicht werden. Stuhlregulierende Maßnahmen wie Gleitmittel und ausreichende Flüssigkeitszufuhr sind ebenfalls indiziert. Bei der konservativen Therapie geht man davon aus, dass sich die Vene obliteriert.

Verlauf

Für die **operative Entfernung der Perianalvenenthrombose** bitten Sie die Patientin, sich auf die Seite zu drehen wie zu einer rektalen Untersuchung und die Beine anzuziehen.
Als nächstes waschen Sie das OP-Gebiet großzügig mit einem schleimhautverträglichen Desinfektionsmittel ab. Nach dem sterilen Abdecken infiltrieren Sie mit einer Nadel ein Lokalanästhetikum im Bereich des thrombosierten Gefäßes. Nachdem Sie sichergestellt haben, dass die Lokalanästhesie richtig sitzt, nehmen Sie mit einem Skalpell eine Stichinzision am Thrombosegefäß vor. Nun entfernen Sie durch Drücken und Ausstreifen der Vene den Thrombus. Da sich dieser nicht sofort spontan entleert, räumen Sie die Reste des Thrombus mit dem scharfen Löffel aus. Nachdem Sie makroskopisch alle Thrombosereste entfernt haben legen Sie einen Braunolverband an.

Die Stichinzision im Bereich des Anus und das anschließende Ausräumen des Thrombus sind trotz Lokalanästhesie oft sehr schmerzhaft für den Patienten. Deshalb empfiehlt sich vorher die intravenöse Gabe eines Schmerzmittels.

Welche Hinweise geben Sie der Patientin?

Sie sollten darauf achten, dass die Patientin mit ausreichend Schmerzmitteln versorgt ist.
Die Patientin sollte darüber aufgeklärt werden, dass sie für einige Zeit nach dem Stuhlgang die Analregion ausduschen sollte. Des Weiteren sollte sie darüber aufgeklärt werden, dass sie bei erneuten Schmerzen und/oder Schwellung, Fieber oder lokalen Entzündungszeichen sofort einen Arzt aufsuchen sollte. Zudem sind stuhlregulierende Maßnahmen (z.B. viel Trinken oder milde Laxantien) empfehlenswert, um den Stuhl weich zu machen.

Verlauf

Sie entlassen die Patientin am gleichen Tag nach Hause und bitten Sie, am nächsten Tag den Hausarzt aufzusuchen.
Der Ihnen genannte Hausarzt ruft Sie am nächsten Tag an und teilt Ihnen mit, dass er die Patientin am heutigen Tag untersucht habe. Es sei keine Entzündung zu entdecken. Die Wunde beginne bereits zu verheilen. Er habe der Patientin zur Stuhlregulation Bifiteral® aufgeschrieben und empfohlen viel zu trinken. Frau Hinterberger sei bei dem Besuch schmerzfrei gewesen.

Quintessenz Eine Analvenenthrombose oder auch eine Perianalvenenthrombose wird häufig fälschlicherweise als äußere Hämorrhoide bezeichnet. Es ist ein relativ häufiges Krankheitsbild, das auch bei jungen Patienten anzutreffen ist. Nach der Stichinzision sind die Patienten meistens schmerzfrei. Dieses Krankheitsbild kann durch längeres Sitzen (Fernreisen mit dem Flugzeug, lange Autofahrten, vorwiegende sitzende Tätigkeit im Arbeitsleben) und beim forcierten Pressakt während des Stuhlgangs hervorgerufen werden.

Nach der OP sollte dem Patienten empfohlen werden, bei Verdacht auf einen Abszess oder ein abszedierendes Geschehen sofort einen Hausarzt aufzusuchen. Als wesentliche Komplikation können Analmarisken entstehen, d. h. Hautfalten, die Grundlage perianaler Dermatitiden werden können.

Fall 54

Anamnese

Herr König, 55 Jahre alt, stellt sich mittags in der Notfallambulanz vor. Vor 4 Tagen war er wegen einer rechtsseitigen Leistenhernie ambulant operiert worden und hatte zu Hause anfangs wegen starker Schmerzen in der Leiste fast nur gelegen und gesessen.

Er gibt an, dass am Vorabend nun sein rechtes Bein angeschwollen sei und zu schmerzen begann. Da er heute morgen immer noch Schmerzen verspürt habe und er kaum seinen rechten Schuh habe anziehen können, sei er in die Ambulanz gekommen.

Aufnahmebefund

55-jähriger Mann in gutem AZ und kräftigem EZ. Abdomen weich, Leisten-, Kniekehlen- und Fußpulse beidseits tastbar. Der rechte Unterschenkel wirkt im Seitenvergleich geschwollen, die Haut ist glänzend. Den Umfang können Sie, sollte ein Maßband zur Hand sein, genau bestimmen. Die Venenzeichnung am rechten Unterschenkel scheint vermehrt, die rechte Wade scheint druckschmerzhaft.

Welche Verdachtsdiagnose stellen Sie?

 Anamnese und Befund sprechen für eine Thrombose der tiefen Beinvenen, eine Phlebothrombose.

Was sind die Virchowschen Trias?

 Virchow nannte 3 Faktoren, die er als ursächlich für das Entstehen einer Thrombose ansah:
- Stase des Blutflusses (Verlangsamung des Blutflusses)
- Schäden der Veneninnenwand (Intimaschäden)
- Veränderung der Blutviskosität.

 Risikofaktoren für das Entstehen einer Thrombose sind:
Immobilisationen, auch Operationen, Nikotin, Ovulationshemmer, Schwangerschaft, Adipositas, Polyglobulie, Exsikkose, Gerinnungsstörungen, Paraneoplasie.

Welche typischen Untersuchungszeichen gibt es für eine Phlebothrombose?

Um den klinischen Verdacht einer tiefen Beinvenenthrombose zu erhärten, gibt es einige klinische Untersuchungen und Zeichen:

- **Lowenberg-Zeichen** (gilt von allen Zeichen als das zuverlässigste): Anlegen einer RR-Manschette um den Oberschenkel, bei Aufpumpen Schmerzen in der Wade. Es wird der Druck abgelesen, bei dem der Patient Schmerzen angibt. Eine Druckdifferenz im Seitenvergleich beider Beine von mehr als 20 mmHg spricht für eine Thrombose.
- **Homann-Zeichen:** Bei Dorsalflexion des Fußes im Sprunggelenk wird Wadenschmerz ausgelöst.
- **Payr-Zeichen:** Schmerz bei Druck auf die Fußsohle.
- **Meyer-Punkte:** Schmerzangabe bei Druck auf die Tibiakante.

Welche weiteren Untersuchungen können die Diagnose sichern?

Neben dem klinischen Score nach Wells (☞ Tab. 21, Seite 393), der helfen soll, das Risiko einer Thrombose abzuschätzen, gilt die Bestimmung der D-Dimere als Screeninguntersuchung. Bei geringer Wahrscheinlichkeit einer Thrombose (im Wells-Score) sowie negativer D-Dimer-Bestimmung erübrigt sich fast immer eine weitere apparative Diagnostik.

Am wenigsten invasiv ist die **Sonographie** der Venen. Unter Kompression der Vene mit dem Schallkopf kollabiert die mit Blut gefüllte Vene, die thrombotisch veränderte Vene lässt sich nicht mehr komprimieren. Mittels **Farbduplex-Sonographie** kann man den Blutfluss direkt nachweisen und von Thromben im Gefäßlumen abgrenzen. Die sonographischen Untersuchungen sind vor allem für die Venen in der Leiste, am Oberschenkel und in der Kniekehle geeignet, am Unterschenkel und im Becken ist die Aussagekraft etwas eingeschränkt und hängt sehr von der Erfahrung des Untersuchers ab.

Die **aszendierende Phlebographie** gilt unter den Untersuchungsverfahren als Goldstandard. Über eine Fußvene wird dabei Kontrastmittel injiziert und Staubinden werden angelegt, um einen Abfluss des Kontrastmittels über die oberflächlichen Venen zu verhindern. Die Thrombose stellt sich als Kontrastmittelabbruch oder Kontrastmittelaussparung dar. Im Unterschenkel stellen sich 3 tiefe Venenpaare dar, ab der Kniekehle die V. poplitea, die in die V. femoralis übergeht.

Bei Thrombosen im Beckenbereich ist die **Angio-CT** mit Kontrastmittel am aussagekräftigsten.

Verlauf

Sie untersuchen Herrn König nochmals und stellen ein positives **Lowenberg-Zeichen** fest, schon bei einem Druck von 50 mmHg gibt er Schmerzen in der rechten Wade an.

Sonographisch scheint die V. femoralis einen unauffälligen Blutfluss aufzuweisen, sie ist auch komprimierbar. Die Unterschenkelvenen lassen sich nicht zuverlässig darstellen.

Sie veranlassen eine Phlebographie (☞ Abb. 54.1).

Was erkennen Sie auf dem Phlebographie-Bild?

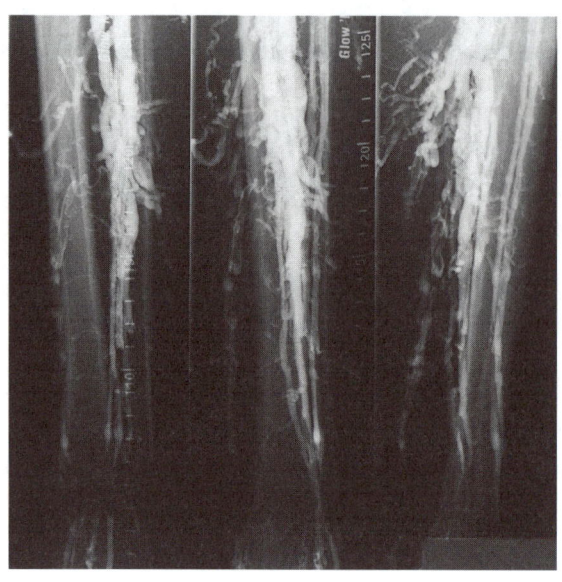

Abb. 54.1

Sie erkennen Kontrastmittelaussparungen in den tiefen Unterschenkelvenen als Hinweis auf Thrombusbildung. Es handelt sich um eine Thrombose.

Welche Behandlung schlagen Sie vor?

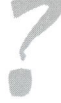

Herr König wird darüber informiert, dass seine Beschwerden auf eine Thrombose der Unterschenkelvenen zurückzuführen sind. Eine Indikation zur Immobilisation und stationären Aufnahme besteht nicht. Die Immobilisation im Rahmen der Behandlung ist zwar noch weit verbreitet, jedoch gibt es keinen signifikanten Nachweis, dass dadurch die Prognose verbessert oder die Morbidität verringert würde. Sie verordnen ein niedermolekulares Heparin sowie eine Kompressionsbehandlung des rechten Beines (zunächst mit gewickelten Kompressionsverbänden), außerdem bekommt Herr König Kompressionsstrümpfe der Klasse 2 angepasst. Weiters wird mit ihm eine orale Antikoagulation mit einem Vitamin-K Antagonisten (z.B. Marcumar®, Coumadin®, Warfarin®) besprochen, welche über 3 Monate durchgeführt werden sollte.

Therapie bei Unterschenkelvenenthrombose: Gabe von niedermolekularem Heparin, evtl. gewichtsadaptiert, evtl. Umstellen auf orale Antikoagulation (Marcumar®, Coumadin® nach INR), Kompression des betroffenen Beins mit Kompressionsstrümpfen der Klasse 2. Der anzustrebende therapeutische INR-Wert liegt zwischen 2,0 und 3,0.

Warum sollte eine Thrombose behandelt werden?

Die wichtigsten Indikationen zur Behandlung einer tiefen Beinvenenthrombose sind die Vermeidung eines postthrombotischen Syndroms (z.B. mit Ausbildung eines Ulcus cruris) und die Prophylaxe einer Lungenembolie. Aus diesem Grund ist bei jeder Thrombose auch kritisch und sorgfältig die Indikation zur Entfernung der Thromben zu prüfen.

Potentiell lebensbedrohliche Komplikation der tiefen Beinvenenthrombose ist die Lungenembolie; häufigste Spätkomplikation ist das postthrombotische Syndrom.

Welche konservativen Behandlungsmöglichkeiten gibt es?

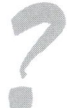

Ziel der konservativen Behandlung ist es, die weitere Anlagerung von Thromben zu verhindern und die körpereigene Fibrinolyse und Thrombolyse zu unterstützen, um die Venen im besten Fall wieder zu rekanalisieren. In Anlehnung an die Virchowschen Trias gilt es, den Blutfluss zu beschleunigen, die Viskosität herabzusetzen und Schäden der Venenintima zu vermeiden.

Die konservative Behandlung besteht in einer Antikoagulation, die wegen der schnelleren Wirksamkeit und der kurzfristig besseren Steuerbarkeit mit niedermolekularem oder auch noch unfraktioniertem Heparin eingeleitet und dann überlappend mit einem oralen Antikoagulans (Vitamin-K Antagonist wie z.B. Marcumar®, Coumadin®) fortgesetzt wird. Die empfohlene Dauer der Antikoagulation beträgt 6 Wochen bei der isolierten Unterschenkelvenenthrombose, 3–6 Monate bei der Oberschenkel- und Beckenvenenthrombose, mindestens 6 Monate nach stattgehabter Lungenembolie, 12 Monate bei Rezidivthrombose sowie auf Dauer bei persistierendem Thromboserisiko (aktives Malignom, schwere klinische Thrombophilie, besondere molekulare Thrombophilie). Unterstützend und nicht minder wichtig ist ebenfalls die Kompressionsbehandlung mit Verbänden oder Kompressionsstrümpfen. Bei anhaltender Ödemneigung empfiehlt sich die dauerhafte Kompressionsbehandlung auch nach Beendigung der Antikoagulation, um einem postthrombotischen Syndrom vorzubeugen.

Gibt es Indikationen zur Operation bei der Thrombose?

Bei jeder Thrombose kann auch eine Entfernung der Thromben erwogen werden. Die ist sowohl operativ, als auch mittels Lysetherapie möglich (z.B. mit rTPA [recombinant tissue plasminogen activator], Urokinase, Streptokinase). Ziel ist die Vermeidung von postthrombotischem Syndrom und Lungenembolie.

Als differentialtherapeutischer Grenzpunkt wird meist die Einmündung der V. saphena magna in die V. femoralis angesehen. Unterhalb dieser Ebene ist eine Lyse anzustreben (Oberschenkelthrombosen), oberhalb dieser Ebene besteht eher die Indikation zur operativen Thrombektomie.

OP-Indikationen sind deszendierende Mehretagenthrombosen, embolisierende, iliofemorale Thrombosen, flottierende Thromben im Bereich der V. femoralis und der V. poplitea, isolierte Beckenvenenthrombosen innerhalb von 10 Tagen, die Phlegmasia coerulea dolens, septische Venenthrombosen und Thromben nach erfolglos gebliebener Lyse.

Die Thromben werden meist nach Venenfreilegung und Venotomie mittels Fogarty-Katheters entfernt. Wichtig ist die Kontrolle der Vene entweder digital oder mittels Okklusionskatheters, um eine intraoperative Lungenembolie zu verhindern. Postoperativ erfolgt eine Fortsetzung der Antikoagulation für 6–12 Monate (s. u.).

Bei rezidivierenden Lungenembolien ist die Indikation zur Implantation eines Schirms in die V. cava inferior gegeben. Dieser soll die Embolie abfangen, wenn sich die Emboliequelle nicht beseitigen lässt. Auch die Ligatur der V. femoralis kann als ultima ratio die Embolisation verhindern.

Gibt es eine Prophylaxe der tiefen Beinvenenthrombose?

Um insbesondere bei Operationen dem erhöhten Thromboserisiko zu begegnen, sollte jeder Patient/jede Patientin eine Thromboseprophylaxe mit einem niedermolekularen Heparin vom Tag der OP bis zu einer Woche danach erhalten. Mindestens ebenso wichtig ist auch die frühzeitige Mobilisation oder Physiotherapie mit aktiven Übungen der Beinmuskulatur.

Mögliche Komplikation der Heparintherapie ist die HIT (heparininduzierte Thrombozytopenie), welche ein Absetzen der Heparintherapie erfordert.

Die beste Propylaxe ist allerdings Bewegung zum Aktivieren der Muskelpumpe der Beine.

Verlauf

Herr König verabreicht sich selbst zunächst einmal täglich niedermolekulares Heparin s.c. Sein Hausarzt bestimmt die Gerinnungsparameter und verordnet ihm Marcumar® nach Quickwert, den er zwischen 25 und 30% einstellt. Herr König trägt anfangs noch häufiger die verordneten Kompressionsstrümpfe. Als die Beschwerden nachlassen, trägt er sie nur noch unregelmäßig und nach 8 Wochen gar nicht mehr. Nach 10 Wochen setzt er nach Rücksprache mit seinem Hausarzt das Marcumar® wieder ab. Bei längerem Stehen hat er zwar manchmal ein Druckgefühl in der rechten Wade, doch bessern sich die Beschwerden bei Hochlagerung des Beins rasch wieder.

Quintessenz Ursachen und Risikofaktoren für das Entstehen einer Thrombose sind neben der Immobilisation (Stase des Blutflusses) auch Nikotin, Ovulationshemmer, Adipositas, Schwangerschaft u. a. Bei rezidivierenden Phlebothrombosen gilt es auch, Gerinnungsstörungen abzuklären und eine entsprechende Diagnostik zu veranlassen. Die Venenthrombose tritt bevorzugt an den tiefen Venen der Beine auf, da gerade in diesem Bereich beim Stehen der Blutfluss entgegen der Schwerkraft verlangsamt ist. Um bei Operationen das Risiko zu verringern, ist es heute üblich, zu Operationen und bis zu 8 Tage danach niedermolekulares Heparin zu verordnen.

Die Symptomatik umfasst die Umfangsvermehrung des betroffenen Beins, glänzende Haut, vermehrte Venenfüllung der oberflächlichen Venen, livide Verfärbung der Haut und Schmerzen. Die schwerste Form der tiefen Beinvenenthrombose, die Phlegmasia coerulea dolens, stellt eine akute Bedro-

hung des Beins bedingt durch die weitgehende Verlegung des venösen Ge-
fäßbetts mit nachfolgender Behinderung des arteriellen Einstromes dar und
bedarf rascher therapeutischer Intervention.

Mehrere klinische Zeichen wie Waden-DS, Fußsohlen-DS oder Wadenschmerz bei Dorsalextension des Fußes lassen an den Verdacht einer Beinvenenthrombose denken.

Zum Ausschluss einer Thrombose gibt es klinische Scores (z.B. Wells-Score,
☞ Tab. 21, Seite 393), auch eine negative D-Dimer-Bestimmung lässt eine
Thrombose unwahrscheinlich erscheinen. Zur Sicherung der Diagnose sind
die Verfahren der Wahl die Sonographie unter Kompression der Venen mit
dem Schallkopf, die Farbduplex-Sonographie zur Darstellung der Venen und
des Blutflusses und die aszendierende Phlebographie (Goldstandard). Im
Beckenbereich spielt die CT eine Rolle in der Diagnostik.

Ziel der Behandlung ist die Vermeidung von postthrombotischem Syndrom
und Lungenembolie. Bei Unterschenkelvenenthrombosen wird konservativ
mittels Antikoagulation und Kompression behandelt, bei Oberschenkel-
und Beckenvenenthrombosen ist die Entfernung der Thromben mittels Lyse
oder operativer Thrombektomie zu erwägen.

Fall 55

Anamnese

Der 35-jährige Herr Wieser stellt sich gegen 22:00 Uhr in der Ambulanz vor. Am Vormittag war er beim Skifahren in Österreich gestürzt und wurde von der Bergrettung in ein nahe gelegenes Krankenhaus gebracht. Dort wurde eine mediale Unterschenkelfraktur des rechten Beins diagnostiziert. Herrn Wieser wurde eine operative Versorgung empfohlen, die der Patient ablehnte, da er sich heimatnah behandeln lassen möchte. Nachdem ihm ein Gips angelegt worden war, ließ er sich von seiner Frau nach Hause fahren. Bereits auf der Fahrt bekam der Patient starke Schmerzen im Unterschenkelbereich.

Herr Wieser ist von Beruf Fitnesstrainer. Vorerkrankungen sind keine bekannt. Zweimal wurde er wegen einer Oberarmfraktur links operiert. Nach eigenen Angaben nimmt er keine Medikamente und raucht nicht.

Herr Wieser hat sämtliche Befunde aus Österreich in Kopie mitgebracht. Auf den Röntgenbildern zeigen sich eine nicht dislozierte Spiralfraktur der Tibia und eine Fraktur der Fibula, jeweils im medialen Drittel des rechten Unterschenkels. Im Bericht des österreichischen Kollegen lesen Sie, dass DMS (Durchblutung, Motorik, Sensibilität) distal der Fraktur unauffällig waren.

Aufnahmebefund

Bei der körperlichen Untersuchung zeigt sich nach Entfernung der Unterschenkelgipsschiene ein stark geschwollener Unterschenkel. Bei Berührung gibt der Patient starken DS an. Distal der Fraktur normale Beweglichkeit der Zehen, unauffällige Durchblutung und keine neurologischen Auffälligkeiten.

Verlauf

Sie besprechen mit dem Patienten die operative Versorgung. Der Patient wird von einem Anästhesisten prämediziert und für den nächsten Tag freigegeben. Herr Wieser wird stationär auf eine der unfallchirurgischen Stationen aufgenommen. Bei Schmerzen ordnen Sie die Gabe von einer Ampulle Dipidolor® i.v. an.

Um 2:30 Uhr klagt Herr Wieser über stärkste Schmerzen im Bereich des Unterschenkels, die verabreichten Schmerzmittel brachten keine Linderung.

Herr Wieser wird erneut untersucht. Dabei ergibt sich folgender Befund: Der rechte Unterschenkel ist stark geschwollen und fühlt sich prall und verhärtet an. Die Schmerzen des Patienten sind, dessen Angabe zufolge, ungemein stark.

Bei der erneuten Untersuchung der DMS distal der Fraktur zeigt sich, dass der Patient den Fuß nicht richtig heben und die Zehen nicht richtig bewegen kann. Die Sensibilität ist allgemein gestört, besonders im Zwischenraum zwischen 1. und 2. Zehe spürt der Patient gar nichts mehr. Die arterielle Durchblutung ist indes unbeeinträchtigt, die A. tibialis posterior und die A. dorsalis pedis sind gut zu tasten.

Welche Diagnose vermuten Sie?

Vermutlich liegt ein Kompartmentsyndrom des Unterschenkels rechts bei Z.n. Unterschenkelfraktur vor.

Wie entsteht ein Kompartmentsyndrom?

Das Kompartmentsyndrom entsteht durch eine allmähliche oder plötzliche Erhöhung des Drucks in Muskellogen. Diese Logen sind in der Regel unnachgiebig, wodurch der Druck sich auf die in der Muskelloge befindlichen anatomischen Strukturen auswirkt.

Ursachen für die Erhöhung des Drucks in der Muskelloge sind:

- Trauma: z. B. durch Hämatombildung, Frakturenden oder Schwellungen
- vaskulär/postischämisch: z. B. nach Embolektomie
- iatrogen: z. B. durch zu enge Gipsschienen.

Eine Erhöhung des Logendrucks über 10 mmHg stört die Perfusion der anatomischen Strukturen und führt zu Muskelschäden, Nervenschäden und letztlich Nekrosen. Die Durchblutung der großen Arterien bleibt in der Regel unbeeinflusst, da der Logendruck unter dem systemischen RR liegt.

Der häufigste Manifestationsort für ein Kompartmentsyndrom ist der Unterschenkel, gefolgt vom Kompartmentsyndrom des Unterarms und der Hand.

Anatomie der Muskellogen des Unterschenkels

Im Bereich des Unterschenkels finden sich 4 Logen:

- **Tibialis anterior-Loge:** Beinhaltet M. tibialis anterior, A. und V. tibialis anterior, N. peronaeus profundus.
- **Tibialis posterior-Loge:** Beinhaltet den M. tibialis posterior, A. und V. tibialis posterior, N. tibialis.
- **Oberflächlich dorsale-Loge:** Beinhaltet die Mm. gastrocnemicus et soleus.
- **Laterale Loge**: Beinhaltet die Mm. peronaenei und den N. peronaeus superficialis.

Welche Stadien des Kompartmentsyndroms am Unterschenkel gibt es?

Die Stadieneinteilung finden Sie in Tabelle 22 auf Seite 394.

Wie gehen Sie weiter vor?

Wegen des dringenden klinischen Verdachts auf ein Kompartmentsyndrom im Bereich des rechten Unterschenkels sollte der Druck innerhalb der Muskellogen gemessen werden.

Verlauf

Die **subfasziale Druckmessung** wird mit einer speziellen Drucksonde durchgeführt. Diese Sonde wird durch die Haut in die jeweilige Loge eingestochen. Bereits bei der Messung des Drucks in der Tibialis-anterior-Loge zeigt sich ein Druck von 32 mmHg. Die weitere Druckmessung der anderen 3 Logen wird nicht mehr durchgeführt.

Bei einem Druck in den Muskellogen des Unterschenkels von über 10 mmHg besteht der hochgradige Verdacht auf ein Kompartmentsyndrom. Bei ansteigendem Druck (über 12 mmHg) muss sofort operiert werden!

Welche Therapie schlagen Sie vor?

Bei einem Druck von über 30 mmHg ist die Indikation zur sofortigen operativen Entlastung gegeben, um so eine weitere Schädigung von Nerven und Muskulatur zu vermeiden.

Es sollte eine **bilaterale Fasziotomie** durchgeführt werden. Dazu wird der Unterschenkel von den Zehen bis zur Mitte des Oberschenkels abgewaschen und abgedeckt. Anschließend wird im Bereich des mittleren Drittel des Unterschenkels lateral an der Fibula eine sog. anterolaterale Inzision vorgenommen, dabei werden sowohl die Tibialis-anterior-Loge als auch die laterale Loge entlastet. Anschließend wird mediodorsal der Tibia die postero-mediale Inzision durchgeführt. Dabei werden neben der Tibialis-posterior-Loge auch die oberflächliche dorsale Loge entlastet.

Verlauf

Intraoperativ zeigt sich eine livide verfärbte blasse Muskulatur ohne größere Nekroseareale. Die Schnitte werden über die gesamte Länge der Logen gelegt und nicht primär verschlossen. Ferner wird in gleicher Sitzung ein Nagel zur Stabilisierung der Tibiafraktur eingebracht.

Worauf sollten Sie im weiteren Verlauf achten?

Im weiteren Verlauf sollte streng auf postoperative Wundinfektionen geachtet werden, ggf. muss eine prophylaktische Antibiotikatherapie erfolgen. Außerdem müssen Neurologie und Durchblutung des Fußes und des distalen Unterschenkels engmaschig geprüft werden.

Weiterer Verlauf

Herr Wieser erholt sich gut von seinem Eingriff. Bereits nach einigen Stunden kann er den Fuß wieder heben. Am nächsten Tag kehrt neben der Beweglichkeit der Zehen auch langsam die Sensibilität am Fuß wieder zurück. Im Bereich zwischen großer Zehe und 2. Zehe gibt er aber immer noch ein Taubheitsgefühl an. Die Schmerzen lassen langsam nach. Größere Nekroseareale treten nicht auf.

Nach 5 Tagen können die Inzisonsschnitte nach einer komplikationslosen Osteosynthese der Tibiafraktur mittels Marknagelung in gleicher Sitzung sekundär vernäht werden und Herr Wieser kann mit der Krankengymnastik beginnen. Herr Wieser kann nach 14 Tagen mit reizlosen Wundverhältnissen aus der stationären Behandlung entlassen werden.

Quintessenz	Bedingt durch eine Druckerhöhung in den Muskellogen kommt es zu einer Minderperfusion der Muskulatur und zu Druckschäden der Nerven, die sich in den Logen befinden. Übersteigt der Druck eine bestimmte Höhe (ca. 10 mmHg), treten neben starken Schmerzen auch Sensibilitäts- und Motorikschäden auf. Diesen Symptomenkomplex nennt man Kompartmentsyndrom.
	Verursacht wird dieses entweder posttraumatisch (infolge Frakturen oder Hämatomen), postischämisch (z.B. bei Z.n. Embolektomien) oder iatrogen (z.B. durch zu enge Gipsschienen).

Die Patienten geben starke, dumpfe Schmerzen in der betroffenen Region an. Diese Schmerzen sind nicht adäquat durch Schmerzmittel zu behandeln. Zudem findet sich bei der körperlichen Untersuchung neben Ausfällen von Motorik und Sensibilität eine livide Rötung und straffe, prall-elastische Muskulatur. Meist sind die peripheren arteriellen Pulse noch tastbar. (Der systemische RR ist dann noch höher als der Logendruck. Die Mikroperfusion ist jedoch trotzdem schwer gestört.)

Die Diagnose wird neben der Anamnese klinisch gestellt. In manchen Krankenhäusern besteht die Möglichkeit, den Druck innerhalb der Loge mit einer Sonde zu messen. Liegt der Druck innerhalb der Loge über 10 mmHg, sollte eine OP erwogen werden.

Die Therapie besteht in der Eröffnung der betroffenen Loge und damit einer Entlastung und Wiederherstellung der Mikrozirkulation. Die oftmals großen Schnitte werden nicht primär, sondern erst sekundär vernäht oder gedeckt (z.B. mittels mesh-graft).

Fall 56

Anamnese

Der 44-jährige Herr Müller war heute Nachmittag wegen Schmerzen im Oberbauch aus dem Schlaf erwacht. Die Schmerzen wurden so heftig, dass seine Mutter den Rettungsdienst anrief und die Sanitäter ihn ins Krankenhaus brachten. Bei Herrn Müller ist eine Schizophrenie bekannt, er ist berentet. Angaben seiner Mutter zufolge habe er häufiger Magenbeschwerden. Sein Hausarzt hat ihm Medikamente verordnet und auch eine Magenspiegelung empfohlen, doch Herr Müller stimmte dieser Untersuchung nicht zu. Auf Nachfragen erfahren Sie, dass Herr Müller nicht erbrochen habe. Er sei sonst immer gesund gewesen, rauche ca. 2 Schachteln Zigaretten pro Tag und trinke viel Kaffee.

Aufnahmebefund

44 Jahre alter Mann in reduziertem AZ. Graues Hautkolorit, kein Ikterus. Er liegt mit angezogenen Beinen im Bett und lässt sich nur mühsam untersuchen. Das Abdomen scheint diffus druckschmerzhaft und abwehrgespannt, Darmgeräusche können Sie nicht hören. Die Nierenlager scheinen ohne Schmerzhaftigkeit und die Bruchpforten geschlossen zu sein, die rektale Untersuchung ist bis auf eine stuhlgefüllte Rektumampulle unauffällig.

Wie gehen Sie vor?

 Herr Müller ist offensichtlich sehr schmerzgeplagt. Sie legen eine Venenverweilkanüle für intravenöse Infusion und Analgesie, gleichzeitig nehmen Sie Blut ab.

Welche Untersuchungen veranlassen Sie?

 Da Sie noch keine Diagnose haben, versuchen Sie, sich einen Überblick zu verschaffen. Sie bestimmen Entzündungsparameter, BB, Elektrolyte, Nierenretentionswerte, Pankreas- und Leberenzyme, Gerinnungswerte (falls eine OP erforderlich sein sollte) sowie TSH (falls radiologische Untersuchungen mit Gabe von Kontrastmittel erforderlich sein sollten) und Blutgruppe.

 Bei bestehender Hyperthyreose besteht nach Kontrastmittelgabe (jodhaltig) die Gefahr der tyreotoxischen Krise.

 Ergebnis
Laborchemische Untersuchungen: Leukozyten 17 900/µl; CRP 7,2 mg/l; Pankreas-Amylase 76 U/l. Alle anderen Werte im Normbereich.

Welche Diagnose erwägen Sie?

Der Befund eines abwehrgespannten Abdomens bei der Anamnese eines chronischen Magenleidens könnte für ein Ulkusleiden sprechen, möglicherweise mit Perforation oder Penetration. Die minimal erhöhte Amylase könnte auch auf eine Pankreatitis hinweisen, allerdings spricht die ausgeprägte Abwehrspannung eher dagegen.

Welche Untersuchung könnte Ihnen weiterhelfen?

Beim Verdacht auf eine Perforation empfiehlt sich als erste Übersichtsaufnahme die konventionelle **Röntgenaufnahme** des Abdomens in Linksseitenlage (☞ Abb. 56.1), da sich in dieser Lage freie Luft als Hinweis auf eine Perforation am ehesten nachweisen lässt. Nachzudenken wäre über das Legen einer **Magensonde** mit Insufflation von Luft. Bei einem perforierten Ulkus im Bereich des Magens löst dies Schmerzen durch den Austritt weiterer Luft in die freie Bauchhöhle aus, die Diagnose einer Perforation wäre eventuell radiologisch klarer. Auch auf einer Thoraxaufnahme im Stehen lässt sich die ausgetretene Luft an der subphrenischen Luftsichel sehen.

Sonographisch lässt sich ebenfalls freie Luft nachweisen, jedoch erfordert dies eine erhebliche Erfahrung des Untersuchers. In der Abdomen-CT gelingt der Nachweis freier Luft, gleichzeitig ist die Aussagekraft bezüglich weiterer abdomineller Erkrankungen besser, jedoch ist die Untersuchung zeitaufwändiger (☞ Fall 47).

Wie interpretieren Sie das Röntgenbild?

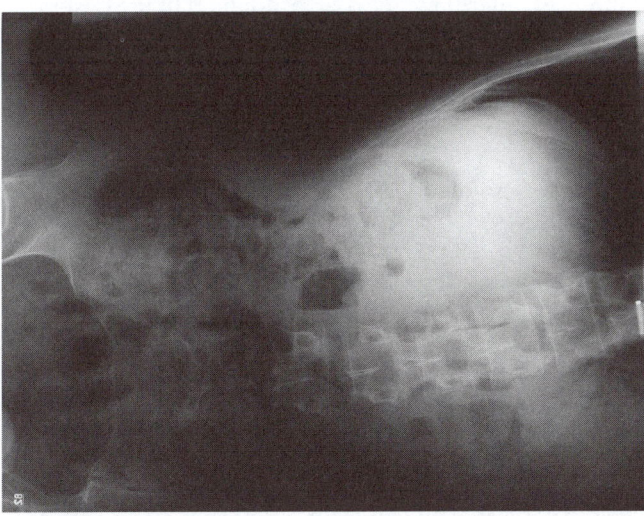

Abb. 56.1: Röntgen-Abdomen in Linksseitenlage.

Sie erkennen stuhlgefüllten Darm und oberhalb der Leber eine dunkle, sichelförmige Struktur, die freier Luft (erhöhte Transparenz) entspricht. Dies ist ein Hinweis auf Perforation eines Hohlorgans, wobei anamnestisch am ehesten der Magen oder das Duodenum betroffen sein könnten. Auch eine Kolonperforation kann zu freier Luft führen.

Bei unklaren Bauchbeschwerden und vermuteter Perforation eines Hohlorgans reicht meist eine einfache Abdomenübersicht in Linksseitenlage zum Nachweis freier Luft.

Was wissen Sie über dieses vermutete Krankheitsbild?

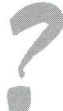
Ein Ulkus ist eine peptische Läsion der Magen- oder Duodenalwand. Die Perforation eines Ulkus stellt eine Wandnekrose mit Eröffnung des Magens/Duodenums dar, welche zum Austritt von Luft, Salzsäure bzw. Verdauungsenzymen in die freie Bauchhöhle führen kann. Neben der freien Perforation gibt es auch eine abgedeckte Perforation (z. B. vom großen Netz, Pankreas, Darmschlingen), die nicht zu einer diffusen Peritonitis, sondern zu einer lokalisierten Peritonitis führt. Die akute Bedrohung des Krankheitsbildes wird durch die Peritonitis und nachfolgende Sepsis bedingt.

Wie gehen Sie vor und was empfehlen Sie?

Es handelt sich um den dringenden Verdacht der Perforation eines Hohlorgans, entsprechend empfehlen Sie die umgehende OP. Von Ihrem Temperament und Ihrer Erfahrung hängt es ab, ob Sie ein **laparoskopisches Vorgehen** oder eine **primäre Laparotomie** vorschlagen. Während früher die umgehende Notlaparotomie bei freier Luft indiziert war, besteht heute an vielen Kliniken ein differenzierteres Vorgehen. Eine recht frische Perforation des Magens oder des Duodenums kann laparoskopisch diagnostiziert, dargestellt und auch exzidiert und verschlossen werden. Das klassische Verfahren ist allerdings die Laparotomie, Ulkusexzision und Übernähung zum Verschluss des Magens/Duodenums.
Postoperativ empfiehlt sich die Gabe eines Protonenpumpenblockers zur Ulkusprophylaxe.

Der Nachweis freier Luft (ohne kurzfristig vorausgegangene Laparotomie oder Laparoskopie) ist eine dringliche OP-Indikation.

Verlauf

Bei der umgehend durchgeführten Laparotomie findet sich eine trübe Oberbauchperitonitis sowie ein perforiertes Ulcus ventriculi präpylorisch an der Vorderwand des Magens. Es erfolgt die Ulkusexzision und Übernähung sowie die Lavage der Bauchhöhle. Der postoperative Verlauf ist unauffällig, ab dem 1. postoperativen Tag erfolgt der Nahrungsaufbau. Herr Müller erhält Omeprazol® als Ulkusprophylaxe. Nach 5 Tagen wird Herr Müller in die häusliche Betreuung entlassen mit der Auflage, die Hautfäden vom Hausarzt nach 8 Tagen entfernen zu lassen.

Quintessenz Die Ulkusperforation ist eine Wandnekrose des Magens oder Duodenums bei Ulkusleiden, welche zur Eröffnung des Hohlorgans und zum Austritt peptischer Substanzen in die Bauchhöhle führt. Die Ausbildung einer Peritonitis stellt die wichtigste und schwerwiegendste Komplikation dar. Die Perforation kann von anderen Organen abgedeckt sein, auch eine Penetration des Ulkus in benachbarte Organe (z.B. Pankreas) ist möglich.

Anamnese und klinischer Befund sowie der radiologische Nachweis freier Luft (Thoraxübersicht im Stehen, Abdomenübersicht in Linksseitenlage) reichen für eine Indikation zur OP aus. Bei fraglichem Befund ist in seltenen Fällen notfallmäßig eine Gastroskopie indiziert.

Die Therapie ist operativ und besteht in der umgehenden Exzision und Übernähung des Ulkus. Dieser Eingriff kann entweder über eine konventionelle Laparotomie oder laparoskopisch durchgeführt werden. Postoperativ wird zur Rezidivprophylaxe für 4 Wochen ein Protonenpumpenhemmer verordnet.

Die Behandlung des unkomplizierten Ulkusleidens ist heute fast ausschließlich internistisch. Die früher durchgeführten sog. definitiven OP-Verfahren wie trunkuläre und selektive Vagotomie sowie die Teilresektion des Magens in der Ulkusbehandlung sind nur noch von historischem Interesse.

Fall 57

Sie werden von der herzchirurgischen Abteilung gebeten, einen Patient auf der Kardiologie anzusehen.

Anamnese

Herr Rotacker, ein 52-jähriger Geschäftsmann, ist seit längerer Zeit in internistischer Behandlung. Er wurde heute, vom Kreiskrankenhaus, wegen eines erneuten Herzinfarkts in die nahegelegene Universitätsklinik gebracht, um dort weiterversorgt zu werden.
Bei Herrn Rotacker ist eine ischämische Kardiomyopathie bekannt, es wurden bereits 3 Bypässe angelegt, die jedoch z. T. wieder stenosiert sind. Als weitere Vorerkrankungen sind bei Herrn Rotacker eine Hypercholesterinämie, chronischer Nikotinabusus und arterielle Hypertonie bekannt. Seine Frau berichtet, beide Elternteile und die Großeltern mütterlicherseits seien an den Folgen von Herzerkrankungen gestorben und der ältere Bruder von Herrn Rotacker habe 4 Bypässe.
In der Kardiologie der Universitätsklinik wurde bereits eine ausgiebige Diagnostik durchgeführt. Der Patient wird nun in der Herzchirurgie mit der Fragestellung, Herztransplantation oder IABP (intraaortale Ballongegenpulsation) vorgestellt.

Befund

Auf der Intensivstation finden Sie einen intubiert beatmeten Patienten vor, dessen Kreislauf mit Arterenol und Dopamin erhalten wird. Puls 88/min, RR 105/85 mmHg. Seine Akren sind blass und kalt. Im Bereich des Halses zeigen sich gestaute Halsvenen. Bei der Auskultation des Herzens vernehmen Sie über dem Erbschen Punkt ein 4/6-Systolikum. Beide Lungen weisen basal diskrete RG (Rasselgeräusche) auf.
Ein internistischer Kollege geht mit Ihnen die bisherigen Untersuchungen durch.

Ergebnisse
EKG: Das EKG zeigte einen Zustand nach massivem Vorderwandinfarkt mit Q-Zacken in den Ableitungen I, II, aVL, V_2–V_5. ST-Streckenhebungen in den Abteilungen V_2–V_6.
Laborchemische Untersuchungen: In den laborchemischen Untersuchungen zeigen sich normale Werte für Leukozyten, Hb, Erythrozyten, CRP, Thrombozyten. Die Gerinnung ist verändert, da der Patient Heparin über den Perfusor erhält, um einen weiteren Verschluss der Herzkranzgefäße und einen Thrombus im Bereich des Herzens zu vermeiden.
Röntgen-Thorax: Im Röntgen-Thorax zeigt sich ein nach linksseitig leicht vergrößertes Herz. Die Lungen sind beidseits gestaut und die Hili wirken plump. Ansonsten keine weiteren pathologischen Befunde.
UKG: Im UKG (Ultraschallkardiographie) zeigt sich eine Hypokinesie der anterolateralen Herzwand. Bei der Beurteilung der Klappen zeigt sich eine drittgradige Mitralinsuffizienz.
Herzkatheter: Im Herzkatheter können im Bereich der Vorderwand nur noch wenige Gefäße nachgewiesen werden. Die A. coronaria sinistra ist zu 80% verschlossen. Der R. interventricularis ist vollständig verschlossen. Die Bypässe in diesem Bereich zu über 80% stenosiert. Der R. cirumflexus weist eine 90%ige Stenose auf. Es handelt sich um einen Rechtsversorgungstyp, d. h. die A. coronaria dextra versorgt größere Teile der Herzwand als die A. coronaria sinistra. Der Kollege aus der Inneren erklärt kurz, dass aufgrund der langstreckigen Stenosen eine PTCA (perkutane transluminale koronare Angioplastie) sinnlos wäre.

Wie interpretieren Sie die Ergebnisse der Untersuchungen?

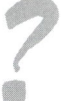

Es liegt eine terminale Herzinsuffizienz NYHA IV bei Z.n. Myokardinfarkt mit ischämischer Kardiomyopathie vor (☞ Tab. 15, Seite 391). Es scheint, dass die Mitralklappe durch einen erneuten massiven Infarkt mitbeeinträchtigt wurde. Dies ist meist der Fall, wenn die Sehnenfäden vom Papillarmuskel abreißen.

Welche herzchirurgischen Therapieoptionen gibt es?

- **Erneute Bypass-OP:** Eine nochmalige Bypass-OP fällt wegen der ischämischen Kardiomyopathie und des schweren Herzmuskelschadens durch den Reinfarkt aus.
- assistierte Zirkulation
- Assist-System
- Kunstherz.

Was ist der Unterschied zwischen assistierter Zirkulation, Assist-System und Kunstherz?

- **Assistierte Zirkulation:** Durch mechanische Hilfsmittel wird eine bessere Zirkulation erreicht. Ein System ist die IABP. Dabei wird ein Plastikballon über die A. femoralis in die Aorta descendens distal der A. subclavia eingebracht (☞ Abb. 57.1). Während der Diastole ist der Ballon aufgepumpt und verbessert die koronare Durchblutung, weil er ein Abflusshindernis für das Blut darstellt und das Blut vermehrt in die Koronarien gelangt. Vor dem Öffnen der Aortenklappe (Beginn der Systole) wird der Ballon wieder entleert, wodurch ein Sog in der Aorta entsteht, der die Herzarbeit erleichtert, weil die Nachlast gesenkt ist. Die Pumpe funktioniert EKG-gesteuert. Eine IABP ist immer nur eine temporäre Versorgung, bis zur Transplantation und sollte schnellstmöglich durch ein geeigneteres System oder ein Transplantat ersetzt werden.

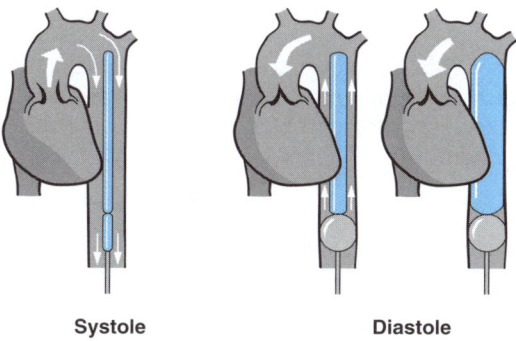

Systole   **Diastole**

Abb. 57.1:   Prinzip der assistierten Zirkulation [1].

- **Assist-System:** Dabei handelt es sich um eine Pumpe mit elektromagnetischem Antrieb. Die Pumpe wird in die Abdominalwand implantiert, erhält den Zustrom aus dem linken Ventrikel und pumpt das Blut über eine Membranpumpe in die A. descendens (☞ Abb. 57.2). Dieses System kann deutlich länger als die IABP belassen werden (bis zu einem Jahr).

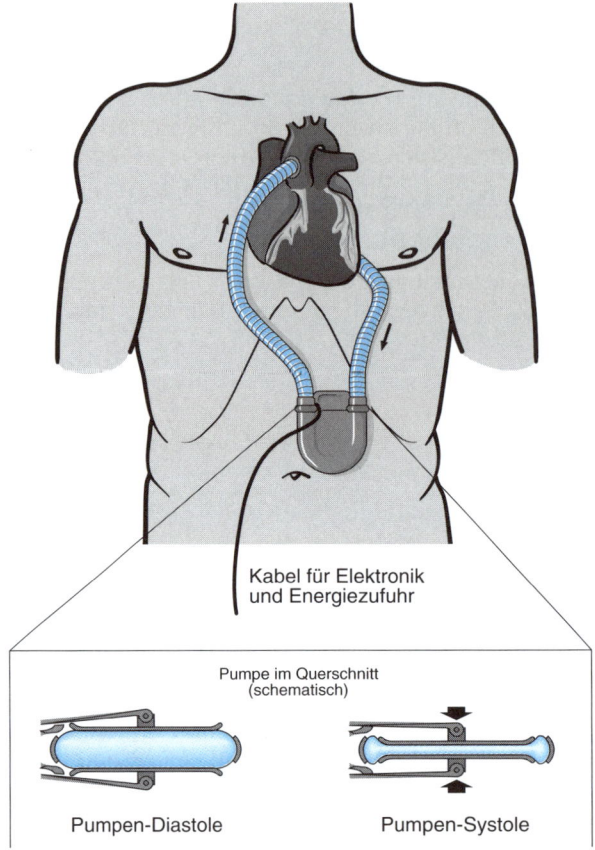

Kabel für Elektronik
und Energiezufuhr

Pumpe im Querschnitt
(schematisch)

Pumpen-Diastole   Pumpen-Systole

Abb. 57.2: Prinzip eines Assist-Systems (hier Novacor). Der zuführende Blutstrom aus dem linken Ventrikel und der abführende Blutstrom in die Aorta descendens sind mit einer Membranpumpe mit zwei Klappen verbunden. So ist ein gerichteter Blutstrom gewährleistet [1].

- **Kunstherz:** Ein künstlicher Totalherzersatz wurde bereits in den 80er-Jahren versucht. Allerdings sind diese Systeme nur experimentell im Einsatz. Im Moment
  wird an einem Totalherzersatz geforscht. Derzeit gibt es kein implantierbares,
  nichtexperimentelles System.

 Beim Einsatz der o. g. Systeme muss immer eine strenge Antikoagulation erfolgen, damit die Membranen, Pumpen und zuführenden Schläuche nicht verkloten.

Besteht bei dem Patienten die Indikation zur Herztransplantation?

 Eine Herztransplantation sollte bei einer therapierefraktären Herzinsuffizienz
NYHA IV ohne die Möglichkeit einer längerfristigen Stabilisierung durchgeführt
werden. Dieser Zustand liegt bei Herrn Rotacker vor; es besteht daher die Indikation zur Herztransplantation.

Indikationen zur Herztransplantation sind:
- Herzinsuffizienz nach massivem Herzinfarkt (NYHA-Stadium IV)
- Dilatative und ischämische Kardiomyopathien
- Angeborene Herzvitien

Verlauf

Angesichts des schlechten Zustands wird eine Implantation eines Novacor-Assists durchgeführt. Zugleich wird der Patient bei Eurotransplant in Leiden als dringlicher Anwärter für ein Spenderherz gelistet. Dazu müssen sämtliche Befunde des Patienten an die Euotransplant-Zentrale übermittelt werden. Dort wird die Dringlichkeit des Antrags geprüft und der Patient als HU (high urgent) gelistet, d.h. sobald ein passendes Herz gefunden wird, wird dies dem Patienten angeboten.

Der Patient wird auf die herzchirurgische Intensivstation übernommen.

Nach 5 Tagen auf der HU-Liste von Eurotransplant wird ein passendes Herz angeboten. Der 48-jährige Spender, etwa so groß und schwer wie Herr Rotacker, verstarb infolge einer schweren Hirnblutung.

 Das Myokard ist sehr ischämieempfindlich, deshalb muss etwa 3–4 Stunden nach der Explantation die Transplantation erfolgt sein. Ansonsten ist der Schaden so groß, dass eine Transplantation wahrscheinlich nicht erfolgreich wäre.

Gleichzeitig zur Entnahme des Herzens beim Spender wird bei Herrn Rotacker in Vorbereitung auf die Transplantation mit der Sternotomie, dem Anschließen an die HLM (Herz-Lungen-Maschine) und der Hypothermie, begonnen.

Der Patient wird sternotomiert, Herz und Gefäße werden freigelegt. Mittels Kanülierung der beiden Hohlvenen und der A. ascendens wird an die extrakorporale Zirkulation (HLM) angeschlossen. Die Körpertemperatur des Patienten wird dann auf 26–28 °C gesenkt (dadurch werden etwaige Ischämieschäden verringert).

Nach Durchtrennung der A. ascendens, der Pulmonalarterie und der Vorhöfe wird das kranke Herz entnommen. Dabei zeigt sich im Bereich der Vorderwand ein ausgedehnter Schaden des Myokards.

Anschließend wird mit der orthotopen Implantation des Spenderherzens, das mittlerweile eingetroffen ist, begonnen. Zunächst werden die Vorhöfe anastomosiert, anschließend die Pulmonalarterie und dann die A. ascendens.

Nach der Prüfung auf Dichtigkeit der Anastomosen wird der Patient wieder gewärmt und die extrakorporale Zirkulation aufgehoben. Es erfolgt der schichtweise Wundverschluss.

Worauf müssen Sie im weiteren Verlauf achten?

 Postoperativ wird der Patient auf der Intensivstation weiterbehandelt. Zugleich wird mit einer immunsuppressiven Therapie begonnen, damit das Spenderherz nicht abgestoßen wird. Dazu wird hochdosiert Kortison und ein Immunsuppressivum, z.B. Sirolimus® verabreicht.

Weiterer Verlauf

Herr Rotacker kann bereits am nächsten Tag extubiert werden. Er fühlt sich durch die OP noch sehr geschwächt. Das Spenderherz funktioniert ohne Probleme. Die immunsuppressive Therapie verhindert wirkungsvoll eine Abstoßungsreaktion.

Nach 5 Tagen auf der Intensivstation wird Herr Rotacker in deutlich gebessertem Zustand auf die Normalstation verlegt. Er kann schließlich nach 2 Wochen das Krankenhaus verlassen.

Worauf sollten Sie den Patienten unbedingt noch hinweisen?

Herr Rotacker sollte unbedingt mit dem Rauchen aufhören. Ferner ist in regelmäßigen Abständen eine Kontrolle in der herzchirurgischen Ambulanz erforderlich, damit die immunsuppressive Therapie angepasst werden kann. Zudem sollte innerhalb der ersten 3 Monate nach der Transplantation eine Myokardbiopsie durchgeführt werden. So kann eine subakute Abstoßung diagnostiziert werden.

Quintessenz Die Herztransplantation stellt eine chirurgische Therapie der terminalen Herzinsuffizienz dar. In Deutschland werden im Jahr etwa 450 Herztransplantationen vorgenommen. Doppelt so viele Patienten warten auf ein Organ.

Nach Entschluss zur Transplantation werden die Patienten auf eine Warteliste gesetzt. Diese wird, wie auch die Organverteilung, durch Eurotransplant in Leiden (Niederlande) betreut. Neben der normalen Warteliste (Wartezeit auf ein Organ etwa 8 Monate) gibt es noch eine weitere Liste, die HU-Liste. Auf diese Liste werden nach strenger Prüfung Patienten gesetzt, deren Erkrankung eine schnellstmögliche Transplantation erfordert (Wartezeit auf ein Organ einige Tage bis Wochen).

In der Zwischenzeit werden die Patienten mit intensivmedizinischen Maßnahmen stabilisiert oder ggf. mit herzchirurgischen Operationen, z.B. den Einbau von Hilfspumpen, in der Herzfunktion unterstützt.

Nach der OP-Methode von Lower und Shumway werden die Vorhöfe, die A. pulmonalis und die A. ascendens miteinander anastomosiert, nachdem das alte Herz entnommen wurde.

In der Nachbehandlungsphase wird der Patient mit Immunsuppressiva behandelt, um eine Abstoßungsreaktion zu verhindern. Diese müssen lebenslang eingenommen werden.

Fall 58

Abends erhalten Sie einen Anruf von Urlaubern, die sich mit ihrem 13 Monate alten Sohn auf einem Campingplatz aufhalten. Der Vater berichtet, dass sich ihr Sohn seit dem Vormittag häufig übergeben müsse und Bauchschmerzen zu haben scheine, da er die Beine anziehe und nicht mehr krabble und laufe. Sie seien nun besorgt, da blutige Stühle aufgefallen seien. Sie empfehlen den Eltern, sich bei Ihnen in der Notaufnahme mit ihrem Kind vorzustellen.

Anamnese

Eine Stunde später wird Ihnen Marvin von seinen Eltern vorgestellt. Angaben der Eltern zufolge habe er gegen 11:00 Uhr aus völliger Gesundheit Erbrechen entwickelt. Dabei habe er die Beine angezogen; Fieber habe er nicht gehabt. Gegen Abend habe er blutige Stühle abgesetzt. Marvin ist noch nie krank gewesen; die Familienanamnese ist ebenfalls unauffällig.
Auf weiteres Befragen erfahren Sie, dass der Stuhl nicht so sehr frisch-blutig, sondern eher geleeartig und dunkelrot aussah.

Aufnahmebefund

13 Monate alter Junge in reduziertem AZ, blass-ikterisches Hautkolorit, reduzierter Hautturgor. Kein Meningismus, Pupillen isokor, seitengleiche Lichtreaktion. Rachen gerötet, Trommelfelle beidseits spiegelnd, keine vergrößerten LK (Lymphknoten) tastbar. Über der Lunge vesikuläres Atemgeräusch, seitengleiche Beatmung. Herztöne rein, Aktion regelmäßig. Abdomen eher weich, keine Abwehrspannung, tastbare Walze im linken Unter- bis Mittelbauch mit wenig DS. Bei der analen Inspektion sehen Sie geleeartigen, blutigen Schleim im Analkanal, auf eine rektale Untersuchung verzichten Sie, da es angesichts der vermuteten Diagnose keine Konsequenzen hätte und eine rektale Untersuchung bei Kleinkindern nur bei dringender diagnostischer Notwendigkeit erfolgen sollte. Temperatur 37,4 °C, KG 9,9 kg.

Die rektale Untersuchung bei Kleinkindern sollte nur bei dringlicher diagnostischer Notwendigkeit erfolgen.

Was vermuten Sie und was unternehmen Sie nun?

Marvin wirkt krank und dehydriert. Die Symptome Erbrechen und krampfartige Bauchschmerzen sowie blutige Stühle und die tastbare Walze im Abdomen sprechen für das Vorliegen einer Invagination. Differentialdiagnostisch gilt es zwar noch andere Ursachen der akut auftretenden Ileussymptomatik wie einen Volvulus oder eine Gastroenteritis auszuschließen, trotzdem legen Sie schon jetzt einen venösen Zugang zur Flüssigkeits- und Elektrolytsubstitution sowie gegebenenfalls zur Analgosedierung und veranlassen eine stationäre Aufnahme. Gleichzeitig bestimmen Sie ein BB, die Entzündungsparameter, die Elektrolyte sowie eventuell die Gerinnungsparameter, falls diese im Rahmen einer OP-Vorbereitung an Ihrem Krankenhaus gefordert werden.

Ergebnis
Laborchemische Untersuchungen: Hb 12,7 g/dl; Leukozyten 7 000/ µl; Thrombozyten 257 000/ µl.
Gerinnung, Nierenwerte, Elektrolyte, Gesamteiweiß, CRP, Transaminasen, Lipase und Amylase im Normbereich. LDH 347 U/l. U-Status unauffällig.

Worauf deuten die Symptome hin und welche Untersuchungen veranlassen Sie nun, um die Diagnose zu sichern?

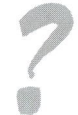

Die Diagnose einer Invagination kann sich fast ausschließlich auf die klinische Symptomatik und den Untersuchungsbefund verlassen.

Die Laborwerte sind fast immer unauffällig, allerdings kann es bei längerem Krankheitsverlauf zu einer Peritonitis und Sepsis kommen.

Plötzlich einsetzendes Erbrechen, krampfartige Bauchschmerzen, himbeergeleeartige Stühle und die tastbare Walze im Abdomen sind praktisch beweisend für das Vorliegen einer Invagination.

Sichern kann man die Diagnose mit einer **sonographischen Untersuchung** (☞ Abb. 58.1), wobei sich im Querschnittsbild ein sog. Target-Zeichen („Schießscheibenphänomen") des eingestülpten Darms findet; im Längsschnitt zeigt sich das sog. Pseudokidney-Zeichen. Zusätzlich lassen sich häufig freie Flüssigkeit und Pendelperistaltik als Zeichen eines Ileus nachweisen.

Bei unklarem sonographischem Befund lässt sich die Diagnose auch mittels **Kolon-KE** sichern. Wegen der Perforationsgefahr wird wässriges Kontrastmittel benutzt; es zeigt sich ein Kontrastmittelabbruch im Kolon im Bereich des Invaginatkopfs.

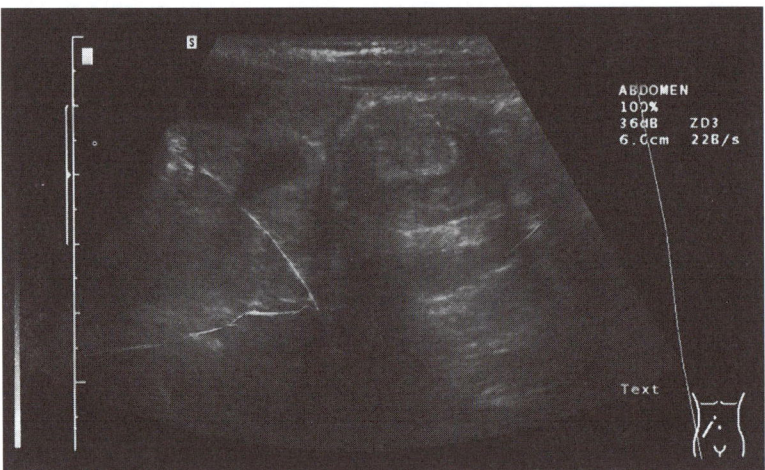

Abb. 58.1:   Sonographie des Abdomens.

Sonographisch bestätigt sich eine Invagination mit Target-Zeichen im Querschnitt der tastbaren Darmwalze. Einen Kolon-KE zur weiteren Diagnosesicherung halten Sie nicht für erforderlich.

Verlauf

Welche Therapie schlagen Sie vor?

Wenn Zeichen einer Peritonitis fehlen, also klinisch keine Darmgangrän oder Darmperforation vorliegt, so ist die **konservative Behandlung** die Therapie der Wahl. Ziel ist es dabei, möglichst unter sonographischer Kontrolle (keine Strahlenbelastung) eine Desinvagination, also eine Reposition des invaginierten Darms zu erreichen.

Kontraindikationen zur konservativen hydrostatischen Reposition sind Zeichen einer Peritonitis (Darmischämie und Darmgangrän) und die Darmperforation.

Wie gehen Sie nun vor?

Unter OP-Bereitschaft, nach Analgosedierung und nach sonographischer Darstellung der Invaginationskokarde wird ein großlumiger Blasenkatheter in das Rektum eingeführt und der Ballon vorsichtig geblockt. Unter sonographischer und klinischer Überwachung wird ein Einlauf von ca. 400 bis 1500 ml warmer RL-Lösung durchgeführt (Höhe ca. 1 m bis 1,50 m). Der Invaginatkopf sollte sich dabei sichtbar bewegen, er wird sonographisch verfolgt, bis es zu einem Reflux der Flüssigkeit in das terminale Ileum unter gleichzeitigem Verschwinden der Darmkokarde („Schießscheibe") kommt. Der Versuch kann mehrfach wiederholt werden. Abschließend erfolgt eine Kontrollsonographie des Darms, der sich flüssigkeitsgefüllt gut darstellen und beurteilen lässt. Kontrollsonographie erneut am Folgetag, klinische Verlaufsbeobachtung.

Die Desinvagination kann auch mittels insufflierter Luft pneumatisch oder durch einen KE mit wässrigem Kontrastmittel erfolgen.

Verlauf

Bei Marvin erfolgt unter Analgosedierung ein hydrostatischer Repositionsversuch. Unter mehreren Versuchen zeigt sich ein Zurückweichen des Invaginatkopfs, jedoch stellt sich im Bereich des rechten Unterbauches auch nach Einlauf von insgesamt 4 l Flüssigkeit weiter eine pathologische Darmkokarde mit vollständiger Verlegung des Darmlumens dar. Peritonitische Zeichen fehlen.

Wie ist Ihr weiteres Vorgehen?

Bei Zeichen einer Peritonitis, bei Perforation des Darms unter konservativem Repositionsversuch sowie nach erfolglosem hydrostatischem Repositionsversuch erfolgt die **Laparotomie** zur offenen Reposition des Darms oder zur Darmresektion bei Darmgangrän. Bei der offenen Reposition wird das Invaginat immer von distal, also von aboral, nach proximal, also nach oralwärts, ausgemolken. Bei Zug am Invaginat droht dieses ab- oder einzureißen.

Wenn das Ausmelken und Reponieren nicht gelingt, so liegt meist eine Gangrän vor, der invaginierte, nicht reponierbare Darm muss operativ entfernt werden. Meist erfolgt eine **Ileozökalresektion,** es kann aber auch eine **Hemikolektomie rechts** bei fortgeschrittenem Krankheitsbild erforderlich sein.

Hautnähte werden bei Kindern meist mit resorbierbaren Nähten angelegt und müssen daher nicht entfernt werden.

Verlauf

Es erfolgt die umgehende Laparotomie, bei der sich eine verbliebene Invagination im Ileozökalbereich findet, die sich auch offen nicht reponieren lässt. Daher wird eine Ileozökalresektion mit End-zu-End-Anastomose durchgeführt.

Postoperativ wird Marvin 2 Tage parenteral bei verzögertem Kostaufbau ernährt. Die enterale Ernährung verträgt er im weiteren Verlauf gut. Nach 6 Tagen kann Marvin entlassen werden und fährt mit seinen Eltern, die am selben Tag auch ihren Urlaub beenden, nach Hause.

Was empfehlen Sie dem weiterbehandelnden Arzt?

Wundkontrollen bis zum Abschluss der Wundheilung; ansonsten gibt es keine spezifischen Empfehlungen.

Quintessenz Bei der Invagination handelt es sich um eine Einstülpung eines oralen Darmabschnitts in das Lumen des sich aboral anschließenden Darmabschnitts. Dies kann überall im Darm geschehen, am häufigsten tritt es ileozökal auf. Altersmaximum ist zwischen 4 und 18 Monaten (bis 3 Jahre), wobei Nahrungsumstellungen mit lymphatischer Hyperplasie in der Darmwand Auslöser sein könnten, jedoch ist eine Invagination auch ohne erkennbaren Grund möglich. Bei Erwachsenen sind Anastomosen und Polypen die häufigsten Auslöser („lead-point") einer Invagination.

Invaginationen weisen eine typische klinische Symptomatik auf: plötzlich einsetzende kolikartige Bauchschmerzen mit wellenartiger Schmerzcharakteristik, zwischenzeitlich weitgehende Schmerzfreiheit möglich, galliges Erbrechen in den ersten Stunden, palpable walzenförmige Resistenz im Abdomen. Relatives Spätsymptom ist das Auftreten von himbeergeleeartigem Stuhl.

Die Therapie erfolgt durch Einlauf zur Desinvagination. Bei Peritonitis oder erfolglosem konservativem Desinvaginationsversuch findet die operative Desinvagination oder Resektion statt (laparoskopisch oder über Laparotomie).

Fall 59

Ein Rettungswagen bringt Frau Schaffner, die auf Glatteis gestürzt ist, in die Notaufnahme. Die Patientin klagt über Schmerzen im Bereich des rechten Oberarms.

Anamnese

Frau Schaffner ist auf den ausgestreckten rechten Arm gestürzt, mit dem sie sich abstützen wollte. Der rechte Arm schmerzte sofort, zusätzlich verspürt sie ein eigenartiges Gefühl im Unterarm und der Hand.

Im letzten Jahr war sie bereits zweimal wegen Frakturen des distalen Radius rechts und des Schenkelhalses links in Behandlung. Ansonsten sind bei der Patientin ein tablettenpflichtiger Diabetes mellitus Typ II und arterielle Hypertonie bekannt. Antikoagulantien nimmt die Patientin nicht.

Aufnahmebefund

58-jährige adipöse Patientin, ca. 1,58 m groß und etwa 95 kg schwer. Herz, Lunge und Abdomen sind orientierend ohne pathologischen Befund. Im Bereich des rechten Oberarms findet sich eine deutliche Schwellung mit beginnendem Hämatom im Bereich des medialen Drittels. Zudem wirkt der Oberarm im Vergleich zur Gegenseite verkürzt. Die Patientin hält den rechten Arm mit dem linken in etwa 90°-Beugestellung. Die peripheren Pulse an der Hand sind gut tastbar. Bei der Prüfung der Motorik der Hand fällt eine hängende Hand auf. Extension im Handgelenk ist nicht möglich. Die Sensibilität im Bereich des lateralen Unterarms ist abgeschwächt. Der TSR (Trizepssehnenreflex) ist seitengleich auslösbar, der RPR (Radiusperiostreflex) ist rechts abgeschwächt.

Welche Verdachtsdiagnose stellen Sie?

Es handelt sich mit hoher Wahrscheinlichkeit um eine knöcherne Verletzung des Humerus mit einer Nervenläsion.

Welche Untersuchungen veranlassen Sie, um Ihre Verdachtsdiagnose zu untermauern?

Es sollte eine Röntgenaufnahme des Oberarms (☞ Abb. 59.1) und der angrenzenden Gelenke (Schulter, Ellbogen) erfolgen.

Was erkennen Sie auf diesem Röntgenbild?

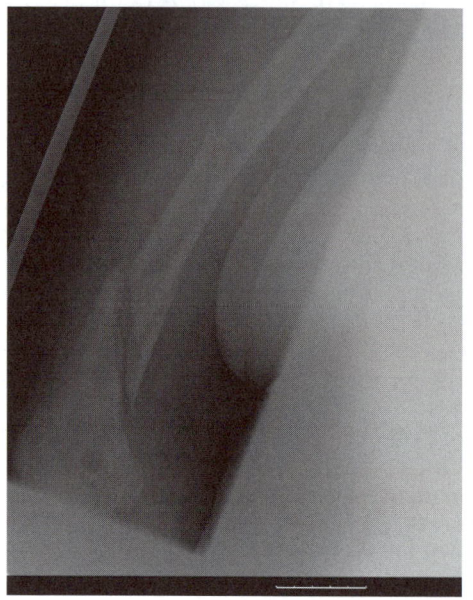

Abb. 59.1

Es liegt die seitliche Aufnahme des rechten Oberarms vor. Zu erkennen ist eine dislozierte Fraktur des Humerusschafts. Zudem erkennt man das Frakturhämatom als einen großen Weichteilschatten um die Fraktur liegend.

✓ **Ergebnis**
Röntgen-Ellbogen in 2 Ebenen: Keine frische knöcherne Läsion des Ellbogengelenks.

Wie interpretieren Sie die Ergebnisse der Untersuchungen?

Es handelt sich um eine Humerusschaftfraktur, wahrscheinlich mit Nervenbeteiligung.

Welche Nerven versorgen die Hand? Nennen Sie Ursprung, Verlauf und Innervation?

- **Medianusparese:** Hauptsächlich bei Frakturen im Bereich des Ellbogens. Die Pronation des Unterarms ist aufgehoben, Beugung noch bedingt möglich. Beim Versuch eine Faust zu machen fällt die typische **Schwurhand** auf.
- **Ulnarisparese:** Bei einer Humerusfraktur im Bereich des Epicondylus medialis oder aufgrund einer chronischen Druckeinwirkung kann es zu Schäden des N. ulnaris kommen. Typisch für eine solche Schädigung ist die sog. **„Krallenhand"**. Durch Lähmung der Mm. lumbricales et interossei der Hand überwiegt die vom N. medianus innervierte Beugermuskulatur. Daraus resultiert eine Überstre-

ckung der Fingergrundgelenke mit gleichzeitiger Beugung der Mittel- und End-
gelenke.

- **Radialisparese:** Eine Radialisparese kann durch Frakturen im Bereich des Hu-
  merusschafts (Sulcus nervi radialis) oder durch Frakturen des Radius entstehen.
  Man unterscheidet dabei 3 Läsionsorte. Zeichen einer Läsion des N. radialis ist
  typischerweise die „**Fallhand**".
  - **Obere Läsion im Bereich der Axilla:** Es zeigt sich eine Fallhand und eine Pa-
    rese des M. triceps brachii mit Abschwächung des TSR.
  - **Mittlere Läsion im Bereich des Oberarms:** Fallhand mit zusätzlicher fehlender
    Abduktion im Bereich des Daumens. Fingerstreckung im Bereich der Grund-
    gelenke ist nicht möglich. Die Extension im Handgelenk und der RPR sind
    abgeschwächt. Der TSR ist erhalten.
  - **Untere Läsion im Bereich des distalen Unterarms:** Die Abduktion des Dau-
    mens ist, wie auch die Fingerstreckung, im Bereich der Grundgelenke nicht
    möglich. Ansonsten keine Ausfälle. Keine Fallhand.

Welche Nervenläsion diagnostizieren Sie bei Frau Schaffner?

Bei Frau Schaffner handelt es sich um eine Läsion des N. radialis im Bereich des
Oberarms, die sofort operiert werden muss.

Welche Therapieoptionen bestehen für eine Humerusschaftfraktur? Welche Therapie ist bei Frau Schaffner angebracht?

Konservative Therapie
Die konservative Therapie stellt bei der unkomplizierten Humerusschaftfraktur die
Standardtherapie dar. Nach der anatomisch korrekten Reposition kann je nach Stabilität der Fraktur eine Ruhigstellung in einem Desault- oder Gilchrist-Verband erfolgen. Diese wird nach 3 Wochen durch einen Gips-U-Schienenverband mit Arm-
schlinge und Schulterhalfter oder einem Sarmiento-Brace (breite Baycast-Schiene)
ersetzt, welche weitere 3 Wochen getragen werden sollte.

Operative Therapie
Die operative Versorgung ist bei folgenden Indikationen gegeben:
- II°- bis III°-Frakturen
- Nervenschädigung
- Gefäßschädigung
- beidseitige Frakturen, Polytrauma, Kettenverletzungen
- Beeinträchtigung der Atmung durch andere Erkrankungen oder Verletzungen
  (z.B. Rippenserienfrakturen)
- Malcompliance des Patienten, massive Adipositas (Gipsschienen können nicht
  korrekt angebracht werden)
- Pseudarthrose
- fehlgeschlagene Reposition oder anatomische Reposition unmöglich; Torsions-
  fehlstellung; Weichteilinterposition (z.B. Muskel) im Frakturspalt
- pathologische Fraktur
- Trümmerfrakturen
- große Weichteilschäden
- Kompartmentsyndrom.

Folgende Verfahren können dabei angewendet werden:

- **Plattenosteosynthese:** Insbesondere bei Schäden von Gefäßen und Nerven, sowie Trümmerfrakturen und bei offenen Frakturen ist die Plattenosteosynthese indiziert. Dabei wird über einen Zugang am Oberarm eine Platte auf den Humerus aufgebracht.
- **Marknagelung:** Die Indikationen zur Marknagelung sind im Wesentlichen Querfrakturen, pathologische Frakturen, schwere Osteoporose und Polytraumen. Die Nägel können von distal nach Spaltung des M. triceps oder proximal nach Präparation der Rotatorenmanschette eingebracht werden.
- **Fixateur externe:** Bei schweren offenen Frakturen, Trümmerfrakturen oder Frakturen mit großem Weichteildefekt wird als temporäre oder definitive Osteosynthese ein Fixateur externe angebracht.

Die Therapie der Wahl ist in diesem Fall die Plattenosteosynthese, da bei Frau Schaffner auch eine Nervenläsion vorliegt.

Verlauf

Über einen anterolateralen Zugang wird der Humerus freigelegt und so die Fraktur dargestellt. Dabei zeigt sich ein großes Hämatom, welches den N. radialis in den Frakturspalt drückt. Der Nerv selbst ist nicht durchtrennt. Das Hämatom wird entfernt und die Fragmente reponiert. Die Fragmente werden mittels einer Zugschraube fixiert. Anschließend wird eine 10-Loch-Platte angepasst und auf den Knochen aufgebracht. Nach Abschluss der Osteosynthese wird das Ergebnis dokumentiert und nochmals geprüft, ob sicher kein Rotationsfehler vorliegt. Nach Einlegen von 2 Drainagen wird die Wunde schichtweise verschlossen.
Der Arm wird postoperativ bis zum Abschluss der Wundheilung ruhiggestellt.

Worauf sollten Sie im weiteren Verlauf achten?

Wegen der massiven Adipositas der Patientin muss postoperativ besonders auf eine ausreichende Thromboseprophylaxe geachtet werden. Der Arm sollte bereits am 1. oder 2. Tag physiotherapeutisch beübt werden.

Verlauf

Unmittelbar postoperativ ist bei Frau Schaffner keine wesentliche Besserung der neurologischen Symptome zu bemerken. Am 2. postoperativen Tag wird mit Krankengymnastik begonnen. Die Patientin vermeint bereits wieder Berührung im Bereich des lateralen Unterarms zu spüren. Der Heilungsverlauf der Patientin schreitet gut voran, sie kann am 5. postoperativen Tag in die hausärztliche Weiterbehandlung entlassen werden.
Bei einer Kontrolluntersuchung nach 4 Wochen kann Frau Schaffner ihre Hand wieder nahezu ohne Einschränkungen bewegen.

Quintessenz Bei Humerusfrakturen wird zwischen Schaft- und Kopffrakturen und distalen Frakturen unterschieden. Je nach Lebensalter treten die jeweiligen Frakturen mit unterschiedlicher Wahrscheinlichkeit auf. Grundsätzlich ist die Humerusfraktur aber eine Fraktur, die bei älteren Menschen häufig auftritt. Meist entstehen diese Frakturen durch ein direktes Trauma (z.B. Schlag auf den Oberarm) oder indirekt durch einen Sturz auf den ausgestreckten Arm.

Die Patienten stellen sich mit schmerzhafter Bewegungseinschränkung, Schwellung, Hämatom und ggf. Fehlstellung im Bereich des Oberarms vor. Bei Schaftfrakturen finden sich in einigen Fällen auch Läsionen des N. radialis, die man am Ausfall der Extensoren des Arms (Fallhand) erkennt. Bei der klinischen Untersuchung ist deshalb beim Verdacht auf eine Humerusfraktur gezielt danach zu suchen. Zusätzlich zu Motorik und Sensibilität sollte auch auf die peripheren Pulse geachtet werden, da eine Mitverletzung von Gefäßen nicht ausgeschlossen werden kann.

Als apparative Diagnostik ist eine Röntgenaufnahme des Humerus in 2 Ebenen mit angrenzenden Gelenken meist zielführend. Einfache Humerusschaftfrakturen können konservativ mittels Gilchrist- oder Desault-Verband behandelt werden. Offene Frakturen oder Frakturen mit Beteiligung der Gefäße und/oder Nerven müssen operativ versorgt werden. Die Prognose bei Schaftfrakturen ist bei komplikationslosen Verläufen i.d.R. gut. Pseudarthrosen treten selten auf. Frakturen des Humeruskopfs und suprakondyläre Frakturen können ebenfalls in vielen Fällen konservativ mit Gilchrist-Verband behandelt werden. Es gelten in etwa dieselben OP-Indikationen wie für den Humerusschaft.

Bei operativer Versorgung ist die Plattenosteosynthese das Standardverfahren, sie wird v.a. bei Verletzungen von Nerven und Gefäßen, sowie offenen Frakturen angewendet. Weitere Verfahren sind der Fixateur externe und die Marknagelung.

Fall 60

Anamnese

Die 38-jährige Frau Zeiler stellt sich in der Sprechstunde vor. Sie leidet seit einer Woche an rezidivierenden Bauchschmerzen im Bereich des rechten Unterbauchs und Durchfällen. Seit mehreren Jahren treten Schmerzen dieser Art immer wieder auf. Am Morgen, nach dem Aufstehen, beginnen sie plötzlich und gehen mit leicht blutigen Durchfällen ohne Erbrechen einher. Sie dauern meist zwischen 3–5 Tagen und vergehen wieder, wenn Frau Zeiler keine feste Nahrung mehr zu sich nimmt. Diesmal sind die Schmerzen jedoch stärker und dauern nun schon 7 Tage.

Frau Zeiler ist noch nie ernsthaft krank gewesen. Vor 20 Jahren ist sie appendektomiert worden, weitere Operationen wurden nicht durchgeführt. Sie nimmt keine Medikamente außer Ovulationshemmer. Ihre letzte Regel hatte Frau Zeiler vor 2 Wochen, schwanger ist sie nach eigenen Angaben sicher nicht.

 Bei Frauen im gebärfähigen Alter muss immer nach der letzten Regel gefragt werden, und ob die Blutungen regelmäßig eintreten. Außerdem sollte bei Bauchschmerzen immer nach einer Schwangerschaft gefragt werden.

Frau Zeilers Vater starb an einem Herzinfarkt im Alter von 76 Jahren, die Mutter lebt noch und ist weitgehend gesund. Der Großvater und der Onkel mütterlicherseits hatten Probleme mit dem Darm. Es soll in diesem Zusammenhang mehrmals von Morbus Crohn gesprochen worden sein.

Aufnahmebefund

Bei der körperlichen Untersuchung findet sich eine blasse, hagere Frau in eingeschränktem AZ und EZ, Größe 1,75 cm, KG 58 kg. Die Haut der Patientin ist trocken, überwärmt und leicht schuppig. In beiden Mundwinkeln finden sich Aphthen und Rhagaden. Die Körpertemperatur der Patientin liegt bei 38,1 °C.

Bei der Auskultation von Herz und Lunge fallen keine pathologischen Befunde auf. HF 88/min, RR 95/70 mmHg.

Das Abdomen ist weich, deutlicher DS im Bereich des rechten Unterbauchs, kein Loslassschmerz im linken Unterbauch, kein Rovsing-Zeichen, kein Psoasschmerz. Die Darmgeräusche sind regelrecht, sogar eher laut. Im Bereich des rechten Unterbauchs ist angedeutet eine Resistenz tastbar. Reizlose Narbenverhältnisse bei Z.n. AE (Appendektomie).

Im Rahmen der digital-rektalen Untersuchung zeigen sich kein Tumor, kein Blut und nur wenig Stuhl in der Ampulla recti.

 Die rektale Untersuchung ist ein elementarer Bestandteil der körperlichen Untersuchung bei Patienten mit Abdominalschmerzen.

Was verstehen Sie unter dem Rovsing- und dem Psoas-Zeichen?

Unter dem positiven Rovsing-Zeichen versteht man Schmerzen im rechten Unterbauch bei Ausstreichen des Kolon-Rahmens gegen die Peristaltik des Darms.
Das Psoas-Zeichen ist positiv, wenn der Patient beim Anheben des rechten Oberschenkels gegen Widerstand Schmerzen im Bereich des rechten Unterbauchs angibt.
Beide Zeichen können bei einer Appendizitis positiv sein.

Welche Überlegungen stellen Sie an?

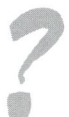

Anamnestisch
- Auffällig ist, dass die Patientin diese Symptome schon öfter hatte und diese dann wieder von alleine verschwunden sind.
- Die Lokalisation der Schmerzen lässt zuerst an eine Appendizitis denken. Allerdings ist die Patientin schon appendektomiert, weswegen die Appendicitis chronica als Differentialdiagnose ignoriert werden kann.
- Angehörige der Patientin leiden an einer entzündlichen Darmerkrankung, es sollte also an diese Art der Erkrankung gedacht werden. Die Angehörigen litten an Morbus Crohn, die Patientin klagt aber über leicht blutige Durchfälle, die eher auf eine Colitis ulcerosa hindeuten.

Klinisch
- Das Abdomen der Patientin ist weich, der Schmerz auf den rechten Unterbauch isoliert. Es liegt ein fragliches Akutes Abdomen vor. Die Darmgeräusche sind gut auskultierbar, es liegt somit kein Ileus vor.
- Zusätzlich zu den Schmerzen im Abdomen zeigt sich eine dünne Patientin mit Aphthen und Rhagaden im Bereich der Mundwinkel. Diese können Zeichen einer chronischen Erkrankung mit Malabsorption, z.B. Morbus Crohn, sein.
- Die Patientin hat eine erhöhte Körpertemperatur und Durchfall, es kann somit auch eine Infektionskrankheit im Bereich des Darms vorliegen.

Was unternehmen Sie sofort?

Angesichts des sehr niedrigen Blutdrucks, der erhöhten Körpertemperatur, und da Frau Zeiler über Durchfälle klagt, sollten sofort ein intravenöser Zugang gelegt und der Patientin eine Infusion mit einer einfachen isotonen Lösung (z.B. 1000 ml RL) verabreicht werden.

Welche Diagnostik veranlassen Sie nun?

Es werden folgende Untersuchungen durchgeführt:
- **Laborchemische Untersuchungen:** BB, CRP, Elektrolyte, Kreatinin, Harnstoff, U-Status, Bilirubin, Transaminasen und Amylase, Lipase.

Bei Schmerzen im Bereich des Abdomens sollten, auch wenn der Schmerz im Unterbauch liegt, immer Transaminasen, Amylase, Bilirubin und Lipase mitbestimmt werden. Damit lässt sich eine eventuelle Schädigung von Leber und Pankreas eruieren.

- **Sonographie des Abdomens:** Hier wird gezielt auf freie Flüssigkeit, Wandverdickungen im Bereich des Darmes, Veränderungen des Parenchyms von Organen sowie auf abszessverdächtige Areale geachtet.

Eine Sonographie des Abdomens schließt immer eine Untersuchung der Organe (Leber, Nieren, Pankreas, Milz, Harnblase, Darm, weibliche Genitalorgane) und die Untersuchung der großen Gefäße (v.a. A. abdominalis und Aa. iliacae) mit ein. Ebenso wird der Douglas-Raum beurteilt, da sich in diesem Bereich die freie Flüssigkeit am ehesten sammelt und somit nachweisen lässt.

- **U-status:** Gerade Frauen leiden wegen der Anatomie ihres Harntrakts (kurze Urethra) häufig an Blasenentzündungen. Außerdem muss bei Frauen im gebärfähigen Alter immer eine Schwangerschaft ausgeschlossen werden.
- **Röntgen-Abdomen in 2 Ebenen:** Optional kann zusätzlich eine Röntgen-Nativ-Aufnahme des Abdomens in 2 Ebenen angefertigt werden. So kann man freie Luft nach einer Perforation und etwa Spiegelbildungen beim Ileus erkennen.

Bei jüngeren Patienten ist die Indikation für diese Untersuchung sehr streng zu stellen, da die Strahlenbelastung zum Teil erheblich ist. Bei Frauen im gebärfähigen Alter muss vorher eine Schwangerschaft ausgeschlossen werden, da ansonsten eine beträchtliche Gefahr für den Fetus durch die Strahlung besteht.

- **Mikrobiologische Untersuchungen:** Bei Durchfall ist auch eine mikrobiologische Untersuchung des Stuhls auf pathogene Keime erforderlich. So können bakterielle Erreger, z.B. Yersinien oder Clostridien bestimmt und ggf. zielgerecht antibiotisch behandelt werden. Die mikrobiologischen Untersuchungen dauern i.d.R. bis zu 3 Tage, deshalb sollten sie möglichst früh veranlasst werden.

Ergebnisse
Laborchemische Untersuchungen: Hb 13,2 g/dl; Erythrozyten 3,93 Mio/µl; Leukozyten 13,2 Mio/µl; MCV 96 µm^3, MCH 33 pg; MCHC 35 %; Thrombozyten 336 Mio/µl; PTT 35 sec; Quick 88 %; Na 140 mmol/l; K 4,3 mmol/l; Ca 1,92 mmol/l; Kreatinin 1,4 mg/dl; Harnstoff 30 mg/dl; Glukose 144 mg/dl; Amylase 80 U/l; Lipase 55 U/l; Bilirubin 1,0 mg/dl; GOT 29 U/l; GPT 20 U/l; G-GT 22 U/l; LDH 99 U/l; CRP 4,4 mg/dl.
U-Status: pH 7,0; spezifisches Gewicht 1 020; Proteinausscheidung negativ, Glukose negativ, Nitrit negativ, Bakterien +, Erythrozyten negativ, Leukozyten negativ, Schwangerschaftstest negativ.
Sonographie: Normale Darstellung der Oberbauchorgane, kein Nachweis von Gallensteinen bei normal großen intra- und extrahepatischen Gallengängen. Nieren und Milz sind regelrecht geformt und normal groß. Im Bereich des Darms kein Hinweis auf Wandverdickung, wenngleich die Schallqualität aufgrund von Luft im Darm stark beeinträchtig war. Kein Nachweis freier Flüssigkeit oder abszessverdächtiger Areale.
Stuhlbakteriologie: Die Ergebnisse liegen erst in 48 Stunden vor.

Wie interpretieren Sie die bisherigen Ergebnisse der Untersuchungen?

Laborchemische Untersuchungen

- BB: Es fällt eine Erhöhung der Leukozytenzahl auf (13,2), diese ist jedoch nicht sehr ausgeprägt, die weiteren Parameter des BB sind weitgehend in der Norm.
- Elektrolyte: Es liegt mit 1,92 mmol/l eine Hypokalziämie vor. Diese kann z.B. durch Fehlernährung oder Störungen des Kalzium-Haushalts hervorgerufen werden. Na und K sind normal.
- Gerinnung: PTT und Quick sind unauffällig.
- Niere: Sowohl Kreatinin als auch Harnstoff sind erhöht. Eine diskrete Erhöhung von Kreatinin und Harnstoff kann auf eine Nierenerkrankung hinweisen oder im Rahmen von Flüssigkeitsverlust bei Diarrhö normal sein.

Zur Beurteilung der Nierenfunktion wird immer K mit betrachtet. Liegt eine Erhöhung des Kalium-Werts vor, sollte die Nierenfunktion genauer abgeklärt werden.

- Enzyme: Die Transaminasen sind leicht erhöht, ohne großen pathologischen Wert, ebenso ist das Bilirubin grenzwertig erhöht. Die weiteren Enzyme, v. a. des Pankreas, sind normal.

U-Status:
Bis auf Bakterien mit einem + sind die anderen Parameter unauffällig. Die Bakterien sind am ehesten als Kontamination des Urins bei der Abgabe zu werten.

Man sollte die Patienten immer darauf hinweisen, nur den Mittelstrahlurin abzugeben, da so eine bakterielle Kontamination verhindert wird.

Sonographie des Abdomens
Hierbei ergab sich kein richtungsweisender Befund.

Welche weiteren diagnostischen Schritte schlagen Sie vor?

- Da die Befunde nicht wirklich richtungsweisend erscheinen, sollte die Patientin zur weiteren Diagnostik stationär aufgenommen werden. Folgende Untersuchungen sollten durchgeführt werden:
- Bei unklarem Durchfall mit Schmerzen im Abdomen ist eine Koloskopie indiziert, zumal der V. a. Morbus Crohn im Raum steht.
- Ggf. sollte eine CT- Abdomen durchgeführt werden, wenn die Schmerzen weiterhin anhalten, weiterhin Fieber besteht und sich die laborchemischen Parameter verschlechtern.

Was ordnen Sie für die Station an?

- Schmerztherapie: Bei Bedarf können 30 Tropfen Novalgin® und außerdem eine Ampulle Buscopan® in einer Kurzinfusion verabreicht werden.

> Bei kolikartigen Schmerzen kann das Parasympathikoomimetikum Butylscopolamin (Buscopan®) verabreicht werden. Dieses Medikament bewirkt eine Muskelrelaxation im Bereich der glatten Muskulatur. Es empfiehlt sich, das Medikament entweder rektal oder parenteral zu applizieren (20–40 mg, wobei 20 mg einer Ampulle entsprechen).

- Verabreichung von 1000 ml isotoner Lösung wegen des hohen Kreatinin- und des hohen Harnstoffwerts
- Laborkontrolle von BB, CRP, Elektrolyten, Kreatinin und Harnstoff
- Vorbereitung der Patientin für die Koloskopie.

Verlauf

Am nächsten Tag finden sich in der Laborkontrolle folgende Werte: Hb 10,2 g/dl; 3,70 Mio/µl, Leukozyten 17,5 Mio/µl, CRP 8,2 mg/dl, Kreatinin 1,2 mg/dl, Harnstoff 28 mg/dl, K 4,1 mmol/l, Ca 2,02 mmol/l.

Die Patientin wird nach der üblichen Vorbereitung (abführende Maßnahmen bis der Darm sauber ist) koloskopiert. Dabei zeigen sich im Bereich des Dickdarms und des terminalen Ileums zwar diffuse Rötungen, aber keine weiteren Anzeichen für eine entzündliche oder sonstige schwere Darmerkrankung. Es werden Biopsien entnommen.

Die Bauchschmerzen der Patientin haben eher zugenommen, weshalb sie auf Anordnung bis auf weiteres nüchtern bleibt. Außerdem hat sich Erbrechen eingestellt. Die Körpertemperatur ist etwas angestiegen und liegt bei 38,5 °C.

Gegen Nachmittag nehmen die Schmerzen im rechten Unterbauch nochmals stark zu. Die Temperatur der Patientin steigt weiter auf 39,2 °C. Sie nehmen Blut für Blutkulturen ab.

> Blutkulturen sollten immer bei unklarem Fieberanstieg abgenommen werden. Wichtig ist die Abnahme der Kulturen vor Beginn einer Antibiotikatherapie.

Wegen der Verschlechterung des Zustands der Patientin und der ansteigenden Laborparameter wird eine CT des Abdomens veranlasst.

> **Ergebnis**
> **CT-Abdomen:** Es zeigen sich unauffällige Verhältnisse im Oberbauch. Im Bereich des Dünndarms fällt eine leicht verstrichene Struktur auf. Alle weiteren Organe sind ebenfalls unauffällig.

Wie gehen Sie weiter vor?

Wegen der starken Schmerzen und des auffälligen Befunds im Bereich des Dünndarms sollte eine **diagnostische Laparoskopie** vorgenommen werden (☞ Abb. 60.1, Seite 398).

Dabei wird mittels einer speziellen Nadel (sog. Verress-Nadel) in der unmittelbaren Nähe des Nabels die Bauchdecke durchstochen. Anschließend wird mit dieser Nadel ein Pneumoperitoneum (der Bauchraum wird mit CO_2 aufgeblasen) angelegt. Nach der Anlage des Pneumoperitoneums wird über die Bauchdecke ein Trokar eingeführt und über diesen eine Kamera in den Bauchraum eingebracht. Der Bauchraum wird orientierend ausgespiegelt, es zeigen sich keine wesentlichen Verwachsungen. Es werden weitere Trokare im rechten und linken Unterbauch, sowie im linken Oberbauch eingebracht.

Was erkennen Sie auf dem Bild?

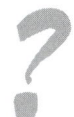

Auf dem Bild ist eine entzündlich veränderte Ausstülpung des Dünndarms zu erkennen. Es handelt sich hierbei um ein Meckel-Divertikel (☞ Abb. 60.1, Seite 398).

Was wissen Sie über das Meckel-Divertikel?

Das Meckel-Divertikel ist ein Rest des Ductus omphaloentericus, des Dottergangs, der sich normalerweise in der 6.–7. Embryonalwoche zurückbildet. Bei etwa 1–3% der Menschen erfolgt diese Rückbildung nicht. Dabei bleibt der proximale Teil des Ductus zurück.

Das Meckel-Divertikel findet sich häufig ca. 0,4 bis 1 m proximal der Ileozäkalklappe am Ileum und ist in der Regel 2–10 cm lang. Der Rest des Dottergangs neigt zu Heterotopie der Schleimhaut mit Entwicklung von Magenschleimhaut. Aufgrund dieser Heterotopie bildet sich dann die Klinik aus, da Magenschleimhaut zu Entzündungen, Ulzerationen und Blutungen neigt.

Die Patienten stellen sich, wie auch im Fall von Frau Zeiler, mit der Symptomatik einer akuten Appendizitis vor. Zusätzlich wird häufig auf anorektalen Blutabgang hingewiesen, wodurch oft der Verdacht auf eine ED (chronisch entzündliche Darmerkrankung) entsteht.

Bei jeder AE wird auch „gemeckelt", d.h. das Ileum wird von der Ileozäkalklappe aus beim Erwachsenen auf der Strecke von gut einem Meter auf das Vorhandensein eines Meckel-Divertikels geprüft.

Verlauf

Das Meckel-Divertikel wird mittels eines Staplers abgetragen

Nach Entfernung des Divertikels bessert sich die Symptomatik von Frau Zeiler rasch und die Entzündungswerte sinken schnell. Zurück bleibt nur ein leichter Wundschmerz. Die Patientin kann am 2. postoperativen Tag entlassen werden. Das Nahtmaterial wird am 10. postoperativen Tag entfernt.

Quintessenz Das entzündete Meckel-Divertikel ist eine eher seltene Erkrankung, häufiger wird es im Rahmen einer OP zufällig entdeckt und abgetragen.

Häufigere Ursache für blutige oder blutig-schleimige Diarrhöen ist die Colitis ulcerosa (☞ Fall 35), die ihren Altersgipfel im 20.–40. Lebensjahr hat. Ein Morbus Crohn (☞ Fall 20), auch Ileitis terminalis genannt, kann Beschwerden verursachen, die einer Appendizitis ähneln und dann fehlgedeutet werden können.

Nach der Abtragung des Meckel-Divertikels geht es den Patienten in der Regel schnell wieder besser.

Fall 61

Anamnese

Aufgeregt bringt eine junge Frau ihr ca. 2-jähriges Kind in die Notaufnahme. Sie berichtet, ihr Sohn Max sei nur kurz unbeaufsichtigt in der Küche gewesen und habe aus dem Schrank mit den Putzmitteln eine Flasche genommen und daraus getrunken. Sie sei durch sein Weinen aufmerksam geworden und habe ihm die Flasche sofort weggenommen. Sie weiß nicht, wie viel er getrunken hat, jedoch hat er nach einiger Zeit gewürgt, aber nicht erbrochen. Sie wollte ihm etwas Wasser zu trinken geben, doch Max hatte dies verweigert. Auf Ihr Nachfragen gibt Frau Becker an, dass es sich bei der Flüssigkeit um einen Haushaltsreiniger gehandelt habe.

Aufnahmebefund

2 Jahre und 4 Monate altes Kleinkind in gutem AZ und EZ, KG 12 kg. Keine Dyspnoe, Puls ca. 140/min, äußerlich am Mund und an den Lippen keine Auffälligkeiten erkennbar, Speichelfluss aus dem Mund. Da die Vitalparameter stabil scheinen, haben Sie Zeit, zunächst ein wenig das Vertrauen Ihres kleinen Patienten zu gewinnen, da sonst die weitere Untersuchung ziemlich traumatisch für alle Beteiligten sein könnte. Nach Palpation und Auskultation des Bauchs und des Thorax bitten Sie ihn, den Mund zu öffnen. Da er es nicht tun möchte, strecken Sie ihm die Zunge heraus und fragen ihn, ob er das auch kann. Auf der daraufhin herausgestreckten Zunge erkennen Sie eine Rötung und Schwellung. Dabei läuft etwas Speichel aus dem Mund. Den Mund weit öffnen möchte Max jedoch nicht.

Was vermuten Sie? Wie gehen Sie vor?

Max hat offenbar einen Haushaltsreiniger getrunken. Nähere Angaben bringen Sie leider nicht von seiner Mutter in Erfahrung. Haushaltsreiniger sind meist Laugen, welche nach Ingestion zu Verätzungen führen können. Auch wenn die Inspektion des Mundes wünschenswert erscheint, ist die Aussagekraft dieser inspektorischen Untersuchung zweifelhaft. Der Speichelfluss spricht für eine Schluckbehinderung, welche entweder durch lokale Schwellung oder durch Schmerzen bedingt sein kann.

Vermutlich liegt eine Verätzung der Mundhöhle und der Speiseröhre durch einen Haushaltsreiniger (Lauge) vor. Da Sie das Ausmaß der Verletzung noch nicht abschätzen können, sollte zunächst eine Venenverweilkanüle gelegt und Blut abgenommen werden. In Abbildung 61.1 sehen Sie den Algorithmus für Ösophagusverätzungen.

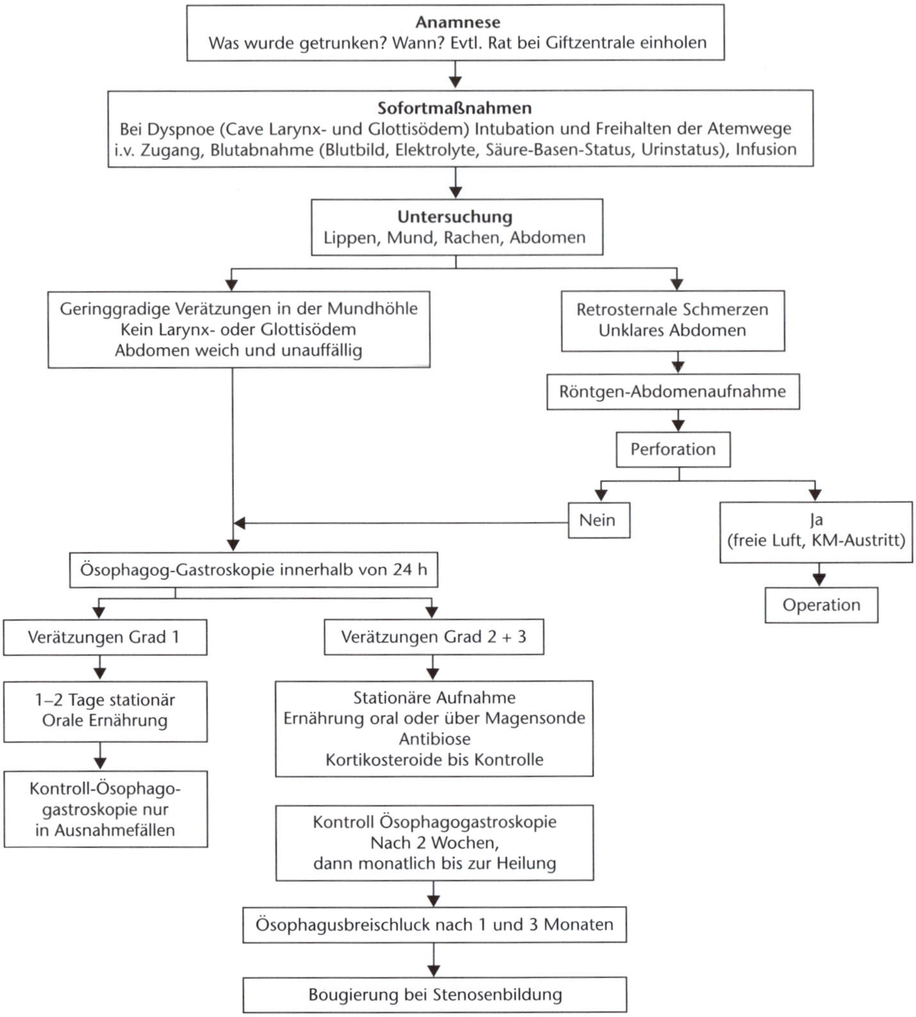

Anamnese
Was wurde getrunken? Wann? Evtl. Rat bei Giftzentrale einholen

Sofortmaßnahmen
Bei Dyspnoe (Cave Larynx- und Glottisödem) Intubation und Freihalten der Atemwege
i.v. Zugang, Blutabnahme (Blutbild, Elektrolyte, Säure-Basen-Status, Urinstatus), Infusion

Untersuchung
Lippen, Mund, Rachen, Abdomen

Geringgradige Verätzungen in der Mundhöhle
Kein Larynx- oder Glottisödem
Abdomen weich und unauffällig

Retrosternale Schmerzen
Unklares Abdomen

Röntgen-Abdomenaufnahme

Perforation

Nein

Ja
(freie Luft, KM-Austritt)

Operation

Ösophagog-Gastroskopie innerhalb von 24 h

Verätzungen Grad 1

Verätzungen Grad 2 + 3

1–2 Tage stationär
Orale Ernährung

Stationäre Aufnahme
Ernährung oral oder über Magensonde
Antibiose
Kortikosteroide bis Kontrolle

Kontroll-Ösophago-
gastroskopie nur
in Ausnahmefällen

Kontroll Ösophagogastroskopie
Nach 2 Wochen,
dann monatlich bis zur Heilung

Ösophagusbreischluck nach 1 und 3 Monaten

Bougierung bei Stenosenbildung

Abb. 61.1:   Algorithmus bei Ingestition/Verätzung mit Säuren oder Laugen.

Die Untersuchung von Kleinkindern und Kindern erfordert oft Einfühlungsver-
mögen und auch Zeit. Es ist nicht immer leicht, das Vertrauen eines Kindes zu gewinnen, nach traumatischen Erlebnissen sinkt die Kooperationsbereitschaft eines
Kindes sofort. Aus diesem Grund empfiehlt es sich, die voraussichtlich unange-
nehmen oder schmerzhaften Untersuchungen bei Kindern immer an das Ende
des Untersuchungsgangs zu stellen (insofern Zeit dafür ist) und auch anzukündi-
gen. So zeitaufwändig und umständlich das auch erscheinen mag, Kinder sind
auch die dankbarsten Patienten.

Wo erhalten Sie Rat bei Ingestionen?

In fast allen Bundesländern gibt es Giftnotrufzentralen, die jedem Anrufer Auskunft erteilen. Um vom Giftnotruf eine aussagekräftige Information zu bekommen, sind die Menge der eingenommenen Substanz und klinische Zeichen von Bedeutung. Sie können dort Einzelheiten über erforderliche und empfehlenswerte Erstmaßnahmen sowie über die weitere spezifische Behandlung bei Ingestion oder Inhalation toxischer und ätzender Substanzen erfahren. Häufig haben Eltern schon dort angerufen und sich informiert, ehe sie das Krankenhaus aufsuchen oder den Rettungsdienst verständigen.

Verlauf

Sie rufen bei der Giftnotrufzentrale an und erfahren, dass Sie dem Kind nur schluckweise Wasser anbieten, aber kein Erbrechen auslösen sollten. Max möchte das Wasser jedoch nicht trinken, das Sie und seine Mutter ihm anbieten. Über den liegenden intravenösen Zugang geben Sie Infusionslösung (Elektrolytlösung).

Welche Formen der Verätzung des Ösophagus gibt es?

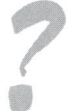

Man teilt die Verätzungen des Ösophagus nach dem makroskopischen Befund in verschiedene Grade ein:
- **Erstgradige** Verätzungen stellen sich als oberflächliche Läsion der Mukosa mit Rötung und Ödem ohne Epithelverletzung dar. Sie heilen meist folgenlos aus, 80% der Verätzungen des Ösophagus sind erstgradig.
- **Zweitgradige** Verätzungen erscheinen als kleine Erosionen, Ulzerationen und Fibrinausschwitzungen bis in die Submukosa sowie teilweise auch schon mit Mukosadefekten. Diese Verätzungen heilen über reaktive Granulationen häufig mit lokaler Narbenbildung aus.
- **Drittgradige** Verätzungen sind tiefe Ulzerationen und Wandnekrosen mit nachfolgend bakterieller Besiedelung und Infiltration des umliegenden Gewebes. In 5% der Fälle kommt es zu einer Perforation und Mediastinitis, meist heilen drittgradige Verätzungen mit ausgedehnten Narben und narbigen Stenosen des Ösopahgus aus.

Die Verätzung mit Laugen führt oft zu tiefergreifenden Verletzungen als mit Säuren, da sie Kolliquationsnekrosen bewirken, die alle Schichten der Schleimhaut schädigen können, und von Kleinkindern eher getrunken werden. Säuren werden meist schon beim Kontakt mit der Mundschleimhaut wieder ausgespuckt.

Welche Maßnahmen und Untersuchungen schlagen Sie vor?

Um das Ausmaß der Verätzung abschätzen zu können, ist eine Ösophagoskopie erforderlich. Da es sich bei Max um ein Kleinkind handelt, werden alle weiteren (invasiven) Untersuchungen in Analgosedierung oder Narkose erfolgen müssen. Frau Becker sollte die Notwendigkeit einer Inspektion des Mund- und Rachenraums sowie einer Spiegelung der Speiseröhre erklärt werden. Sie sollten sie darauf hinweisen, dass diese Untersuchung in Narkose erfolgen muss und der Anästhesist wird verständigt. Da vor allem bei drittgradigen Verätzungen die Ösophaguswand zunehmend nekrotisch werden kann und somit die Perforationsgefahr im weiteren Verlauf (auch bei der Ösophagoskopie) steigt, wird eine endoskopische Diagnostik bei vermuteten Ösophagusverätzungen innerhalb der ersten 12 (bis max. 24) Stunden gefordert. Es muss also umgehend die Durchführung einer Ösophagoskopie veranlasst werden, welche sowohl mit starren als auch flexiblen Instrumenten erfolgen kann.

Verlauf

Max wird in Narkose endoskopiert. Dabei findet sich ab dem Larynx bis in den mittleren Ösophagus eine diffuse ödematöse Schleimhautschwellung, die Schleimhaut ist gerötet und leicht vulnerabel, vereinzelt finden sich Fibrinbeläge, jedoch keine Erosionen. Der gesamte Ösophagus ist mit dem Endoskop passierbar, der Magen ist unauffällig.

Wie interpretieren Sie nun den Befund der Ösophagoskopie?

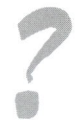 Ösophagoskopisch liegt eine erstgradige Verätzung des Ösophagus mit ausgeprägter ödematöser Schwellung vor.

Wie behandeln Sie den kleinen Patienten?

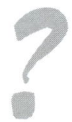 Max sollte zur weiteren Behandlung stationär aufgenommen werden. Wegen der Unwilligkeit oder Unfähigkeit, zu schlucken, wird eine Infusionsbehandlung bzw. eine teilparenterale Ernährung (beim Gewicht von 12 kg eine Menge von 45–50 ml/h) verordnet. Des Weiteren ist eine Analgesie erforderlich (Ibuprofen 8–10 mg/kg 6-stündlich, Paracetamol 40 mg/kg initial, dann 15 mg/kg 6-stündlich, ggf. Opiate). Ferner verordnen Sie Prednisolon 3 mg/kg, da dies die Ödeme und die entzündliche Reaktion verringern soll.

Verlauf

Max wird aufgenommen, seine Laborwerte sind unauffällig, die Elektrolyte sind normal, die Entzündungswerte diskret erhöht. Er erhält eine Infusion mit einer standardisierten pädiatrischen Infusionslösung (50 ml/h), Prednisolon 36 mg, dazu Ibuprofen und Paracetamol zunächst als Suppositorien. Er möchte nichts trinken, Speichelfluss besteht bis zum nächsten Tag. Am Folgetag trinkt er kleine Mengen Wasser, der Speichelfluss hat sistiert. Die Infusionsmenge wird reduziert, nach weiteren 24 Stunden wird die Infusion beendet, da Max nun wieder ausreichend trinken will und kann. Er bekommt zunächst flüssige und einen Tag später pürierte Nahrung, die er gut verträgt. Schmerzmittel benötigt er ab dem 2. Tag nicht mehr, am 3. Tag wird er nach Hause entlassen.

Welche Kontrollen empfehlen Sie?

 Nach einer erstgradigen Verätzung des Ösophagus sind keine weiteren Kontrollen erforderlich. Bei klinischer Beschwerdefreiheit, also nach Wiederherstellung der Schluckfähigkeit, ist die Behandlung abgeschlossen.

 Unabhängig vom klinischen Verlauf ist dringend zu raten, ätzende Substanzen im Haushalt verschlossen und für Kinder unzugänglich aufzubewahren. Dies gilt auch für alle anderen toxischen Substanzen.

Quintessenz Die bei Kindern meist versehentliche und bei Erwachsenen häufig in suizidaler Absicht vorgenommene Ingestion von Säuren oder Laugen führt zu einer Verätzung der Speiseröhrenschleimhaut. Säuren führen zu verschorfenden Koagulationsnekrosen, sie binden sich häufig örtlich an die Schleimhaut. Laugen verursachen ausgedehnte Kolliquationsnekrosen, die über die Schleimhaut in die Tiefe gehen und alle Wandschichten der Speiseröhre schädigen können.

Am wichtigsten ist die Prophylaxe: Alle toxischen und ätzenden Substanzen müssen daher verschlossen und unzugänglich aufbewahrt werden. Das Abfüllen einer ätzenden Substanz in eine ehemalige Trinkflasche grenzt an eine strafbare Handlung, da es nur eine Frage der Zeit ist, wann daraus getrunken wird.

Die auftretenden klinischen Symptome sind Dysphagie (evtl. mit Speichelfluss), Verätzungsspuren und Schmerzen im Mund, retrosternale Schmerzen bei Penetration und Perforation.

Die Ösophagusverätzungen werden in 3 Grade eingeteilt, die Einteilung erfolgt nach makroskopischem Aspekt mittels Endoskopie.

Erstversorgung: Das Kind Wasser trinken lassen, um eine Verdünnung zu erreichen. Kein Erbrechen auslösen. Das Legen einer Magensonde zum Absaugen des Magens scheint zwar sinnvoll, ist jedoch wegen des damit ausgelösten Erbrechens nicht zu empfehlen. Weiter sind Analgesie und Infusionstherapie zur Schockbehandlung angezeigt. Kortisongabe scheint die Ödem- und Entzündungsentwicklung günstig zu beeinflussen. Innerhalb von 24 Stunden muss eine Ösophagoskopie (evtl. mit Gastroskopie und Laryngoskopie) erfolgen.

Weitere Behandlung: Bei erstgradiger Verätzung und Schluckfähigkeit keine weitere Therapie erforderlich. Bei Schluckunfähigkeit Analgesie, Infusion, Kortisongabe bis zur Wiederherstellung der Schluckfähigkeit. Bei schwerer Verätzung Kortison- und Antibiotikagabe, parenterale Ernährung. Sollte es im Verlauf zu einer stenosierenden Narbenbildung kommen, ist die langfristige Bougierung des Ösophagus zur Wiederherstellung der Passage erforderlich. Zwischenzeitlich empfiehlt sich die Anlage eines Gastrostomas zur Ernährung. Bei erfolgloser Bougierungsbehandlung erfolgt der operative Ösophagusersatz (Mageninterponat, Koloninterponat).

Fall 62

Anamnese

In der Notaufnahme liegt die 29-jährige Frau Auer mit schmerzverzerrtem Gesicht auf der Trage. Sie klagt über Schmerzen im Bereich der rechten Ferse. Sie berichtet, sie baue gemeinsam mit ihrem Mann zur Zeit ein Haus. Vorhin sei sie beim Dachdecken von der Leiter gerutscht und dabei aus einer Höhe von ca. 6 m mit dem rechten Fuß zuerst aufgekommen. An den Sturz und die nachfolgende Landung könne sie sich gut erinnern. Ihr Mann habe den Notarzt angerufen, der sie ins Krankenhaus gebracht habe.

Frau Auer hatte vor 3 Jahren eine komplizierte Radiusfraktur rechts mit Osteosynthese, außerdem hatte sie 2 Sectiones, eine AE (Appendektomie) vor 4 Jahren und eine CHE (Cholezystektomie) vor 5 Jahren. Die LWS bereitet der Patientin seit einigen Wochen gelegentlich Schmerzen, aber im Moment ist Frau Auer beschwerdefrei.

Wegen ihrer Migräne nimmt Frau Auer Aspirin® 500 und Ibuprofen ein. Die letzte Einnahme von Aspirin® war vor 5 Tagen.

Die Patientin gibt an, eine Schwangerschaft könne sicher ausgeschlossen werden.

 Bei jungen Patientinnen, die möglicherweise geröntgt werden sollen, ist die Frage nach einer Schwangerschaft obligat.

Der Notarzt macht noch kurz die Übergabe: „Z.n. Sturz aus 6–7 m Höhe, GCS initial 15 Punkte (☞ Tab. 2 und 3, Seite 387), keine Commotio-Zeichen, Schmerzen und Schwellung im Bereich des Sprunggelenks und der Ferse des rechten Beins. Als Schmerztherapie hat die Patientin eine ½ Ampulle Dipidolor® erhalten. Die HWS sei unauffällig gewesen."

Aufnahmebefund

Sie finden eine gesund aussehende 29-jährige Patientin in normalem EZ und gutem AZ, 52 kg KG bei 1,57 m. Die grobe körperliche Untersuchung zeigt einen unauffälligen Herz-/Lungenbefund. Die HF liegt bei 88/min und der RR bei 145/82 mmHg. Das Abdomen ist weich, kein DS, keine Abwehrspannung, keine Resistenzen, normale Darmgeräusche allseits hörbar, es fallen Ihnen reizlose Narben der Voroperationen und ein Nabelpiercing auf.

Die HWS ist schmerzfrei und in normalem Ausmaß beweglich. Im Bereich der BWS leichter Klopfschmerz über dem BWK 10/11, ansonsten unauffälliger Befund. Das Becken ist stabil und nicht aufklappbar. Die Beine sind im Hüftgelenk frei beweglich, leichter Stauchungsschmerz im Bereich der rechten Hüfte. Beide Kniegelenke sind ebenfalls unauffällig, bis auf leichte präpatellare Abschürfungen rechts. Das Sprunggelenk rechts ist stark geschwollen und bewegungseingeschränkt. Im Bereich der Ferse zeigen sich DS und eine massive Schwellung sowie ein Hämatom im Bereich der Fußsohle. Der linke Fuß, das Sprunggelenk und die Hüfte sind frei beweglich, keine Schmerzen, keine Deformationen oder Hämatome.

Welche Differentialdiagnosen kommen in Betracht?

 Der Unfallmechanismus – ein Sturz aus großer Höhe – und der Untersuchungsbefund lassen auf eine Verletzung des oberen Sprunggelenks und/oder von Knochen des Rückfußes schließen.

Vor allem sollten folgende Frakturen bedacht werden:
- **Sprunggelenksfrakturen:** Diese entstehen häufig durch Pro- oder Supinationstraumen (Umknicken).

- **Talusfraktur:** Eine Talusfraktur entsteht durch ein Hochrasanztrauma oder einen Sturz aus großer Höhe. Dabei wird der Talus, unter dem Gewicht der Körpers, der dann über die Tibia auf den Talus übertragen wird, regelrecht zermalmt.
- **Kalkaneusfraktur:** Der Kalkaneus liegt unterhalb des Talus und bildet nach kaudal den Abschluss der unteren Extremität. Hier herrscht bei einem Hochrasanztrauma oder einem Sturz die größte Belastung. Falls der Talus nicht vorher frakturiert, wird er regelrecht in den Kalkaneus „gemeißelt". Dadurch bricht der Kalkaneus bevorzugt in der Mitte.

Ein Klopfschmerz im Bereich der BWS lässt an eine WK-(Wirbelkörper-)Fraktur denken.

Was unternehmen Sie sofort?

Ein venöser Zugang wurde vom Notarzt bereits gelegt. Die Patientin gibt zunehmende Schmerzen an. Sie erhält deshalb Dipidolor® i.v. zur Analgesie. Zudem wird der Kreislauf der Patientin engmaschig überwacht.

Welche Diagnostik sehen Sie vor?

Neben den üblichen Untersuchungen, die für einen etwaigen operativen Eingriff benötigt werden, sollte eine Röntgenaufnahme des Sprunggelenks in 2 Ebenen erfolgen, außerdem zusätzlich noch folgende Aufnahmen:
- Fuß in 2 Ebenen: Zur Beurteilung der Mittelfußknochen und zum Ausschluss von Begleitverletzungen im Bereich des Vorfußes.
- HWS, BWS und LWS in 2 Ebenen: Es handelt sich um einen Sturz aus großer Höhe, deshalb sind diese immer auch bei unauffälliger Klinik mitzuröntgen.
- Beckenübersicht: Ebenfalls wegen des Unfallmechanismus sollte das Becken mitgeröntgt werden.

Bei Stürzen aus großen Höhen sollte immer eine Kompressionsfraktur der Wirbelsäule sicher ausgeschlossen werden. Unter Umständen gibt der Patient den Schmerz in der Wirbelsäule gar nicht an.

Ergebnisse
Laborchemische Untersuchungen: Unauffällig, keine wesentlichen Abweichungen.
Sprunggelenk rechts in 2 Ebenen: Es zeigt sich eine regelrechte Darstellung der unteren Abschnitte von Tibia und Fibula. Die Konfiguration der Malleolargabel ist regelrecht. Die Gelenkflächen sind glatt und scharf abgrenzbar; normal weiter Gelenkspalt; der Talus ist regelrecht konfiguriert und weist keine Konturunterbrechungen auf. Im Bereich des Kalkaneus zeigt sich eine Mehrfachfraktur mit fraglicher Gelenkbeteiligung zum Talus und zum Os naviculare. Außerdem ist eine Abflachung des Böhlerwinkels festzustellen sowie eine Weichteilschwellung im Bereich der hinteren Fußsohle und des Außenknöchels.
Fuß rechts in 2 Ebenen: Das Fußskelett ist nach Form, Größe, Anzahl und Stellung der Phalangen, Metatarsalia und der Fußwurzelknochen, bis auf den Kalkaneus normal. Im Bereich des Kalkaneus zeigt sich eine Mehrfragmentfraktur mit fraglicher Gelenkbeteiligung zum Os naviculare und zum Talus hin. Das Fußgewölbe ist abgeflacht. Weichteilschwellung im Bereich der hinteren Fußsohle.

HWS in 3 Ebenen: Es zeigt eine normale Lordose der HWS und ordnungsgemäße Stellung der WK. Diese sind nach Anzahl, Form und Größe regelrecht. Mineralgehalt und Knochenstruktur sind unauffällig. Die äußeren Konturen sind einschließlich der Grund- und Deckplatten glatt begrenzt. Die Zwischenwirbelräume und der Spinalkanal sind normal weit. Regelrechte Darstellung der Trachea und der Weichteile des Halses.

BWS in 2 Ebenen: Normale Kyphose der BWS. Die WK sind nach Anzahl, Form und Größe regelrecht. Mineralgehalt und Knochenstruktur sind unauffällig. Die äußeren Konturen sind einschließlich der Grund- und Deckplatten glatt begrenzt und scharf abgrenzbar. Die Abgänge der Bogenwurzeln, die Dorn-, Quer- und Gelenkfortsätze sind ordnungsgemäß konfiguriert. Regelrechte Form der Kostotransversal- und der Kostovertebralgelenke. Die Zwischenwirbelräume und der Spinalkanal sind normal weit. Die mit dargestellten Rippen sind unauffällig.

LWS in 2 Ebenen: Harmonische Lordose der LWS. Die WK sind nach Anzahl, Form und Größe regelrecht. Mineralgehalt und Knochenstruktur sind unauffällig. Die äußeren Konturen sind einschließlich der Grund- und Deckplatten glatt begrenzt und scharf abgrenzbar. Die Abgänge der Bogenwurzeln, die Dorn-, Quer- und Gelenkfortsätze sind ordnungsgemäß konfiguriert. Die Zwischenwirbelräume und der Spinalkanal sind normal weit.

Beckenübersicht: Anatomische normale und symmetrische Form des Beckenskeletts. Beide Beckenschaufeln stehen gleich hoch. Mineralgehalt und Knochenstruktur sind regelrecht. Die kortikalen Randkonturen sind normal breit, glatt und scharf abgrenzbar ohne pathologische Unterbrechungen. Regelrechte Abbildung beider Pfannendächer. Regelrechte Stellung beider Hüfköpfe, die normal geformt sind. Die Gelenkflächen und -spalten sind allseits normal abgrenzbar, keine Verkalkungen. Das Iliosakralgelenk wirkt etwas weit, die Symphysenfuge normal weit, beide Strukturen sind glatt und scharf begrenzt. Das OS sacrum ist unauffällig.

Wie interpretieren Sie die Ergebnisse der Untersuchungen?

Wirbelsäule und Becken weisen keine Verletzungen auf. Im Bereich des Fußes zeigt sich ein unauffälliges oberes Sprunggelenk mit intaktem Talus. Der Kalkaneus ist mehrfach frakturiert ①. Es handelt sich um eine Fraktur mit Beteiligung des subtalaren Gelenks (☞ Abb. 62.1).

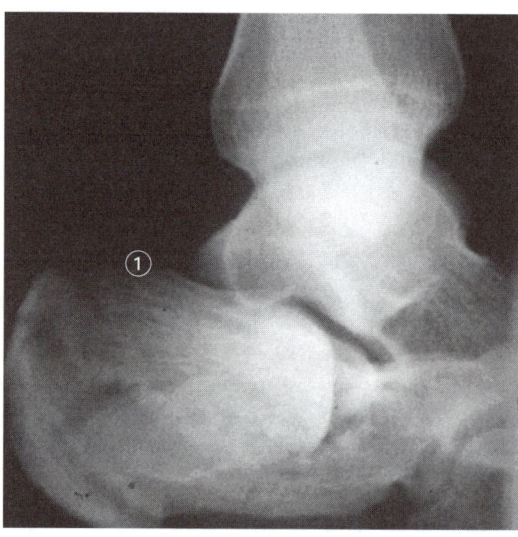

Abb. 62.1:   [8].

Welche Einteilung der Kalkaneusfrakturen gibt es nach der AO-Klassifikation?

Man unterteilt die Fakturen des Kalkaneus entweder nach Essex/Lopresti oder nach Regazzoni (AO-Klassifikation).

Einteilung nach Essex/Lopresti
- Frakturen **ohne** Beteiligung des subtalaren Gelenks:
  – Frakturen des Tuber calcanei
  – Frakturen mit Beteiligung des Kalkaneokuboidgelenks.
- Frakturen **mit** Beteiligung des subtalaren Gelenks:
  – Tongue-type-Fraktur: vertikale Fraktur unterhalb des Proc. lateralis tali mit horizontaler Fraktur in Richtung Tuber calcanei → großes zungenförmiges (tongue = Zunge) Fragment
  – Joint-depression-type-Fraktur: vertikale Fraktur unterhalb des Proc. lateralis tali und konzentrische Frakturen hinter der dorsalen kalkaneotalischen Gelenkfläche
  – Frakturen mit massiver Dislokation.

Einteilung nach Regazzoni:
- A-Periphere Frakturen
  – A1 Peripher extraartikulär
  – A2 Abrisse des Sustenaculum tali
  – A3 Proc. anterior (alleinig) intraartikulär.
- B-Frakturen des Talokalkaneargelenks
  – Hintere Facette einfach
  – Hintere Facette multifragmentär
  – Sulcus tarsi und/oder mittlere und/oder vordere Facette.
- C-Frakturen des Talokalkanear- und des Kalkaneokubiodalgelenks
  – beide Gelenke einfach
  – ein Gelenk mehrfach oder Sulcus tarsi
  – beide Gelenke mehrfach.

Was ist der Böhler-Winkel?

Der Böhler-Winkel oder auch Tuber-Gelenkwinkel beträgt normalerweise zwischen 30–40°. Gemessen wird auf dem seitlichen Röntgenbild der Aufnahme des oberen Sprunggelenks. Vom höchsten Punkt des hinteren Subtalargelenks wird eine Linie zum höchsten Punkt des Tuber calcanei und eine weitere zum Kalkaneokuboidalgelenk gezogen. Die sich überschneidenden Linien ergeben den Böhler-Winkel. Ein Winkel deutlich unter 30° bis hin zu negativen Werten weist auf eine Impressionsfraktur des Kalkaneus hin. Besonders wichtig ist der Böhler-Winkel für die postoperative Kontrolle.

Welche Therapiemöglichkeiten gibt es bei der Kalkaneusfraktur?

Grundsätzlich kann konservativ und operativ behandelt werden.

Konservative Therapie
Das Bein sollte bis zum Abschwellen hochgelagert werden. Anschließend sollte eine frühfunktionelle Behandlung erfolgen. Dabei muss der Kalkaneus für 3 Monate vollständig entlastet werden. Das erreicht man z.B. mit einem Allgöwer-Gehapparat, dabei wird die auf das Bein wirkende Kraft auf den Tibiakopf übertragen.
Indikationen: nicht dislozierte Frakturen, bei nicht wiederherstellbarer Gelenk-

fläche, bei extraartikulären Frakturen ohne relevante Rückfußstellung, bei schlechten Weichteilverhältnissen, bei älteren Patienten mit Bettlägerigkeit und/oder schlechtem AZ.

Operative Therapie

Anhebung und Unterfütterung der Gelenkflächen des Kalkaneus mit Spongiosa und anschließende Sicherung mittels Spickdrähten, Schrauben oder Platten. Anschließend wird ein Gips für 4 Wochen angelegt. Das Bein sollte dann noch für 3–4 Monate entlastet werden (je nach Stabilität der Osteosynthese).
Indikationen: extraartikuläre Frakturen mit erheblicher Fehlstellung, intraartikuläre Frakturen mit Verschiebung der Gelenkflächen.

Semioperative Therapie

Aufrichtung des Rückfußes und Verbesserung der Stellung. Anschließend Sicherung mittels perkutaner Spickdrähte. Entlastung für 6–8 Wochen, dann langsame Teilbelastung.
Indikation: bei sehr instabilen Rückfuß, aber mit kontraindiziertem operativen Eingriff (s.o.).

Verlauf

Der Radiologe legt sich im Fall von Frau Auer auf eine Tongue-type-Fraktur mit einem Böhler-Winkel von nahezu 0° fest. Da es sich um eine junge Patientin mit guten Weichteilverhältnissen und einer intraartikulären Fraktur handelt, ist die Indikation zur operativen Therapie gegeben. Die Patientin wird über den Eingriff aufgeklärt, wobei sie auf die potentiellen Risiken hingewiesen wird: Verletzung von Nachbarstrukturen, Wundheilungsstörung, Wundinfekt mit Osteomyelitis, Re-Operation mit Verfahrenswechsel, Spongiosaplastik und Entnahme der Spongiosa, Implantation von Fremdmaterial (Schrauben, Platten, Drähte). Nach dem Gespräch ist die Patientin mit dem Eingriff einverstanden.

Da es sich um eine Tongue-type-Fraktur handelt, wird ein erweiterter lateraler Zugang angelegt. Dabei wird kranial über der Spitze des Malleolus lateralis zwischen Achillessehne und Fibula bogenförmig nach distal bis zur Basis des 5. Metatarsalknochens geschnitten.

Nach Freipräparation des Knochens werden die einzelnen Fragmente reponiert, der Defekt muss bei der jungen Patientin nicht mit einem autologen Spongiosatransplantat aufgefüllt werden. Nach korrekter Platzierung werden zur Stabilisierung Spongiosaschrauben eingebracht und anschließend wird eine H-Platte (flache Platte, meist aus Titan, die in der Aufsicht an den Buchstaben H erinnert) auf den Kalkaneus aufgeschraubt, um die einzelnen Fragmente miteinander zu verbinden.

Es erfolgt der schichtweise Hautverschluss, dann wird eine Gipsschiene angelegt.

Worauf sollten Sie im weiteren Verlauf achten?

Am nächsten Tag sollte man eine Gipskontrolle durchführen, d.h. man muss darauf achten, dass der Gips keine Durchblutungsstörungen oder Nervenschäden verursacht. Dazu wird der Patient aufgefordert, Schmerzen im Gips anzugeben. Außerdem müssen die Fußpulse oder zumindest im Seitenvergleich die Durchblutung getestet werden. Man bittet den Patienten, die Zehen zu bewegen.

Der Patient im Gips hat immer Recht, d.h. bei Schmerzen oder anderen Problemen muss der Gips entfernt und anders gepolstert oder sogar neu angelegt werden, und zwar solange bis der Patient keine Beschwerden mehr angibt.

Verlauf

Fra Auer ist am nächsten Tag schmerzfrei. Das Bein ist noch sehr geschwollen und wird hochgelagert und gekühlt. Die Gipskontrolle ist unauffällig. Die Patientin kann nach einer Woche entlassen werden.

Es zeigt sich ein gutes Repositionsergebnis.

Welche Hinweise geben Sie der Patientin für die Nachsorge?

Frau Auer wird darauf hingewiesen, dass sie unbedingt eine Entlastung, mit Sohlenkontakt und Unterarmgehstützen, des Beins für 4 Monate einhalten muss. Der Gips sollte für 4 Wochen belassen werden. Bei Schwierigkeiten muss sich die Patientin sofort vorstellen. Es sind regelmäßige Gips- und Röntgenkontrollen zur Verlaufskontrolle notwendig. Die Platte kann in 12 Monaten entfernt werden.

Quintessenz   Die Fraktur des Fersenbeins ist insgesamt sehr selten und macht nur etwa 1–2% aller Frakturen beim Menschen aus. Einer solchen Fraktur liegt entweder ein Verkehrsunfall mit hohen Geschwindigkeiten oder ein Sturz aus großer Höhe zugrunde. Mitverletzungen von Becken und Wirbelsäule sollten bei diesen Unfallmechanismen deshalb immer mit ausgeschlossen werden.

Klinisch zeigt sich neben einer starken Schwellung im Bereich des Sprunggelenks und des Fußes meist ein Hämatom im Bereich der Fußsohle sowie eine eingeschränkte und schmerzhafte Beweglichkeit mit eingeschränkter Belastungsfähigkeit.

Die Diagnosestellung erfolgt über eine konventionelle Röntgenaufnahme des Sprunggelenks in 2 Ebenen. Zusätzlich kann auch eine tangentiale Aufnahme des Kalkaneus angefertigt werden. Oftmals ist zur genauen Beurteilung eine CT nötig. Es sollte bei diesen Aufnahmen immer der Böhler-(Tuber-Gelenk-)Winkel gemessen werden.

Je nach Art der Fraktur kann eine konservative Therapie oder eine operative Therapie erfolgen. Bei der operativen Therapie sind die Ziele die Wiederaufrichtung des Fußgewölbes und die Wiederherstellung eines physiologischen Böhler-Winkels.

Fall 63

Ihr Kollege von der Abteilung für Hals-Nasen-Ohren-Heilkunde ist bei einem Notfall im OP beschäftigt. Deshalb betreuen Sie neben der chirurgischen Notaufnahme auch die HNO-Ambulanz mit.

Ihnen stellt sich der 63 Jahre alte Herr Meindl vor.

Anamnese

Herr Meindl bemerkte vor ca. 2 Monaten im Rahmen eines grippalen Infekts erstmals Schluckbeschwerden. Damals habe er an starken Halsschmerzen mit eitriger Entzündung der Mandeln gelitten. Die Entzündung sei mit Antibiotika sehr gut beherrschbar und die Halsschmerzen seien nach einigen Tagen wieder verschwunden gewesen. Die Schluckstörungen seien jedoch nicht rückläufig gewesen; in den vergangenen 2 Wochen seien sie sogar schlimmer geworden. Herr Meindl berichtet, er könne nur noch Flüssigkeiten zu sich nehmen. Am heutigen Morgen habe er gar nichts mehr schlucken können. Er habe das Gefühl, im Bereich des Brustkorbs einen Knoten zu spüren, der das Schlucken verhindere. Herr Meindl mutmaßt, dass diese Beschwerden noch in Zusammenhang mit der Grippe stünden. Deshalb stellt er sich jetzt in der HNO-Ambulanz vor.

Hinzukommend sei ihm ein Gewichtsverlust von etwa 12 kg in 2 Monaten aufgefallen. Nachts schwitze er oft stark und gelegentlich trete auch Fieber auf.

In der weiteren Anamnese erzählt Herr Meindl, dass er an arterieller Hypertonie leide. Zudem sind bei ihm ein Ulkusleiden des Magens und eine schwere Refluxösophagitis bekannt, er leidet an einem Barrett-Ösophagus. Ansonsten lebt er gesund, er raucht nicht, trinkt fast keinen Alkohol und isst kein Fleisch.

Herr Meindl ist Inhaber eines Bioladens, in dem er arbeitet.

Aufnahmebefund

Bei der Aufnahme-Untersuchung findet sich folgender Befund:

AZ und EZ reduziert KG 61 kg, Größe 1,81 m. Bei der Inspektion des Hals-Rachen-Raums fällt eine Rötung des Rachenrings bei reizlosen Tonsillen auf. Kein Stridor. Die Lungen sind beidseits gut belüftet, keine pathologischen Geräusche. Bei der Auskultation des Herzens ebenfalls kein pathologischer Befund.

Das Abdomen ist weich, dünne Bauchdecken, leichter DS im Epigastrium, keine Abwehrspannung, keine Resistenzen. Darmgeräusche regelrecht.

Fußpulse gut tastbar. Bei der neurologischen Untersuchung keine Auffälligkeiten.

Welche Differentialdiagnosen ziehen Sie in Betracht?

Das Leitsymptom bei Herrn Meindl ist eine **Schluckstörung (Dysphagie).**

Herr Meindl hatte vor 2 Wochen eine eitrige Angina. Diese scheint ausgeheilt. Bei der Untersuchung des Rachens zeigt sich kein pathologisches Korrelat, das eine Störung im Bereich des Rachens oder der Tonsillen zeigt.

Differentialdiagnosen beim Leitsymptom Dysphagie sind im Wesentlichen Erkrankungen des Ösophagus. Zu nennen sind neben dem Ösophagus-CA gutartige Ösophagustumoren, die Achalasie und Ösophagusdivertikel.

Bei der **Achalasie** handelt es sich um eine neuromuskuläre Störung des gesamten Ösophagus mit Fehlen einer regulären, propulsiven Peristaltik und einer Lähmung der Öffnung des unteren UÖS (unterer Ösophagussphinkter). Das Prädispositionsalter ist zwischen dem 40. und 60. Lebensjahr.

Bei **gutartigen Ösophagustumoren** sind v.a. das Leiomyom und zystische Veränderungen zu nennen. Allerdings sind auch Lipome, Fibrome, Hämangiome und Neuroblastome möglich. Gutartige Ösophagustumoren sind sehr selten und führen nur langsam zum Verschluss des Ösophaguslumens.

Das **Ösophagus-CA** ist eine maligne Erkrankung, die vom Epithel des Ösophagus ausgeht. Meist findet sich das Ösophagus-CA bei Patienten mit exzessivem Alkohol- und Nikotinabusus sowie bei Patienten mit einer Barrett-Erkrankung. Bei **Ösophagusdivertikeln** handelt es sich um Aussackungen des Ösophaguslumens. Diese verursachen eher Regurgitationsbeschwerden als Dysphagie.

Was verstehen Sie unter „Barrett-Ösophagus"?

Der Barrett-Ösophagus (auch Endobrachyösophagus oder Barrett-Syndrom) ist im Wesentlichen eine refluxbedingte Ösophagitis, die bei etwa 10% der Patienten mit einer Refluxkrankheit nachzuweisen ist. Dabei ist der distale Ösophagus auf variabler Länge mit Zylinderepithel anstatt mit dem üblichen mehrschichtig unverhornten Plattenepithel ausgekleidet. In der Endoskopie erscheinen diese Areale lachsfarben und sind scharf gegenüber dem physiologischen Epithel abgegrenzt. Diese Abgrenzung verläuft in der Regel nicht zirkulär, sondern flammenförmig.

Der Barrett-Ösophagus stellt eine Präkanzerose dar. Es können sich daraus Adenokarzinome des Ösophagus entwickeln.

Welche Untersuchungen veranlassen Sie?

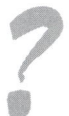

Neben den üblichen Untersuchungen wie Labor, Röntgen-Thorax und Sonographie des Abdomens, sollte eine Gastroskopie durchgeführt werden. Damit kann ein Verschluss des Lumens sofort erkannt werden.

Ergebnisse
Laborchemische Untersuchungen: Als pathologische Befunde fallen auf: Hb 9,7 g/dl; Leukozyten 14,5 Mio/µl; CRP 2,34 mg/dl; LDH 455 U/l; GPT 88 U/l; GOT 91U/l.
Röntgen-Thorax: Kein Hinweis auf Stauung, Metastasen, Kardiomegalie oder Pleuraerguss. Altersentsprechender Normalbefund.
Sonographie: Es finden sich sehr schlechte Schallbedingungen wegen ausgeprägtem Meteorismus. Freie Flüssigkeit im Abdomen kann sicher ausgeschlossen werden, aber es ist noch keine sichere Aussage zu treffen, ob die aortalen oder retroperitonealen LK (Lymphknoten) vergrößert sind, und ob Metastasen im Bereich der Leber vorliegen. Die Untersuchung sollte unter besseren Bedingungen wiederholt werden.

Wie interpretieren Sie die Ergebnisse der Untersuchungen?

Die durchgeführten Untersuchungen geben noch keinen Hinweis auf die Genese der Dysphagie. Deswegen wird mit Herrn Meindl eine Gastroskopie besprochen.

Verlauf

Am nächsten Tag wird die Gastroskopie durchgeführt.

Was erkennen Sie bei der Gastroskopie?

Es zeigt sich ein exophytisch wachsender Tumor, der das Lumen des Ösophagus fast völlig verlegt (☞ Abb. 63.1, Seite 399). Der Tumor ist höchst suspekt und malignomverdächtig. Es sollten Biopsien entnommen werden.

Was veranlassen Sie als Nächstes?

Eine CT-Thorax ist erforderlich, um die genaue Ausdehnung des Tumors und seine Größe abschätzen zu können.

Ergebnisse
CT-Thorax: Dabei zeigt sich ein großer Tumor im Bereich des mittleren Ösophagusdrittel, der das Lumen völlig verschließt. Der Tumor reicht bis in den Bereich der Trachea. Unterhalb der Bifurcatio tracheae finden sich massiv vergrößerte LK.
Histopathologischer Befund: Es handelt sich um ein Plattenepithel-CA des Ösophagus.

Beschreiben Sie die Stadieneinteilung des Ösophaguskarzinoms nach TNM.

Die TNM-Kriterien des Ösophagus-CA und die Stadieneinteilung finden Sie unter Tabelle 23 und 24 auf Seite 394.

Welches Tumorstadium liegt vor?

Nach bisherigen Befunden liegt ein Stadium III vor, da bereits eine Infiltration bis in die Nachbarorgane und regionäre LK stattgefunden hat (T4 N1 M0).

Welche Therapie-Optionen kennen Sie beim Ösophaguskarzinom?

Grundsätzlich wird wie bei allen Tumorerkrankungen zwischen kurativer und palliativer Therapie unterschieden.

Kurative/operative Therapie

Die kurative Therapie stellt einen Heilungsversuch dar. Bei ausgeprägter Metastastierung ist eine Heilung jedoch nicht mehr möglich.

Bei einer kurativen Therapie muss immer eine OP erfolgen. Dabei sollte auf ausreichenden Sicherheitsabstand geachtet werden. Dieser sollte nach proximal und distal mindestens 6–10 cm betragen.

OP der Wahl ist die **totale Ösophagektomie** mit anschließender Lymphadenektomie. Je nach Lage und Ausdehnung des Tumors kann eine **subtotale Ösophagektomie** erfolgen oder bei sehr distalen Tumoren eine **Magenteilresektion** mit erforderlich sein.

Nach der Resektion sollte ein Speiseröhrenersatz eingesetzt werden. Dieser kann je nach OP-Technik aus dem Magen (Magenhochzug) oder über Dünn- und Dickdarminterponate erfolgen.

Neoadjuvante Therapie

Die neoadjuvante Therapie besteht in einer präoperativen Radio-/Chemotherapie zum Down-Staging eines primär inoperablen Tumors. Dieser wird dann, nachdem die Tumormasse i.d.R. verkleinert ist, neu auf die Operabilität validiert und dann auch operiert. Das Ziel der neoadjuvanten Therapie ist also, eine Tumorverkleinerung und damit die Operabilität des Tumors zu erreichen.

Palliative Therapie

Die palliative Therapie hat keine Heilung zum Ziel. Sie soll lediglich die Beschwerden des Patienten lindern und das Überleben unter Umständen verlängern.

Radiochemo- oder Chemotherapie

Eine palliative Therapie besteht aus einer Kombination von Radiatio (hohe Strahlendosis) und Chemotherapie.

Operative Therapie

Neben endokopischen Möglichkeiten zur Verbesserung der Passage, wie Stentings, Bougierungen und Lasertherapie, gibt es noch operative Möglichkeiten. Zur Ernährung bei verschlossener Passage oder bei Radio-/Chemotherapie kann eine PEG (perkutane endoskopische Gastrostomie) angelegt werden.

Verlauf

Bei Herrn Meindl wird wegen des ausgedehnten Befunds im Bereich des Ösophagus primär eine neoadjuvante Therapie geplant. Beim weiteren Tumor-Staging finden sich aber Metastasen im Bereich der Leber und der Knochen. Damit ist eine neoadjuvante Therapie sinnlos. Deshalb wird Herr Meindl palliativ mit einer Radio-/Chemotherapie behandelt.

Herr Meindl verträgt die Radio-/Chemotherapie sehr gut, vorher wurde ihm eine PEG angelegt. Der Tumor verschwindet in den ersten Wochen rasch. Der Patient kann sogar wieder Flüssigkeiten schlucken. Nach weiteren 4 Monaten wächst der Tumor aber wieder, deswegen wird Herr Meindl onkologisch mit einer weiteren Chemotherapie behandelt.

Quintessenz Das Ösophagus-CA ist ein CA des älteren Patienten. Der Altersgipfel liegt jenseits des 50. Lebensjahrs. Männer erkranken etwa 5-mal häufiger an einem Ösophagus-CA als Frauen. Die Inzidenz liegt bei ca. 1 : 20000.

Als Risikofaktoren für die Entstehung eines Ösophaguskarzinoms sind neben Alkohol- und Nikotinabusus, v.a. das Barrett-Syndrom und Verätzungen des Ösophagus bekannt. Eine untergeordnete Rolle spielen daneben noch Fehlernährung mit Vitamin- und Eisenmangel, hohem Nitrosamin- und Aflatoxinanteil, sowie eine Infektion mit dem HPV-Virus. In 80% der Fälle liegt ein Plattenepithel-CA vor. Das Adeno-CA, welches im Zuge eines Barrett-Syndroms entsteht, gewinnt jedoch immer mehr an Bedeutung. Am häufigsten finden sich Karzinome im Bereich des mittleren Ösophagus, seltener im unteren Drittel und kaum im oberen.

Klinisch fällt das Ösophagus-CA erst sehr spät auf. Die meisten Patienten werden erst in relativ späten Stadien der Erkrankung diagnostiziert. Dann liegen meist ausgeprägte Schluckstörungen, Regurgitationen und Gewichtsverlust vor. Viele Patienten klagen zudem über retrosternale Schmerzen und Rückenschmerzen. Da der Ösophagus über keine Serosa verfügt, kommt es beim Ösophagus-CA rasch zur lokalen Ausbreitung des Tumors mit infiltrativem Wachstum in die Strukturen des Mediastinums. Außerdem lässt sich eine frühe lymphogene Metastasierung beobachten. Die hämatogene Metastasierung in Lunge, Leber und Knochen tritt erst relativ spät auf.

Diagnostisch sind die Mittel der Wahl die Endoskopie mit Biopsie tumorverdächtiger Areale und deren anschließender histopathologischer Untersuchung. Zusätzlich sollte um das Ausmaß der Infiltration zu beurteilen eine Endosonographie vorgenommen werden. Mit Thorax-CT kann neben der genauen Lokalisation auch die lymphogene Metastasierung beurteilt werden.

Die Therapie ist sehr stark vom Tumorstadium und der bereits erfolgten Metastasierung abhängig. Bei einer Infiltration von Nachbarorganen und/oder einer ausgeprägten Metastasierung ist die kurative Resektion nicht mehr durchführbar. Die Patienten werden palliativ mit Stentings oder Laserresektionen behandelt, um wieder schlucken zu können. Weiters kann eine Radiochemotherapie erfolgen. Bei kleineren resektablen Befunden kann eine Resektion mit begleitender radikaler Lymphadenektomie und Wiederherstellung der Passage durch Magenhochzug oder ein Koloninterponat erfolgen.

Die Prognose ist insgesamt schlecht, da die Erstdiagnose des Karzinoms in der Regel erst in sehr späten Stadien gestellt wird. Die 5-Jahres-Überlebensrate liegt insgesamt bei etwa 10–15%.

Fall 64

Anamnese

In der chirurgischen Sprechstunde stellt sich der 78-jährige Herr Rieger vor. Seinen Angaben zufolge habe er seit vielen Jahren Beschwerden und Schmerzen in beiden Beinen, er könne nur ca. 300 m gehen, ehe Schmerzen vor allem in den Waden einsetzen. Wegen der Beschwerden habe er auch schon Infusionen erhalten. In letzter Zeit bemerke er zunehmende Rückenschmerzen und manchmal ein Drücken im Oberbauch. Ferner sei eine Nierenfunktionsstörung bekannt, er sei zuckerkrank und habe hohen Blutdruck. Herr Rieger gibt an, dass er Medikamente gegen den hohen Blutdruck einnehme. Auf Nachfragen erfahren Sie, dass er seit vielen Jahren raucht.

Aufnahmebefund

78 Jahre alter, adipöser Patient mit blassgrauem Hautkolorit. Herz und Lunge auskultatorisch unauffällig, RR 160/95 mmHg. Abdomen weich, Leber und Milz nicht vergrößert tastbar, kein DS, keine Resistenzen, Peristaltik regelrecht. Pulse in beiden Leisten tastbar, Kniekehlenpulse und Fußpulse beidseits nicht tastbar (Verschlussdruck links 90 und 110 mmHg, rechts 100 und 105 mmHg). An beiden Beinen Seitenast- und Besenreiservarikose.

Was vermuten Sie?

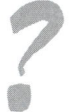

Offensichtlich handelt es sich bei Herrn Rieger um ein chronisches arterielles Verschlussleiden. Dafür sprechen die verminderte schmerzfreie Gehstrecke sowie zahlreiche vorhandene Risikofaktoren.

Wie erklären Sie sich die Rückenschmerzen?

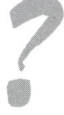

Rückenschmerzen und auch unklare diffuse Bauchschmerzen, die bis in das Becken ausstrahlen können, werden als typisch für ein expandierendes Aortenaneurysma angesehen. Bei Penetration in oder Druck auf die Nachbarorgane stehen organbezogene Beschwerden im Vordergrund, die dann häufig fehlgedeutet werden (z.B. Ulcus duodeni, Pyelonephritis, Spondylitis, Cholezystitis, Pankreatitis). Die Arrosion der Wirbelsäule führt zu Rückenschmerzen und häufig zu primärer orthopädischer Vorstellung, da die Beschwerden als Erkrankungen des Bewegungsapparats fehlgedeutet werden.
Anzumerken ist, dass die meisten Aortenaneurysmen allerdings asymptomatisch sind.

Aortenaneurysmen zeigen wenig oder unspezifische Symptomatik wie Rücken- oder Bauchschmerzen.

Was ist ein Aortenaneurysma?

Unter einem Aortenaneurysma wird die krankhafte Erweiterung der Hauptschlagader verstanden. Der am häufigsten betroffene Abschnitt ist der infrarenale Anteil der Bauchaorta (ca. 95% aller Aortenaneurysmen). Die Inzidenz liegt bei knapp 3% der über 65-jährigen Patienten.

Warum entsteht ein Aortenaneurysma?

Die meisten Aortenaneurysmen entstehen aufgrund degenerativer Veränderungen der Aortenwand (Arteriosklerose). Als Risikofaktoren gelten die gleichen wie bei der Entstehung der AVK (arterielle Verschlusskrankheit, ☞ Fall 68). Die wichtigsten Risikofaktoren sind Rauchen (Nikotinabusus), Hypertonie, Diabetes mellitus. Seltenere Ursachen eines Aortenaneurysmas sind septische (z.B. mykotisches Aortenaneurysma) und dysplastische Formen (z.B. bei Marfan-Syndrom). Das sog. inflammatorische Aneurysma ist vermutlich eine Sonderform des degenerativen Wandschadens, die genaue Ätiologie ist ungeklärt.

Welche Komplikation eines Aortenaneurysmas kennen Sie?

Die potentiell tödliche Komplikation eines Aortenaneurysmas ist die Ruptur. Die Rupturgefahr steigt mit der Ausdehnung des Querdurchmessers. Bei unter 6 cm messenden Aneurysmen beträgt diese bis zu 3%, ab 6 cm und mehr bis zu 15% pro Jahr. Bei Frauen tritt ein infrarenales Bauchaortenaneurysma zwar deutlich seltener auf, doch scheint die Rupturgefahr höher zu sein.

Welche Untersuchungen veranlassen Sie?

Um die Diagnose eines Aortenaneurysmas zu bestätigen und um gleichzeitig die Ausdehnung (vor allem max. Querdurchmesser) zu bestimmen, bieten sich mehrere bildgebende Verfahren an.

Einfach und zuverlässig durchführbar ist die **Sonographie** des Abdomens, sie eignet sich am besten zur Suche nach einem Aortenaneurysma, wenn keine Vordiagnostik vorliegt. Zudem ist die Untersuchung relativ preiswert im Vergleich zu den anderen Untersuchungen.

Die **CT** gibt morphologisch präzise und reproduzierbar die Größe des Aneurysmas, die Art der Thrombosierung (konzentrisch, exzentrisch), die Wandbeschaffenheit und den Bezug des Aneurysmas zu den Nachbarorganen wieder. Bei Kontrastmittelallergie und bei speziellen Fragestellungen (z.B. Dissektion) bietet sich zur Diagnostik die **MRT (Magnetresonanztomographie)** an.

Da die meisten Aortenaneurysmen auch mit einer AVK vergesellschaftet sind, ist die Durchführung einer intraarteriellen **Angiographie** empfehlenswert. Sie führt weniger zum Aneurysmanachweis, sondern zur Darstellung möglicher Verschlüsse und Einengungen in Gefäßen, welche aus der Aorta entspringen. Insbesondere bei eingeschränkter Nierenfunktion, Hypertonie, Angina abdominalis, unklarem Gewichtsverlust und fehlenden Leistenpulsen ist die Angiographie indiziert, da erst dadurch zuverlässig auch bestehende Verschlüsse und Stenosen im Bereich der Nieren-, Viszeral- und Beckenarterien dargestellt werden können.

Ergebnisse
Sonographie des Abdomens: Hier findet sich eine Erweiterung der infrarenalen Bauchaorta.
Zur genauen Darstellung der Anatomie und Ausdehnung des Aneurysmas erfolgen eine **CT-Untersuchung** und eine **Angiographie.** Bei den Untersuchungen wird der max. Querdurchmessers des Aneurysmas mit 5,2 cm angegeben; es handelt sich um ein mehr nach ventral entwickeltes, sackförmiges Aneurysma.

Was schlagen Sie therapeutisch vor?

Das Risiko eines Aortenaneurysmas ist die Ruptur, die lebensbedrohlich ist. Diese gilt es rechtzeitig zu erkennen bzw. zuvor schon einen operativen Aortenersatz unter Resektion des Aneurysmas durchzuführen. Bei symptomatischem Aneurysma (dazu zählt auch das rupturierte Aneurysma) ist die OP-Indikation zum Aortenersatz zu stellen, wenn der AZ des Patienten den operativen Eingriff zulässt. Bei asymptomatischen Aneurysmen wird zur Zeit ab 5 cm max. Querdurchmesser bei Männern und ab 4 cm bei Frauen eine OP-Indikation gesehen. Zu berücksichtigen sind bei der OP-Entscheidung auch Größe und Form des Aneurysmas, Form und Anordnung des Thrombus, Alter des Patienten und die Risikofaktoren, die das Risiko der Aneurysmaruptur erhöhen (Hypertonie, chronisch obstruktive Ventilationsstörungen).
Auch kleine Aneurysmen können rupturieren, insofern ist im Einzelfall das Rupturrisiko nicht kalkulierbar, es bleibt eine Grauzone der Indikation zur elektiven OP des Aortenaneurysmas.
Angesichts der Symptomatik und der Größenausdehnung von mehr als 5 cm besprechen Sie mit Herrn Rieger das Risiko einer Ruptur und empfehlen die elektive, baldige OP des Aneurysmas vor einer möglichen Ruptur.

Wie äußert sich ein rupturiertes Aortenaneurysma?

Die plötzliche Ausdehnung des Aneurysmas mit nachfolgender Ruptur äußert sich durch tiefe abdominelle Schmerzen und Rückenschmerzen, die in die Flanke und bis in das Becken ausstrahlen können. Klinisch kann auch das Bild eines Akuten Abdomens vorliegen (☞ Fall 47). Bei Ruptur tritt eine Schocksymptomatik als Folge des akuten Blutverlusts auf. Bei Rupturen in den Gastrointestinaltrakt (z.B. aorto-duodenale Fistel) ist es zuweilen schwierig, die Zeichen der intestinalen Blutung und der Symptomatik korrekt und rasch zuzuordnen. Die Ruptur in die V. cava mit aorto-kavaler Fistel kann zur raschen kardialen Dekompensation führen.

Starke Rücken- oder Bauchschmerzen mit Schocksymptomatik können die Ruptur eines Aortenaneurysmas anzeigen, dringende Diagnostik und Therapie sind angezeigt.

Welche operativ-therapeutischen Verfahren kennen Sie?

Ziel aller operativen Verfahren ist die Ausschaltung oder Entfernung des Aneurysmas und die Rekonstruktion der Aorta, also der Ersatz der aneurysmatisch veränderten Gefäßbahn, ggf. mit Revaskularisation der arteriellen Abgänge. Je nach Ausdehnung der aneurysmatischen Erweiterung erfolgt die Auswahl der zu implantierenden Gefäßprothese. Bei unauffälliger Strombahn im Bereich der Bifurkation und der Iliakalarterien genügt die Implantation einer sog. **Rohrprothese,** welche das Aneurysma innerhalb der Aorta überbrückt. Sind auch die Beckenarterien aneurysmatisch verändert oder höhergradig obliteriert im Rahmen der häufig bestehenden AVK, so erfolgt die Implantation einer sog. **Bifurkations- oder Y-Prothese** mit Anschluss beider Schenkel im Bereich der Aa. iliacae communes oder externae.

Besondere Rücksicht gilt den möglicherweise bei der OP ausgeschalteten arteriellen Abgängen (A. iliaca interna, A. mesenterica inferior), entsprechend muss schon intraoperativ vor allem die Darmdurchblutung überprüft werden und unter Umständen eine **Revaskularisation (Wiederanschluss oder Bypass)** der betroffenen Gefäße durchgeführt werden. Abschließend ist die Überprüfung der Durchblutung der unteren Extremitäten unabdingbar.

Neben den konventionellen und klassischen operativen Verfahren gewinnt auch das **minimal-invasive Vorgehen** Anhänger, wobei über kleine Zugänge an den Iliakal- bzw. Femoralarterien ein **expandierbarer Stent** unter Durchleuchtungskontrolle in die Aorta platziert wird und dort die Aorta bzw. das Aneurysma von innen schient. Dies Vorgehen ist nur in ausgewählten Fällen möglich. Langzeitergebnisse im Vergleich zur konventionellen Aortenchirurgie liegen noch nicht vor.

Bei allen Eingriffen an den großen Gefäßen droht ein Blutverlust. Schon vorausschauend lässt sich mittels verschiedener Verfahren Fremdblut einsparen: Präoperative Eigenblutspende, intraoperative Hämodilution, maschinelle intraoperative Autotransfusion.

Verlauf

Zur OP-Vorbereitung wird bei Herrn Rieger eine Eigenblutspende vorgenommen, weitere Konserven werden gekreuzt, der Darm wird am Vortag gereinigt. Herr Rieger wird in Allgemeinnarkose operiert. Die infrarenale Bauchaorta wird mittels Rohrprothese oberhalb der Bifurkation überbrückt und das Aneurysma dabei teilweise reseziert. Der weitere postoperative Verlauf ist unauffällig. Zunächst erfolgt eine Heparinisierung mit einem niedermolekularen Heparin.

Welche Weiterbehandlung empfehlen Sie?

Nach Rekonstruktionen am zentralen arteriellen Gefäßsystem empfiehlt sich eine Nachbehandlung in Form einer Dauermedikation mit einem Thrombozytenaggregationshemmer (z. B. ASS oder Plavix®). Des Weiteren sollten Sie dem Patient dringend zu einer Nikotinabstinenz und intensivem Gehtraining bei AVK raten. Zur Nachuntersuchung sollten im weiteren Verlauf in 3-monatigen Abständen innerhalb des ersten Jahres sonographische Kontrollen der Aorta sowie dopplersonographische Kontrollen des Flusses in der Aorta und den Iliakal- bzw. Femoralarterien durchgeführt werden.

Quintessenz Unter dem Begriff **Bauchaortenaneurysma** wird die krankhafte Erweiterung der Bauchschlagader verstanden. Der infrarenale Abschnitt ist am
häufigsten betroffen, meist liegen **degenerative Aortenwanderkrankungen**
(Arteriosklerose) ursächlich vor.

80% der Aneurysmaträger sind **asymptomatisch.** Rückenschmerzen und
diffuse Abdominalschmerzen, die in das Becken ausstrahlen, sind typisch
für das expandierende Aneurysma. Bei Penetration in die Nachbarorgane
stehen organbezogene Beschwerden im Vordergrund, jedoch werden die
Beschwerden häufig fehlgedeutet. Tiefer abdomineller Schmerz, Rückenschmerzen, die in die Flanke und das Becken ausstrahlen bis zum Akuten
Abdomen sind Ausdruck der plötzlichen Wandausdehnung, der drohenden
oder stattfindenden Ruptur des Aneurysmas. Hinzu kommen die Schockzeichen als Folge des Blutverlusts.

Die Diagnose kann gesichert werden mittels **Sonographie** des Abdomens,
CT oder **MRT.** Wichtig ist auch die Durchführung einer arteriellen **Angiographie,** um Verschlusserkrankungen in Gefäßen zu erkennen, welche aus
der Aorta entspringen (z.B. Nierenarterienverschluss, Darmarteriensteno-
sen).

Bei Patienten mit **symptomatischem** Aneurysma mit oder ohne Ruptur ist
die OP-Indikation zu stellen, wenn der AZ des Patienten den operativen
Eingriff zulässt. Bei **asymptomatischen** Aneurysmen wird zur Zeit ab 5 cm
maximaler Querdurchmesser eine OP-Indikation gesehen. Da auch kleine
Aneurysmen rupturieren, bleibt die Indikation zur elektiven Aneurysma-
chirurgie zuweilen der individuellen Risikoabschätzung überlassen.

Das Prinzip der **operativen Behandlung** besteht im Ersatz der aneurysmatisch veränderten Strombahn. Klassische Verfahren sind die Implantation
einer Rohrprothese oder einer Bifurkations- bzw. Y-Prothese je nach Ausdehnung der veränderten Gefäßbahn. Eine moderne, minimal-invasive
Vorgehensweise sieht über kleine Inzisionen die Implantation einer inneren Schienung, eines Stents, vor.

Fall 65

Anamnese

Mit dem Rettungswagen wird die 35-jährige Frau Jansen in die Notaufnahme gebracht. Sie ist beim Reinigen der Kellertreppe ausgerutscht und auf den ausgestreckten linken Arm gefallen. Seitdem klagt sie über schmerzhafte Bewegungseinschränkung im Bereich der linken Schulter und stärkste Schmerzen.

Seit ihrer Jugendzeit leidet die Patientin an Migräne. Voroperationen: AE (Appendektomie) vor 18 Jahren und Tonsillektomie vor 17 Jahren.

Aufnahmebefund

Bei der Untersuchung hält die blasse, kaltschweißige Patientin den linken Arm in Schonstellung. Frau Jansen hat offensichtlich starke Schmerzen und kann kaum noch gehen. Sie klagt über Schwindel und Übelkeit.

Auf Anfrage kann die Schulter nicht aus der Schonhaltung bewegt werden, beim Versuch der passiven Bewegung der Schulter schreit die Patientin laut auf. Bei der Inspektion der Schulter fällt Ihnen bereits eine deutliche Deformierung auf. Im Rahmen der Palpation stellen Sie eine federnde Fixation der Schulter sowie eine leere Gelenkpfanne fest. Eine weitere Untersuchung wird von Frau Jansen wegen der starken Schmerzen abgelehnt. Die Pulse im linken Arm sind tastbar, die Finger können gut bewegt werden und die Sensibilität des linken Arms ist erhalten.

Ansonsten wirkt der Bewegungsapparat unverletzt. Die HF der Patientin ist 122/min und RR 100/80 mmHg. Die AF liegt bei 24/min.

Bei Verletzungen der Schulter ist, wie auch bei Frakturen, immer distal die DMS (Durchblutung, Motorik, Sensibilität) zu prüfen. Am leichtesten zu Prüfen sind der Puls der A. radialis und die Sensibilität im Bereich des gesamten Arms, insbesondere des N. axillaris, weil dieser im Rahmen einer Luxation der Schulter am häufigsten verletzt wird. Dazu wird über den M. deltoideus gestrichen. Spürt der Patient diese Bewegung, ist ein Schaden des N. axillaris unwahrscheinlich. DMS immer dokumentieren!

An welche Verdachtsdiagnose denken Sie?

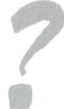

Es handelt sich hier mit großer Wahrscheinlichkeit um eine Schulterluxation. Man unterscheidet 3 Formen der Luxation:

- **Vordere Luxation** (Luxatio anterior): Häufigste Form der Luxation, in ca. 85% der Fälle. Häufigste Ursache ist der Sturz auf den ausgestreckten Arm oder eine forcierte Innenrotation der Schulter (z.B. Polizeigriff). Dabei wird der Humeruskopf nach ventral unter den Processus coracoideus geschoben.
- **Hintere Luxation** (Luxatio posterior): Der Humeruskopf wird hinter das Glenoid geschoben. Es handelt sich mit einem Anteil von etwa 2–5% um eine der selteneren Formen der Luxation.
- **Untere Luxation** (Luxatio inferior): Der Humeruskopf schiebt sich unter die Gelenkpfanne der Schulter. Auch diese Form der Luxation ist eher selten (ca. 10%).

Was unternehmen Sie sofort?

Angesichts der starken Schmerzen von Frau Jansen und des beginnenden Schocks (HF ↑↑, RR ↓↓) sollte die Patientin auf eine Liege gelegt werden, wobei auf eine schmerzfreie Lagerung des linken Armes zu achten ist. Anschließend sollte ein venöser Zugang gelegt werden, über den eine kristalline Lösung (z.B. 1000 ml RL) infundiert wird. Außerdem sollte sie ein Schmerzmittel erhalten. Am besten geeignet bei massiven Schmerzen ist hier ein Opioid, z.B. ½ Ampulle Dipidolor®, zusätzlich kann noch ein peripher wirksames Analgetikum verabreicht werden, z.B. Novalgin® oder Paracetamol (Perfalgan®).

Zusätzlich zu einem zentral wirksamen Analgetikum kann ein peripheres Analgetikum verabreicht werden. Dadurch kann die Wirkung des zentralen Analgetikums potenziert werden.

Durch welche Untersuchung untermauern Sie Ihre Verdachtsdiagnose?

Auch bei eindeutiger Diagnose einer Schulterluxation sollte vor der Reposition immer eine Röntgenaufnahme der Schulter in 2 Ebenen erfolgen (☞ Abb. 65.1).

Vor Reposition immer Röntgenkontrolle!

Wie beurteilen Sie folgende Röntgenaufnahme der Schulter?

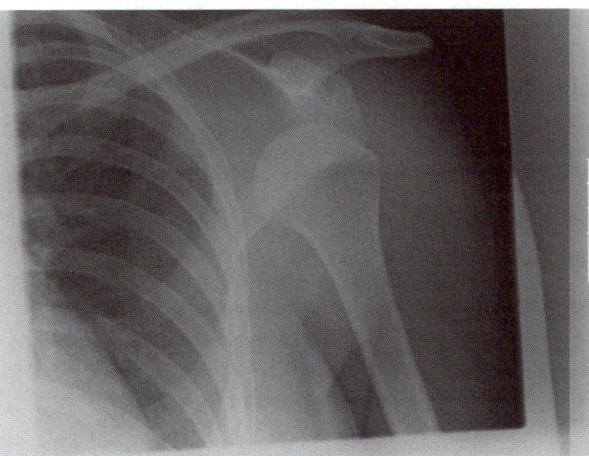

Abb. 65.1

Es zeigt sich in der a.p.-Aufnahme eine vordere Luxation der Schulter ohne weitere sichere Frakturzeichen.
Es handelt sich also um eine repositionsbedürftige vordere Schulterluxation.

Verlauf

Frau Jansen ist mittlerweile nahezu schmerzfrei. Puls und RR haben sich fast normalisiert (HF 77/min, RR 130/70 mmHg). Sie klären die Patientin über ihre Verletzung und die Therapie auf. Die Patientin will genau über die möglichen Komplikationen ihrer Erkrankung aufgeklärt werden und über die verschiedenen Repositionsmethoden Bescheid wissen.

Welche Komplikationen einer Schulterluxation sind Ihnen bekannt?

Mögliche Komplikationen einer Schulterluxation sind:
- Läsionen des Band- und Kapselapparats der Schulter. Davon sind nahezu alle Patienten mit einer Luxation betroffen.
- Verletzungen von Nerven und Gefäßen. Diese sollten bei der körperlichen Untersuchung vor der Reposition sicher ausgeschlossen werden.
- Frakturen der beteiligten Knochen, z.B. Humeruskopf, Klavikula, Akromion oder Processus coracoideus.
- Knöcherne Ausrisse von Sehnenansatzpunkten mit nachfolgenden Fehl- oder Minderfunktionen der beteiligten Muskeln.
- Hill-Sachs-Läsion: dorso-laterale Impressionsfrakturen mit begleitenden Knorpelschäden am Humuskopf als Folge des „Überrollens" des Humeruskopfes über den Pfannenrand.
- Bankart-Läsion: Läsion des Pfannenrands, Korrelat zur Hill-Sachs-Läsion, meist mit Abriss des Labrum glenoidale (ca. 80% in der Fälle).
- Hohe Reluxationsgefahr.

Welche Möglichkeiten der Reposition einer Schulter gibt es?

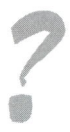

Es gibt verschiedenste Techniken der Reposition einer Schulter (☞ Abb. 65.2 a, b, c).
- **Reposition nach Hippokrates:** Der Fuß des Arztes dient dabei als Widerlager beim Längszug am ausgestreckten Arm.
- **Reposiotion nach Arlt:** Der verletzte Arm wird über eine gepolsterte Stuhllehne gelegt und am rechtwinklig gebeugten Arm langsam gezogen, wobei die Stuhllehne das Widerlager darstellt.
- **Reposition einer axillären Luxation durch kranialen Längszug am gebeugten Arm.** Das Widerlager stellt hierbei das Körpergewicht des Patienten dar.

Grundsätzlich sollte eine Schulterreposition immer in Sedierung (z.B. mit Dormicum®) erfolgen.

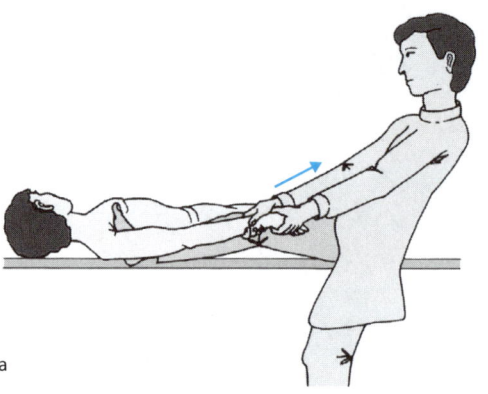

a

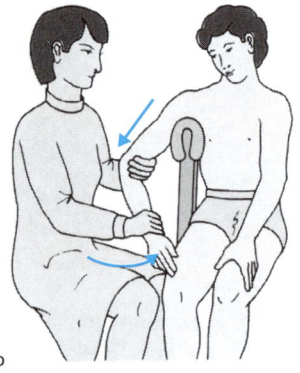

b

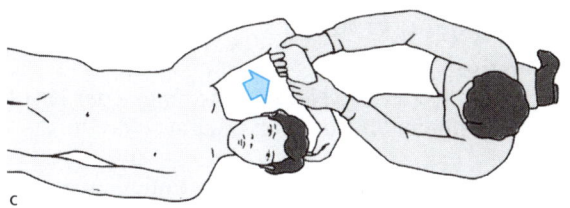

c

Abb. 65.2:   Repositionsmanöver bei Schulterluxation [9].
             a) nach Hippokrates
             b) nach Arlt
             c) durch kranialen Längszug am gebeugten Arm.

Verlauf

Sie planen einen Repositionsversuch nach Hippokrates. Um der Patientin zusätzliche Schmerzen zu ersparen, entscheiden Sie sich, ihr eine weitere halbe Ampulle Dipidolor® zu verabreichen. Außerdem erhält die Patientin als zusätzliche Beruhigung noch 2 mg Midazolam (Dormicum®).

Kurz darauf ist die Patientin schmerzfrei. Sie beginnen mit der Reposition, die Schulter lässt sich durch sanften Zug aber nicht reponieren. Nach 3 Versuchen hören Sie auf.

 Eine Reposition sollte immer nur mit „sanfter" Gewalt durchgeführt werden. Brüske Repositionsmanöver sind wegen der Gefahr von Begleitverletzungen zu unterlassen.

Eine Reposition ist mit konventionellen Mitteln nicht zu erreichen. Wie gehen Sie weiter vor?

 Die Reposition sollte nun in Narkose und Muskelrelaxation durchgeführt werden.

Verlauf

Die Patientin wird nach entsprechender Vorbereitung kurz intubiert. Bei einem nochmaligen Repositionsmanöver lässt sich die Schulter problemlos reponieren.

Worauf sollten Sie im weiteren Verlauf achten?

 Sofort nach Reposition sollte nochmals die DMS überprüft werden. Außerdem ist eine Röntgen-Kontrolle erforderlich, dabei wird auf die korrekte Reposition geachtet.

 Nach Reposition immer Kontroll-Röntgen und Prüfung der DMS.

Wann wäre eine operative Versorgung indiziert?

Indikationen für eine operative Versorgung
- Verletzungen der Gefäße und/oder der Nerven (Störungen der DMS)
- dislozierte Frakturen im Rahmen der Luxation oder als Ursache der Luxation
- wiederholte Luxationen
- ausgeprägte Hill-Sachs- oder Bankart-Läsion; bei Patienten unter 35 Jahren sollte eine OP durchgeführt werden.

Vorgehen
- Den Standard stellt mittlerweile die arthroskopisch assistierte OP der Schulter dar.
- Bankart-Läsion: Mittels eines Knochenankers (z.B. Mitec) wird das Labrum glenoidale am Pfannenrand refixiert.
- Hill-Sachs-Läsion: Wird mittels einer Spongiosaplastik angehoben, außerdem wird eine sog. Drehosteotomie nach Weber durchgeführt. Dabei wird der Humerus durchtrennt und in 25° Außenrotation wieder osteosynthetisiert. Damit ist die schadhafte Stelle nach hinten verschoben und kann nicht mehr als Hebel für eine Reluxation dienen.
- Kapselapparat: Der Kapselapparat wird vernäht und dadurch gerafft. Diese Straffung des Kapselapparats verhindert eine neuerliche Luxation.

Worauf sollten Sie die Patientin vor der Entlassung noch hinweisen?

Die Patientin sollte nach einigen Tagen eine CT der Schulter durchführen lassen, um etwaige Nebenverletzungen sicher ausschließen zu können. Ggf. kann auch eine Arthroskopie der Schulter nach der CT-Untersuchung erfolgen, wenn diese keine sicheren Hinweise auf den Ausschluss einer weiteren Läsion der Schulter ergibt.

Verlauf

Frau Jansen kann nach 3 Stunden anästhesiologischer Überwachung und dem Anlegen eines Gilchrist-Verbands nach Hause entlassen werden. Sie stellt sich in den nächsten Tagen immer wieder beim Hausarzt vor und ist weitgehend schmerzfrei. In der CT der Schulter findet sich bei ihr eine Bankart-Läsion, diese wird arthroskopisch versorgt.

Quintessenz	Die Schulter ist aufgrund der flachen Pfanne und des in Relation dazu stehenden großen Kopfes ein Gelenk, das sehr leicht luxiert. Bei einer Luxation muss neben einer adäquaten Schmerztherapie immer sofort die Durchblutung und die Neurologie des Arms überprüft werden. Findet sich hier eine Störung, ist die Indikation für eine schnellstmögliche operative Versorgung gegeben.
	Zusätzlich zur klinischen Untersuchung ist immer eine Röntgenaufnahme der Schulter erforderlich. Dies zum einen zur Diagnostik von Frakturen, zum anderen zur forensischen Absicherung vor der Reposition.

Die Reposition sollte immer in ausreichender Analgesie erfolgen. Ist eine Reposition nicht möglich, sind brüske Manöver zu unterlassen und stattdessen ist eine Reposition in Narkose anzustreben. Nach gelungener Reposition muss die DMS erneut kontrolliert werden.

Im schmerzfreien Intervall erfolgt dann eine genauere Diagnostik der Schulter mit MRT oder CT. Häufig findet sich im Rahmen der Schulterluxation eine Hill-Sachs-Delle und eine Bankart- Läsion. Je nach Schwere der Verletzung und Alter des Patienten sollte eine operative Versorgung der Nebenverletzungen erfolgen.

Fall 66

Anamnese

Frau Hofmann stellt sich bei Ihnen vor. Sie ist 50 Jahre alt und leidet seit längerem an Schwellungen, vor allem im Bereich des rechten Beins. Abends hat sie häufig von den Strümpfen Einschnürungen an den Knöcheln. Die Beine schmerzen abends auch mehr, sie fühlen sich dann gespannt an. Bei Hochlagerung der Beine verspürt sie Besserung, morgens ist sie fast immer beschwerdefrei. Sie arbeitet als Kindergärtnerin und muss tagsüber meist stehen.

Aufnahmebefund

50 Jahre alte Frau in gutem AZ. Leisten-, Kniekehlen- und Fußpulse kräftig tastbar, leichte Ödeme prätibial und in der Knöchelregion rechts, sonst beidseits keine Hautveränderungen an den Beinen. Im Stehen fallen ausgeprägte Venenerweiterungen vor allem am rechten Unterschenkel medialseitig auf.

Was vermuten Sie als Ursache der Beschwerden?

Die eigene Anamnese mit Schwellungen, Schmerzen und Spannungsgefühl, die berufliche Anamnese einer meist stehenden Tätigkeit sowie der Befund ausgeprägter Venenerweiterungen ohne sonstige Auffälligkeiten in der Durchblutung der Beine sprechen für eine Varikose (Krampfaderleiden) als Ursache der Beschwerden.

Was sind Krampfadern?

Sog. Krampfadern oder Varizen sind Erweiterungen des oberflächlichen Venensystems an den unteren Extremitäten wegen des venösen Rückstaus und des erhöhten venösen Drucks. Die oberflächlichen Venen transportieren vergleichsweise wenig Blut und liegen subkutan (V. saphena magna et parva). Am Bein gibt es weiter ein tiefes Venensystem (Leitvenen, Muskelvenen), welches die Arterien begleitet und in erster Linie für den venösen Rückstrom zum Herzen zuständig ist. Beide Venensysteme sind über die sog. Perforansvenen verbunden, die über Klappen den Blutstrom von außen nach innen richten sollen. Insgesamt werden 3 wichtige Gruppen der Perforansvenen unterschieden. Die Dodd-Venen an der Innenseite der Oberschenkelmitte, die Boyd-Venen an der Innenseite des Unterschenkels direkt unterhalb des Knies und weiter unten die Cockett-Venengruppen an der Innenseite des Unterschenkels.

Am Beinvenensystem sorgen Klappen für den gerichteten Rückstrom vom oberflächlichen über das tiefe Venensystem zum Herzen.

Wie entstehen Krampfadern?

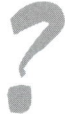

Man unterscheidet eine primäre Varikose von einer sekundären Varikose.
Bei der primären Varikose liegt eine Bindegewebsschwäche bzw. eine Klappeninsuffizienz der Venenklappen mit Rückstrom des Blutes und nachfolgender Erweiterung der abhängigen Venen vor. Adipositas, weibliches Geschlecht und stehende

Tätigkeit sind prädisponierende Faktoren für das Entstehen einer primären Varikose.

Bei der sekundären Varikose erweitern sich die oberflächlichen Venen wegen des vermehrten Blutstroms bei Abflusshindernis im tiefen Venensystem (z.B. Phlebothrombose).

Welche klinischen Untersuchungsverfahren kennen Sie?

Die Unterscheidung zwischen primärer und sekundärer Varikose hat therapeutische Relevanz. Gleichzeitig ist die Identifizierung der insuffizienten Klappen für die weitere Therapie, insbesondere für die operative Therapie relevant. Als erstes gilt es, die Differenzierung klinisch zu treffen. Dazu gibt es verschiedene klinische Untersuchungen bei Varikose.

- Der **Perthes-Test** ist ein indirekter Test zum Nachweis der Durchgängigkeit des tiefen Beinvenensystems. Oberhalb des Kniegelenks wird eine Staubinde gelegt, um die oberflächlichen Venen zu komprimieren. Sie lassen den Patienten umherlaufen. Leeren sich dabei die oberflächlichen Venen, so sind sowohl die Perforansvenen als auch die tiefen Beinvenen durchgängig. Treten Schmerzen mit praller Füllung der oberflächlichen Venen auf, so liegt möglicherweise ein Verschluss des tiefen Beinvenensystems mit sekundärer Varikose vor.
- Beim **Trendelenburg-Test** gilt es, die Funktionsfähigkeit der Mündungsklappe der V. saphena magna zu überprüfen. Dazu lagert man das betroffene Bein hoch und streicht dann das Blut aus den Varizen aus. Am Oberschenkel wird eine Staubinde angelegt, um die V. saphena magna unterhalb der Leistenbeuge zu stauen. Man lässt den Patienten aufstehen und beobachtet die Varizen. Füllen sich die Varizen bei liegender Stauung innerhalb von 20 Sekunden nach dem Aufstehen, handelt es sich vermutlich um eine Insuffizienz der Perforansvenen. Nach 30 Sekunden löst man die Staubinde. Kommt es zu einer vermehrten Venenfüllung nach distal, liegt zusätzlich eine Klappeninsuffizienz der V. saphena magna vor.
- Beim **Pratt-Test** liegt der Patient zunächst mit hochgehaltenem Bein auf dem Rücken, das Blut wird nach proximal ausgestrichen und ein elastischer Verband vom Fuß bis zur Leiste angelegt. Nach einer kurzen Zeit steht der Patient auf. Die Binde wird vom Fuß beginnend wieder abgewickelt und gleichzeitig eine zweite Binde angelegt, so dass zwischen den beiden Binden ständig ein Streifen Haut von wenigen Zentimetern Breite frei bleibt. Man beobachtet fortlaufend die Venenfüllung an jeweils genau dieser Stelle, so sind Rückschlüsse auf Insuffizienzen im Bereich der jeweiligen Perforansvenen möglich.

Welche weiteren Untersuchungen können Ihnen helfen?

Am wenigsten invasiv ist die Sonographie der Venen. Unter Kompression der Vene mit dem Schallkopf kollabiert die mit Blut gefüllte Vene. Im Pressversuch nach Valsalva kann man vor allem dopplersonographisch einen Strömungsstopp bei ausreichendem Klappenschluss oder eine Strömungsumkehr mit Venenerweiterung bei insuffizienter Klappe nachweisen. Insbesondere die Mündungsklappe der V. saphena magna sowie die bekannten Perforansvenen müssen dabei einzeln dargestellt werden.

Die **Duplex-Sonographie** der Venen sollte heute das Standardverfahren sein.

Zum Nachweis der freien Durchgängigkeit des tiefen Venensystems und gleichzeitiger Darstellung der insuffizienten Klappen ist die aszendierende Pressphlebographie ein seit vielen Jahren geeignetes Verfahren. Über eine Fußvene wird dabei Kontrastmittel injiziert, Staubinden werden angelegt, um einen Abfluss des Kontrastmittels über die oberflächlichen Venen zu verhindern. Bei insuffizienten Perforansvenen füllen sich die oberflächlichen Venen aus den tiefen Venen, im Pressversuch können sie einen Rückstrom in die V. saphena magna bei Mündungsklappeninsuffizienz darstellen. Nachteile sind die Kontrastmittelbelastung und die Strahlenexposition.

Verlauf

Sie untersuchen Frau Hofmann und stellen im Perthes-Test eine freie Durchgängigkeit des tiefen Venensystems fest. Im Trendelenburg-Test füllen sich die Varizen rasch, nach Lösen der Staubinde füllt sich die V. saphena magna. Zur weiteren Diagnostik veranlassen Sie eine Phlebographie.

Ergebnis
Phlebographie: Die Phlebographie bestätigt sowohl ein freies tiefes Venensystem als auch die Insuffizienz der Mündungsklappe und der Boyd-Perforansvenen.

Welche Behandlung schlagen Sie vor?

Bei einem symptomatischen Krampfaderleiden mit nachgewiesener Insuffizienz der Mündungsklappe und der Boyd-Perforansvenen empfiehlt sich ein sog. Venenstripping nach Babcock. Dabei werden sämtliche Seitenäste, die in die V. saphena nahe ihrer Mündung führen, ligiert. Nach Markierung der insuffizienten Perforansvenen werden diese aufgesucht und ligiert, die varikös veränderten Seitenäste werden entfernt. In die V. saphena magna wird eine Sonde eingelegt, die Vene wird mittels dieser Sonde herausgezogen, die Mündung ligiert. Der Eingriff kann ambulant oder stationär, in Allgemeinnarkose oder Spinalanästhesie durchgeführt werden.

Kein Stripping der V. saphena magna bei Verschluss des tiefen Beinvenensystems.

Bei gering ausgeprägter Symptomatik ist die konservative Behandlung (Kompression, weniger Stehen, mehr Bewegung, Gewichtsreduktion) zu erwägen.

Verlauf

In Allgemeinnarkose werden bei Frau Hofmann die V. saphena magna gestrippt und die Perforansvenen ligiert. Postoperativ wird ein Kompressionsverband angewickelt, nach ambulanter OP wird sie nach Hause entlassen. Nach 4 Tagen wird der Verband entfernt und ein Kompressionsstrumpf angepasst, den sie 3 Monate tragen soll. Nach 3 Monaten gibt Frau Hofmann beim Stehen Beschwerdefreiheit an.

Wichtig für einen nachhaltigen OP-Erfolg ist die postoperative Kompressionsbehandlung.

Quintessenz Varizen verursachen Schmerzen, Spannungsgefühl und Ödeme in den Beinen. Inspektorisch lassen sie sich leicht erkennen, wichtig ist die Unterscheidung zwischen primären und sekundären Varizen. Mittels klinischen
Untersuchungsverfahren (Perthes-, Trendelenburg- und Pratt-Test) sowie
dopplersonographisch und phlebographisch wird die Diagnose gestellt und
werden die Klappeninsuffizienzen identifiziert. Bei leichten Beschwerden
empfiehlt sich eine konservative Behandlung (Kompressionsbehandlung,
weniger Stehen, mehr Bewegung, Gewichtsreduktion, Sklerosieren), bei
ausgeprägteren Beschwerden und vor allem bei identifizierbaren Klappeninsuffizienzen bietet sich die operative Behandlung mit Ligatur bzw. Entfernung der insuffizienten und varikös veränderten Venen an. Postoperativ
erfolgt eine Kompressionsbehandlung.

Bei sekundärer Varikose verbietet sich eine operative Therapie, da diese
den Rückstrom des Blutes aus dem Bein unterbrechen würde.

Fall 67

Sie haben am Freitagnachmittag Dienst in der Notaufnahme. Eine Rettungswagenbesatzung bringt Ihnen einen 22-jährigen Patienten, in dessen Fuß ein ca. 10 cm langer Zimmermannsnagel steckt.

Anamnese

Der 22-jährige Schreiner Franz Huber gibt an, auf einer Baustelle Dachsparren mittels eines mechanischen Bolzenschussgeräts am Dachstuhl befestigt zu haben. Dabei sei er abgerutscht und ein Schuss aus dem Bolzenschussapparat habe sich gelöst. Zuerst habe er gar nicht bemerkt, wohin der Bolzen geschossen wurde. Doch nach etwa 30 Sekunden habe er einen Schmerz im linken Knöchel verspürt. Der Bolzen steckt in seinem Fuß.

Aufnahmebefund

Herr Huber ist ein 22-jähriger, stark muskulöser Mann mit normalen AZ und EZ, die Haut ist leicht feucht. Am linken Fuß ist im Bereich des Sicherheitsschuhs ein etwa 1,5 cm langes Nagelstück sichtbar. Es scheint, als habe der Nagel von leicht lateral versetzt den Schuh in Richtung oberes Sprunggelenk durchschossen. Beim Versuch, den Schuh zu entfernen, gibt der Patient massive Schmerzen an. Herr Huber kann das Gelenk nicht aktiv bewegen, das passive Bewegungsausmaß umfasst nur wenige Grade in Flexion und Extension. Die Sensibilität im Bereich des Fußes ist nicht gestört.
Bei der weiteren körperlichen Untersuchung zeigen sich unauffällige Auskultationsbefunde von Herz und Lunge. Das Abdomen ist weich und unauffällig. Der übrige Bewegungsapparat ist nicht beeinträchtigt. RR 140/80 mmHg, Puls 102/min.
Eine Tetanus-Schutzimpfung wurde vor einem Jahr wegen einer kleinen Schnittwunde vom Hausarzt durchgeführt.

Was unternehmen Sie sofort?

Da der Patient starke Schmerzen hat, sollte sofort mit einer analgetischen Therapie begonnen werden. Dazu legen Sie einen intravenösen Zugang im Bereich der V. cubitalis. Außerdem ist auf Schockzeichen (↑↑ Puls, ↓↓ RR) zu achten.
Als Schmerzmittel empfiehlt sich hier eine Ampulle Dipidolor®. Bei diesem Wirkstoff handelt es sich um Peritramid, ein zentralwirksames Morphin mit geringen kreislaufdepressiven Effekten.

Gerade bei älteren Menschen oder Menschen unter Schock ist bei der Auswahl der Analgetika oder der Narkotika auf Mittel mit geringer kreislaufdepressiver Wirkung zu achten.

Welche Untersuchungen veranlassen Sie nun?

Um eine Verletzung des knöchernen Apparats im Bereich des oberen Sprunggelenks und Vorfußes sicher zu verifizieren, sollte eine Röntgenaufnahme des oberen Sprunggelenks und des Vorfußes jeweils in 2 Ebenen (☞ Abb. 67.1 a, b) erfolgen.

Wie auch bei einer Fraktur ist bei einem Fremdkörper immer eine 2. Aufnahme anzufertigen, um den Verlauf des Fremdkörpers im Gewebe feststellen zu können. Anhand dieses Verlaufs kann man in etwa die anatomischen Strukturen abschätzen, die verletzt wurden.

Was erkennen Sie auf den Röntgenaufnahmen des Vorfußes?

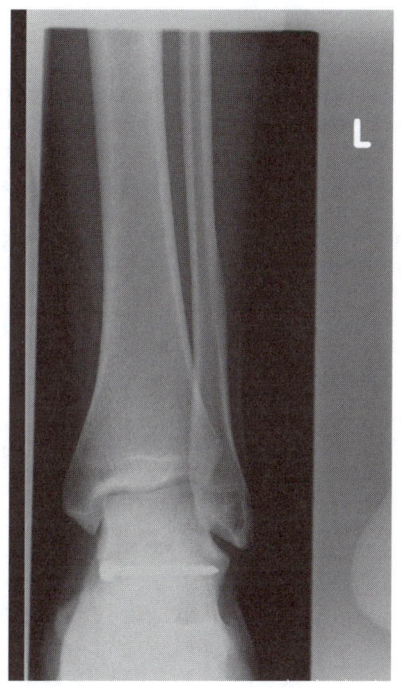

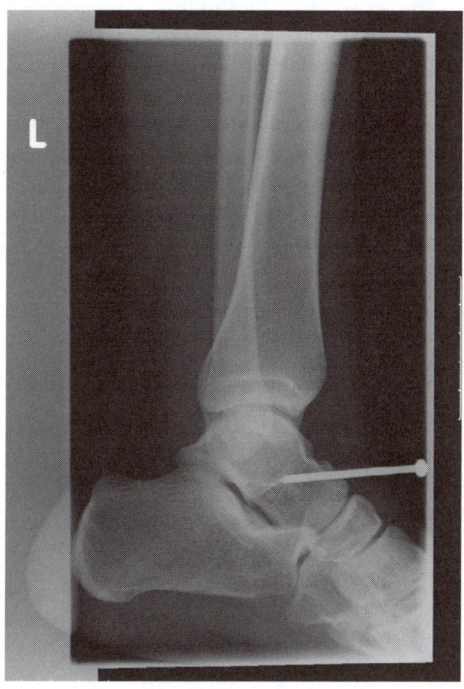

Abb. 67.1 a   **Abb. 67.1 b**

Im Bereich des Vorfußes und des oberen Sprunggelenks ist ein ca. 12 cm langer Zimmermannsnagel sichtbar. Dieser steckt von ventrolateral im Bereich der Tibia-Vorderkante im Knochen und reicht nach dorsal bis fast an den Kalkaneus heran.

Was bedeutet das Ergebnis der Untersuchung für die Behandlung?

 Eine Verletzung mit Verbindung des Knochens zur Außenwelt ist als potentiell infiziert anzusehen. Zur Abwendung einer Osteomyelitis muss unverzüglich mit einer i.v.-Antibiose, z.B. mit einem Cephalosporin (Basocef ®) begonnen werden.

Verlauf

Nachdem das Dipidolor® nun gut wirkt, entfernen Sie den Schuh des Patienten vom verletzten Fuß. Dabei muss der Schuh mit einer schweren Gipsschere eingeschnitten werden. Nach Freilegung des Nagels kann der Schuh nun unter geringen Schmerzen für den Patienten nach unten hin abgezogen werden. Bei der genauen Inspektion des nun vom Schuh befreiten Fußes erkennen Sie, dass der Nagel ca. 2,5 cm weit über das Hautniveau hinausragt. Herr Huber kann den Fuß nur schwer im oberen Sprunggelenk bewegen.

Der Nagel muss schnellstmöglich aus dem Gewebe entfernt werden. Als Sie versuchen, den Nagel herauszuziehen, gibt der Patient erneut stärkste Schmerzen an. Sie erklären dem Patienten, dass der Nagel in einer kurzen Narkose entfernt werden muss.

Als nächstes informieren Sie den Anästhesisten und bitten ihn, eine kurze Narkose durchzuführen. Nachdem sich der Anästhesist mit dem Patienten unterhalten hat, informiert er Sie darüber, dass der Patient erst vor einer halben Stunde gegessen hat. Es sei somit eine Intubationsnarkose nicht möglich.

Sie besprechen nun mit dem Anästhesisten ein regionales Anästhesieverfahren. Der Anästhesist möchte gerne eine Spinalanästhesie durchführen.

Zur **Fremdkörperentfernung** wird der Vorfuß links und der halbe Unterschenkel mit desinfizierender Lösung gereinigt. Als Sie versuchen, den Nagel mit einer großen Zange herauszuziehen, stellen Sie fest, dass der Nagel mit kleinen Widerhaken versehen ist, um ihn besser im Holz zu verankern. Nach vollständiger Entfernung des Nagels und Überprüfung des Nagels auf Vollständigkeit spülen Sie den Kanal, in dem sich der Nagel befand, ausgiebig mit desinfizierender Lösung. Es zeigt sich eine ca. 1 cm lange Risswunde im Bereich des oberen Sprunggelenks. Nach Abschluss des Spülens wird ein desinfizierender Verband angelegt und intravenös ein Breitband-Antibiotikum (z.B. Cefazolin® 2 g) verabreicht.

Was ist bei der weiteren Behandlung zu beachten?

Herr Huber sollte stationär aufgenommen werden und für einige Tage eine i.v.-Antibiose erhalten. Der Verband sollte täglich gewechselt und die Wunde täglich von einem Arzt inspiziert werden.

 Es ist wichtig, eine potentiell infizierte Wunde nicht primär zu verschließen.

Verlauf

Nach Aufnahme auf Normalstation und Abklingen der Spinalanästhesie hat Herr Huber nur noch wenig Schmerzen. Der zusätzlich in einer Schiene zur Ruhigstellung verbrachte Fuß zeigt auch in den nächsten Tagen keine Entzündungszeichen. Der Patient kann am 5. postoperativen Tag in hausärztliche Weiterbehandlung entlassen werden.

Bewegungsumfang und -ausmaß sowie die Sensibilität im Vorfuß sind bei Entlassung normal.

Worauf weisen Sie den Patienten noch hin?

Herrn Huber sollte sich bei Veränderung des Lokalbefunds sofort bei einem Arzt vorstellen. Die Antibiosetherapie muss oral für einige Tage weitergeführt werden. Herr Huber soll die Wunde alle 2 Tage vom Hausarzt kontrollieren lassen. Je nach Wundheilung kann Herr Huber in ein bis 2 Wochen wieder seiner Arbeit nachgehen.

Quintessenz Einbringungen von Fremdkörpern in den Bereich des Knochens sind nicht selten. Es sollte bei der Entfernung des Fremdkörpers auf ausreichende Analgesie und postoperative Antibiose geachtet werden.

Bei stark verschmutzten Gegenständen wird ein Abstrich zur mikrobiologischen Untersuchung entnommen. Die Haut darf bei solchen Defekten nicht verschlossen werden, da es sonst zu sehr schweren Infektionen kommen kann. Für einige Tage muss eine i.v.-Antibiose verabreicht werden, um die gefürchtete Komplikation der Osteomyelitis zu vermeiden. Außerdem sollte der Patient zur Überwachung stationär aufgenommen und die betroffene Extremität mittels Schiene ruhiggestellt werden.

Fall 68

Sie werden in die gefäßchirurgische Sprechstunde gerufen. Die 83-jährige Frau Müller wurde gerade mit dem Rettungswagen in die Klinik eingeliefert. Sie klagt über sehr starke Schmerzen im Bereich des linken Unterschenkels.

Anamnese

Frau Müller berichtet, dass vor einer halben Stunde die Schmerzen im Unterschenkel begonnen haben. Sie sei beim Nachmittagskaffee gesessen, als plötzlich ohne Trauma oder erkennbare andere Ursachen der linke Unterschenkel blass geworden sei und ein stechender Schmerz in diesem Bereich begonnen habe. Die 83-jährige Frau Müller ist schon öfters im Krankenhaus gewesen. Sie leidet an arterieller Hypertonie, einer kompensierten Herzinsuffizienz sowie an gelegentlichen HRST (Herzrhythmusstörungen). Wegen einer schweren Osteoporose hat sie chronische Schmerzen. Nach einer Hemikolektomie rechts vor 18 Jahren wegen eines Kolon-CA leidet sie intermittierend an Obstipationsbeschwerden. Sie gibt Einschlafstörungen an, außerdem habe sie vor 2 Tagen einen HWI (Harnwegsinfekt) gehabt, der mit Cotrim forte anbehandelt wurde.

Aufnahmebefund

Die 83-jährige Patientin ist in eingeschränktem AZ und adipösem EZ, Größe 1,62 m, KG 95 kg. Der RR beträgt an beiden Armen 160/90 mmHg. HF zwischen 72 und 95/min. Bei der Auskultation des Herzens bemerken Sie zudem eine absolute Arrhythmie, weitere pathologische Geräusche sind nicht zu hören. Die Auskultation der Lunge ergibt beidseits basale RG (Rasselgeräusche), AF leicht erhöht.

Das Abdomen ist weich, die Darmgeräusche allseits regelrecht, es finden sich reizlose Narbenverhältnisse bei Z.n. offener CHE (Cholezystektomie) vor 31 Jahren, AE (Appendektomie) vor 30 Jahren, Hemikolektomie rechts vor 18 Jahren, Hysterektomie vor 11 Jahren. Es sind keine Resistenzen zu tasten, kein DS.

Bei der Untersuchung des Bewegungsapparats zeigt sich ein Zustand nach Hüft-Total-Endoprothese vor 3 Jahren auf der rechten Seite, beidseits bekannte Gonarthrosen, leichter Klopfschmerz über der LWS und über dem unteren Bereich der BWS bei bekannter Osteoporose. An den Unterschenkeln findet sich beidseits eine Varikose, bei der neurologischen Untersuchung keine Ausfälle der Hirnnerven, die peripheren Reflexe sind beidseits auslösbar. Die genaue Untersuchung des linken Unterschenkels ergibt, dass dieser blass, mit deutlichen Schmerzen, vor allem im Bereich des distalen Unterschenkels und des Fußes, ist. Im Vergleich zur kontralateralen Seite finden sich neben der Blässe auch Sensibiltätstörungen. Pulse sind im Bereich des linken Unterschenkels nicht tastbar.

Der weitere Gefäßstatus: A. femoris +/+, A. poplitea re. +/li. 0, Arteria tibialis posterior re. +/li. 0, Arteria dorsalis pedis re.+/li. 0.

> Zu jeder körperlichen Untersuchung sollte auch der Gefäßstatus der Extremitäten zählen.

Allergien sind bei der Patientin keine bekannt.

Welche Verdachtsdiagnose stellen Sie?

Arterieller Verschluss der Unterschenkelarterien, dafür würde der akut einsetzende Beginn sprechen.

Welche Differentialdiagnosen kommen noch in Betracht?

- Auch eine arterielle Thrombose käme in Betracht: Bei einer arteriellen Thrombose wird das Gefäß bedingt durch eine massive Arteriosklerose verschlossen.
- Selten kommen Gefäßspasmen (Pseudoembolien) vor. Diese treten vor allem im Zusammenhang mit Infektionen und bestimmten Medikamenten (Ergotamin) bei jugendlichen weiblichen Patienten auf. Auch häufig betroffen davon sind die Koronar- und/oder Mesenterialgefäße.
- Eine weitere, seltenere Differentialdiagnose für akute Arterien- und Gefäßverschlüsse wäre die tiefe Beinvenenthrombose mit einer Phlegmasia coerulea dolens.

Durch welche Untersuchungen können Sie Ihre Verdachtsdiagnose erhärten?

Es sollte eine genaue Medikamentenanamnese vorgenommen werden.
Außerdem sollte ein kleines BB angefertigt und Elektrolyte, Gerinnung, Kreatinin und Harnstoff bestimmt werden.
Außerdem sind ein Röntgen-Thorax sowie eine Doppleruntersuchung der Beine zu veranlassen.

Medikamentenanamnese

Frau Müller erzählt Ihnen, sie nehme gegen die chronischen Schmerzen Tramal®- und Novalgin®-Tropfen. Wegen der Herzinsuffizienz bekäme sie Digimerck® verschrieben.
Die arterielle Hyptertonie wird durch einen ß-Blocker, die Osteoporose mit Kalzium behandelt. Die Patientin klagt über massive Obstipation, weswegen sie 2 Messbecher Bifiteral® täglich einnimmt. Da die Patientin über Einschlafstörungen klagt, wird ihr abends Aponal 25® verabreicht. Wegen des bestehenden HW nimmt die Patientin seit 2 Tagen Cotrim forte-Tabletten. Diese sollte die Patienten laut Hausarzt für weitere 3 Tage einnehmen.

Ergebnisse
Laborchemische Untersuchungen: Leukozyten 12 700 /µl; Hb 11,7 g/dl;
K 4,81 mmol/l; Na 148 mmol/l; Kreatinin 1,12 mg/dl; Harnstoff 67 mg/dl; Quick und PTT normal.
U-Status: Bakterien +, Erythrozyten +, Nitrit: negativ.
Röntgen-Thorax: Im Röntgenthorax zeigen sich ein mäßig vergrößertes Herz und eine Aortensklerose mit Elongation. Degenerative Veränderungen der BWS. Keine Stauung, kein Erguss.
Sonographie des Abdomens: Erschwerte Schallbedingungen durch Meteorismus. Das Leberparenchym ist leicht verfettet, die Gallenwege unauffällig. Die Bauchaorta stellt sich normalkalibrig dar. Beide Nieren bis auf einen etwas verschmälerten Parenchymsaum und einige Zysten unauffällig. Kein Nachweis freier Flüssigkeit.

EKG: Im EKG zeigt sich eine absolute Arrhythmie bei Vorhofflimmern, HF zwischen 72 bis 95/min. Keine akuten Ischämiezeichen.
Dopplersonographische Untersuchungen der Beine: Im Bereich der A. poplitea zeigt sich bei der Ultraschalldoppleruntersuchung ein vollständiger Verschluss der linken Poplitealarterie.

Wie interpretieren Sie die Ergebnisse der Untersuchungen?

In den laborchemischen Untersuchungen ist eine leichte Entzündungsreaktion festzustellen, die wohl zum Teil auf den HW zurückzuführen ist. Im Röntgen-Thorax ist ein vergrößertes Herz im Sinne einer Herzinsuffizienz erkennbar, das EKG spricht für eine absolute Arrhythmie bei Vorhofflimmern. In der Sonographie des Abdomens kann keine Aneurysmabildung im Bereich der Aorta nachgewiesen werden, die Nieren scheinen altersentsprechend normal zu sein. Aufgrund der Ultraschalldoppleruntersuchung kann von einer akuten Embolie der A. poplitea ausgegangen werden.

Was ist sofort zu tun?

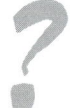

Bei der Patientin sollte sofort ein intravenöser Zugang angelegt und eine kristalloide Lösung (500 ml RL) infundiert werden. Des Weiteren sollten sofort 5000 IE Heparin verabreicht und eine adäquate Schmerztherapie mit einem i.v.-Analgetikum (z.B. Dipidolor®) begonnen werden. Der linke Unterschenkel der Patientin sollte gut mit Watte gepolstert werden, um Druckstellen zu vermeiden, und tief gelagert werden.

Bei V.a. einen arteriellen Verschluss sollte eine Extremität immer tief gelagert werden, damit über evtl. Kolateralen eine Restperfusion leichter (unter Zuhilfenahme der Schwerkraft) erfolgen kann.
Bei V.a. auf eine Thrombose kann, um den Ablauf über Kolateralen zu verbessern, das Bein hochgelagert werden.

Welche weitergehende diagnostische Maßnahme veranlassen Sie?

Es sollte eine **intraarterielle DSA (digitale Subtraktionsangiographie)** durchgeführt werden.
Bei einer DSA werden alle störenden Strukturen wie Weichteile und Knochen zunächst im Rahmen einer Leeraufnahme digitalisiert und später von den Angiographiebildern substrahiert. Dadurch ergibt sich eine hervorragende Gefäßdarstellung und der Kontrastmittelverbrauch senkt sich um ein Erhebliches. Der Radiologe punktiert die A. femoralis und setzt hier eine Schleuse. Über diese Schleuse schiebt er einen Katheter bis zur A. poplitea vor. Mittels Kontrastmittel wird erst die A. femoralis und später die A. poplitea dargestellt.

Die DSA ist die Untersuchungsmethode der Wahl zur Diagnose einer arteriellen Embolie. Wegen der Kontrastmittelgabe sollte immer auf den Kreatinin- und den Harnstoffwert geachtet werden.

Ergebnis
Es zeigt sich ein Verschluss der A. poplitea im poplitealen II-Segment.

Welche Therapie schlagen Sie vor?

Die Therapie der Wahl ist die Embolektomie.

Wie wird eine Embolektomie durchgeführt?

Bei der Embolektomie wird im Bereich der linken Leiste auf die A. femoralis eingegangen. Diese wird freipräpariert und angeschlungen. Anschließend wird im Bereich der A. femoralis ein querer Schnitt vorgelegt. Über diesen Schnitt wird der Fo-
garty-Katheter eingeführt. Dabei handelt es sich um einen Ballon-Katheter, der
über die Stenose der A. poplitea vorgeschoben wird. Anschließend wird der Ballon
aufgeblasen. Unter vorsichtigem Zug und weiterer Erhöhung des Ballondrucks
kann der Embolus geborgen werden. Dieser Arbeitsschritt wird mehrfach wiederholt, bis sich kein thrombembolisches Material mehr aus der Arterie entfernen
lässt.
Anschließend werden Einstrom und Abstrom überprüft. Die periphere Gefäßstre-
cke wird nochmals mit Heparin-Lösung gespült.

Verlauf

Bei Frau Müller konnte ein ca. 2 cm langer Embolus entfernt werden. Unter DSA-Kontrolle
wird nun die Arterie mittels Kontrastmittel dargestellt. Es zeigt sich, dass die Stenose im Bereich der A. poplitea vollständig beseitigt werden konnte. Sie sehen sich den linken Unterschenkel der Patientin an, der nun wieder rosig wird.

Welche Maßnahmen verordnen Sie postoperativ?

Bei der Patientin sollte 2 Stunden postoperativ ein kleines BB abgenommen werden, um den Blutverlust der Patientin beurteilen zu können. Des Weiteren sollte die
Patientin einen Heparinperfusor erhalten. Dabei ist die PTT regelmäßig zu kontrollieren; Zielwert der PTT ist eine 2fache Erhöhung.

Verlauf

Postoperativ hat Frau Müller starke Schmerzen im linken Unterschenkel. Sie führen nochmals
eine Dopplersonographie der Arterien durch, stellen jedoch sowohl auf der A. tibialis posterior als auch auf der A. dorsalis pedis einen guten Fluss fest. Der Patientin wird erklärt, dass die
Schmerzen mit der Reperfusion der Extremität zusammenhängen. Vorsichtshalber werden,
wegen der Gefahr eines Reperfusionssyndroms, engmaschig Kreatinin und Kreatinin-Kinase
kontrolliert.

An welche Komplikation müssen Sie nach erfolgreicher Therapie denken?

Das **Tourniquet-** oder auch **Reperfusionssyndrom** beschreibt die Komplikationen, die auftreten können, wenn es nach einer längeren Ischämie im Bereich einer Extremität zur Reperfusion der Extremität kommt.

Nach einer längeren Ischämie (i.d.R. ab 8 Stunden) sammeln sich im ischämischen oder ggf. beginnend nekrotischen Gewebe toxische Stoffwechselprodukte an, z.B. CK, LDH, K, saure Valenzen. Bei einer Wiederdurchblutung gelangen diese toxischen Stoffe in den Körperkreislauf. Hier führen sie in der Regel zum prärenalen Nierenversagen. Unbehandelt entwickelt sich darauf folgend ein Multiorganversagen bis hin zum Tod.

Prophylaktisch werden deshalb Kreatinin, Harnstoff, Elektrolyte, CK, LDH und die Blutgase gemessen. Bei längeren Ischämien oder einem bereits beginnenden Reperfusionssyndrom kann eine sog. forcierte Diurese (Gabe von Volumen mit Elektrolyten und Diuretika) oder frühe Dialyse als Prophylaxe ein Nierenversagen verhindern.

Verlauf

Der klinische Zustand der Patientin bessert sich zusehends. Bereits am 1. postoperativen Tag klagt die Patientin kaum noch über Schmerzen. Sowohl Kreatinin als auch weitere Werte sind relativ stabil. Sie stellen Frau Müller dem internistischen Kollegen zur Abklärung ihrer inneren Erkrankungen vor. Bei einer TEE (transösophagealen Echokardiographie) wird ein großer Vorhofthrombus festgestellt. Wegen dieses Befundes und des chronischen Vorhofflimmerns sollte eine Antikoagulationstherapie mit Marcumar® eingeleitet werden.

Bei Patienten unter 80 Jahren sollte bei chronischem Vorhofflimmern eine Kardioversion oder eine antikoagulatorische Therapie erfolgen. Bei Patienten über 80 Jahren wird die Indikationsstellung zur Kardioversion und Marcumar®-Therapie genau überlegt. Je nach Nebenerkrankungen kann natürlich eine Marcumar®-Therapie oder Kardioversion erfolgen, allerdings ist in der Regel die Therapie der Wahl die Gabe von Acetylsalicylsäure (z.B. ASS 100).

Am 8. postoperativen Tag wird mit dem Einschleichen von Marcumar® begonnen. Die Patientin kann mit stabilen Quickwerten am 11. postoperativen Tag entlassen werden.

Welche Hinweise geben Sie der Patientin noch?

Die Patientin sollte über die Art ihrer Erkrankung, ihre weiteren Nebenerkrankungen und die Behandlung mit Marcumar® aufgeklärt werden. Des Weiteren sollte ihr nahegelegt werden, streng auf die Einnahme der Marcumar®-Präparate zu achten und sich regelmäßig zur Quick-Kontrolle bei ihrem Hausarzt einzufinden. Bei einem weiteren akuten Verschluss muss die Patientin sofort das Krankenhaus aufzusuchen.

Quintessenz Bei akuten arteriellen Verschlüssen handelt es sich meistens um Embolien. Dies ist eine Erkrankung vor allem des älteren Menschen, die meisten Betroffenen sind über 70 Jahre alt, wobei tendenziell mehr Männer als Frauen erkranken. Ursache der Embolien sind in 80–90% der Fälle Streuherde aus dem linken Herzteil (z.B. absolute Arrhythmie mit Vorhofflimmern, Herzwandaneurysmen, Endokarditiden etc.). Die meisten Embolien werden in den hirnversorgenden Gefäßen bemerkt, sie stellen sich dann als Apoplex dar. Dies liegt am frühen Abgang der hirnversorgenden Gefäße. Wichtig bei jeder Art des akuten arteriellen Verschlusses ist die schnelle Diagnostik und Therapie, da bei zu langem Warten ischämische Schäden des distalen Gewebes auftreten. Als Zeitfenster gelten hier 6 Stunden bei den Extremitäten. Im Bereich des Gehirns, bei einem Apoplex, sollte eine Lyse spätestens 3 Stunden nach dem Beginn des Insults beginnen.

Fall 69

Anamnese

Frau Bierhof wird von ihrem Mann nachmittags in die Notaufnahme gebracht. Seinen Angaben zufolge habe sie seit 2 Tagen blutige Stühle. Zuletzt habe es so ausgesehen, als sei es nur noch Blut gewesen, das sie absetzte. Frau Bierhof selbst gibt an, dass sie sich etwas geschwächt fühle, ansonsten aber keine Schmerzen habe. Erbrechen wird verneint. Sie leide häufiger an Verstopfung und sie habe etwas erhöhten Blutdruck, weswegen sie Medikamente nehme. Sie fragen nach weiteren Erkrankungen und Voroperationen und erfahren, dass vor vielen Jahren eine AE (Appendektomie), eine CHE (Cholezystektomie) und eine Hysterektomie durchgeführt wurden.

Aufnahmebefund

74-jährige Frau in gutem AZ, blasses Hautkolorit, kein Ikterus. Abdomen weich, Narben nach oben genannten Voroperationen reizlos, diskreter DS im linken Unterbauch, keine Resistenzen, keine Abwehrspannung. Bruchpforten in der Leiste geschlossen. Bei der rektalen Untersuchung findet sich reichlich älteres, dunkles Blut in der Rektumampulle, die Schleimhaut ist unauffällig, kein Anhalt für einen Tumor. Puls 84/min, RR 120/70 mmHg.

Wie gehen Sie vor?

Bei anamnestisch angegebener akuter oder subakuter Blutung sind die **Kontrolle der Kreislaufparameter** und dann die **Kreislaufstabilisierung** vordringlich. In diesem Fall scheint es sich um Blutverlust über den After zu handeln. Sie legen eine großlumige venöse Verweilkanüle und nehmen Blut ab. Neben dem BB und der Blutgruppe (Blutung!) sollten auch Elektrolyte, Nieren- und Leberwerte, CRP und Gerinnungsparameter bestimmt werden.

Außerdem wird eine Infusionslösung infundiert (Elektrolytlösung bei stabilen Kreislaufverhältnissen, kolloidaler Plasmaexpander bei Pulsanstieg oder RR-Abfall).

> **Ergebnis**
> **Laborchemische Untersuchungen:** Hb 10,8 g/dl; alle anderen Werte einschließlich der Gerinnungsparameter im Normbereich.

Welche Symptome einer gastrointestinalen Blutung kennen Sie?

Man unterteilt Blutungen im Gastrointestinaltrakt in obere (Ösophagus, Magen, Duodenum) und untere (Dünndarm, Dickdarm, Rektum, Analkanal) gastrointestinale Blutungen. Die Grenze liegt am **Treitzschen Ligament,** am Übergang vom retroperitoneal liegendem Duodenum zum intraperitoneal liegendem Jejunum.
Obere gastrointestinale Blutungen (80% aller gastrointestinalen Blutungen) fallen durch folgende Leitsymptome auf:

- kaffeesatzartiges Erbrechen durch Kontakt von Blut mit Magensäure
- Teerstuhl nach bakteriellem Abbau des Bluts während der MDP (Magen-Darm-Passage).
- Bluterbrechen und dunkelblutiger Stuhlabgang bei starker Blutung mit nur kurzer Verweildauer innerhalb des Magens und Darms.

- Leitsymptome der unteren gastrointestinalen Blutung sind in erster Linie perianaler Blutabgang und blutiger Stuhl, seltener Teerstuhl. Je weiter aboral die Blutungsquelle liegt, umso heller ist das Blut, das mit dem Stuhlgang abgesetzt wird.

Bei Frau Bierhof besteht kein Erbrechen, auch Teerstuhl scheint nicht vorzuliegen.

Welche Ursachen einer gastrointestinalen Blutung gibt es?

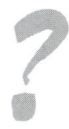

Abhängig von Begleiterkrankungen und Lebensalter, aber auch von Medikamenteneinnahme, gibt es vielfältige Ursachen für mögliche Blutungsquellen.

Bei der oberen gastrointestinalen Blutung ist in der Mehrzahl der Fälle ein Ulcus ventriculi oder Ulcus duodeni ursächlich vorhanden. Die Ulzera können durch Stress, Veranlagung, im Rahmen einer Gastritis, durch Rauchen aber auch durch Medikamenteneinnahme (z.B. nichtsteroidale Analgetika, Antiphlogistika, Kortison) ausgelöst werden. Andere Ursachen einer oberen gastrointestinalen Blutung sind Ösophagusvarizen, welche sich im Rahmen einer Leberzirrhose als Umgehungskreislauf entwickeln und arrodiert werden können, ansonsten sind Entzündungen und Tumoren des Magens, der Magenschleimhaut und des Ösophagus mögliche Ursachen.

Bei der unteren gastrointestinalen Blutung sind vor allem die blutenden Hämorrhoiden, die Divertikulose des Kolons, das Meckelsche Divertikel (v.a. mit versprengter Magenschleimhaut und Ulzerationen), Angiodysplasien (Gefäßfehlbildungen) der Darmwand und Tumoren des Darms (v.a. des Dickdarms) zu erwähnen.

Wichtig zur Unterscheidung der oberen von der unteren gastrointestinalen Blutung sind anamnestische Angaben sowohl zu Vor- und Begleiterkrankungen als auch zur Medikamenteneinnahme und zur Beschreibung des Erbrechens bzw. des Stuhlgangs.

Welche Untersuchungen müssen vorgenommen werden?

Anamnestisch scheint weder ein bekanntes Ulkusleiden vorzuliegen, noch besteht ein Risikofaktor für die Entstehung eines Ulkus. Blutiges oder kaffeesatzartiges Erbrechen sowie Teerstuhl fehlen ebenfalls. Statistisch ist zwar eine Blutung aus dem oberen Gastrointestinaltrakt wahrscheinlicher, doch scheint es sich bei Frau Bierhof eher um eine weiter aboral liegende Blutung zu handeln.

Bei der Suche und Identifikation der Blutungsquelle kommt in erster Linie eine **Endoskopie** in Frage. Vor invasiven diagnostischen Maßnahmen (Gastroskopie/Koloskopie) ist es allerdings zur einfachen und raschen differentialdiagnostischen Orientierung möglich, eine **Magensonde** zu legen und zu aspirieren. Bei einer Blutung im Magen (Ösophagus) könnten Sie in der Magensonde entweder kaffeesatzartiges oder blutiges Sekret aspirieren.

Verlauf

Sie besprechen das Vorgehen mit Frau Bierhof und legen eine Magensonde. Dies gelingt problemlos, es lässt sich wenig helles Sekret aspirieren, kein Kaffeesatz, kein Blut.

Wie gehen Sie weiter vor?

Zur weiteren Abklärung veranlassen Sie die stationäre Aufnahme und besprechen mit Frau Bierhof eine koloskopische Untersuchung zur Identifikation der Blutungsquelle. Der Darm wird zuvor mit einem Einlauf vorbereitet, wobei die Patientin auch zur Darmvorbereitung etwas trinken kann, da man bei den recht stabilen Kreislaufverhältnissen nicht mit einer notfallmäßigen OP rechnen muss.

Eine Not-OP bei gastrointestinaler Blutung ohne Kenntnis der Blutungsquelle ist ein riskantes Unterfangen. Intraoperativ ist die Identifikation der Blutungsquelle schwierig, das Verfahren der Wahl ist die Endoskopie.

Ergebnis
Bei der Koloskopie finden sich älteres und auch ein wenig frisches Blut im Colon sigmoideum und im Colon descendens, hier zeigen sich auch mehrere Divertikel. Hinweise auf einen Tumor fehlen, die weitere Untersuchung bis zum Zökum zeigt eine unauffällige Schleimhaut.

Welche Verdachtsdiagnose stellen Sie?

Divertikelblutung bei Divertikulose des Kolons (vermutlich Colon sigmoideum).

Welche Behandlung empfehlen Sie?

Bei der Divertikelblutung im Bereich des Kolons sistiert die Blutung meist spontan. Bei weitgehend stabilen Kreislaufverhältnissen ist eine notfallmäßige Laparotomie nicht angezeigt, eine endoskopische Unterspritzung der Blutungsquelle, wie sie bei Blutungen aus Ulzera vor allem im Magen und Duodenum angewendet wird, ist bei Divertikeln meist nicht indiziert. Sollte die Blutung nicht spontan sistieren, so ist die Laparotomie und Entfernung des divertikeltragenden Darmabschnitts angezeigt.
Nach einer Divertikelblutung ist die Rezidivgefahr recht hoch. Die perianalen Blutabgänge wirken insbesondere für die Patienten bedrohlich, zu lebensgefährlichen Komplikationen kommt es jedoch selten. Um einer erneuten Blutungsepisode zuvorzukommen, sollten Sie die elektive, aber baldige Resektion des divertikeltragenden Darmabschnitts mit Ihrer Patientin besprechen.

Fast alle Divertikelblutungen bei Divertikulose sistieren spontan. Wichtig ist neben der Identifikation der Blutungsquelle der Ausschluss einer oberen gastrointestinalen Blutung, da diese eher lebensbedrohlich sein kann.

Verlauf

Frau Bierhof bleibt 3 Tage in stationärer Behandlung. Am 2. Tag tritt kein peranaler Blutabgang mehr auf. Sie vereinbart einen Termin zur laparoskopischen Sigmaresektion 2 Wochen später, da sie noch mit ihrem Mann seinen Geburtstag zu Hause feiern möchte. 2 Wochen später wird bei ihr die laparoskopische Sigmaresektion durchgeführt, ohne dass es zwischenzeitlich zu einer erneuten Blutung gekommen war. Der weitere Verlauf ist komplikationslos.

Quintessenz Bei der gastrointestinalen Blutung unterscheidet man zwischen oberer und unterer Blutung. 80% aller gastrointestinalen Blutungen entspringen oral des Treitzschen Ligaments. Anamnestische Angaben zu Vorerkrankungen und Medikamenteneinnahme sind bei der Eingrenzung der Blutungsquelle sehr wichtig, ebenso zeigen Symptome die mögliche Blutungsquelle an (Teerstuhl und kaffeesatzartiges Erbrechen bei oberer gastrointestinaler Blutung, blutige Stühle ohne Erbrechen bei unterer gastrointestinaler Blutung).

Ursachen sind Ulcera ventriculi et duodeni, Gastritis, Magentumoren und Ösophagusvarizen bei der oberen, Darmtumoren, Meckelsches Divertikel, Angiodysplasien, Darmentzündungen, Divertikel und Hämorrhoiden bei der unteren gastrointestinalen Blutung.

Vordringlich in der Therapie ist die Stabilisation des Kreislaufs vor allem bei der akuten Blutung. Zur Blutstillung ist die Identifikation der Blutungsquelle erforderlich, das Verfahren der Wahl ist die Gastroskopie bzw. die Koloskopie. Blutende Ulzera werden zur Blutstillung endoskopisch unterspritzt, blutende Ösophagusvarizen endoskopisch sklerosiert oder mit Gummiligatur versorgt. Diffuse Blutungen bei Gastritis können mit konservativen Maßnahmen (z.B. Eiswasserspülungen) meist kontrolliert werden.

Bei blutendem Meckelschen Divertikel ist die Resektion indiziert, bei blutenden Kolondivertikeln die Resektion des divertikeltragenden Darmabschnitts zu empfehlen. Da Divertikelblutungen meist spontan sistieren, aber eine hohe Rezidivquote haben, besteht hier eine aufgeschobene Dringlichkeit.

Alternative diagnostische Verfahren bei der Suche der Blutungsquelle sind die Szintigraphie und die Angiographie. Bei der Angiographie ist nach Nachweis einer Blutungsquelle auch die Embolisation des zuführenden Gefäßes zur Blutstillung möglich.

Fall 70

Anamnese

Die 40-jährige Frau Reschke stellt sich Ihnen vor. Eigenen Angaben zufolge sei sie gestern in einen Verkehrsunfall verwickelt gewesen. Sie sei als angeschnallte Fahrerin in ihrem PKW, vor einer roten Ampel wartend, von hinten von einem anderen PKW angefahren worden. Sie berichtet, dass sie unmittelbar nach dem Unfall noch keine Probleme gehabt habe, in der Nacht aber dann Kopf- und Nackenschmerzen bekommen habe. Sie habe daraufhin die restliche Nacht nicht mehr schlafen können.

Am Arbeitsplatz konnte sich die Patientin wegen der starken Schmerzen nicht mehr konzentrieren und sucht deshalb das Krankenhaus auf. Die Schmerzen strahlen in den Bereich des Hinterkopfes, der Schultern und der Arme aus. Außerdem kann sie ihren Hals nicht mehr richtig bewegen.

Frau Reschke ist noch nie krank gewesen. Voroperationen hatte sie ebenfalls keine.

Aufnahmebefund

Bei der körperlichen Untersuchung finden Sie eine 40-jährige Patientin in eingeschränktem AZ und normalem EZ vor. Bei der Inspektion fällt eine Schonhaltung der HWS mit gestrecktem Hals auf, die Schultern sind leicht nach oben gezogen.

Auf Aufforderung kann die Patientin den Kopf nach beiden Seiten drehen, allerdings ist das Ausmaß der Bewegung vor allem bei Drehung nach rechts stark eingeschränkt, da ihr diese Bewegung Schmerzen bereitet. Das Kinn kann von der Patientin nicht auf die Brust gedrückt werden, den Kopf kann sie wegen der starken Schmerzen nicht in den Nacken legen. Bei der Palpation besteht erheblicher Schmerz im Bereich der paravertebralen Muskulatur.

Bei der groben neurologischen Untersuchung gibt Frau Reschke ein leichtes Kribbeln in den Fingern der rechten Hand an. Die DMS (Durchblutung, Motorik, Sensibilität) sind im Wesentlichen aber nicht gestört.

Ansonsten weist Frau Reschke keine pathologischen Befunde auf.

Untersuchung der HWS

- **Inspektion:** Auf Fehlstellungen oder Schonhaltung achten.
- **Palpation:** Die einzelnen Wirbel werden sanft palpiert, vorher wird der Patient gebeten, Schmerzen sofort anzuzeigen. Die Wirbelsäule wird auf Klopfschmerzhaftigkeit hin überprüft. Neben den WK ist die paravertebrale Muskulatur zu palpieren, diese beginnt am Hinterkopf.
- **Bewegungsprüfung:** Die Bewegungsprüfung wird am sitzenden Patienten durchgeführt. Der Patient wird zunächst aufgefordert, den Hals zu beugen indem er den Kopf auf die Brust legt. Anschließend soll er den Hals nach hinten strecken indem er den Kopf in den Nacken legt. Bei dieser Prüfung sollte im Normalfall sowohl mit dem Kinn der Thorax erreicht werden als auch die Decke angesehen werden können.

Dann wird die Seitbeugung des Halses geprüft. Dabei sollte das Ohr die halbe Strecke zur Schulter erreichen. Nach Abschluss dieser Prüfung wird der Patient aufgefordert den Hals zu drehen, dazu bittet man ihn zur Seite zu sehen. Das Kinn sollte im Normalfall die Schulterebene erreichen.
Zur Untersuchung der HWS bei einem Trauma gehört auch die neurologische Untersuchung der Arme. Dabei werden Motorik und Sensibilität der Arme und v. a. der Hände getestet. Trägt der Patient eine Halskrause, wird die erste Untersuchung möglichst mit der Krause durchgeführt. Auch zum Röntgen wird diese unbedingt belassen und erst abgenommen, wenn im konventionellen Röntgen eine Fraktur der HWS sicher ausgeschlossen ist. Neben der neurologischen Untersuchung wird auch ein Pulsstatus der Arme erhoben.

An welche Differentialdiagnosen denken Sie?

Angesichts des Unfallmechanismus und der Klinik ist eine HWS-Distorsion in Betracht zu ziehen. Auch eine knöcherne Verletzung der WK kann jedoch nicht sicher ausgeschlossen werden.

Welche Untersuchungen veranlassen Sie nun?

Zum sicheren Ausschluss einer knöchernen Verletzung ist eine Röntgenaufnahme der HWS in 2 Ebenen und des Dens erforderlich (☞ Abb. 70.1 a, b und Abb. 70.2).

Bei Durchblutungsstörungen und/oder neurologischen Ausfällen ist neben der konventionellen Röntgenaufnahme eine CT der HWS durchzuführen.

Wie beurteilen Sie die Röntgenaufnahmen der HWS und Dens?

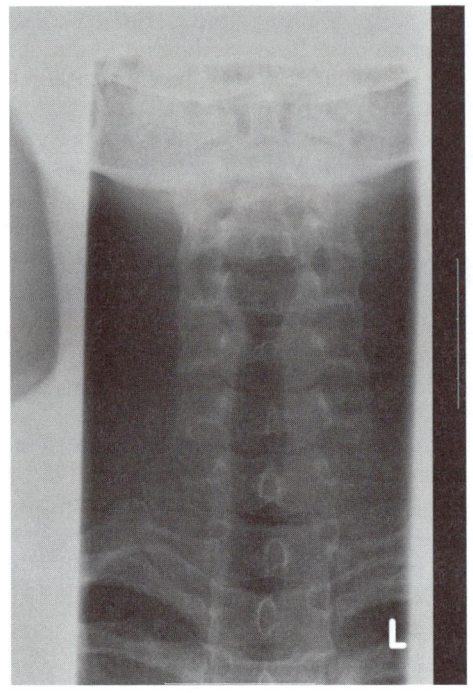

Abb. 70.1 a

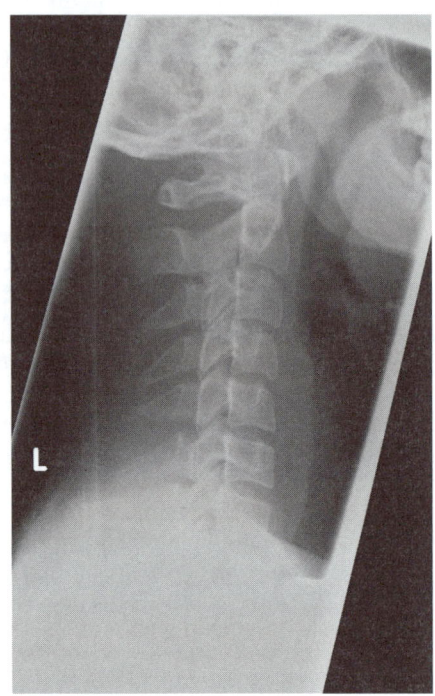

Abb. 70.1 b

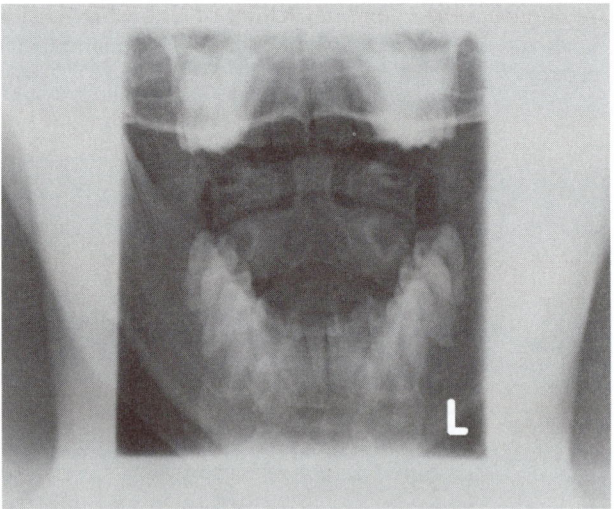

Abb. 70.2

Steilstellung der HWS bei ordnungsgemäßer Stellung der WK. Die HWK sind nach Anzahl, Form und Größe regelrecht. Die Knochenstruktur und der Mineralgehalt sind normal. Die Konturen der WK sind glatt begrenzt. Die Unkovertebralgelenke, die kleinen Wirbelgelenke sowie die Dorn- und Querfortsätze sind normal geformt. Der Spinalkanal und die Zwischenwirbelräume sind normal weit. Regelrechte Darstellung der Weichteile und der Trachea.

Der Dens ist mittelständig und weist keine pathologische Konturunterbrechung auf.

Wie interpretieren Sie die Ergebnisse der Untersuchungen?

Es zeigt sich im Röntgenbild der HWS die für eine HWS-Distorsion typische Steilstellung der HWS ohne einen sicheren Frakturnachweis.

Welcher Pathomechanismus liegt der HWS-Distorsion zu Grunde?

Durch den Aufprall von hinten schnellt durch Kraftübertragung die Wirbelsäule erst nach vorn und dann wieder peitschenartig nach hinten. Es handelt sich also um ein Hyperextensions-/Hyperflexionstrauma der HWS. Dabei kommt es zur Verletzung der Weichteile der HWS.

Eine andere, wenn auch seltenere Form der Distorsionsentstehung ist die Distorsion durch direkte Gewalteinwirkung, z.B. durch einen Schlag auf den Kopf, einen Sprung in flaches Wasser oder einen Sturz. Auch dabei wirken Kräfte auf die Wirbelsäule, die zu einer Überstreckung der Wirbelsäule und des Bandapparats führen können.

Wie werden die Schweregrade des HWS-Traumas eingeteilt?

Die Einteilung des HWS-Traumas erfolgt nach Erdmann in 3 Schweregrade:
- **Grad I:** HWS-Distorsion ohne neurologische Ausfälle. Das beschwerdefreie Intervall ist größer als eine Stunde. Das Röntgenbild ist knöchern unauffällig.
- **Grad II:** HWS-Distorsion ohne neurologische Ausfälle. Es liegen Muskelzerrungen und ein retropharyngeales Hämatom vor. Im Röntgenbild zeigt sich eine HWS-Steilstellung. Das beschwerdefreie Intervall ist unter einer Stunde.
- **Grad III:** Frakturen, Luxationen, isolierter Bandscheibenriss, Bandrupturen mit neurologischen Defiziten. Röntgen: abnorme Aufklappbarkeit, Fehlstellung. Sofort Beschwerden.

Wie wird ein HWS-Trauma behandelt und wie ist die Prognose?

Therapie
- **Grad I und II:** Neben dem Anlegen einer Schanz-Krawatte (eine weiche Halskrawatte) und Gabe von NSAR (z.B. Diclofenac oder bei Magenproblemen Gelonida®-Tabletten) sollte begleitend eine krankengymnastische Beübung für einige Tage erfolgen. Dabei werden mit dem Patienten detonisierende und die Muskulatur kräftigende Übungen durchgeführt.
- **Grad III:** Eine HWS-Distorsion Grad III sollte sofort ruhiggestellt und stabilisiert werden. Je nach Ausmaß der knöchernen Verletzung muss auch eine operative Versorgung durchgeführt werden. Ggf. Verlegung in ein Zentrum für Wirbelsäulenchirurgie.

Prognose
Je nach Ausprägung kann die Heilung der HWS-Distorsion von wenigen Tagen bei Grad I bis zu Jahren bei Grad III dauern. Etwa ⅕ der Patienten klagt noch nach Wochen über rezidivierende Kopfschmerzen.

Das Anlegen der Halskrause sollte nur für 2–3 Tage, maximal eine Woche empfohlen werden. Ansonsten kann es durch Ruhigstellung und Schwund der Muskulatur zu stärkeren Schmerzen kommen.

Verlauf

Im Fall von Frau Reschke kann von einer HWS-Distorsion Grad I ausgegangen werden.
Sie wird mit einer Schanz-Krawatte und mit NSAR (nicht-steroidalem Antirheumatikum) versorgt. Der Patientin wird empfohlen, die Krawatte nur für 2–3 Tage zu tragen.

Worauf sollten Sie die Patientin unbedingt noch hinweisen?

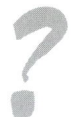 Die Patientin wird darauf hingewiesen, dass die Schmerzen bis zu 3 Wochen bemerkbar sein können. Sollte sich aber nach 3 bis 4 Tagen trotz Therapie keine wesentliche Verbesserung einstellen, muss sie nochmals einen Arzt aufsuchen.

Was empfehlen Sie dem weiterbehandelnden Arzt?

 Regelmäßige klinische Kontrollen des Befunds. Bei anhaltenden Schmerzen sind zusätzliche Röntgenaufnahmen der HWS durchzuführen, z. B. Schrägaufnahmen oder Aufnahmen in In-/bzw. Reklination oder eine CT der HWS, um sie so noch besser beurteilen zu können.

Quintessenz Die HWS-Distorsion ist eine häufige Verletzung der Halsweichteile im Ambulanzalltag. Gerade deshalb wird dieses Krankheitsbild oftmals unterschätzt.

Die Distorsion entsteht meist durch einen Auffahrunfall, dabei kommt es durch die einwirkenden Kräfte zu einem Hyperextensions-/Hyperflexionstrauma der HWS. Die Patienten fallen häufig erst nach ein bis 3 Tagen durch Schmerzen und Bewegungseinschränkung im Bereich der HWS auf. Häufig kommen noch Kopfschmerzen, Spannungsgefühl im Rücken, Parästhesien in den Armen und Konzentrationsstörungen dazu.

Die Diagnose wird über eine konventionelle HWS-Röntgenaufnahme gestellt. Die Einteilung der HWS-Distorsion erfolgt nach Erdmann in 3 Schweregrade. Bei unklaren Befunden, Störungen der Sensibilität und/oder Motorik und/oder Durchblutung in den Armen ist als zusätzliche Diagnostik eine CT der HWS erforderlich.

Je nach Schweregrad wird die HWS-Distorsion konservativ mittels einer Schanz-Krawatte für einige Tage und NSAR oder operativ bei Frakturen oder Luxationen im Bereich der HWS behandelt. Die Schmerzen klingen nach einigen Tagen bis Wochen ab. Bei etwa 20% der Patienten können Kopfschmerzen über Jahre zurückbleiben.

Fall 71

Anamnese

Daniel ist 6 Wochen alt und wird von seiner Mutter in die Notaufnahme gebracht. Sie gibt an, dass Daniel seit 10 Tagen immer wieder erbreche, meist nach den Mahlzeiten und zuletzt heftig im Schwall. Er habe in den letzten 3 Tagen über 100 g abgenommen, sein Stuhlgang sei aber unauffällig und regelmäßig, zuletzt einmalig flüssiger als sonst. Die Schwangerschaft und die Geburt seien ohne Probleme verlaufen, Daniel war zum Geburtstermin geboren worden. Bis vor knapp 2 Wochen sei Daniel gestillt worden, seitdem habe er Flaschennahrung erhalten (zwischen 60 und 100 ml 5- bis 6-mal täglich).

Aufnahmebefund

6 Wochen alter Säugling in gutem AZ und reduziertem EZ. Kleinfleckiges Exanthem am Rumpf. Haut und sichtbare Schleimhäute unauffällig. Fontanelle eher eingesunken. Lungen frei, regelmäßige Herzaktionen, Herztöne rein. Abdomen weich, keine Resistenzen. Insgesamt unauffälliger Untersuchungsbefund. Gewicht 3620 g, Länge 53 cm.

An welche Diagnosen denken Sie schon jetzt?

Die Anamnese und das Alter des kleinen Patienten lassen an eine **hypertrophe Pylorusstenose** denken. Typisch ist das schwallartige postprandiale Erbrechen von Mageninhalt bzw. Nahrung, meist sehen die Säuglinge krank und sehr bekümmert aus. Die eingesunkene Fontanelle deutet auf eine Exsikkose hin.
Weitere mögliche Ursachen für postprandiales Erbrechen können sein:
- Überfüttern (dies ist die häufigste Ursache postprandialen Erbrechens bei Säuglingen)
- Gastroösophagealer Reflux (evtl. mit begleitender Hiatushernie)
- Ileus (mechanisch oder paralytisch, galliges Erbrechen)
- Gastroenteritis
- Nierenversagen
- erhöhter intrakranieller Druck
- Stoffwechselstörungen (z.B. adrenogenitales Syndrom mit Salzverlust).

Was versteht man unter einer Pylorushypertrophie?

Unter einer Pylorushypertrophie versteht man die idiopathische Hypertrophie der Ringmuskulatur des Pylorus bei meist gleichzeitiger ödematöser Veränderung der Schleimhaut, was zu einer Einengung und zum fast vollständigen Verschluss des Magenausgangs führt. Die Erkrankung betrifft Säuglinge im Alter zwischen der 3. Woche und dem 3. Monat, Jungen sind ca. 5-mal häufiger betroffen als Mädchen. Eine familiäre Häufung ist beobachtet worden, die genaue Pathogenese ist noch ungeklärt.

Verlauf

Auf Nachfragen erfahren Sie, dass das Erbrechen bzw. das Erbrochene nicht gallig, also nicht grün oder gelb, ausgesehen hat. Ein Dünndarm-Ileus kann somit weitgehend ausgeschlossen werden.

Was unternehmen Sie sofort?

Der kleine Patient scheint exsikkiert zu sein (eingesunkene Fontanelle). Es sollte daher gleich ein venöser Zugang gelegt und Flüssigkeit zur **Rehydratation** zugeführt werden. Zur Kalkulation des Flüssigkeitsbedarfs muss das Gewicht des Patienten beachtet werden. Außerdem sollte wegen des anhaltenden Erbrechens eine Magensonde gelegt werden.

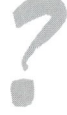

Welche Untersuchungen veranlassen Sie?

Übermäßiges Erbrechen kann gerade bei der hypertrophen Pylorusstenose durch den Verlust von Säure zu einer hypochlorämischen Alkalose mit Exsikkose führen, während das „übliche" postprandiale Spucken der Neugeborenen zu keinen wesentlichen Veränderungen des Säure-Basen-Haushalts führt. Bei länger anhaltendem Verlauf nimmt die Stuhlfrequenz ab (Pseudoobstipation), es kommt zu Gewichtsabnahme und Dehydratation.

Folglich ist die Bestimmung der Elektrolyte sowie des pH-Werts, zur weiteren differentialdiagnostischen Abgrenzung außerdem die Bestimmung der Nierenwerte, Leberwerte und Entzündungsparameter notwendig. Die Ursache der zuweilen beobachteten Transaminasenerhöhung bei anhaltendem Erbrechen ist umstritten.

Ergebnis
Laborchemische Untersuchungen: Hb 13,2 g/dl; Leukozyten 9 500/µl; Thrombozyten 508 000/µl.
Chlorid 96 mmol/l; Normwerte für Harnstoff, Kreatinin, K, Na, Ca, CRP, Bilirubin und GOT.
Venöse Blutgasanalyse pH 7,50, HCO_3 32 mmol/l, BE +8,5 mmol/l.

Wie sichern Sie die Diagnose?

In erster Linie ist die Diagnose einer hypertrophen Pylorusstenose eine klinische Diagnose. Häufig lässt sich bei der Untersuchung ein olivenähnlicher, verschieblicher Tumor im rechten Oberbauch tasten, welcher dem Pylorus entspricht. Insbesondere nach Mahlzeiten zeigt sich auch eine deutliche Füllung des Magens mit Hyperperistaltik und tastbarem Tumor im rechten Oberbauch. Das schwallartige meist postprandiale Erbrechen in Verbindung mit diesem Befund ist fast beweisend für die Diagnose.

Postprandiales, nicht-galliges, schwallartiges Erbrechen beim Neugeborenen (2 Wochen bis 3 Monate alt) ist das Leitsymptom der hypertrophen Pylorusstenose.

Zur Diagnosesicherung sollte eine **Oberbauchsonographie** (☞ Abb. 71.1) durchgeführt werden.

Wie beurteilen Sie folgende Sonographie?

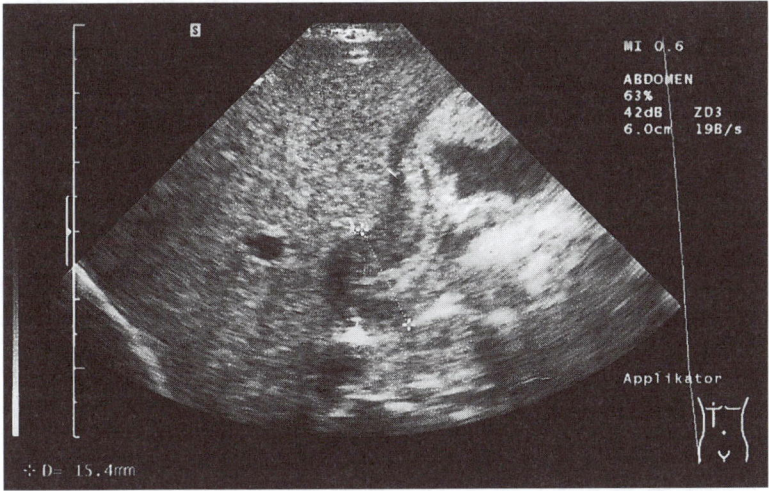

Abb. 71.1

Pylorus deutlich verdickt und verlängert (15 mm Durchmesser des Pylorus, 22 mm Länge des Pyloruskanals), Pyloruskanal nicht durchgängig, kein Lumen darstellbar. **Sonographische Kriterien** der Diagnose sind eine Verdickung der Pylorusmuskulatur von mehr als 4 mm, eine Verlängerung des Pyloruskanals auf mehr als 14 mm sowie eine Einengung des Lumens. Die verdickte Ringmuskulatur imponiert im Querschnitt als typische Kokarde.

Wie gehen Sie weiter vor?

Zur Korrektur der hypochlorämischen Alkalose und zur Flüssigkeitszufuhr werden parenteral Elektrolytlösung und Glukose zur Ernährung gegeben und die Laborwerte nach 12 bzw. 24 Stunden kontrolliert. In diesem Zeitraum sollte ein ausgeglichener Elektrolyt- und Säure-Basen-Haushalt erreicht sein. Bei liegender Magensonde können probeweise kleine Mahlzeiten gegeben werden.

Welche Therapie schlagen Sie vor?

Nach Flüssigkeitssubstitution und Stabilisierung des Elektrolythaushalts stehen 2 therapeutische Konzepte zur Auswahl, zum einen die operative **Pyloromyotomie** nach Weber-Ramstedt, zum anderen die **konservative Behandlung** mit Atropin-Gabe in aufsteigender Dosierung bei kleinen Mahlzeiten.
Favorisiert wird in den meisten Klinken die operative Behandlung, welche sehr gute Ergebnisse und eine rasche Erholung zeigt. Doch gibt es inzwischen mehr und mehr Publikationen, die auch gute Ergebnisse nach konservativer Behandlung zitieren.
Die operative Wiederherstellung der unbehinderten Pyloruspassage wird über einen Zugang am rechten Oberbauch oder supraumbilikal durch Längsspaltung der Pylorusmuskulatur bis auf die Schleimhaut erreicht, wobei die Schleimhaut nicht verletzt werden sollte. Die Muskulatur wird gespreizt und nicht vernäht, Blutstillung ist meist nicht erforderlich. Heute wird dieser Eingriff in einigen Zentren auch schon laparoskopisch durchgeführt.

Die konservative Therapie beinhaltet die Gabe von Atropinderivaten in aufsteigender Dosierung und wird von einigen Autoren als durchaus gleichwertig angesehen, während andere diese Therapie nur bei leichten Verläufen empfehlen. Die Atropin-Gabe soll eine Spasmolyse des Pylorus erreichen, gleichzeitig erfolgt eine parenterale Flüssigkeits- und Elektrolytsubstitution mit häufigen kleinen Mahlzeiten. Das Auftreten von Tachykardien stellt eine relative Kontraindikation zur Fortsetzung der konservativen Behandlung dar. Bei Erreichen einer ausreichenden Atropin-Dosierung, um eine enterale Ernährung zu ermöglichen, kann die Umstellung auf orale Atropinderivate erfolgen.

Verlauf

Es erfolgte bei Daniel nach Elektrolyt- und Flüssigkeitsausgleich die Pyloromyotomie nach Weber-Ramstedt. Der postoperative Verlauf gestaltete sich komplikationslos. Daniel verträgt den über 3 Tage erfolgenden Nahrungsaufbau gut, er nimmt langsam an Gewicht zu und wird am 4. postoperativen Tag entlassen.
Bei Säuglingen und Kleinkindern sollte der Hautverschluss mit Intrakutannaht und resorbierbarem Nahtmaterial erfolgen. Sie bitten den Kinderarzt um Wundkontrollen, Entfernung von Nahtmaterial entfällt.

Quintessenz	Die sog. angeborene hypertrophe Pylorusstenose ist eine Erkrankung des Säuglings (2 Wochen bis 4 Monate); Jungen sind häufiger betroffen als Mädchen. Typisch ist schwallartiges, postprandiales, nicht-galliges Erbrechen, bei längerem Verlauf wirken die Kinder exsikkiert und haben ein bekümmertes Gesicht, laborchemisch besteht dann meist eine hypochlorämische Alkalose.
	Die Diagnose ist meist klinisch zu stellen, häufig lässt sich vor allem nach einer Probemahlzeit ein olivenähnlicher Tumor im rechten Oberbauch (Pylorus) tasten, bestätigt werden kann die Diagnose sonographisch. Therapie der Wahl ist die operative Pyloromyotomie, in ausgewählten Fällen bestehen konservative Behandlungsalternativen (Atropin-Gabe).

Fall 72

Anamnese

In die Notaufnahme wird die 36-jährige Frau Reiter eingeliefert. Sie ist beim Springreiten vom Pferd auf die linke Hüfte und den linken Oberschenkel gestürzt. Den genauen Unfallmechanismus kann Frau Reiter nicht exakt wiedergeben. Nach dem Sturz konnte die Patientin nicht mehr aufstehen. Ihr linker Oberschenkel war massiv angeschwollen, woraufhin ihre Eltern sie zum Auto trugen und in die Klinik brachten. Im Moment hat sie nach wie vor starke Schmerzen im Bereich des Oberschenkels und ihr ist sehr kalt.

Sie nimmt als regelmäßige Medikation nur Ovulationshemmer und gelegentlich Aspirin® ein. Vorerkrankungen sind ihr keine bekannt. Vor 4 Jahren wurde sie an den Eierstöcken operiert und vor 8 Jahren wurde eine AE (Appendektomie) durchgeführt.

Aufnahmebefund

36-jährige Patientin in normalem EZ , Größe 1,68 m, KG 63 kg, und eingeschränktem AZ. Der Puls beträgt 112/min bei einem RR von 106/72 mmHg. Die Auskultation der Thoraxorgane ist unauffällig. Das Abdomen ist weich, keine Resistenzen, kein DS und keine Abwehrspannung. Die Wirbelsäule ist schmerzfrei ohne Einschränkungen der Beweglichkeit.

Im Bereich der Hüfte links DS und schmerzhafte Bewegungseinschränkung. Das Becken ist stabil. Der Oberschenkel links ist stark angeschwollen und fühlt sich prall an. Das Bein ist insgesamt verkürzt und innenrotiert. Das Knie ist nicht verdickt, es findet sich keine Ergussbildung oder Fehlstellung im Bereich des distalen Oberschenkels. Die A. poplitea in der Kniekehle, die Aa. tibialis posterior et dorsalis pedis am Fuß sind tastbar. Auf Anfrage kann die Patientin die Zehen und den Fuß bewegen. Die Sensibilität ist im Bereich der Zehen gestört, die Patientin gibt hier ein Taubheitsgefühl an.

Bei einer orientierenden neurologischen Untersuchung zeigen sich keine weiteren zentralen oder neurologischen Defizite.

An welche Differentialdiagnosen denken Sie?

Angesichts der Verkürzung und Rotationsfehlstellung des Femurs muss von einer Fraktur ausgegangen werden. Die Fraktur kann im Bereich des proximalen Femurs liegen oder im Bereich des Femurschafts, da bei der körperlichen Untersuchung der distale Oberschenkel unauffällig ist.

Differentialdiagnostisch kommt neben einer proximalen Femurfraktur oder Femurschaftfraktur auch eine eingestauchte Beckenfraktur (z.B. Azetabulumfraktur, vordere Beckenringfraktur) in Betracht.

Die starke Schwellung im Bereich des Oberschenkels ist mit großer Wahrscheinlichkeit auf ein Frakturhämatom zurückzuführen.

Zudem fällt ein hoher Puls bei erniedrigtem RR auf, die Patientin leidet wahrscheinlich an einem hämorrhagischen Schock.

Bei einer Fraktur im Bereich großer Röhrenknochen kann es zu einer starken Einblutung kommen. Gerade im Bereich des Femurs kann die Einblutung bis zu 1,5–2 l betragen. Diese Blutung ist dann natürlich Hb-wirksam. Deshalb muss bei Verdacht auf eine Fraktur eines großen Röhrenknochens immer die Möglichkeit eines hämorrhagischen Schocks in Betracht gezogen werden.

Was unternehmen Sie sofort?

Als erstes wird über eine Sauerstoffmaske Sauerstoff verabreicht. Anschließend werden über einen großlumigen Zugang 1000 ml RL-Lösung infundiert. Zudem erhält Frau Reiter ein Schmerzmittel über eine Kurzinfusion. Puls und Blutdruck werden engmaschig überwacht.

Welche diagnostischen Schritte unternehmen Sie als nächstes?

Neben den laborchemischen Untersuchungen (BB, Elektrolyte, Kreatinin, Harnstoff, Gerinnung) und EKG werden Röntgenaufnahmen durchgeführt. Erforderlich sind eine Beckenübersicht zum Ausschluss einer Beckenfraktur, eine Aufnahme der Hüfte links in 2 Ebenen und eine Aufnahme des Oberschenkels (☞ Abb. 72.1), ferner ein U-Status, um eine Mitbeteiligung der Nieren auszuschließen.

> **Ergebnisse**
> **Laborchemische Untersuchungen:** Hb 9,2 g/dl; K 4,88 mmol/l. Alle weiteren Werte sind unauffällig.
> **U-Status:** Unauffällig.
> **Röntgen-Beckenübersicht:** Keine Hinweise auf eine Fraktur des knöchernen Beckens. Im Bereich der linken Hüfte keine Fehlstellung oder Hinweis auf Verletzung des proximalen Oberschenkels.
> **Röntgen-Hüfte links in 2 Ebenen:** Kein Anhalt für frische knöcherne Läsion.

Was erkennen Sie auf dem Röntgenbild des linken Femurs?

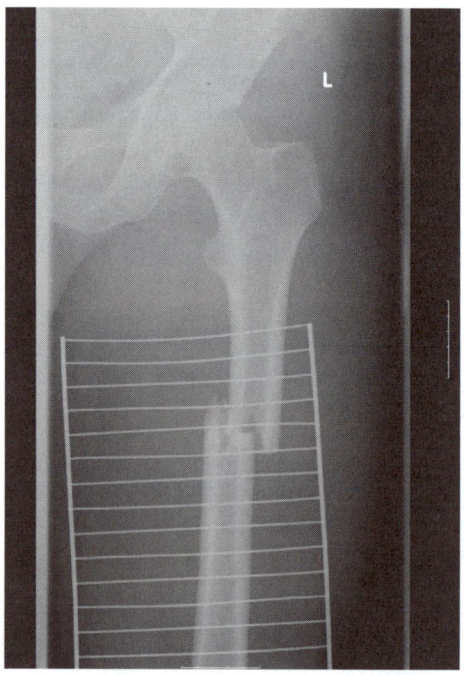

Abb. 72.1

Das Röntgenbild des Femurs von Frau Reiter zeigt eine Femurschaftfraktur. Die Fragmente sind im Sinne einer Dislocatio ad peripheriam mit Drehung der Fragmente verschoben.

Wie interpretieren Sie die Ergebnisse der Untersuchungen?

Zum einen bestätigt sich der Verdacht auf hämorrhagischen Schock, zum anderen zeigt sich im Röntgenbild des Oberschenkels eine Fraktur im Schaftbereich. Es liegt keine offene Fraktur vor, allerdings zeigt sich ein ausgeprägtes Frakturhämatom im Bereich des Oberschenkels. Zudem scheint eine Verletzung oder Mitbeteiligung von Nerven vorzuliegen, da die Patientin über Sensibilitätsstörungen im Bereich des Fußes klagt.

Was veranlassen Sie als Nächstes?

Es ist schnellstmöglich eine operative Versorgung anzustreben. Zudem muss ein Kompartmentsyndrom ausgeschlossen werden.

Welche Therapieoptionen gibt es bei einer Femurschaftfraktur?

Grundsätzlich unterscheidet man, wie bei nahezu allen Frakturen, zwischen konservativer und operativer Therapie.

Konservative Therapie
Die konservative Therapie besteht in einer Extension. Dazu wird das verletzte Bein nach Reposition mittels Gewichten in der reponierten Position gehalten. Zusätzlich wird das Bein mit einem Gipsverband ruhiggestellt. Die Ruhigstellung muss für 4–8 Wochen beibehalten werden. Eine konservative Therapie wird heute kaum noch durchgeführt, da die lange Immobilisation und ein oft schlechtes Ergebnis dagegen sprechen. In der Regel werden Patienten mit einer Femurfraktur operativ versorgt. Die einzige Ausnahme stellt bei Kindern unter 3 Jahren die sog. Overhead-Extension dar. Bei diesem Patientengut kann wegen der Gefahr der Verletzung der Wachstumsfuge kein Osteosynthesematerial (z.B. Marknagel) eingebracht werden.

Operative Therapie
Grundsätzlich wird bei der operativen Therapie zwischen 3 Optionen unterschieden. Es handelt sich dabei um den Fixateur externe, die Plattenosteosynthese und die Marknagelung.
- **Fixateur externe:** Bei einem Fixateur externe werden in die Fragmente Metallstifte eingebracht. Diese werden dann nach Reposition außerhalb des betroffenen Fraktur-Areals mit Metallstiften in korrekter Lage fixiert. Der Fixateur externe stellt nur eine Zwischenlösung vor der endgültigen Versorgung dar. Ein Fixateur externe wird bei schweren offenen Frakturen, schwersten Weichteilverletzungen oder schlechtem AZ des Patienten angelegt. Nach Konsolidierung des Wundzustands oder des Patientenzustands sollte aber immer eine Versorgung mittels Platte oder Nagel erfolgen.
- **Nagelosteosynthese:** Die Methode der Wahl bei einer Femurfraktur stellt im Moment die Versorgung mit einem Marknagel dar. Dabei wird zwischen gebohrten und ungebohrten Nägeln unterschieden. Bei einem ungebohrten Nagel wird die

Markhöhle nicht aufgebohrt, d.h. der intramedulläre Raum wird nicht stark geschädigt. Die Indikation für einen ungebohrten Nagel ist die erst- oder zweitgradig offene Fraktur nach vorheriger Versorgung der Weichteilverletzungen. Der gebohrte Marknagel führt aufgrund des Aufbohrens der Markhöhle zu größeren Schäden im intramedullären Raum. Das Einbringen eines solchen Nagels kann zu einer pulmonalen Embolie durch Einschwemmung von Fettpartikeln in den Blutkreislauf führen.

Ein Marknagel kann bei einer Femurfraktur von antegrad, d.h. von der Trochanterspitze her, oder von retrograd, d.h. vom Knie her, eingebracht werden. Dies kann z.B. nötig sein, wenn bei dem Patienten eine Hüftprothese eingebracht werden muss.

Einen Marknagel kann man statisch (Verriegelungsnagel) oder dynamisch verriegeln. Ein Verriegelungsnagel ist sofort belastungsstabil, d.h. der Patient kann die Extremität schnell wieder voll belasten, dadurch sinken Thrombose- und Pneumonierisiko.

Ein gebohrter Marknagel darf wegen der Gefahr einer Entzündung des Markraums niemals bei einer offenen Fraktur eingebracht werden. Aber auch bei der Einbringung des ungebohrten Marknagels besteht immer noch die Gefahr einer sog. Markphlegmone, weswegen je nach Weichteilsituation über das Vorgehen bei einer offenen Fraktur entschieden werden muss.

- **Plattenosteosynthese:** Liegen Kontraindikationen gegen die Versorgung mit einem Marknagel (z.B. polytraumatisierter Patient) vor, kann nach erfolgter Reposition eine Osteosynthese mittels Platte erfolgen. Diese wird direkt auf den Knochen nach großflächiger Präparation aufgebracht (Nachteil der Platte!). Eine Plattenosteosynthese ist nicht sofort belastungsstabil. Für die ersten 6 Wochen ist nur eine Teilbelastung z.B. mit 15 kg (= Abrollbelastung) erlaubt. Dann sollte eine Belastungssteigerung erfolgen. Eine Vollbelastung ist erst nach 10–14 Wochen möglich.

Verlauf

Da es sich bei Frau Reiter um eine geschlossene Fraktur handelt und die Fraktur nicht komplex ist, wird eine **antegrade Marknagelung** vorgenommen:
Die Trochanterspitze wird im Bereich der linken Hüfte freigelegt. Nach Darstellung des großen Trochanters wird der Knochen in diesem Gebiet aufgebohrt. Nach Reposition auf dem Extensionstisch wird der Nagel über das Loch im Bereich des Trochanter major eingebracht. (Der Extensionstisch ist ein spezieller OP-Tisch, an dem das Bein des Patienten mittels einer Schlaufe an einem beweglichen Teil des Tisches befestigt werden kann. Dadurch wird die Reposition erheblich erleichtert.) Die Frakturenden werden positioniert, dann wird der Nagel distal der Faktur mit weiteren Schrauben verriegelt. Nach Abschluss der Fixierung des Nagels werden die Wunden schichtweise verschlossen. Intraoperativ ergab sich kein Hinweis auf ein Kompartmentsyndrom.

Worin bestehen die Komplikationen der Femurfraktur und ihrer operativen Versorgung?

Eine große Komplikation bei einer Femurfraktur stellt die Einblutung mit nachfolgendem Hämatom dar. In den Oberschenkelraum können 1–2 l einbluten. Das Frakturhämatom erschwert dann u.U. die Reposition, kann zum Kompartmentsyndrom führen und verzögert die Wundheilung.

Weitere Komplikationen sind Infektionen mit Osteomyelitis oder Markraumphlegmone. Insbesondere bei der Einbringung von Marknägeln kann es zu Rotationsfehlern kommen, d.h. das distale Fragment wird nicht in exakt anatomischer Lage fixiert. Ein Rotationsfehler kann zu erheblichen Problemen, z.B. Schmerzen, Fehlbelastung und Verschleiß der Gelenke, führen und muss behoben werden.

Die Bildung von Pseudarthrosen ist ebenfalls eine Komplikation, die bei einer Plattenosteosynthese oder Marknagelung auftreten kann.

Verlauf

Bei Frau Reiter treten keine Komplikationen auf. Sie beginnt am 3. postoperativen Tag mit Krankengymnastik. Die Wundheilung verläuft reizlos. Die Röntgen-Kontrolle am 3. postoperativen Tag zeigt eine korrekte Lage des Osteosynthesematerials.

Worauf sollten Sie die Patientin unbedingt noch hinweisen?

Das Osteosynthesematerial sollte nach etwa 12–18 Monaten entfernt werden.

Quintessenz Femurschaftfrakturen sind nicht sehr häufig und treten v.a. bei Einwirkung massiver Gewalt, z.B. Stürzen aus großer Höhe oder Hochrasanztraumen, auf. Es handelt sich wegen des großen Blutverlusts in den Oberschenkelraum um eine z.T. lebensbedrohliche Verletzung, die mit einem ausgeprägten hämorrhagischen Schock einhergehen kann. Deshalb ist die Überwachung und Sicherstellung der Vitalfunktionen unbedingt erforderlich.

Eine Femurfraktur beim Erwachsenen wird mit wenigen Ausnahmen immer operativ versorgt. Es stehen mehrere operative Verfahren zur Verfügung. Das Mittel der Wahl stellt die Marknagelung dar. Dabei wird das Osteosynthesematerial intramedullär eingebracht. Eine weitere Option ist die Versorgung mit einer Platte, diese ist allerdings nur bei Kontraindikationen für eine Nagelung, z.B. Polytrauma, anzuwenden und bedarf eines großen Zugangs. Der Fixateur externe ist nur für eine vorübergehende Versorgung geeignet, die z.B. bei einer offenen Fraktur bis zur Konsolidierung der Weichteile angebracht ist.

Platten und Nägel werden beim jungen Erwachsenen nach 12–18 Monaten entfernt. Bei älteren Patienten kann das Material belassen werden.

Fall 73

Anamnese

Die 55-jährige Frau Hallhuber stellt sich Ihnen in der Ambulanz vor. Ihr sind am Vortag erstmals leichte Blutauflagerungen auf dem Stuhl aufgefallen. Beschwerden hat sie nicht, aber sie leidet bereits seit vielen Jahren unter Verstopfung und nimmt häufig Abführmittel. Sie ist sonst immer gesund gewesen; an Voroperationen ist lediglich eine Hysterektomie bekannt.

Aufnahmebefund

Etwas adipöse, 55 Jahre alte Frau in gutem AZ. Herz und Lunge auskultatorisch unauffällig. Abdomen weich, keine Resistenzen, kein DS, keine Abwehrspannung. Leber und Milz scheinen nicht vergrößert, die Darmgeräusche sind regelrecht. Bei der rektalen Untersuchung ist die Rektumampulle stuhlgefüllt, Auffälligkeiten finden Sie nicht, kein DS, auch kein Blut am Fingerling. RR 150/95 mmHg, Puls 76/min.

Ihre Schwestern in der Ambulanz hatten schon ein Routinelabor abgenommen. Die Ergebnisse werden Ihnen vorgelegt.

> **Ergebnis**
> **Laborchemische Untersuchungen:** Hb 13,1 g/dl; Leukozyten 8000/µl; Thrombozyten 230000/µl; CRP 3,2 mg/l; Elektrolyte, Kreatinin, Harnstoff, Transaminasen im Normbereich.

Welche Differentialdiagnosen erwägen Sie?

Das Leitsymptom sind Blutauflagerungen auf dem Stuhl ohne Schmerzen. Auf Nachfragen erfahren Sie, dass auch die Defäkation bis auf zeitweise auftretende Obstipation (fester, harter Stuhl) keine Beschwerden verursacht. Es besteht keine Anämie, der perianale Blutverlust wird also offensichtlich kompensiert.

Die Beschaffenheit und Farbe des Bluts bzw. des Stuhls kann schon Hinweise auf die Blutungsquelle geben. Während rotes Blut auf dem Stuhl meist aus den aboralen Darmanteilen (Kolon) stammt, ist Teerstuhl bzw. fast schwarzes Blut ein Hinweis auf eine obere gastrointestinale Blutung. Bei Blutauflagerungen auf sonst unauffälligem Stuhl ist die Blutungsquelle meist im Kolon zu finden. In Betracht kommen dabei Polypen, Karzinome, Angiodysplasien, entzündliche Darmerkrankungen, blutende Darmdivertikel bei Divertikulose, Hämorrhoiden und Analfissuren.

Perianale Blutabgänge können Hinweis auf ein Malignom (Adeno-CA des Kolons) sein.

Wie gehen Sie weiter vor?

Bei der rektalen Untersuchung ist Ihnen keine Analfissur aufgefallen, diese würde meist bei der Defäkation auch Beschwerden verursachen. Hämorrhoiden sind manchmal inspektorisch sichtbar, fallen aber auch häufig bei der rektalen Untersuchung nicht auf. Um pathologische und möglicherweise blutende Befunde im

Darm zu diagnostizieren, kann man eine Koloskopie und Rektoskopie oder alternativ einen Kolon-KE (Kolon-Kontrasteinlauf) veranlassen. Der Vorteil der Koloskopie liegt in der Möglichkeit, gleichzeitig Biopsien für eine feingewebliche Untersuchung entnehmen zu können.

Da bei Frau Hallhuber keine nennenswerte Anämie besteht und klinisch keine akute stärkere Blutung vorzuliegen scheint, besteht keine dringliche Indikation zu weiteren diagnostischen Maßnahmen oder therapeutischen Interventionen. Sie besprechen das weitere Vorgehen mit der Patientin und empfehlen ihr, baldmöglichst eine Dickdarmdiagnostik zur Suche einer möglichen Blutungsquelle durchführen zu lassen. Die verschiedenen differentialdiagnostischen Überlegungen werden Frau Hallhuber vorgetragen und Sie vereinbaren eine ambulante Koloskopie für den Folgetag.

Welche Vorbereitung müssen für die Koloskopie getroffen werden?

Um eine Koloskopie durchführen zu können, muss der Dickdarm vollständig entleert und gereinigt sein. Es sind daher geeignete Abführmaßnahmen zu veranlassen (z.B. X-Prep oder Endofalk®). Vor Biopsien oder Polypentfernungen müssen die Gerinnungswerte bestimmt sein. Wünschenswert sind ein Quickwert über 50%, INR < 1,5 und Thrombozyten über 50000/μl.

Im Fall Frau Hallhubers sind die Gerinnungswerte normal.

Frau Hallhuber erhält Endofalk®, von dem sie 4 l im Laufe des Abends trinken soll.

Bei Verdacht auf einen stenosierenden Dickdarmprozess keine oralen abführenden Maßnahmen ergreifen (Gefahr eines Illeus).

Verlauf

Frau Hallhuber wird am Folgetag koloskopiert. Es finden sich bei der zunächst durchgeführten Proktoskopie Hämorrhoiden 1. bis 2. Grades, bei der Koloskopie finden sich ein ca. 1 cm großer gestielter Polyp im Colon sigmoideum – vermutlich die Blutungsquelle – sowie 2 kleinere Polypen im Colon descendens. Alle werden koloskopisch abgetragen und zur histologischen Untersuchung asserviert.

Warum sollten alle Kolonpolypen abgetragen werden?

Kolonpolypen gelten als Vorläufer des Kolon-CAs. Die Entartung wird als Dysplasie-Karzinom-Sequenz bezeichnet. Die Entfernung der Polypen bzw. der Adenome dient der Prävention des Darmkrebses.

Das Adeno-CA des Kolons entwickelt sich aus einem Kolonpolypen.

Welche Formen der Polypen im Kolon gibt es?

Man unterscheidet **polypöse,** gestielte Adenome und **villöse,** rasenförmige Adenome, dazu noch eine Mischform von **polypös-villösen** Adenomen. Adenome gelten als dysplastische Veränderungen der Darmwand, welche entarten können und damit als Vorläufer des Adeno-CAs des Kolons gelten.

Welche Komplikationen können bei der endoskopischen Polypabtragung bzw. Adenomentfernung auftreten?

Die Abtragung erfolgt bei kleinen Adenomen mit der Zange, bei größeren mit der elektrischen Schlinge. Bei sehr großen Adenomen (über 4 cm Durchmesser oder Stiel/Basis über 2 cm) ist meist die Grenze der endoskopischen Abtragung erreicht. Bei der endoskopischen Abtragung kann es zu Blutungen kommen, daher darf keine endoskopische Adenomentfernung bei pathologischer Gerinnung vorgenommen werden. Bei ausgedehnten Adenomen ist auch die Perforationsgefahr erhöht, welche wegen des thermischen Schadens der Darmwand häufig erst nach einem kurzen freien Intervall auftritt.

Plötzlich einsetzende Bauchschmerzen nach einer Koloskopie und insbesondere nach einer Polypabtragung können Hinweise auf eine sekundäre Darmperforation sein, welche einer dringlichen, operativen Therapie bedarf.

Wichtig ist die Bergung der entfernten Adenome mit eindeutiger Herkunftsangabe zur histologischen Untersuchung, um im Fall einer Entartung eine zielgerichtete Nachresektion bzw. eine entsprechende operative Kolonteilresektion durchführen zu können.

Quintessenz Adenome des Kolons (polypöse und villöse) gelten als Vorläufer des Kolon-CAs, es sind dysplastische Veränderungen der Darmschleimhaut. Neben den familiären Formen treten auch hereditär betonte Formen auf, häufig handelt es sich um spontane Veränderungen. Sie können durch Blutauflagerungen auf dem Stuhl auffallen, ansonsten bieten sie klinisch kaum Symptomatik. Zur Früherkennung eignet sich der Hämoccult-Test, um okkulte Blutabgänge im Stuhl zu erfassen. Dargestellt werden können Polypen bei Verdacht mittels Kolon-KE oder mittels Koloskopie. Bei Nachweis von Polypen/Adenomen sind die koloskopische Abtragung nach vollständiger Koloskopie (bis zum terminalen Ileum) und histologische Untersuchung die Therapien der Wahl.

Fall 74

Anamnese

Die knapp 3-jährige Leonie war mit ihrem Patenonkel spazieren. Beim Überqueren einer Straße wollte die Kleine ohne sich umzusehen einfach auf die vielbefahrene Straße treten. Ihr Patenonkel, der sie an der rechten Hand hielt, zog sie am Arm wieder zurück auf den Bürgersteig. Sofort begann die kleine Leonie zu weinen und hielt sich mit der linken Hand den rechten Unterarm, den sie seither nicht mehr bewegen will.
Über Vorerkrankungen ist dem Patenonkel nichts bekannt.

Aufnahmebefund

Als das Kind in das Behandlungszimmer tritt, fällt Ihnen auf, dass es den rechten Arm mit dem Linken abstützt, der Arm wird in sog. Pronationsstellung (Schonhaltung) gehalten. Als Sie den rechten Arm untersuchen wollen, schreit das Kind sofort wieder auf und weint. Leonie gibt Schmerzen im Bereich des Ellbogengelenks an. Soweit beurteilbar sind DMS (Durchblutung, Motorik, Sensibilität) im Bereich des Unterarms, der Finger und der Hand erhalten.
Bei der Betastung des Gelenks können Sie keine gröbere Fehlstellung feststellen. Leonie bewegt den Arm auch auf Aufforderung nicht.

Welche Verdachtsdiagnose können Sie jetzt bereits stellen?

In Anbetracht des Traumamechanismus und des Alters der Patientin kommt am ehesten eine Subluxation des Radiusköpfchens rechts in Frage. Dabei wird das noch nicht vollständig fertig geformte Radiusköpfchen durch brüske Zugbewegungen an der Hand oder dem Unterarm aus der Führung nach distal hin subluxiert. Das subluxierte Köpfchen verklemmt im Lig. anulare. Der Unterarm wird in Pronationsstellung gehalten.

Was unternehmen Sie sofort?

Zur Sicherheit kann eine Ellbogen-Röntgenaufnahme in 2 Ebenen angefertigt werden.

Der erfahrene Kliniker wird beim Verdacht auf eine Subluxation des Radiusköpfchens kein Röntgenbild anfordern. Ist man sich aber unsicher, wegen des Traumahergangs oder der Verletzung, sollte vor einer Reposition immer eine Röntgenaufnahme zum Ausschluss knöcherner Verletzungen erfolgen.

Ergebnis
In den Röntgenbildern findet sich kein Hinweis auf Frakturen, das Radiusköpfchen wirkt etwas fehlgestellt. Es handelt sich also um eine Subluxation des Radiusköpfchens, auch Chassaignac-Lähmung genannt.

Wie gehen Sie weiter vor?

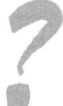

Die Therapie besteht in der Reposition (☞ Abb. 74.1).

Zur Reposition des Radiusköpfchens wird mit einer Hand der Oberarm des Kindes festgehalten. Mit der anderen Hand werden Unterarm und Hand gebeugt und dabei in Supinationsstellung gebracht. Im Rahmen dieser Bewegung bemerkt man typischerweise ein leichtes „Klicken".

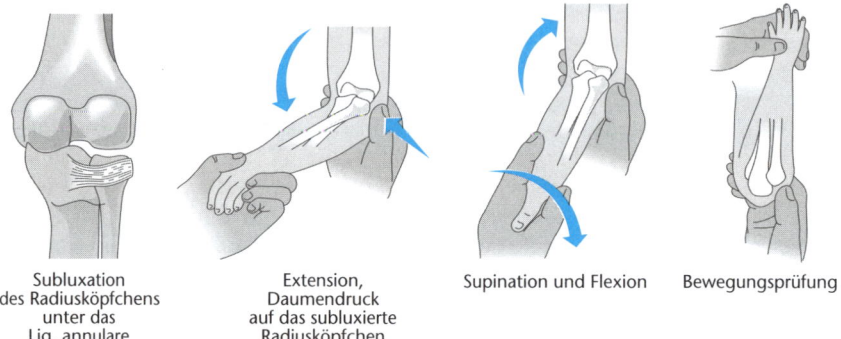

| Subluxation des Radiusköpfchens unter das Lig. annulare | Extension, Daumendruck auf das subluxierte Radiusköpfchen | Supination und Flexion | Bewegungsprüfung |

Abb. 74.1: Schema der Reposition bei Radiusköpfchensubluxation und anschließende Bewegungs-prüfung [4].

Verlauf

Nach der Reposition wird die kleine Leonie einige Minuten in Ruhe gelassen. Nach etwa 10 Minuten kann sie den Arm wieder normal einsetzen, wenngleich sie noch etwas über Schmerzen im Bereich des Ellbogens jammert. Sie greift aber mit beiden Händen wieder gut nach einem Spielzeug aus der Spielzeugkiste des Krankenhauses.

Ist eine Reposition nicht möglich, sollte diese auf keinen Fall durch brüske Manöver oder allzu häufiges Wiederholen des Repositionsmanövers erzwungen werden. Auch bei länger zurückliegenden Subluxationen (länger als 24 Stunden) sollte ein Repositionsversuch unterlassen werden. Dann wird der Arm in Supinationsstellung eingegipst.

Worauf sollten Sie im weiteren Verlauf achten?

Es ist keine weitere Nachbehandlung nötig. Bei wiederholtem Auftreten innerhalb eines kurzen Zeitabstandes (3 und mehr Mal innerhalb von ein bis 2 Monaten) wird der Arm in Supinationsstellung eingegipst. Durch die Ruhigstellung wird eine Straffung des Bindegewebes der Kapsel und des Lig. annulare ermöglicht.

Quintessenz Die Subluxation des Radiusköpfchens (oder auch Chassaignac-Lähmung, Pronatio dolorosa, nurse elbow, pulled elbow) tritt in der Regel fast ausschließlich bei Kindern bis 3 Jahren auf. Typischerweise entsteht die Verletzung durch Hochziehen oder -reißen am Handgelenk. Dabei wird das Radiusköpfchen nach distal aus seiner Führung herausluxiert.

Die Therapie besteht in der Reposition. Eine spezielle Nachbehandlung ist nicht nötig.

Fall 75

Anamnese

In die chirurgische Sprechstunde kommt Frau Huhn, 36 Jahre alt. Sie gibt an, dass sie seit vielen Jahren unter Sodbrennen und Schmerzen im unteren Brustkorb leide. Sie sei deshalb auch schon mehrfach gespiegelt worden und nehme auch seit über 2 Jahren Medikamente ein. Sobald sie die Medikamente reduziere, träten wieder stärkere Beschwerden auf. Ein EKG sei auch durchgeführt worden, das habe aber nichts ergeben. Auf näheres Befragen erfahren Sie, dass Frau Huhn vermutlich einen Protonenpumpenblocker einnimmt. Sie möchte aber nicht lebenslang Medikamente einnehmen und gibt an, ihr Hausarzt habe sie in die chirurgische Sprechstunde geschickt. Sie hat früher recht viel Alkohol getrunken und hatte ca. 10 Jahre lang Essstörungen im Sinne einer Bulimie. Weitere Vorerkrankungen bestehen nicht.

Aufnahmebefund

36 Jahre alte Frau in gutem AZ. Insgesamt unauffälliger körperlicher Untersuchungsbefund. Abdomen weich, keine Resistenzen, kein DS, keine Abwehrspannung, regelrechte Peristaltik.

Was vermuten Sie?

Das Leitsymptom scheint bei Frau Huhn Sodbrennen mit retrosternalen Schmerzen zu sein. Diese Symptome deuten meist auf eine Ösophagitis hin, differentialdiagnostisch kann jedoch auch eine AP (Angina pectoris) retrosternale Schmerzen auslösen. Das unauffällige EKG, die anamnestisch angegebenen Gastroskopien, sowie die Einnahme eines Protonenpumpenhemmers deuten auf eine Ösophagitis hin, deren Ursache meist ein vermehrter Reflux von Magensaft in den Ösophagus ist. Ursache des Refluxes ist eine Insuffizienz des UÖS (unteren Ösophagussphinkters), welche häufig bei einer Hiatushernie auftritt.

Welche anderen Symptome können bei einer Refluxösophagitis auftreten?

Die Leitsymptome sind Sodbrennen und retrosternaler Schmerz. Dysphagie und Hämatemesis weisen eher auf eine Ösophagitis oder eine entzündlich bedingte Stenose hin. Reflux kann aber auch als sog. „stiller Reflux" zu rezidivierenden Pneumonien als Folge von Aspirationen führen. Im Säuglings- und Kleinkindalter ist meist Erbrechen mit evtl. nachfolgender Mangelernährung das häufigste Symptom, allerdings ist im Neugeborenenalter ein gastroösophagealer Reflux meist physiologisch.

Die typischen Symptome des gastroösophagealen Refluxes sind Sodbrennen und retrosternale Schmerzen, sowie Aufstoßen. Der Reflux kann auch symptomlos verlaufen und zu Aspirationen führen.

Welche Formen der Hiatushernie kennen Sie?

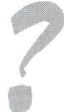

Man differenziert zwischen der axialen Gleithernie und der paraösophagealen Hernie. Während bei der axialen Gleithernie Kardia und Fundus des Magens durch den Hiatus oesophagei in Längsrichtung in den Thorax gleiten, kommt es bei der paraösophagealen Hernie zu einer Verlagerung des Magens seitlich am Ösophagus in den Thorax. Die Maximalform dieser Hernie ist der sog. Upside-down-Stomach, wobei der gesamte Magen in den Thorax verlagert ist und meist einen Volvulus aufweist. Bei der paraösophagealen Hernie liegt fast immer ein suffizienter UÖS vor, weshalb es nur sehr selten zu einem begleitenden Reflux kommt. Im Vordergrund steht meist die Passagestörung (Dysphagie). Mischformen zwischen axialer und paraösophagealer Hernie können ebenfalls auftreten (☞ Abb. 75.1 a, b, c).

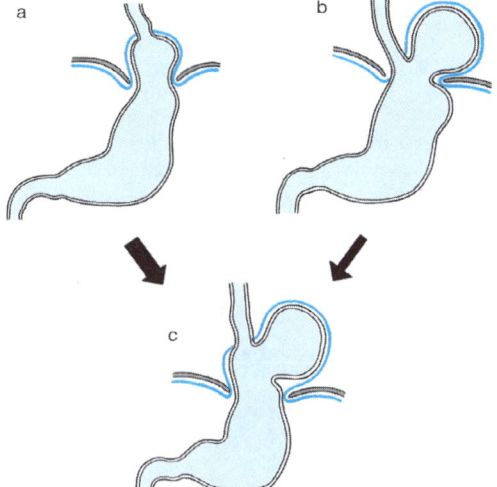

Abb. 75.1: Formen der Hiatushernie [1].
a) Axiale Hiatushernie.
b) Paraösophagealer Hiatushernie.
c) Mischhernie.

Welche Komplikationen können auftreten?

Bei andauernder Entzündung im Ösophagus kann es zu Ulzerationen und auch zu Perforationen mit Mediastinitis kommen, im Rahmen der Narbenheilung auch zu Stenosen und Strikturen mit Dysphagie. Die Ansammlung von Speise im thorakal verlagerten Magen kann zu einer Verdrängung des Herzens (kardiale Symptome wie z.B. Arrhythmien) und des Ösophagus führen. Bei der paraösophagealen Hernie kann es zu einer Inkarzeration, einer Strangulation und Blutung kommen.

Welche Untersuchungen schlagen Sie vor?

Zur anatomischen Darstellung und zur direkten Beurteilung des Ösophagus und des Magens ist die **Ösophagogastroskopie** das Verfahren der Wahl, welches bei Frau Huhn auch schon anamnestisch einige Male durchgeführt worden ist. Zu erkennen sind Entzündungen, Stenosen und die Herniation des Magens in den Thorax.
Der Röntgen-Breischluck **(Ösophagographie mit Kontrastmittel)** lässt bessere Rückschlüsse auf die Motilität und Peristaltik des Ösophagus zu, auch hier kann eine Ösophagitis, Stenose und Hiatushernie dargestellt werden, Passagestörungen können ausgeschlossen werden.

Zur Erfassung der einzelnen Episoden sauren Refluxes in den Ösophagus bietet sich die **Langzeit-pH-Metrie** über 24 Stunden an. Sie erfasst, wie häufig und wie lang die Ösophagusschleimhaut einem sauren Reflux (pH < 4) ausgesetzt ist.

Die **stationäre** und **Durchzugsmanometrie** quantifiziert und qualifiziert das Ausmaß der Insuffizienz des UÖS und der gestörten Ösophagusmotilität.

Zusätzliche mögliche Untersuchungen sind (v.a. bei Kindern) die **Sonographie,** bei der zuweilen auch ein direkter Refluxnachweis gelingt, und die **Szintigraphie,** welche vor allem bei stillen Aspirationen eine Anreicherung des Nuklids in den Luftwegen nachweisen kann.

Verlauf

Bei Frau Huhn scheinen die Diagnose und auch schon die Verlaufskontrolle unter Behandlung mittels Gastroskopie gesichert worden zu sein. Aus diesem Grund veranlassen Sie eine Kontrollgastroskopie, um die weitere Behandlung festlegen zu können.

> **Ergebnis**
> **Gastroskopie:** Bei der Gastroskopie bestätigt der Untersucher eine Antrumgastritis sowie eine axiale Hiatusgleithernie von ca. 3 cm Länge, eine Refluxösophagitis Grad II im distalen Ösophagus mit sichtbarem Reflux von Magensaft in den Ösophagus. Beim gleichzeitigen Trinken zeigt sich keine Motilitätsstörung.

Welche Einteilung/Graduierung kennen Sie bei der Refluxösophagitis?

Gebräuchlich ist die Graduierung nach Savary und Miller in Anlehnung an andere Läsionen des Magen-Darm-Trakts:
- **Grad I:** umschriebene, nicht konfluierende Erosionen
- **Grad II:** nicht zirkuläre, längsgestellte, konfluierende Erosionen
- **Grad III:** zirkuläre Erosionen
- **Grad IV:** Ulkus, peptische Stenose (auch Endobrachyösophagus = Barrett-Ösophagus)

Wie werden Hiatushernie und gastroösophagealer Reflux behandelt?

Der gastroösophageale Reflux wird primär **konservativ** behandelt. Empfohlen ist im Rahmen der Behandlung der Beschwerden die Gewichtsreduktion, häufige kleine Mahlzeiten, Vermeidung von Nikotin und Alkohol sowie nächtliche Oberkörperhochlagerung. Die spezifische medikamentöse Therapie schließt Antazida, H_2-Blocker und Protonenpumpenhemmer ein, um die Produktion von saurem Mageninhalt zu vermindern. Die axiale Gleithernie bedarf zunächst nur weiterer Kontrollen insbesondere der begleitenden Refluxösophagitis, die paraösophageale Hernie ist wegen der Inkarzerationsgefahr des in den Thorax prolabierten Magens ein operationsbedürftiger Befund.

Bei ausbleibendem Erfolg der konservativen Behandlung der Refluxkrankheit und der Refluxbeschwerden besteht bei der axialen Gleithernie ebenfalls die Indikation zur OP.

Die paraösophageale Hiatushernie muss wegen der Gefahr der Einklemmung auch ohne klinische Symptomatik operiert werden.

Welche möglichen Operationsverfahren kennen Sie?

Ziel der operativen Behandlung ist die Verlagerung und Fixation des intrathorakal gelegenen Magenanteils in die Bauchhöhle (z.B. Gastropexie), die Wiederherstellung des Hiatus oesophagei, die Konstruktion eines antirefluxiven Mechanismus am UÖS sowie, falls erforderlich, die Erweiterung oder Resektion stenotischer Ösophagusabschnitte. Wichtig scheint für die Funktion des UÖS zu sein, dass der distale Ösophagus (ca. 3–4 cm) intraabdominell liegt und dynamisch eingeengt wird. Dies wird meist durch eine Fundusmanschette erreicht, die im Sinne einer Umhüllung (Fundoplikation) um den distalen Ösophagus gelegt wird. Verschiedene OP-Verfahren unterscheiden sich in Art der Manschette und Ausmaß der Umhüllung des Ösophagus. Die klassische Fundoplikation ist nach Nissen benannt, der eine vollständige Umhüllung des distalen Ösophagus vorgeschlagen hat.
Die meisten Eingriffe werden heute laparoskopisch durchgeführt.

Verlauf

Wenige Tage nach der ambulant durchgeführten Gastroskopie erfolgt bei Frau Huhn die laparoskopische OP der Hiatushernie. Dabei erfolgt nach Mobilisation des Ösophagus in die Bauchhöhle eine Einengung des Hiatus oesophagei (Hiatusplastik) durch Einlegen eines geschlitzten Kunststoffnetzes sowie die Fundoplikation nach Nissen. Der postoperative Verlauf ist insgesamt unkompliziert, die Wundheilung verläuft primär. Nach 4 Tagen kann Frau Huhn entlassen werden, zum Zeitpunkt der Entlassung und bei einer Kontrolle 2 Wochen später gibt sie Beschwerdefreiheit (kein Sodbrennen, keine retrosternalen Schmerzen) an.

Quintessenz	Hiatushernien sind die häufigsten Zwerchfellhernien. Meist wird ein Teil des Magens dabei in den Thorax verlagert, doch können auch andere Baucheingeweide prolabieren. Die axiale Hernie stellt eine Verschiebung des Magens in Längsrichtung in den Thorax dar, bei der paraösophagealen Hernie herniert der Magen seitlich des Ösophagus in den Thorax, hier liegt meist auch ein suffizienter Ösophagussphinkter vor. Bei insuffizientem Sphinkter bildet sich durch den sauren Reflux eine Ösophagitis aus.
	Die typischen Beschwerden bei axialer Gleithernie sind Sodbrennen und retrosternale Schmerzen (Refluxösophagitis bei insuffizientem UÖS), bei paraösophagealer Hernie und Stenose Dysphagie und Erbrechen (Prolaps des Magens in den Thorax meist bei suffizientem Sphinkter).
	Bei stillem Reflux, d.h. Reflux von Mageninhalt in den Ösophagus ohne Beschwerden, kann eine Aspiration erfolgen, die Folge sind meist rezidivierende Pneumonien.
	Die Diagnostik schließt ÖGD, obere MDP (Magen-Darm-Passage) und 24-Stunden-pH-Metrie ein, weitere Untersuchungen sind die Sonographie, Reflux-Szintigraphie und die Manometrie.

Die Behandlung der Refluxkrankheit ist in erster Linie konservativ (Gewichtsreduktion, häufige kleine Mahlzeiten, Vermeidung von Nikotin und Alkohol, nächtliche Oberkörperhochlagerung, Prokinetika, Antazida, H_2-Blocker und Protonenpumpenhemmer). Die Indikation zur operativen Behandlung ist gegeben bei einer paraösophagealen Hernie und auch bei axialer Gleithernie, wenn unter konservativer Behandlung ein Therapieerfolg langfristig ausbleibt.

Bei der operativen Behandlung sind die Ziele die Verlagerung und Fixation des intrathorakal gelegenen Magenanteils in die Bauchhöhle (z. B. Gastropexie), die Wiederherstellung des Hiatus oesophagei, die Konstruktion eines antirefluxiven Mechanismus am UÖS (z. B. Fundoplikation) und, falls erforderlich, die Erweiterung oder Resektion stenotischer Ösophagusabschnitte.

Fall 76

Anamnese

In der chirurgischen Ambulanz stellt sich ein 31 Jahre alter Mann, Herr Siebold, vor. Er gibt an, dass er seit einigen Tagen, zunächst nur beim Stuhlgang, jetzt auch beim Sitzen Druck und Schmerzen im Bereich des Afters empfinde und sich auch etwas schlapp fühle. Er sei sonst immer gesund gewesen. Fieber habe er nicht gemessen.

Aufnahmebefund

Sie bitten Herrn Siebold, Ihnen die schmerzende Stelle zu zeigen und sich dazu mit angezogenen Knien auf die linke Seite zu legen. Bei der Inspektion der Perianalregion fällt Ihnen unterhalb des Afters (in Linksseitenlage, also bei 3:00 Uhr in SSL [Steinschnittlage]) eine Schwellung in unmittelbarer Nähe des Afters auf. Es zeigt sich auch eine Rötung. Herr Siebold gibt bei leichtem Druck schon Schmerzen an, es scheint eine Fluktuation vorzuliegen. Die Schwellung fühlt sich derb an. Sie fragen um Erlaubnis, auch eine rektale Untersuchung durchführen zu dürfen. Sie müssen jedoch die rektale Untersuchung abbrechen, da der Patient dabei unerträgliche Schmerzen hat. Palpatorisch scheint die Schleimhaut im Analkanal unauffällig.

Was vermuten Sie?

Anamnese und Befund (Schwellung, Rötung, Schmerz) sprechen für eine Entzündung bzw. einen **Abszess** im Bereich des Afters, einen sog. periproktitischen Abszess.

Wie entstehen Abszesse im Analbereich?

Im Analkanal befinden sich zahlreiche Schleimdrüsen, welche verstopfen und sich infizieren können. Bei gestörtem Schleimabfluss kommt es zur Besiedlung mit Bakterien und Eiterbildung, es entsteht ein Abszess. Wenn dieser zur Haut durchbricht, kann eine Fistel zwischen Analkanal bzw. Rektum und Haut entsehen (Analfisteln). Begünstigend für das Entstehen perianaler Entzündungen sind CED (chronisch entzündliche Darmerkrankungen, allen voran der Morbus Crohn) sowie chronische Obstipation, vermehrte Durchfälle oder eine gestörte Immunabwehr. Meist lässt sich jedoch eine Ursache nicht identifizieren.

Welche anderen Schwellungen und Infektionen kennen Sie im Perianalbereich?

Schmerzen beim Sitzen mit einer Schwellung in der Nähe der Analregion können auch auf einen **infizierten Sinus pilonidalis** hindeuten (☞ Fall 50). Dabei findet sich die Schwellung jedoch nicht in Nachbarschaft zum Analkanal, sondern mehr über der Steißbeinspitze. Lokale Schwellung und Induration des Analkanals kann allerdings auch auf ein **tumoröses Geschehen,** ein Analkarzinom oder ein tiefsitzendes Rektumkarzinom hindeuten (☞ Fall 37). Auch **thrombosierte Hämorrhoiden führen** zu einer Schwellung mit Schmerzen, welche allerdings bei der Inspektion schon als Hämorrhoidalknoten innerhalb des Analkanals auffallen müssten.

Verlauf

Die Diagnose wird nach Anamnese und klinischem Befund gestellt. Es scheint sich um einen Abszess zu handeln, weitere lokale Untersuchungen sind wegen der Schmerzhaftigkeit nicht ohne Narkose empfehlenswert. Sie nehmen Blut ab und lassen die Entzündungsparameter bestimmen. Die Temperaturmessung ergibt 38,2°C.

Welche Behandlung schlagen Sie vor?

Die Therapie der Wahl ist die operative Eröffnung und Entlastung des Abszesses. Es gilt der alte Chirurgenspruch: Ubi pus, ibi evacua (Eiter muss stets entleert werden)!

Sollte sich eine Fistel ausgebildet haben, so kann diese intraoperativ durch Anfärbung (z. B. mit Methylenblau) dargestellt werden. Zum Ausschluss eines Tumors und auch zur Identifikation eines Fistelkanals oder einer CED sollte in Narkose eine Rektoskopie durchgeführt werden.

Zum Ausschluss eines Tumors und zur Identifikation eines Fistelkanals sollte vor der Inzision des Abszesses stets eine Rektoskopie in Narkose durchgeführt werden.

Eine konservative Behandlung mit Antibiotika und Sitzbädern lindert manchmal zwischenzeitlich die Beschwerden, führt jedoch sehr selten zu einer dauerhaften Heilung und bleibt komplizierten Verläufen bei bekannter CED (v.a. Morbus Crohn) vorbehalten.

Verlauf

Sie klären Herrn Siebold über seine Erkrankung und die operative Therapie auf. Es wird eine Rektoskopie in Narkose durchgeführt. Die Schleimhaut stellt sich unauffällig dar, Eiteraustritt im Analkanal oder im Rektum können Sie nicht beobachten, Hinweise auf eine entzündliche Darmerkrankung fehlen. Nach Rektoskopie inzidieren Sie den Abszess über der tastbaren Fluktuation und erweitern den Schnitt, um den sich entleerenden Eiter absaugen zu können. Stumpf digital mobilisieren Sie alle Septen in der Abszesshöhle und spülen diese mit Kochsalzlösung. Bei der nochmalig durchgeführten rektalen Untersuchung tasten Sie zwischen Abszesshöhle und Rektum die intakte Rektumwand. Abschließend legen Sie antiseptische Gaze in die Abszesshöhle ein.

Herr Siebold geht am selben Tag nach Hause. Der Verband muss täglich gewechselt werden. Zur Wundreinigung soll Herr Siebold den Wundbereich ausduschen oder Sitzbäder durchführen.

Quintessenz Der perianale Abszess entwickelt sich nach lokaler Infektion schleimbildender Drüsen im Analkanal. Prädisponierend können CED sein, die zu rezidivierenden und häufigen Fistelungen neigen. Auch Obstipation und Durchfälle zeigen eine erhöhte Inzidenz von perianalen Abszessen. Meist ist die Ursache unbekannt.

Typische Symptome sind die lokale Schwellung und Überwärmung, evtl. die tastbare Fluktuation und der DS in unmittelbarer Nähe zum After und Analkanal. Bei fortschreitendem Abszess kommen auch Krankheitsgefühl und Fieber dazu. Die Behandlung ist in erster Linie operativ mit Eröffnung des Abszesses und anschließend offener Wundbehandlung. Komplikationen der Abszesse sind die Entstehung von persistierenden Analfisteln. Vor allem beim Morbus Crohn gilt eher eine Beschränkung operativer Eingriffe, da die Fisteln und Abszesse häufig rezidivieren.

Fall 77

Die 55-jährige Frau Knut stellt sich in Ihrer Sprechstunde mit Schmerzen in der linken Hand vor.

Anamnese

Frau Knut berichtet, dass sie seit einigen Monaten nachts immer starke Schmerzen im Bereich der linken Hand, besonders der ersten 3 Finger, habe. Zusätzlich zu diesen Schmerzen gibt sie ein deutliches Taubheitsgefühl im gleichen Bereich an. Die Schmerzen verschwinden, wenn sie die Hand schüttelt. Das Taubheitsgefühl tritt in den letzten Wochen auch tagsüber gelegentlich auf. Vor allem aber stört Frau Knut, dass sie bei ihrer Arbeit als Kellnerin die Flaschen beim Bedienen nicht mehr richtig halten kann. Mehrfach sind ihr Flaschen aus der Hand geglitten und zu Boden gefallen.

Vorerkrankungen sind Frau Knut keine wesentlichen bekannt. Im Krankenhaus war sie jeweils nur zur Geburt ihrer 4 Kinder. Medikamente nimmt sie nicht.

Aufnahmebefund

Bei der körperlichen Untersuchung der linken Hand findet sich ein im Vergleich zur Gegenseite druckdolenter und atrophischer Daumenballen. Die Finger können bewegt werden, allerdings ist die Daumen-Kleinfinger-Opposition paretisch. Bei Beklopfen des Karpaltunnels gibt Frau Knut elektrisierende Schmerzen an. Die Durchblutung im Bereich der Hand ist normal. Weitere Symptome gibt die Patientin nicht an.

Ansonsten keine weiteren pathologischen Befunde.

Welche Verdachtsdiagnose stellen Sie?

In Anbetracht der Anamnese und der klinischen Untersuchung handelt es sich vermutlich um ein CTS (Karpaltunnelsyndrom).

Wie deuten Sie den elektrisierenden Schmerz? Was verursacht die motorischen Störungen?

Wenn beim Beklopfen des Karpaltunnels elektrisierende Schmerzen in der Hand auftreten, ist das sog. Hoffmann-Tinel-Zeichen positiv.

Beim positiven Flaschenzeichen kann eine Flasche nicht richtig umfasst und festgehalten werden, da bedingt durch ein CTS eine Parese des M. abductor pollicis brevis vorliegt.

Beides sind klinische Anzeichen, die für das Vorliegen eines CTS sprechen.

Was sind die typischen Symptome eines Karpaltunnelsyndroms?

Folgende Symptome sind typisch für das CTS:
- **Schmerzen** und **Parästhesien im Bereich der Hand,** v.a. nachts. Häufig ist eine Ausbreitung auf den Arm zu beobachten (Brachialgia paraesthetica nocturna). Linderung bringt dann das „Ausschütteln" des Arms.
- **Morgendliche Steifigkeit** der Finger mit zusätzlicher **Schwellung** der Hand und der Finger

- **Trophische Störungen** im Bereich der Hand
- **Hypästhesie** im Bereich der Hand (Medianus-Versorgungsgebiet)
- Atrophie der Thenarmuskulatur.

 Obwohl das CTS eine Medianusläsion ist, tritt keine Schwurhand auf. Dies erklärt sich durch die Höhe der Schädigung. Das CTS ist eine distale Schädigung des Medianus, eine Schwurhand tritt aber nur bei einer proximalen Schädigung des Nervs auf.

Welche Untersuchungen veranlassen Sie um Ihre Verdachtsdiagnose zu untermauern?

 Zum Ausschluss einer knöchernen Verletzung des Handgelenks sollte eine Röntgenaufnahme des Handgelenks in 2 Ebenen durchgeführt werden.

Als weitere Untersuchung kann im Rahmen eines neurologischen Konsils ein EMG abgeleitet werden. Dabei wird auch die NLG (Nervenleitgeschwindigkeit) gemessen. Diese ist bei einem CTS beeinträchtigt.

Weiters können eine Sonographie und/oder eine CT durchgeführt werden, um den Karpaltunnel vermessen zu können.

Zusätzlich dazu sollte auch auf internistische Erkrankungen wie Urämie, Hyperurikämie, Diabetes mellitus und Hypothyreose geachtet werden. Viele dieser Erkrankungen können mittels laborchemischer Untersuchungen „gescreent" werden.

Woraus entsteht der Karpaltunnel?

 Der Karpaltunnel bildet sich, grob skizziert, aus den Handwurzelknochen und dem darüber gespannten Lig. carpi transversum (= Retinaculum flexorum). Er enthält die Sehnen der langen Fingerbeuger (bis auf die Sehne des M. palmaris longus) und den N. medianus.

 Ergebnisse
Laborchemische Untersuchungen: Keine pathologischen Befunde.
Röntgen des Handgelenks in 2 Ebenen: Im Bereich des Handgelenks kein Hinweis auf eine frische Fraktur. Allerdings zeigt sich ein verminderter Mineralsalzgehalt im Bereich des gesamten Handskeletts. Im Bereich der Gelenkflächen des Handgelenks imponiert eine Arthrose.
Neurologisches Konsil: Der Neurologe informiert Sie, dass die NLG rechts normal ist, links hingegen ist sie stark verlängert. Zudem hat der Neurologe eine Thenarmuskelatrophie festgestellt.

Wie interpretieren Sie die Ergebnisse der Untersuchungen?
Wie ist der Fall einzuordnen?

 Es liegt ein Karpaltunnelsyndrom vor. Nach der Stadieneinteilung von Gerl und Fuchs können Fälle von CTS dem Schweregrad nach in 4 Stadien eingeordnet werden (☞ Tab. 25, Seite 394).

Das CTS von Frau Knut entspricht demnach dem Stadium III.

Welche Therapie schlagen Sie vor?

Man unterscheidet zwischen konservativer und operativer Therapie.

Konservative Therapie
Die konservative Therapie besteht in einer nächtlichen Ruhigstellung des Handgelenks mittels einer Unterarmgipsschiene. Zusätzlich dazu wird in den Bereich des Karpaltunnels Kortison injiziert, wobei radial der Palmarissehne in den Bereich der Handwurzel eingegangen wird. Bei starken Schmerzen werden Antiphlogistika verabreicht (z.B. Voltaren disp.® oder Arcoxia®). Die konservative Therapie ist heute nur noch bei Stadium I nach Gerl/Fuchs indiziert.

Operative Therapie
Die operative Therapie sollte bereits ab Stadium II, also frühzeitig, erfolgen. Nur durch ein frühes Eingreifen kann eine dauerhafte Schädigung des Nervs und der Muskulatur verhindert werden.
Bei der OP, die auch in Lokalanästhesie durchgeführt werden kann, wird nach Anlegen einer Blutsperre das Lig. carpi transversum aufgesucht und durchtrennt.

! Das CTS kann auch endoskopisch operiert werden. Diese bringt nach neuester Studienlage aber keinen eindeutigen Vorteil gegenüber der offenen OP. Zusätzlich ist die OP-Dauer länger und die Kosten sind höher. Deshalb wird dieses Verfahren nicht an vielen Kliniken angewendet.

Im Fall von Frau Knut ist eindeutig die operative Therapie indiziert.

Verlauf

Bei der Patientin wird eine **Spaltung des CTS** vorgenommen. Der linke Arm wird steril abgewaschen und abgedeckt. Die Patientin wird mittels Regionalanästhesie vorbereitet (Plexus brachialis). Anschließend wird nach dem Anlegen einer Blutsperre eine Längsinzision in der Mitte des Unterarms, distal der Handgelenksquerfurche angelegt. Nun wird das Lig. carpi transversum freipräpariert und längs gespalten. Der N. medianus liegt eingescheidet in fibrotischem Material. Deshalb erfolgt noch eine zusätzliche Dekompression des Nervs. Das komprimierende Material wird entfernt. Anschließend erfolgen die Hautnaht und ein steriler Wundverband.

Worauf sollten Sie im weiteren Verlauf achten?

Postoperativ wird eine Kontrolle der Nervenfunktion des N. medianus durchgeführt. Es werden regelmäßige Verbandswechsel vorgenommen sowie ggf. eine Unterarmgipsschiene bis zum Abschluss der Wundheilung angelegt.

Weiterer Verlauf

Frau Knut gibt sofort nach der OP Beschwerdefreiheit an. Nach Abschluss der Wundheilung beginnt sie wieder mit der Arbeit in ihrer Gastwirtschaft und kann die Flaschen jetzt deutlich besser halten.

Quintessenz　Das CTS ist eine Kompression des N. medianus im Bereich des Karpaltunnels an der Handwurzel. Am häufigsten findet sich das CTS bei familiärer Disposition, bei Überbeanspruchung (z.B. bei Schneidern, Bodybuildern, Kellnern, Schreinern und bei Patienten mit Gehstützen). Weitere Ursachen können eine hormonelle Umstellung (z.B. in der Schwangerschaft, Klimakterium), Alkoholismus, endokrine Erkrankungen (z.B. Diabetes mellitus, Urämie, Hyperurikämie und Hypothyreose), entzündliche Veränderungen (Arthrose im Bereich der Handwurzelknochen, Tendosynovialitis) und traumatische Veränderungen (z.B. Hämatome, Frakturen, Luxationen) sein.

Als Symptome finden sich neben Schmerzen und Parästhesien im Bereich der Hand, die sich v.a. abends verstärken, auch eine morgendliche Steife der Finger und eine Atrophie der Handwurzelknochen.

Diagnostisch sollte neben der Anamnese und der klinischen Untersuchung immer ein Ausschluss knöcherner Verletzungen der Handwurzel und des Handgelenks erfolgen. Zudem sollten internistische Erkrankungen mittels laborchemischer Untersuchungen ausgeschlossen werden. Eine neurologische Untersuchung mit Anfertigung eines EMG und der Bestimmung der NLG kann sinnvoll sein. Weitere apparative Untersuchungen wie eine CT des Handgelenks sind oft nicht nötig.

Behandelt wird das CTS in der Regel operativ. Dabei wird das Retinaculum flexorum gespalten und der Nerv dadurch dekomprimiert. Eine konservative Therapie mit Anlegen einer Unterarmgipsschiene und Injektionen von Kortison in den Karpaltunnel ist weitgehend der operativen Therapie gewichen.

Postoperativ geben ⅘ der Patienten eine deutliche Besserung der Symptomatik an.

Fall 78

Ihnen wird von einem niedergelassen Kollegen eine Patientin angekündigt, die im Bereich der linken Brust ein entzündliches Areal aufweist. Der Hausarzt vermutet, dass es sich um eine Phlegmone handelt.

Anamnese

Die 62-jährige Frau Gernot stellt sich kurze Zeit später in der Notaufnahme vor. Den geröteten Bereich an der linken Brust hat sie bereits vor einigen Wochen bemerkt. Frau Gernot bemerkte in den letzten Wochen auch zunehmend Gewichtsverlust, Nachtschweiß, und leichtes Fieber. Nachdem sie vom Hausarzt mit Antibiotika versorgt wurde, sind die Symptome verschwunden. Die Wunden im Bereich der Brust wurden immer wieder mit Salben, Umschlägen und Antibiotika behandelt. Eine wirkliche Besserung hat sich aber nicht eingestellt. Ihr Rücken schmerzt in letzter Zeit stark. Seit ihrem Bandscheibenvorfall vor 5 Jahren ist das aber immer wieder vorgekommen.

Frau Gernot ist von Beruf Kraftfahrerin und war nach eigenen Angaben noch niemals schwerer erkrankt. Bis auf eine Tonsillektomie vor 35 Jahren und eine AE (Appendektomie) vor 20 Jahren wurden keine weiteren Operationen durchgeführt.

Ihre Mutter starb an Brustkrebs, der Vater an einem Herzinfarkt. Die Patientin raucht am Tag etwa eine Schachtel Zigaretten, sie nimmt keine Medikamente, hat aber die Pille über 25 Jahre lang bis etwa zum 50. Lebensjahr regelmäßig genommen. Frau Gernot hat keine Kinder.

Aufnahmebefund

Beschreiben Sie den Aufnahmebefund.

Lokalbefund:
Die linke Brust ist großflächig gerötet und weist eine verkrustete Stelle im Bereich der linken Mamma auf (☞ Abb. 78.1, Seite 399). Die Stelle ist ca. 4 cm im Durchmesser und beim Abtragen der Kruste entleert sich putrides Sekret. Die Brust ist insgesamt schmerzempfindlich, gerötet, überwärmt und im Bereich der Mamille induriert. Die kontralaterale Brust ist unauffällig.

Weitere Befunde:
Adipöse Patientin, 95 kg KG, 1,62 m, in eingeschränktem AZ. Bei der körperlichen Untersuchung fällt ein fahles Hautkolorit auf. Die Schleimhäute wirken trocken und blass.
Bei der Auskultation findet sich eine HF von 108/min ohne pathologische Geräusche und vesikuläre Atemgeräusche beidseits. Beim Abklopfen der Wirbelsäule gibt Frau Gernot im unteren Drittel der LWS Klopfschmerz an, ansonsten kein auffälliger Befund im Bereich des Bewegungsapparats.

Welche Differentialdiagnosen kommen infrage?

Bei Frau Gernot scheint eine systemische Erkrankung vorzuliegen. Es zeigen sich lokale Infektionszeichen im Bereich der linken Brust. Diese können entweder durch ein entzündliches Geschehen oder durch eine Superinfektion beispielsweise eines Mamma-CAs hervorgerufen werden. Für Letzteres spricht zusätzlich das Auftreten von B-Symptomatik, d.h. Nachtschweiß, Gewichtsverlust, leichtes Fieber. Allerdings können diese Symptome auch im Rahmen einer generalisierten Infektion auftreten.

Bei Auftreten von B-Symptomatik sollte immer an ein Malignom gedacht werden. Allerdings können auch Medikamente, wie z. B. Antibiotika, u. U. solche Nebenwirkungen aufweisen.

Die Schmerzen im Bereich des Rückens hingegen können mit dem Bandscheibenvorfall der Patientin durchaus plausibel erklärt werden. Es könnte sich aber auch um eine ossäre Metastasierung bei einem Mamma-CA handeln. Ein weiterer Entzündungsherd im Bereich der Wirbelsäule, etwa bei einem immuninkompetenten Patienten, im Rahmen einer generalisierten Entzündung wäre auch zu überlegen.

Welche Arten des Mammakarzinoms kennen Sie?

Es gibt verschiedene Ursprungsorte für Karzinome im Bereich der Mamma. Je nach Ursprungsort unterscheidet man differentialdiagnostisch grob:

- **Duktales Karzinom:**
  - vom Epithel innerhalb der Milchgänge ausgehend
  - ca. 80–90% der Fälle
- **Lobuläres Karzinom:**
  - von Zellen innerhalb der Lobuli, außerhalb der Milchgänge ausgehend
  - tritt in etwa 10–20% der Fälle und häufiger als das duktale CA beidseitig auf
- **M. Paget**
  - von Zellen der Mamille ausgehende ekzemartige Veränderungen im Bereich der Mamille
  - selteneres CA
- **Inflammatorisches Karzinom:**
  - Zeigt sich klinisch wie eine Entzündung mit Schwellung, Rötung, Induration, Schmerzen und Überwärmung. Es liegt eine Lymphangiosis carcinomatosa zugrunde, d. h. das CA breitet sich in den Lymphspalten der Haut der Mamma aus
  - selteneres CA

Was unternehmen Sie sofort?

Es sollte unbedingt die stationäre Aufnahme zur weiteren Abklärung erfolgen. Das putride Sekret im Bereich der Brust wird mittels eines Wattestäbchens abgestrichen und mikrobiologisch untersucht.

Welche Untersuchungen veranlassen Sie?

Neben den üblichen Laborparametern wie BB, Elektrolyte, Kreatinin, Harnstoff, Gerinnung und CRP können bei V. a. auf ein Mamma-CA Tumormarker (z. B. CEA, MCA, CA 15-3, CA 19-9 und CA 54-9) mitbestimmt werden. Zusätzlich sollte die Bestimmung von LH, FSH und Östrogen erfolgen. Außerdem wird die Patientin zur Mammographie geschickt.

Ergebnisse
Laborchemische Untersuchungen: Hb 9,7 g/dl; Leukozyten $14{,}1 \times 10^3/\mu l$; Erythrozyten $2{,}83 \times 10^3/\mu l$; CRP 5,38 mg/dl; CEA 15 µg/l (Normwert bis 5 µg/l); CA19-9 90 U/ml (bis 37 U/ml). Alle weiteren getesteten Werte weitgehend in der Norm.

Die Erhöhung eines Tumormarkers bedeutet nicht zwangsläufig eine maligne Erkrankung. So ist z.B. eine eventuelle Erhöhung des CEA bei Rauchern nicht ungewöhnlich.

Beschreiben Sie den Mammographiebefund.

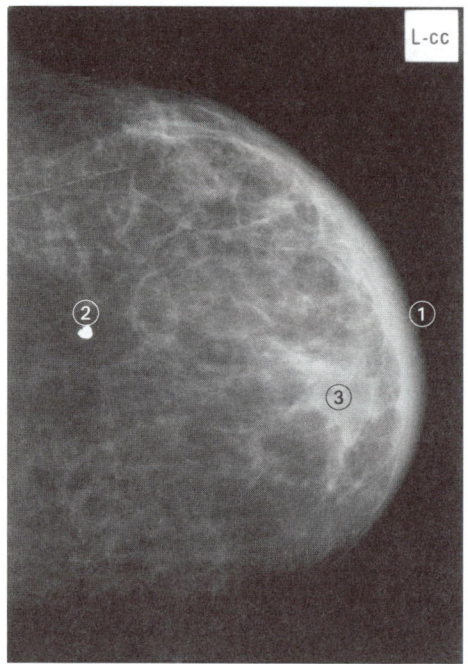

Abb. 78.2: [1].

In der mammographischen Darstellung zeigt sich eine deutliche Verdickung ① der Kutis um die Mamille herum. Im proximalen Anteil der Brust findet sich ein deutlich erkennbarer Fremdkörper ②. Die gesamte Brust ist von diffusen Aufhellungen ③ durchzogen.

Ergebnisse
Röntgen-Thorax: Im Bereich der linken Lunge zeigen sich Rundherde, die nicht genau abgrenzbar sind. Ansonsten unauffällig.
Röntgen-LWS in 2 Ebenen: Die LWS stellt sich regelrecht dar, kein Hinweis auf frische knöcherne Läsionen oder Luxationen. Degenerative Veränderungen, wahrscheinlich Osteoporose.

Wie interpretieren Sie die Ergebnisse der bisherigen Untersuchungen?

In den laborchemischen Untersuchungen zeigt sich neben einer Erhöhung der Entzündungszeichen und einer Anämie eine Erhöhung der Tumormarker. CEA und CA19-9 sind neben dem Mamma-CA auch bei anderen malignen Erkrankungen, z.B. beim Kolon-CA erhöht.

In der Mammographie finden sich keine großen Tumormassen, jedoch keinesfalls ein normaler Befund. Im Röntgen-Thorax zeigen sich Areale, die zumindest verdächtig auf Metastasen sind.

In der LWS scheinen außer degenerativen Veränderungen keine Fraktur oder Metastasen auffindbar zu sein.

Wie gehen Sie weiter vor?

Frau Gernot muss auf jeden Fall weiter untersucht werden. Die Ergebnisse der mikrobiologischen Abstriche stehen noch aus. Die Rundherde im Bereich der Lunge müssen eingehend weiter untersucht werden. Am besten dazu eignet sich eine CT-Thorax. Auch der Mammographiebefund sollte im Hinblick auf ein Mamma-CA, z.B. mittels einer Feinnadelbiopsie, untersucht werden. Dabei wird mittels einer feinen Hohlnadel Gewebe aus verdächtigen Arealen entnommen. Um zu vermeiden, dass ein Blutgefäß oder eine Organstruktur verletzt wird, erfolgt diese diagnostische Maßnahme i.d.R. unter Zuhilfenahme der Sonographie.

Ergebnis
CT-Thorax: In der durchgeführten CT-Thorax zeigen sich in beiden Lungen Metastasen, die in der linken Lunge z.T. bis zu 3 cm im Durchmesser groß sind. Im Bereich der linken Axilla sind die axillären LK (Lymphknoten) z.T. erheblich vergrößert. Im Bereich der linken Brust findet sich die in der Mammographie bereits umschriebene Verdickung der Kutis.

Verlauf

Während des Wartens auf die Ergebnisse der Untersuchungen werden bei Frau Gernot zur Abklärung weiterer Metastasen eine Koloskopie, eine Gastroskopie und eine CT des Abdomens durchgeführt. Es zeigt sich jedoch kein Anhalt für weitere metastasenverdächtige Areale oder einen Primärtumor. Zusätzlich wird eine Bronchoskopie mit BAL (bronchoalveoläre Lavage) durchgeführt. Das dabei gewonnene Material wird ebenfalls zur pathologischen Begutachtung eingeschickt.

Ergebnis
Histologie: Das in der Feinnadelbiopsie tumorverdächtige Areal zeigt in den histologischen Untersuchungen ein undifferenziertes CA von hohem Malignitätsgrad mit Tumorzellen in den subepidermalen Lymphbahnen (Lymphangiosis carcinomatosa). Am ehesten ist der Befund mit einem inflammatorischen CA der Mamma vereinbar.
Das in der BAL gewonnene Material zeigt Zellen einer Metastase eines inflammatorischen Mamma-CA.

Was sagen Sie der Patientin?

Frau Gernot wird darüber aufgeklärt, dass sie an einem Mamma-CA mit Metastasen in der Lunge leidet, dass aber im weiteren Staging mit CT-Abdomen keine intraabdominellen Metastasen vorliegen. Ihr wird erläutert, dass in ihrem Fall eine brusterhaltende OP, wegen des ausgedehnten Befunds, nicht möglich ist und dass sie zusätzlich mit Chemotherapie und Bestrahlung behandelt werden muss.

Verlauf

Da die Patientin ein seltenes CA der Mamma sowie bereits Fernmetastasen hat, wird ihr Fall im interdisziplinären Tumorboard Ihrer Klinik vorgestellt. In diesem Gremium sitzen neben den Chirurgen auch Onkologen, Radiologen, Strahlentherapeuten und Gynäkologen.

Bei einem inflammatorischen Mamma-CA wird ein neoadjuvantes Verfahren mit präoperativer Polychemotherapie durchgeführt. Diese besteht meist aus 3 Zyklen mit wahlweise Adriamycin/Cyclophosphamid (sog. AC-Schema), Epirubicin, Cyclophosphamid (sog. EC-Schema) oder Cyclophosphamid, Methotrexat, 5-Fluorouracil (sog. CMF-Schema). Nach der operativen Therapie erfolgt eine nochmalige Polychemotherapie (weitere 3 Zyklen) zugleich mit hochdosierter Radiatio der Brust.

Bei Frau Gernot wird eine **modifizierte radikale Mastektomie** mit axillärer Dissektion durchgeführt. Dadurch wird der Primärtumor entfernt. Allerdings kann durch die Metastasierung keine R0-Resektion erreicht werden.

Die Schnittführung erfolgt um die Brust und reicht von der vorderen Axillarlinie bis kurz vor das Sternum. Anschließend erfolgt die Ablösung des Drüsenkörpers, der Faszie des M. pectoralis major und der axillären LK. Zudem wird das Fettgewebe in der Achsel bis zur V. axillaris entfernt. Im Gegensatz zur radikalen Mastektomie bleibt die Pektoralismuskulatur erhalten.

Wie wird das Mammakarzinom klassifiziert?

 Die Einteilung finden Sie in Tabelle 26, Seite 395.

Wie schätzen Sie die Prognose beim inflammatorischen Mammakarzinom ein?

 Die 5-Jahres-Überlebenswahrscheinlichkeit beim inflammatorischen Mamma-CA liegt bei unter 5%!

Weiterer Verlauf

Frau Gernots histologischer Bericht zeigt folgende TNM-Klassifikation: T2 N2 (12/45LK) R1 M1. Sie wird über die onkologische Fachabteilung Ihres Krankenhauses weiterbehandelt und erhält mehrere Zyklen einer palliativen Chemotherapie. Nach einigen Wochen fallen Tumormetastasen im Bereich der LWS auf, die eine zusätzliche Bestrahlung erfordern. Frau Gernot erholt sich gut von der Chemotherapie und der anschließenden Bestrahlung. 4 Monate nach der OP wird Frau Gernot bewusstlos in die Notaufnahme gebracht, in der CCT zeigen sich Hirnmetastasen des bekannten Mamma-CA. Die Patientin erwacht noch am Tag nach der Einlieferung und legt in einem Patiententestament fest, dass keine weiteren medizinischen Maßnahmen vorgenommen werden sollen.

2 Wochen später verstirbt Frau Gernot mit 63 Jahren an den Folgen ihres Tumorleidens.

Quintessenz Beim Mamma-CA handelt es sich um das häufigste CA der Frau. Es gibt vielfältige Risikofaktoren, die im Verdacht stehen, ein Mamma-CA zu verursachen, wie z.B. Nikotinabusus, frühe Menarche, familiäre und genetische Disposition oder ethnische Faktoren. Ausgehend vom Ursprungsort unterscheidet man zwischen duktalen und lobulären Karzinomen und dem M. Paget der Mamille, wobei diese Einteilung sehr grob ist.

Klinisch auffällig wird das Mamma-CA meist durch Knoten, Schmerzen oder Ziehen, Veränderungen der Haut im Bereich der Mammae, pathologische Sekretion, Lymphödeme der Arme oder Lymphknotenschwellungen.

Die Diagnose wird i.d.R. über die Mammographie bzw. Biopsie gestellt. Weitere diagnostische Möglichkeiten sind die Mammasonographie, die röntgenologische Darstellung des Milchgangs (Galaktographie) und das Mamma-MRT.

Mamma-CA neigen zur schnellen hämatogenen Metastasierung. Die Metastasen findet man häufig im Skelett (Wirbelsäule, Becken, Rippen), sowie in Lunge, Leber, ZNS und Ovarien.

Bei der Therapie dieser Erkrankung wird prinzipiell unterschieden zwischen adjuvanter Therapie mit einem Heilungsansatz bei Patienten ohne Fernmetastase (M0) und palliativer Therapie bei Fernmetastasen (M1). Die operative Therapie unterscheidet zwischen radikaler OP mit vollständiger Entfernung der Brust und der brusterhaltenden Therapie. Anschließend an die operative Therapie wird meist noch eine Chemotherapie oder eine Radiatio durchgeführt.

Fall 79

Ein Hausarzt aus einem benachbarten Ort ruft bei Ihnen an. Er bittet Sie, eine Patientin aufzunehmen, die über akute Bauchschmerzen klagt.

Anamnese

Etwa 30 Minuten später trifft die 77-jährige Frau Gruber ein. Sie macht folgende Angaben: Sie habe seit etwa einer Woche Schmerzen in der Nabelgegend, die seit gestern immer schlimmer geworden seien. Heute Morgen habe sie 3-mal erbrochen, letzter Stuhlgang sei vor 3 Tagen gewesen. Sie spüre Brennen beim Wasserlassen und fühle sich müde. Im Ausland sei sie nicht gewesen und habe auch keine ungewöhnlichen Speisen zu sich genommen. Unter Obstipation leide sie schon lange.

Folgende Vorerkrankungen sind bei der Patientin bekannt: vor 22 Jahren Zervix-CA mit Hysterektomie, COPD (chronic obstructive pulmonary disease) bei chronischem Nikotinabusus (eine Schachtel Zigaretten/Tag seit 40 Jahren), gelegentliche HRST in Form von Herzstolpern, pAVK (periphere arterielle Verschlusskrankheit), schwere Adipositas.

Voroperationen: Hysterektomie vor 22 Jahren, AE (Appendektomie) vor 20 Jahren, Varizen-OP am linken Fuß vor 17 Jahren, offene CHE (Cholezystektomie) vor 15 Jahren.

An Medikamenten nimmt die Patientin nur ASS 100 0-1-0 ein. Alle weiteren Medikamente lehnt sie wegen potentieller Nebenwirkungen ab.

Aufnahmebefund

77-jährige Patientin in stark eingeschränktem AZ und schwer adipösem EZ, 112 kg KG bei 1,65 m, blasses, fahles Hautkolorit, die Patientin wirkt dehydriert. Körpertemperatur 38,1 °C. Die Zunge der Patientin ist rissig und trocken.

HF 97/min, rhythmisch, keine pathologischen Geräusche. RR 100/60 mmHg. Lungen beidseits belüftet, beidseits trockene RG über den gesamten Lungenfeldern.

Das Abdomen ist hart, es besteht erhebliche Abwehrspannung und DS im Bereich des gesamten Abdomens mit punctum maximum paraumbilikal. Bei der Auskultation hören Sie klingende Darmgeräusche. Wegen der adipösen Bauchdecken können Sie keine sicheren Resistenzen tasten, es zeigt sich eine fragliche Nabelhernie. Die Leisten sind frei, kein Anzeichen für eine inkarzerierte Leistenhernie.

Der Bewegungsapparat ist altersentsprechend unauffällig, kein Klopfschmerz der Wirbelsäule, keine Bewegungseinschränkung der großen Gelenke.

Die Karotiden sind unauffällig, die A. femoralis, A. poplitea und die A. tibialis sind beidseits tastbar. Die A. dorsalis pedis ist allerdings nicht tastbar.

Welche Differentialdiagnosen ziehen Sie in Betracht?

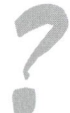

Aufgrund des Untersuchungsergebnisses kommen mehrere Krankheitsbilder in Frage:
- entzündliche Erkrankungen im Bereich des Abdomens (z. B. Sigmadivertikulitis) mit Perforation eines Hohlorgans. Dafür sprechen die Abwehrspannung und der beginnende Schock (HF ↑, RR ↓).
- Pankreatitis
- mechanischer Ileus, z. B. verursacht durch Tumoren des Darms, Verwachsungen infolge von Voroperationen oder Hernien. Dafür sprechen der Auskultationsbefund mit klingenden Darmgeräuschen und die Tatsache, dass Frau Gruber seit mehreren Tagen keinen Stuhlgang hatte. Der paralytische Ileus fällt wegen der Darmgeräusche als Differentialdiagnose weg.
- Mesenterialinfarkt, mit starken, durch die Darmischämie bedingten Schmerzen

Der Mesenterialinfarkt ist ein schweres Krankheitsbild mit einer sehr hohen Letalitätsrate (nach 12 Stunden Ischämie 30% und nach 24 Stunden Ischämie 85%!). Hauptsymptom ist der initial heftige kolikartige Abdominalschmerz, verbunden mit Übelkeit. Nach einigen Stunden bemerkt der Patient ein plötzliches Nachlassen des Schmerzes für einige Stunden. Diesem beschwerdefreien Intervall schließt sich ein paralytischer Ileus mit Durchwanderungsperitonitis und diffusem DS im gesamten Abdomen an. Der Untersucher bemerkt eine Abwehrspannung und fehlende Darmgeräusche.

- intraabdominelle Blutungen, z. B. durch ein rupturiertes Bauchaortenaneurysma oder eine Magenblutung infolge von NSAR-(nicht-steroidalen Antirheumatikum-)Einnahme
- Appendizitis und Cholezystitis scheiden wegen der Voroperationen in diesem Fall aus
- prinzipiell kommen natürlich auch Krankheiten aus Gynäkologie und Urologie infrage. Es wären zu nennen: Harnleiter- oder Blasensteine, Niereninfarkte, Harnverhalt, Pyelonephritis, Adnexitis, gynäkologische Tumoren.

Was unternehmen Sie sofort?

Es muss sofort ein intravenöser Zugang gelegt werden, da die Patientin an einem Schock leidet. Es sollten 1000 ml RL-Lösung infundiert werden. Anschließend genaue RR- und Pulsüberwachung, am besten mit einem Monitor. Bei anhaltendem Erbrechen sollte eine Magensonde gelegt werden, um eine versehentliche Aspiration zu vermeiden. Die weitere Diagnostik muss sofort eingeleitet werden.

Welche Untersuchungen veranlassen Sie jetzt?

In Anbetracht der Differentialdiagnosen sind folgende Untersuchungen zu veranlassen:
- **Laborchemische Untersuchungen:** BB (Kontrolle von Hb, Leukozyten), Elektrolyte, Transaminasen (GOT, GPT, GGT), Pankreasenzyme (p-Amylase, Lipase), Bilirubin und alkalische Phosphatase, Lactat, Kreatinin, Harnstoff, BZ, D-Dimer, CK, CK-MB und Troponin T (zum Ausschluss eines Herzinfarkts). Außerdem sollte die Gerinnung abgenommen werden.

Eine weitere wichtige Differentialdiagnose des Akuten Abdomens kann auch der Herzinfarkt sein. Gerade bei älteren Patienten mit Risikofaktoren für eine KHK (Nikotinabusus, Diabetes mellitus, Fettstoffwechselstörungen, etc.) sollte daran gedacht werden.

- **U-Status** zur Abklärung eines Harnwegsinfekts.
- **EKG** zur Abgrenzung eines Infarktgeschehens.
- **Röntgen-Abdomen liegend und stehend** zur Abklärung freier Luft und von stehenden Darmschlingen.
- **Röntgen-Thorax** zum Ausschluss einer Erkrankung im Bereich der Lunge (Pleuraerguss, Lungenabszess, Pneumothorax).

- **Sonographie des Abdomens** zum Ausschluss von freier Flüssigkeit und zur Beurteilung der inneren Organe.

Ergebnisse
Laborchemische Untersuchungen: Hb 12,9 g/dl; Leukozyten $18,2 \times 10^3/\mu l$; Na 136 mmol/l; K 5,32 mmol/l; GOT 20 U/l; GPT 16 U/l; p-Amylase 16 U/l; Lipase 43 U/l; GGT 12 U/l; Bilirubin 1,0 mg/dl; alkalische Phosphatase 140 U/l; LDH 250 U/l; Laktat 5,4 mmol/l; Kreatinin 2,1 mg/dl; Harnstoff 65 mg/dl; BZ 215 mg/dl; D-Dimer 0; CK 110 U/l; CK-MB 8 U/l; Troponin T < 0,10 ng/dl; PTT 32 sec; Quick 111%; CRP 15,6 mg/dl.
U-Status: Erythrozyten 0; Leukozyten ++, Bakterien ++; Nitrit positiv, Spez. Gewicht 1 020; pH 6,2.
EKG: Linkstyp, HF 84/min, Sinusrhythmus, Zeichen einer KHK mit ST-Streckensenkungen ohne akutes Infarktereignis.
Röntgen-Thorax: Es zeigen sich eine leichte Linksvergrößerung des Herzens und eine elongierte Aorta. Glatt konturiertes, normal gewölbtes Zwerchfell, im linken und rechten Zwerchfellwinkel kleinere Ergüsse, die Lungenstruktur ist im Sinne einer COPD fibrotisch verändert. Die Trachea ist etwas nach links verdrängt. Das Thoraxskelett ist normal geformt, die BWS ist leicht degenerativ verändert. Kein Nachweis freier Luft unter dem Zwerchfell.

Bei Verdacht auf eine Perforation eines Hohlorgans im Abdomen sollte, wenn möglich, immer auch ein Röntgen-Thorax, am besten im Stehen, angefordert werden. Zum einen, weil man den Röntgen-Thorax für eine etwaige OP ohnehin in den meisten Fällen benötigt, zum anderen, weil man dann unterhalb des Zwerchfells eine Luftsichel gut abgrenzen kann.

Ergebnisse
Abdomen-Leeraufnahme in 2 Ebenen: Es zeigt sich eine Dilatation des Dünndarms mit Gasfüllung in der Mitte des Abdomens. Nachweis dynamischer Luft-/ Flüssigkeitsspiegel im Bereich des Dünndarms. Der Kolonrahmen ist stark stuhlgefüllt, aber ansonsten unauffällig. Der Magen ist ebenfalls stark luftgefüllt. Kein Nachweis freier Luft.
Sonographie: Wegen des Weichteilmantels der Patientin und der vielen Luft im Darm zeigt sich bei erschwerten Schallbedingungen eine verfettete Leber bei Z. n. CHE ohne erweiterte Gallenwege. Die Nieren weisen beidseits Zysten auf und der Parenchymsaum wirkt etwas ausgedünnt. Die Milz ist regelrecht darstellbar. Das Pankreas kann nicht eingesehen werden. Die Blase ist leer und kann nicht vollständig beurteilt werden. Es zeigt sich keine freie Flüssigkeit. Kein Nachweis eines Aortenaneurysmas bei kleineren Plaques in der Aorta. Im Bereich des Dünndarms zeigt sich Pendelperistaltik. Kein Aszites.

Auch bei erschwerten Schallbedingungen sollte im chirurgischen Sono die freie Flüssigkeit sicher ausgeschlossen werden. Dazu werden folgende Loci aufgesucht: rechter Oberbauch, hier werden Niere und Leber gemeinsam dargestellt, bei freier Flüssigkeit würde sich diese zwischen den Organen abbilden. Linker Oberbauch, hier werden Niere und Milz gemeinsam dargestellt, gleiches Verfahren wie kontralateral. Darstellung des Douglas-Raums im Unterbauch. Es sollte sich keine extravesikale Flüssigkeit abbilden.

Wie interpretieren Sie die Ergebnisse der Untersuchungen?

- Eine entzündliche Genese des Krankheitsbildes kann nicht ausgeschlossen werden, da die Laborwerte für Leukozyten und CRP erhöht sind. In den bisherigen Untersuchungen konnte jedoch noch kein Entzündungsherd nachgewiesen werden.
- Eine Pankreatitis scheidet wegen der niedrigen Laborwerte für Lipase und Amylase fast sicher aus.
- In Anbetracht der Untersuchungsbefunde ist ein mechanischer Ileus sehr wahrscheinlich. Die Darmgeräusche (klingend hochgestellt), das Labor mit einer Laktaterhöhung, die Spiegel im Bereich des Dünndarms und die Pendelperistaltik lassen an einen mechanischen Ileus denken.
- Eine intraabdominelle Blutung kann als Ursache für die Bauchschmerzen ebenfalls zurückgestellt werden, da sich keine freie Flüssigkeit in der Sonographie nachweisen lässt. Die Laborwerte zeigen ein knapp unter der Norm liegendes Hb, aber ohne Anhalt für größere Blutung.
- Eine Organperforation lässt sich nicht nachweisen, kann jedoch nicht sicher ausgeschlossen werden.
- Ein Mesenterialinfarkt ist zwar in Anbetracht der Klinik (mechanischer statt paralytischer Ileus) nicht sehr wahrscheinlich, kann aber nicht sicher ausgeschlossen werden.
- Herzinfarkt und Nierensteinleiden sind fast sicher auszuschließen.

Welche Diagnosen können schon jetzt gestellt werden?

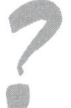

- Mechanischer Ileus mit noch unbekannter Ursache
- Hyperkaliämie
- Hochgradiger Verdacht auf eine KHK im EKG
- COPD
- Pleuraergüsse mit noch unbekannter Ursache
- HWI (Harnwegsinfekt)
- Fettleber
- Nikotinabusus
- Adipositas permagna.

Wie gehen Sie weiter vor?

Die Ursache des mechanischen Ileus ist unklar. Als weiteres diagnostisches Mittel sollte eine CT des Abdomens mit Kontrastmittel durchgeführt werden.

Ergebnis
CT-Abdomen mit Kontrastmittel: Im CT zeigt sich kein Anhalt für einen Tumor, eine intraabdominelle Blutung oder einen Mesenterialarterienverschluss. Allerdings zeigen sich ileustypische Veränderungen des Dünndarms und eine ausgeprägte inkarzerierte Nabelhernie.

Wie lautet nun Ihre Diagnose?
Was veranlassen Sie als Nächstes und welche Therapie schlagen Sie vor?

Es handelt sich um eine inkarzerierte Nabelhernie, die einer sofortigen OP bedarf. Die Patientin muss über eine Herniotomie aufgeklärt werden, wobei neben den üblichen Risiken auch die mögliche Notwendigkeit einer Darmresektion angesprochen werden sollte.

Welche Therapieoptionen gibt es?

- **OP nach Spitzy:** Dabei wird nach Abtragung des Bruchsacks und Reposition des Bruchsackinhalts eine quere Naht der Bruchlücke mittels Einzelknopfnähten durchgeführt.
- **OP nach Dick/Mayo:** Nach Abpräparation des Bruchsacks wird die Bruchlücke mittels longitudinaler oder transversaler Fasziendoppelung verschlossen. Anschließend wird der Nabel an der Faszie refixiert.
- **Netzeinlage:** Ist ein spannungsfreier Verschluss der Bruchlücke nicht zu erreichen oder ist die Bruchlücke sehr groß (deutlich über 3 cm), sollte ein Kunststoffnetz in Sublay-Technik eingenäht werden (sublay = Einbringen des Netzes präperitoneal zwischen Peritoneum und Faszie der Rektusmuskulatur).
- **Omphalektomie:** Bei extrem adipösen Patienten kann eine Entfernung des Nabels zur Fettreduktion und bei schlechten Hautverhältnissen erfolgen.

Verlauf

Bei Frau Gruber wird unverzüglich die **Herniotomie der Nabelhernie** vorgenommen. Der Eingriff wird in Rückenlage und Allgemeinanästhesie durchgeführt. Es wird paraumbilikal ein semilunarer Hautschnitt angelegt. Der Nabel wird mit einer gebogenen Klemme hinterfahren und mit einem Gummizügel fixiert. Anschließend wird am Nabel entlang bis zur Faszie des M. rectus abdominis hinunter- und von der Faszie abpräpariert.

Es zeigt sich nun der Bruchsack, der etwa 5 cm im Durchmesser groß ist. Der Bruchsack wird eröffnet, es zeigen sich Teile des großen Netzes und des Dünndarms. Der im Bruchsack befindliche Teil des Dünndarms ist livide verfärbt und zeigt deutliche Serosaschäden. Es wird ein Teilstück von ca. 10 cm entfernt.

Nach Beendigung der Darmresektion wird der Darm nochmals kontrolliert, die Anastomose mit einigen Einzelstichen gesichert. Der Rest des Darms ist unauffällig. Der Darm und das große Netz werden reponiert. Nun werden die Ränder des Bruchsacks reseziert und die Ränder der Faszie freipräpariert. Nach der vollständigen Präparation wird ein Polypropylennetz der Größe 10 × 10 cm aufgebracht und über der Bruchlücke vernäht. Anschließend wird versucht, den Nabel zu refixieren. Dies gelingt wegen der Dünne der Haut und der ausreißenden Fäden nicht, weshalb der Nabel entfernt wird (Omphalektomie). Es folgen die subkutane Naht, Hautdesinfektion, Hautnaht.

Peri- und postoperativ erhält Frau Gruber intravenöse Antibiotika (Cephalosporine und Metronidazol).

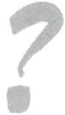

Worauf sollten Sie im weiteren Verlauf achten?

Am nächsten Tag sollte nochmals Blut abgenommen werden. Der Wundverlauf muss genau beobachtet werden, da bei adipösen Patienten häufiger Wundheilungsstörungen auftreten. Die Pleuraergüsse sind abzuklären. Der HWI wird durch die Verabreichung der genannten Medikamente antibiotisch mitbehandelt.

Verlauf

Frau Gruber fühlt sich am OP-Tag nach wie vor schlecht, in der Nacht erbricht sie noch mehrmals. Sie entscheiden, wieder eine Magensonde zu legen. Am ersten postoperativen Tag fühlt sich die Patientin schon deutlich besser, am Abend erhält sie erstmals schluckweise Tee. Mit der langsamen Mobilisation wird am nächsten Tag begonnen, schon deshalb, weil die Patientin darauf besteht, mit einem Rollstuhl zum Rauchen gefahren zu werden. Der Kostaufbau wird am 2. postoperativen Tag begonnen und gut vertragen. Bei der Kontrolle der Wunden gibt es keinen Anhalt auf Wundheilungsstörung. Eine erneute Röntgen-Thorax-Aufnahme zeigt rückläufige Pleuraergüsse bei anhaltenden Zeichen einer COPD.

Die Entlassung aus dem Krankenhaus erfolgt nach vollständigem Kostaufbau und Mobilisation am 7. postoperativen Tag.

Worauf sollten Sie die Patientin unbedingt noch hinweisen?

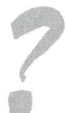

Frau Gruber sollte sich in den nächsten Wochen körperlich schonen und nicht schwer heben. Außerdem empfehlen Sie, wegen der Adipositas und der chronischen Obstipation eine Ernährungsberatung durchführen zu lassen.

Was empfehlen Sie dem weiterbehandelnden Arzt?

Klinische Wundkontrollen und Verbandswechsel, Entfernung des Nahtmaterials am 10. postoperativen Tag. Ernährungsberatung und Optimierung der pharmakologischen Therapie. Außerdem empfehlen Sie eine Abklärung der Nierenfunktion und des EKG.

Quintessenz Der Nabel stellt eine natürliche Bruchlücke dar, wobei die Bruchpforte durch den Anulus umbilicalis gebildet wird. Die Nabelhernie kann angeboren oder erworben sein, wobei bei manchen Personengruppen wie Schwangeren, Adipösen oder Patienten mit Aszites häufiger Nabelhernien auftreten. Am häufigsten betroffen sind Frauen ab dem 40. Lebensjahr.

Beim Erwachsenen sollte eine Nabelhernie immer operiert werden, da die Gefahr der Inkarzeration bei etwa 20% liegt. Die Letalität bei einer Inkarzeration liegt bei etwa 1%, die OP-Letalität unter 1%. Die Nabelhernie wird klinisch diagnostiziert, dabei zeigt sich im Bereich des Nabels ein tastbarer Bruchsack. Ist die klinische Diagnose unsicher, z.B. wegen massiver Adipositas, kann die Diagnose auch sonographisch gestellt werden.

Die OP ist i.d.R. komplikationslos. Die Fasziendopplung nach Dick/Mayo wird wegen der Spannungen auf der Faszie kontrovers diskutiert und ist in den letzten Jahren wegen der Möglichkeit der Netzimplantation immer mehr in den Hintergrund getreten.

Fall 80

Anamnese

Auf dem Weg zum Einkaufen ist die 79-jährige Frau Hahn auf einer Eisplatte ausgerutscht und auf den Steiß gefallen. Sie hatte danach so starke Schmerzen, dass sie ohne fremde Hilfe nicht mehr aufstehen konnte. Passanten riefen daraufhin den Rettungsdienst. Die Schmerzen waren am stärksten im Bereich des thorakolumbalen Übergangs. Jetzt in Ruhe auf der Trage ist der Schmerz erträglich.

An Medikamenten nimmt Frau Hahn nach eigenen Angaben wegen Herzschwäche Wassertabletten (Furosemid® 40 mg) und ein Herzmittel (Digimerck®) ein, aber keine Antikoagulantien. Ihr sind folgende Voroperationen bekannt: AE (Appendektomie) vor 50 Jahren, Tonsillektomie vor 49 Jahren, Unterleibs-OP (wahrscheinlich Hysterektomie) vor 23 Jahren und eine Nabelhernien-OP vor 3 Jahren. Sie lebt alleine in einer 2-Zimmerwohnung.

Aufnahmebefund

79-jährige Patientin mit normalem EZ, etwa 52 kg KG bei einer Größe von 1,60 m; die Haut ist blass und die Patientin wirkt dehydriert. Die Schleimhäute sind trocken. Herz und Lungen sind auskultatorisch ohne pathologischen Befund. Das Abdomen ist weich ohne DS, Abwehrspannung oder Resistenzen.

Frau Hahn kann seitengleich die unteren Extremitäten bewegen. Die Sensibilität an beiden Beinen ist unauffällig. Sowohl der PSR (Patellarsehnenreflex) als auch der Achillessehnenreflex sind seitengleich auslösbar. Der Babinski-Reflex ist beidseits negativ. Das Becken ist stabil. Als sich die Patientin aufsetzen soll, klagt sie sofort über starke Schmerzen im Bereich des thorakolumbalen Übergangs. Punctum maximum der Schmerzen ist über BWK 10 bis LWK 3, hier gibt die Patientin einen erheblichen Kompressionsschmerz an. Die Muskulatur in diesem Bereich ist paravertebral verhärtet. Oberhalb und unterhalb ist der Schmerz tolerabel. Der restliche Bewegungsapparat ist bis auf Hämatome im Bereich des Steißbeins und ältere Hämatome an beiden Knien altersentsprechend unauffällig.

An welche Differentialdiagnosen denken Sie?

Bei Frau Hahn scheint eine Verletzung der Wirbelsäule oder des umgebenden Muskelapparats vorzuliegen. Als mögliche Diagnosen kommen neben einer Prellung der Wirbelsäule auch Frakturen der WK infrage.

Was unternehmen Sie sofort?

Eine adäquate Schmerztherapie ist zunächst notwendig, z. B. eine Ampulle Novalgin® oder ½ Ampulle Dipidolor® in einer Kurzinfusion. Dann sollte schnell mit den Untersuchungen begonnen werden.

Welche Diagnostik veranlassen Sie?

An Röntgenaufnahmen sind erforderlich: Röntgenaufnahmen der LWS (☞ Abb. 80.1) und der BWS in 2 Ebenen, außerdem bei Frakturhinweis ein Röntgen-Thorax a.p. Für die laborchemischen Untersuchungen wird Blut entnommen. Bestimmt werden sollten: BB, Elektrolyte (K, Na, Ca), Kreatinin und Harnstoff, die alkalische Phosphatase und die Gerinnung.

Ergebnisse
Laborchemische Untersuchungen: Hb 11,2 g/dl; Kreatinin 1,28 mg/dl; Harnstoff 39 mg/dl; K 3,55 mmol/l. Alle übrigen Werte sind unauffällig.
Röntgen-Thorax: Herz links betont, mäßig vergrößert. Es zeigen sich zumindest geringgradige Stauungszeichen. Keine Pleuraergüsse. Aorta deutlich elongiert, mäßig sklerosiert.
Röntgen BWS: Kein Nachweis gesinterter WK im Bereich der BWS. Allerdings insgesamt Fehlstellung der BWS mit mäßig bis starker Mineralsalzminderung.

Was erkennen Sie auf dem Röntgenbild der LWS?

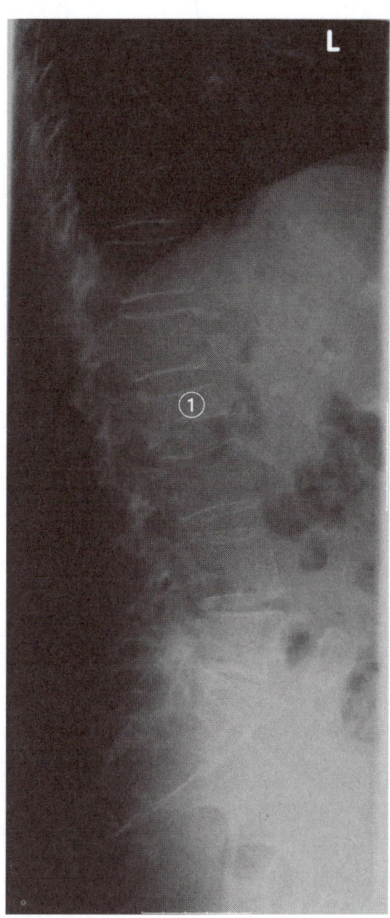

Abb. 80.1

Auf der seitlichen LWS-Aufnahme von Frau Hahn zeigen sich insgesamt eine mäßige Mineralsalzminderung sowie ein deutlich gesinterter keilförmig verformter LWK 2 ① ohne Hinweis auf Abstützreaktion, so dass hier wohl ein frischeres Frakturgeschehen vorliegt. Es ist eine Steilstellung im Bereich der LWS feststellbar.

Wie interpretieren Sie die Ergebnisse der Untersuchungen?

Es handelt sich um eine Fraktur des LWK 2. Zur weiteren Abklärung sollten noch weitere Untersuchungen erfolgen. Zudem scheint eine ausgeprägte Osteoporose vorzuliegen. Laborchemisch findet sich eine leichte Erhöhung von Kreatinin und Harnstoff, die wahrscheinlich mit der Dehydratation zusammenhängt.

Was ist Osteoporose?

Bei der Osteoporose handelt es sich um eine systemische Erkrankung des Skeletts. Durch metabolische Störungen kommt es zu einer verminderten Knochenfestigkeit und -dichte, die mit einem erhöhten Risiko für eine Fraktur einhergeht. Man unterscheidet zwischen 3 Formen der Osteoporose: der primären (oder idiopathischen), der sekundären und der lokalen Osteoporose.

Primäre Osteoporose
- **Idiopathische juvenile Osteoporose:** Diese sehr seltene Erkrankung findet sich bei präpubertären Kindern im Alter zwischen 8–14 Jahren. Klinisch zeigen sich dabei starke Rückenschmerzen mit Kompressionsfrakturen der WK.
- **Idiopathische Osteoporose:** Diese Form der Osteoporose findet sich v.a. bei Männern im Alter zwischen 30–50 Jahren. Auch hier zeigen sich häufig WK-Frakturen und erhebliche Schmerzen des Stammskeletts.
- **Postmenopausale Osteoporose (= Typ-I-Osteoporose):** Häufigste Form der Osteoporose. Sie tritt hauptsächlich bei Frauen nach der Menopause (Altersgipfel 50. bis 75. Lebensjahr auf). Verursacht wird diese Form der Osteoporose im Wesentlichen durch Östrogenabfall. Dieser Mangel an Geschlechtshormon führt zu einer erhöhten Knochenresorption im Bereich der Spongiosa, wodurch sich die Frakturgefahr um ein Vielfaches erhöht. Auch Männer können infolge von Testosteronmangel an dieser Form der Osteoporose erkranken. Die Pathogenese entspricht der der Frau. Am häufigsten von Frakturen betroffen sind die WK und der proximale Femur.
- **Involutionsosteoporose (= Typ-II-Osteoporose):** Diese Form der Osteoporose tritt jenseits des 70. Lebensjahres auf. Männer und Frauen sind betroffen, wobei das Verhältnis 1:3 beträgt. Betroffen sind kortikale und spongiöse Strukturen. Es finden sich v.a. Frakturen im Bereich des Hüftgelenks, des proximalen Humerus und des distalen Radius. Verursacht wird die Typ-II-Osteoporose durch eine verminderte Knochenneubildung.

Beim Typ I liegt ein beschleunigter Knochenabbau vor. Im Gegensatz dazu wird beim Typ II der Knochen nur verlangsamt aufgebaut.

Sekundäre Osteoporose
Eine sekundäre Osteoporose tritt als Folge einer Erkrankung oder Störung des Knochenstoffwechsels auf. Ursachen für eine sekundäre Osteoporose sind:
- **iatrogen:** Gabe von Medikamenten (z.B. Glukokortikoide, Heparine, etc.)
- **alimentär:** infolge von Mangelernährung z.B. bei Essstörungen oder gastrointestinalen Erkrankungen
- **tumorbedingt:** bei Knochenmetastasen oder Plasmozytom
- **endokrin:** z.B. bei Cushing-Syndrom oder Hyperparathyreoidismus.

Lokale Osteoporose

Die lokale Osteoporose tritt z. B. nach langer Ruhigstellung von Extremitäten nach Frakturen (z. B. durch Gipsverbände) auf. Eine Sonderform stellt dabei der Morbus Sudeck dar.

Wie gehen Sie weiter vor?

Zur Befundsicherung sollte noch eine CT der LWS erfolgen, damit kann zum einen die Fraktur im Bereich des LWK 2 als frisch oder älter erkannt werden, zum anderen können weitere Frakturen ausgeschlossen werden (☞ Abb. 80.2).

Was erkennen Sie auf dem CT-Bild? Beschreiben Sie den Befund kurz.

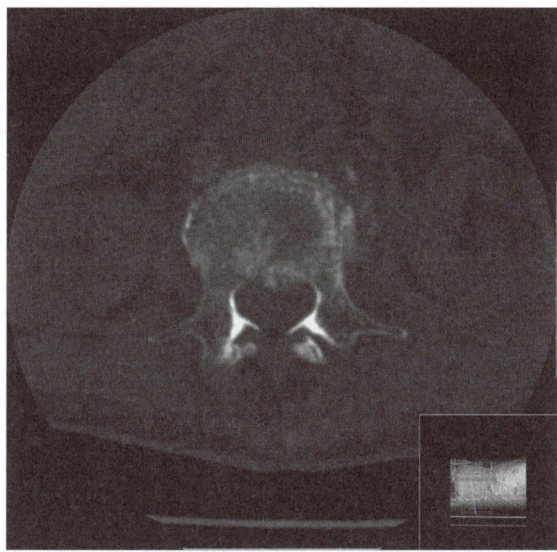

Abb. 80.2

Auf dem CT-Bild zeigt sich insgesamt eine mäßige Mineralsalzminderung mit osteochondrotischen und spondylarthrotischen Veränderungen. Eine frische Kompressionsfraktur von LWK 2 mit deutlicher Hinterkantenbeteiligung und Einengung des Spinalkanals auf ca. 11 mm ist erkennbar. Im Vergleich zur konventionellen Voraufnahme nimmt die Sinterung deutlich zu. Keine weiteren Frakturen im Bereich der kaudalen BWS und der restlichen LWS.

Wie können WK-Frakturen eingeteilt werden?

WK-Frakturen werden nach dem Dreisäulenmodell von Denis eingeteilt. Dabei werden eine vordere, mittlere und hintere Säule unterteilt
Je nach Lokalisation der Verletzung wird in 3 Typen untergeteilt (☞ Tab. 27, Seite 395).

Wie sieht das weitere Vorgehen aus?

Da eine Fraktur mit Hinterkantenbeteiligung und Verlegung des Spinalkanals vorliegt, sollte eine operative Versorgung angestrebt werden. Indikationen für eine operative Versorgung sind:

- neurologische Defizite
- offene Frakturen
- starke Kompression (mehr als 50%)
- Luxationen
- Nachsintern nach konservativer Therapie
- Verlegung des Wirbelkanals um mehr als ⅓.

Welche Therapieoptionen gibt es bei WK-Frakturen?

Konservative Therapie
Eine konservative Therapie ist, wenn keine der o.g. Indikationen gegeben ist, möglich. Dazu wird eine funktionelle Behandlung durchgeführt. Diese besteht aus beschwerdeadaptierter Mobilisation und Schmerzmittelgabe. Nach der Mobilisation sollte nach einigen Tagen eine Röntgenkontrolle durchgeführt werden. Bei weiterem Zusammensintern des WKs kann eine operative Therapie erfolgen.

Operative Therapie
- **Fixateur interne:** Methode der Wahl beim jüngeren Patienten ist der Fixateur interne von dorsal eingebracht. Dabei wird in den Wirbelkörpern über- und unterhalb des frakturierten WKs jeweils der den frakturierten Wirbel übergreifende Fixateur befestigt. Eine Stabilisierung von ventral her ist zusätzlich möglich.
- **Vertebroplastie:** Bei älteren Patienten ist die Vertebroplastie die Methode der Wahl. Es handelt sich um ein minimal-invasives Vorgehen. Über kleine Inzisionen werden in den WK-Raum Hohlnadeln eingebracht. Über diese Hohlnadeln wird anschließend Knochenzement mit hohem Druck eingebracht. Der Knochenzement füllt den Spongiosaraum im Inneren des WKs aus und stabilisiert ihn so. Mögliche Komplikationen sind die Gefahr der Lungenembolie durch den erhöhten Druck, mit dem der Knochenzement eingebracht wird. Eine weitere Gefahr ist der Austritt von Knochenzement in den Bereich des Rückenmarks und damit einhergehender Querschnittssymptomatik.
- **Kyphoplastie:** Bei einer Kyphoplastie werden ebenfalls über kleine Inzisionen Hohlnadeln in den WK eingebracht. Über diese Hohlnadeln wird ein Ballonsystem in den WK eingebracht. Dieses Ballonsystem wird unter hohem Druck aufgeblasen, dadurch richtet sich der WK wieder auf. Anschließend wird mit relativ wenig Druck der Knochenzement in den WK eingebracht.

Bei den minimal-invasiven Eingriffen sollte mehretagig vorgegangen werden, d.h. es sollten die darüber- und darunter liegenden WK ebenfalls aufgerichtet werden. So kann eine Zusammensinterung der benachbarten WK durch den neuen festen Wirbel verhindert werden.

Verlauf

Bei Frau Hahn wird wegen der ausgeprägten Osteoporose und des fortgeschrittenen Alters eine **Vertebroplastie** durchgeführt. Dazu wird die Patientin nach der Einleitung der Narkose auf den Bauch gedreht. Anschließend wird der LWK 2 mittels intraoperativem Röntgen eingestellt. Nach sterilem Abwaschen und Abdecken wird erst der LWK 2, anschließend noch die LWK 1 und BWK 12 mit Knochenzement wieder aufgefüllt. Die Inzisionen werden mittels einer Hautnaht verschlossen.

Anschließend wird die Patientin auf die Normalstation verlegt. Am 2. postoperativen Tag wird eine Röntgen-Kontrolle durchgeführt.

Was können Sie in der postoperativen Kontrolle erkennen?

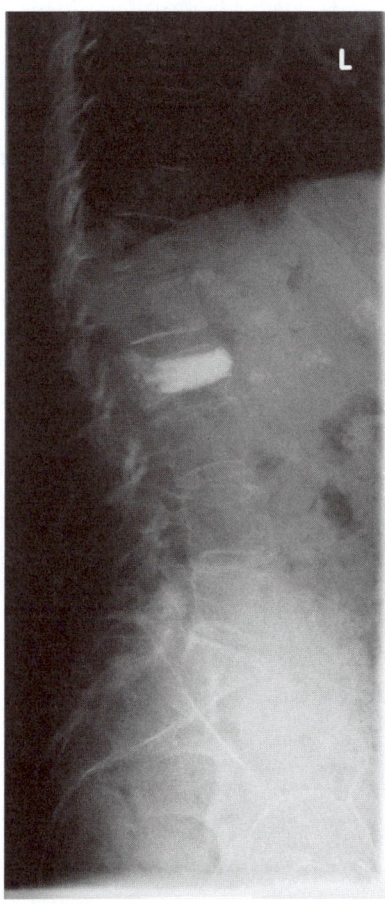

Abb. 80.3

Auf der seitlichen Ansicht der LWS in 2 Ebenen ist eine kyphotische, gibbusartige Fehlhaltung bei BWK 12 bis LWK 2 bei Z.n. Vertebroplastie erkennbar; ebenso eine ausgeprägte Osteochondrose bei L4/5 und L5/S1 mit deutlichen Arthrosen der Facettengelenke, sowie erhebliche osteoporotische Entkalkung. Ansonsten sind die Wirbel gut aufgerichtet und nur gering nach ventral höhengemindert.

Weiterer Verlauf

Nach der OP wird am 2. postoperativen Tag mit Krankengymnastik begonnen. Frau Hahn ist bereits jetzt nahezu schmerzfrei. Die Krankengymnastik wird von ihr gut angenommen. Am 4. postoperativen Tag braucht Frau Hahn keine Schmerzmittel mehr. Es wird mit einer Osteo-

porosetherapie begonnen. Dazu erhält Frau Hahn 3-mal täglich Ca-Brause, 2-mal täglich D-Fluoretten® und einmal wöchentlich ein Bisphosphonat (z.B. Fosamax® 70).
Frau Hahn kann nach 10 Tagen schmerzfrei und eigenständig mobilisiert entlassen werden.

Quintessenz Häufigste Ursache für Frakturen im Bereich der Wirbelsäule ist die Osteoporose. Diese Erkrankung des Knochenstoffwechsels wird bei Frauen in den meisten Fällen durch einen Mangel des Sexualhormons Östrogen (postmenopausale Osteoporose) oder bei Männern durch einen Testosteronmangel verursacht.

Symptome einer WK-Fraktur können neben Rückenschmerzen und Kompressionsschmerz im Bereich des betroffenen Abschnitts der Wirbelsäule auch sensible oder motorische Ausfälle als Zeichen einer Schädigung des Myelons sein.

Die Diagnostik besteht in einer Röntgenaufnahme des betroffenen Wirbelsäulenabschnitts. Zusätzlich dazu kann bei unklaren Befunden oder fraglicher Beteiligung des Myelons eine CT angeordnet werden. Bei motorischen oder sensiblen Ausfällen sollte immer eine CT gefahren werden. Die Frakturen werden in 3 Gruppen (A–C) nach Denis eingeteilt.

Verletzungen der Wirbelsäule, die mit einer Verletzung des Myelons, einer Verlegung des Wirbelkanals um mehr als ⅓ des Durchmessers oder einer massiven Kompression des WKs einhergehen, sollten operativ versorgt werden. Einfache Verletzungen, z.B. der vorderen Säule können funktionell mit Ruhigstellung und nachfolgender Mobilisierung und Schmerztherapie, behandelt werden. Die operative Behandlung einer osteoporotischen Fraktur wird heute mittels minimal-invasiver Technik als Kypho- oder Vertebroplastie durchgeführt.

Wichtige klinische Daten

Tab. 1: Nachsorgeempfehlung bei Patienten mit Kolonkarzinom UICC-Stadium II–III.

Untersuchung	Monate nach OP						
	6	12	18	24	36	48	60
Anamnese, körperliche Untersuchung, CEA	+	+	+	+	+	+	+
Abdomen-Sonographie	+	+	+	+	+	+	+
Röntgen-Thorax			+		+	+	+
Koloskopie*					+		+

* 3 Monate postoperativ, wenn präoperativ die Abklärung des gesamten Kolons nicht möglich war; Spiral-Computertomographie Abdomen befundorientiert (z. B. bei unklarem Sonographiebefund; CEA-Anstieg).
Nach dem 5. Jahr alle 3 Jahre Koloskopie.

Tab. 2: Glasgow Coma Scale (GCS).

Test	Neurologische Funktion	Bewertung in Punkten
Augen öffnen	Spontan öffnen	4
	Öffnen auf Ansprechen	3
	Öffnen auf Schmerzreiz	2
	Keine Reaktion	1
Verbale Reaktion	Orientiert	5
	Verwirrt, desorientiert	4
	Unzusammenhängende Worte	3
	Unverständliche Laute	2
	Keine Reaktion	1
Motorische Reaktion	Befolgt Aufforderungen	6
	Gezielte Schmerzabwehr	5
	Massenbewegungen	4
	Beugesynergien	3
	Strecksynergien	2
	Keine Reaktion	1

Tab. 3: Einschätzung der Schwere eines Schädel-Hirn-Traumas anhand der im GCS ermittelten Summe der Punkte.

GCS	Schwere des SHTs
13–15	Leicht (Grad I)
12–9	Mäßig (Grad II)
8–3	Schwer (Grad III)

Tab 4: Einteilung nach TNM bei Lungenkarzinomen in der Übersicht.

Tis	Carcinoma in situ
T1	Tumor auf den Entstehungsort beschränkt (peripher < 3 cm; zentral auf Segmentbronchus beschränkt)
T2	Tumor > 3 cm; Infiltration der viszeralen Pleura, Abstand zur Karina < 2 cm
T3	Überschreitung der Organgrenzen, Infiltration der Pleurawand, des Perikards oder des Zwerchfells. Abstand zur Karina < 2 cm
T4	Infiltration vom Mediastinum, knöchernen Strukturen, großen Gefäßen, Karina, Herz oder maligner Pleuraerguss
N0	Keine Infiltration von LK
N1	LK-Metastasen im Bereich der peribronchialen, ipsilateralen Hilusregion
N2	LK-Metastasen in ipsilateralen und bzw. oder subkarinalen LK
N3	LK-Metastasen in kontralateralen mediastinalen, kontralateralen Hilus-LK, ipsi- oder kontralateralen Skalenus- oder supraklavikulären LK
M1	Fernmetastasen, v.a. in Gehirn, Leber, Knochen, Nebennieren

Tab. 5: TNM-Einteilung in Stadien nach der UICC.

TMN-Einteilung der Lungenkarzinome	
0	Carcinoma in situ TisN0M0
I	T1N0M0, T2N0M0
II	T1N1M0, T2N1M0
IIIa	T1N2M0, T2N2M0, T3N0M0, T3N1M0, T3N2M0
IIIb	Jedes T, N3M0, N4M0
IV	Jedes T, N1M1

Tab. 6: Einteilung der Magenkarzinome nach Borrmann.

Typ n. Borrmann	Beschreibung des Befundes
I	Polypös-exophytisches Karzinom
II	Polypös-exulzeriendes Karzinom
III	Exulzerierendes Karzinom, infiltrierend wachsend
IV	Diffus infiltrierendes Karzinom

Tab. 7: TNM-Klassifikation des Magenkarzinoms.

Stadium	Befund
Tis	Carcinoma in situ, d.h. Tumor überschreitet die Basalmembran nicht
T1	Frühkarzinom, erreicht die Muscularis propria nicht. Tumor infiltriert die Lamina propria oder die Submukosa
T2	T2a Infiltration der Muscularis propria T2b Infiltration der Subserosa
T3	Durchdringung der Serosa ohne Infiltration von Nachbarorganen
T4	Infiltration benachbarter Strukturen
N1	Metastasen in 1–6 regionären LK
N2	Metastasen in 7–15 regionären LK
N3	Metastasen in mehr als 15 regionären LK
M0	Keine Fernmetastasen
M1	Fernmetastasen oder Befall nicht regionärer LK (retropankreatisch, mesenterial, paraaortal)

Tab. 8: Stadiengruppierungen beim Magenkarzinom.

Stadium n. UICC	T-Klassifikation	N-Klassifikation	M-Klassifikation
0	Tis	N0	M0
IA	T1	N0	M0
IB	T1	N1	M0
	T2	N0	M0
II	T1	N2	M0
	T2	N1	M0
	T3	N0	M0
IIIA	T2	N2	M0
	T3	N1	M0
	T4	N0	M0
IIIB	T3	N2	M0
IV	T4	N1, N2, N3	M0
	T1, T2, T3	N3	M0
	Jedes T	Jedes N	M1

Tab. 9: Gradeinteilung bei Verbrennungen.

Grad	Klinisches Bild	Verbrennungstiefe
1	Rötung, Schwellung, Schmerz	Oberflächliche Zellschädigung
2a	Blasenbildung, Untergrund rot, starker Schmerz	Schädigung der Epidermis und oberflächlicher Anteile der Dermis
2b	Blasenbildung, Untergrund hell, Schmerz	Schädigung der Dermis unter Erhalt der Haarfollikel und Drüsen (Hautanhangsgebilde)
3	Epidermisfetzen, Gewebe weiß, kein Schmerz	Vollständige Zerstörung der Epidermis und Dermis einschließlich der Hautanhangsgebilde
4	Verkohlung, Hautlyse	Zerstörung tiefer liegender Körpergewebsschichten

Tab. 10: TMN-Klassifikation beim Pankreaskarzinom.

TMN-Klassifikation des Pancreas-CA	Kriterien
T1	Tumor auf das Pankreas begrenzt, 2 cm oder weniger in größter Ausdehnung
T2	Tumor auf das Pankreas begrenzt, 2 cm oder mehr in größter Ausdehnung
T3	Tumor breitet sich über das Pankreas aus, jedoch ohne Infiltration des Truncus coeliacus und der A. mesenterica superior
T4	Tumor infiltriert den Truncus coeliacus und/oder die A. mesenterica superior
N0	Keine regionären LK-Metastasen
N1 N1a N1b	Regionäre LK-Metastasen (> 10 LK untersucht) Isolierte LK-Metastasen Multiple regionäre LK-Metastasen
M0	Keine Fernmetastasen
M1	Fernmetastasen (Leber, Lunge, Peritonealkarzinose etc.)

Tab. 11: Stadieneinteilung beim Pankreaskarzinom.

Stadieneinteilung	Kriterien
I	T1N0M0 bis T2N0M0
II	T3N0M0 bis T1-3N1M0
III	Alle T4
IV	Alle M1

Tab. 12: Einteilung des Schweregrades der Leberzirrhose nach Child-Pugh.

Punkte	Albumin	Azites	Bilirubin	Neurologie	Qiuck
1	> 3,5 g/dl	Nein	< 2 mg/dl	Nein	> 70%
2	3–3,5 g/dl	Therapierbar	2–3 mg/dl	Gering	40–70%
3	< 3 g/dl	Therapierefraktär	> 3 mg/dl	Schwer	< 40%

Bewertung: Stadium A: 5–7 Punkte, B: 8–10 Punkte, C: 11–15 Punkte

Tab. 13: Schweregrade bei Mehrfachverletzungen (Polytrauma) nach Schweiberer.

Schweregrad	Symptome
I	• Kein Schock; pO_2 normal • Verletzungsmuster: leichtes SHT kombiniert mit einer Extremitätenfraktur, stabiler Fraktur eines Wirbels, Beckenrand oder -ringfraktur • Geringe Letalität
II	• Leichter Schock; pO_2 erniedrigt • Verletzungsmuster: SHT II°, Trümmerfrakturen, offene Frakturen II° oder III°, komplexe Beckenfrakturen, ausgedehnte Weichteilverletzungen • Letalität: 5–10%
III	• Schwerer Schock; pO_2 unter 60 mmHg • Verletzungsmuster: SHT III°; Thorax- und/oder Abdominalverletzung, offene oder geschlossene Extremitätenfrakturen, Wunden mit lebensbedrohlichen Blutungen • Letalität: 30–50%

Tab. 14: Stufenplan der operativen Versorgung (angelehnt an Schweiberer et al. 1987).

Phasen und Zeitfenster	Therapeutische Maßnahmen
Phase 1 Akut- und Reanimationsphase Bis zu 3 Stunden nach einem Trauma	In dieser Phase sollten unaufschiebbare Notoperationen zur Beseitigung einer vitalen Bedrohung durchgeführt werden. Z. B.: • Anlegen einer Thoraxdrainage • Laparotomie bei intraabdominellen Blutungen (z. B. Milz- oder Aortenrupturen) • Versorgung von Gefäßverletzungen größerer Gefäße mit lebensbedrohlicher Blutung • Versorgung eines SHT mit Blutung oder Ödem durch Kraniotomie/Trepanation • Versorgung von Rückenmarksverletzungen mit Gefahr eines Querschnitts • Entlastungspunktion bei Perikardtamponade • Versorgung von vital bedrohlichen Frakturen
Phase 2 Primärphase 4–72 Stunden post Trauma	In dieser Phase erfolgt nach Sicherung der Vitalfunktion die chirurgische Versorgung schwerer Verletzungen. Es sollte eine möglichst zeitnahe Versorgung (Früh-OP möglichst innerhalb der ersten 24 h) erfolgen. Beispiele: • Versorgung von Beckenfrakturen • Verletzungen der Organe des Gastrointestinaltrakts (Darmrupturen etc.) oder anderer intraabdomineller Organe • Versorgung offener Gelenk- und Extremitätenfrakturen • Versorgung komplexerer WK-Frakturen • Versorgung von Kompartmentsyndromen • Versorgung von Gesichts- und Augenverletzungen
Phase 3 Sekundärphase 3–10 Tag post Trauma	Nach der intensivmedizinischen Versorgung und der Versorgung großer chirurgischer Probleme kann bei stabilen Werten des Patienten die definitive Versorgung leichterer Verletzungen erfolgen. Z. B.: • Versorgung von leichteren Frakturen des Gesichtsschädels (einfachen Kieferfrakturen, Nasenbeinfrakturen etc.) • Versorgung einfacherer Frakturen durch Osteosynthese • Verfahrenswechsel von Fixateur externe auf definitive Osteosynthese bei offenen oder Trümmerfrakturen • Plastische Operationen

Tab. 15: Einteilung der Herzinsuffizienz nach der New York Heart Association (NYHA).

NYHA Grad I	Beschwerdefreiheit bei normaler körperlicher Belastung
NYHA Grad II	Beschwerden (Dyspnoe, thorakale Schmerzen) bei stärkerer körperlicher Belastung
NYHA Grad III	Beschwerden bei leichter körperlicher Belastung
NYHA Grad IV	Beschwerden in Ruhe

Tab. 16: Gradeinteilung Dekubitus.

Grad	Klinik
I	Rötung, Schwellung und Überwärmung bei intakter Epidermis
II	Rötung, Blasenbildung und feuchter Wundgrund bei geschädigter Epidermis
III	Nekrosen bis in die Subkutis zerstörte Haut bei zerstörter Epidermis und Korium; gelegentliche Taschenbildung mit Infektherd
IV	Nekrotisches Gewebe über Haut und Subkutis hinausreichend

Tab. 17: Einteilung des Kolonkarzinoms nach TNM-Klassifikation.

TNM-Klassifikation	Befund
T0	Kein Anhalt für Primärtumor
Tis	Carcinoma in situ
T1	Tumor infiltriert die Submukosa
T2	Tumor infiltriert die Muscularis propria
T3	Tumor infiltriert die Subserosa oder nicht peritonealisiertes, perikolisches oder perirektales Gewebe
T4	Tumor infiltriert das viszerale Peritoneum oder breitet sich direkt in andere Organe oder Strukturen aus
Nx	Regionäre LK können nicht beurteilt werden
N0	Keine regionären LK-Metastasen
N1	Metastasen in 1–3 perikolitischen bzw. perirektalen LK
N2	Metastasen in 4 oder mehr perikolitischen bzw. perirektalen LK
N3	Metastasen entlang eines größeren Blutgefäßes (A. ileocolica, A. colica dextra, A. colica media, A. colica sinistra, A. mesenterica inferior, A. rectalis superior)
Mx	Vorhandensein von Fernmetastasen kann nicht beurteilt werden
M0	Keine Fernmetastasen
M1	Fernmetastasen

Tab. 18: UICC-Einteilung des Kolon- und Rektumkarzinoms (2002).

Stadium n. UICC	T-Klassifikation	N-Klassifikation	M-Klassifikation
0	Tis	N0	M0
I	T1, T2	N0	M0
IIA	T3	N0	M0
IIB	T4	N0	M0
IIIA	T1, T2	N1	M0
IIIB	T3, T4	N1	M0
IIIC	Jedes T	N2	M0
IV	Jedes T	Jedes N	M1

Tab. 19: Übersicht über die Nachsorgeuntersuchungen nach Rektum-/Kolonkarzinom.

Untersuchungen	3 Monate bis 2 Jahre postoperativ	Über 2 Jahre bis 5 Jahre postoperativ
Körperliche Untersuchung	Alle 3 Monate	Alle 6 Monate
Laborchemische Untersuchungen (Kontrolle von CEA)	Alle 3 Monate	Alle 6 Monate
Sonographie Abdomen	Alle 3 Monate	Alle 6 Monate
Röntgen-Thorax	Jährlich	Jährlich
Koloskopie bei Rektumkarzinom Rektoskopie	Jährlich Alle 3 Monate	Jährlich Jährlich
Koloskopie bei Kolonkarzinom	Alle 6 Monate	Jährlich

Tab. 20: Einteilung der Angina pectoris nach der Canadian Cardiovascular Society (CCS).

Grad I	Bei normaler körperlicher Belastung keine AP. Diese ist nur durch starke körperliche Belastung auslösbar
Grad II	Die normale körperliche Belastung ist eingeschränkt. Ein AP-Anfall tritt bei schnellem Gehen oder Treppensteigen auf
Grad III	Erhebliche Einschränkung der körperlichen Belastbarkeit. AP schon bei geringer körperlicher Anstrengung
Grad IV	Ruheangina

Tab. 21: Bestimmung der klinischen Wahrscheinlichkeit einer Thrombose nach Wells.

Parameter	Punkte
Aktives Malignom	1
Lähmung, kürzliche Immobilisation durch Gelenkfixation (z. B. Gips)	1
Kürzliche Bettlägerigkeit (> 3 Tage) oder große Operation	1
Schwellung des ganzen Beines	1
Differenz der Unterschenkeldurchmesser von > 3 cm	1
Eindrückbares Ödem (mehr in symptomatischem Bein)	1
Sichtbare oberflächliche nicht-variköse Kollateralvenen	1
Alternative Diagnose wahrscheinlicher als TVT	−2
Score-Auswertung	
Geringe Wahrscheinlichkeit	1
Mittlere Wahrscheinlichkeit	1–2
Hohe Wahrscheinlichkeit	3

Tab. 22: Stadieneinteilung Kompartmentsyndrom am Unterschenkel.

Stadium	Klinik
I	• Livide, scharf begrenzte Verfärbungen entlang der Tibiakante • Parästhesien entlang der Tibiavorderkante • Periphere Pulse erhalten
II	• Ausfälle der Fuß- und Zehenheber • Hyp- bis Anästhesie im Bereich des Vorfußes, besonders zwischen den Zehen I und II • Abschwächung der peripheren Pulse • Beginnende Nekrosen der Muskulatur
III	• Vollständiger Verlust der Sensibilität im Bereich des Vorfußes • Fortschreitende Nekrosen der Muskulatur • Beginnende Hautnekrosen

Tab. 23: TNM-Kriterien Ösophagus-CA.

TNM	Kriterien
TIS	Carcinoma in situ
T1	Der Tumor infiltriert die Lamina propria oder die Tunica submucosa
T2	Der Tumor infiltriert die Tela muscularis propria
T3	Der Tumor infiltriert die Adventitia
T4	Der Tumor infiltriert Nachbarstrukturen.
N0	Keine regionären LK-Metastasen nachweisbar
N1	Regionäre LK-Metastasen nachweisbar
M0	Keine Fernmetastasen nachweisbar
M1	Fernmetastasen nachweisbar

Tab. 24: Stadienanteilung Ösophagus-CA.

Stadium	Entsprechende TNM-Klassifikation
0	Tis N0 M0
I	T1 N0 M0
II A	T2, T3, N0 M0
II B	T1, T2 N1 M0
III	T3 N1 M0 T4 jedes N M0
IV	Jedes T; jedes N; M1

Tab. 25: Einteilung der Stadien des CTS nach Gerl und Fuchs.

I	Schmerzen und Parästhesien
II	Taubheitsgefühl
III	Taubheitsgefühl und partielle Thenarmuskelatrophie
IV	Komplette Plegie und Atrophie des M. abdcutor pollicis brevis

Tab. 26: TNM-Klassifikation des Mammakarzinoms.

TNM	Kriterien
TX	**Primärtumor nicht beurteilbar**
T0	**kein Anhalt für Primärtumor**
Tis	Carcinoma in situ (duktal oder lobulär), M. Paget ohne nachweisbaren Tumor
T1	**Tumor ≤ 2,0 cm**
T1mic	Mikroinvasion ≤ 0,1 cm (d.h., über die Basalmembran hinaus)
T1a	Tumorgröße > 0,1 und ≤ 0,5 cm
T1b	Tumorgröße > 0,5 ≤ 1,0 cm
T1c	Tumorgröße > 1,0 ≤ 2,0 cm
T2	**Tumorgröße ≤ 5,0 cm**
T3	**Tumorgröße > 5 cm**
T4	**Tumor jeder Größe mit direkter Infiltration der Brustwand oder Haut**
T4a	Ausdehnung auf die Brustwand (d.h. Rippen, Interkostalmuskulatur und M. serra-
T4b	tus **ohne** M. pectoralis) Infiltration der Brustwand mit Hautödem (Peau d'orange),
T4c	Ulzerationen oder Hautmetastasen der ipsilateralen Brust T4a und T4b gleichzeitig
T4d	entzündliches (inflammatorisches) Karzinom mit diffuser, z.T. brauner Induration der betroffenen Haut, zusätzlich erysipelähnliches klinisches Bild
N0	**keine regionären LK-Metastasen**
NX	**regionäre LK nicht beurteilbar**
N1	**Metastasen in beweglichen, ipsilateralen axillären LK**
pN1a	nur Mikrometastasen < 0,2 cm
pN1b	Metastasen in LK, davon zumindest eine > 0,2 cm
	Metastasen in 1–3 LK > 0,2 cm und ≤ 2,0 cm
pN1b (a) (pN1bi)	Metastasen im 4 oder mehr LK > 0,2 cm und ≤ 2,0 cm
pN1b (b) (pN1bii)	Ausdehnung der Metastasen über die LK-Kapsel hinaus (alle < 2 cm)
pN1b (c) (pN1biii)	Metastasen in LK > 2 cm
pN1b (d) (pN1biiii)	
N2	**Metastasen in ipsilateralen, axillären LK, untereinander oder an andere Strukuturen fixiert**
N3	**homolaterale, verdächtige LK supraklavikulär, infraklavikulär oder Lymphödem des Armes**
MX	**Fernmetastasen nicht beurteilbar**
M0	**keine Fernmetastasen**
M1	**Fernmetastasen vorhanden** genaue Angaben zur Lokalisation (jeweilige Abkürzung in Klammern): Lunge (PUL), Leber (HEP), ZNS (BRA), Lymphknoten (LYM), Knochenmark (MAR), Pleura (PLE), Peritoneum (PER), Haut (SKI), andere (OTH)

Tab. 27: Dreisäulenmodell nach Denis.

Typ A	Fraktur des WKs ohne Beteiligung der WK-Hinterkante.
Typ B	Fraktur mit Beteiligung der WK-Hinterkante und der Bogenwurzel
Typ C	Fraktur der Wirbelbögen und deren Fortsätze

Farbabbildungen

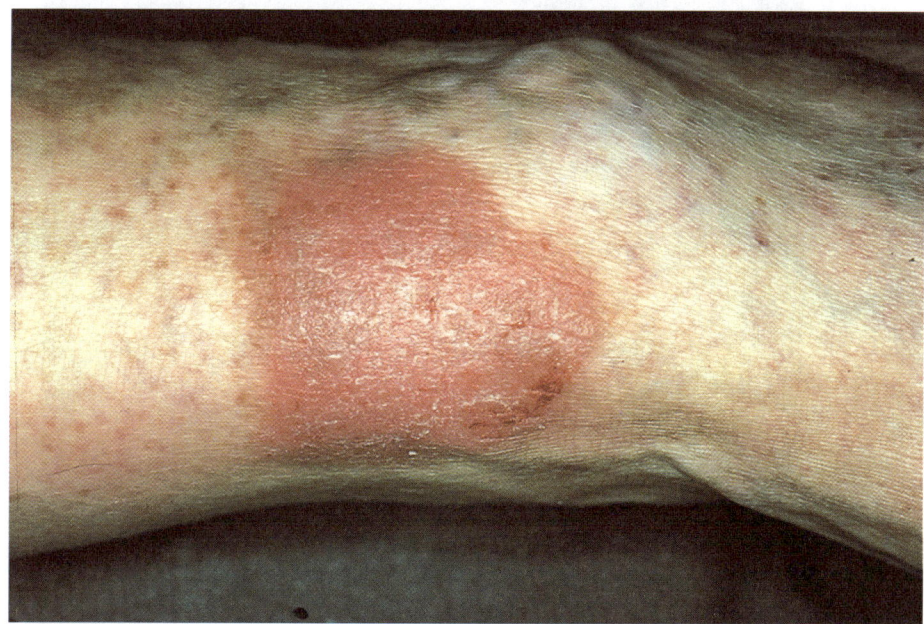

Abb. 9.1: Erysipel an der unteren Extremität [1].

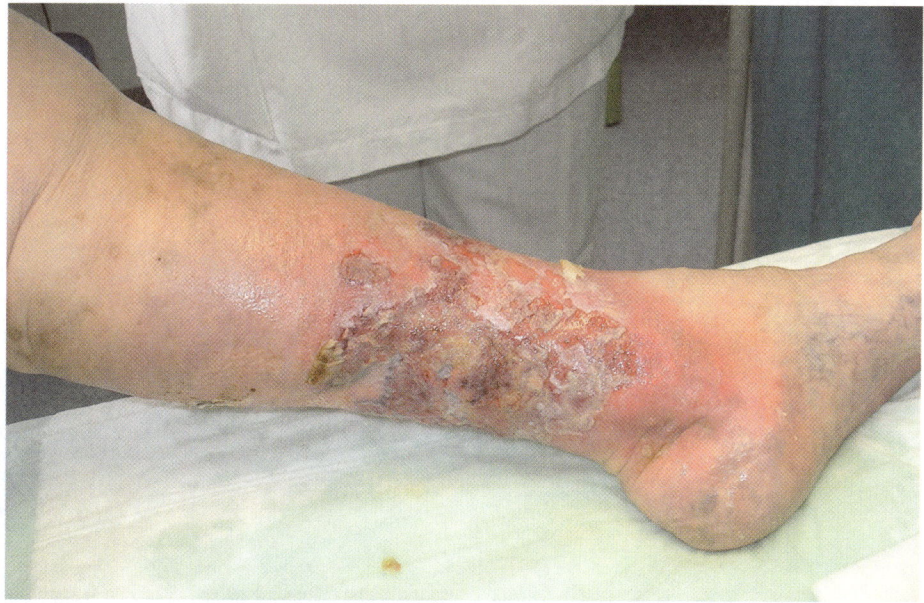

Abb. 19.1: Therapieresistentes Ulcus cruris; ein Geschwür des Unterschenkels.

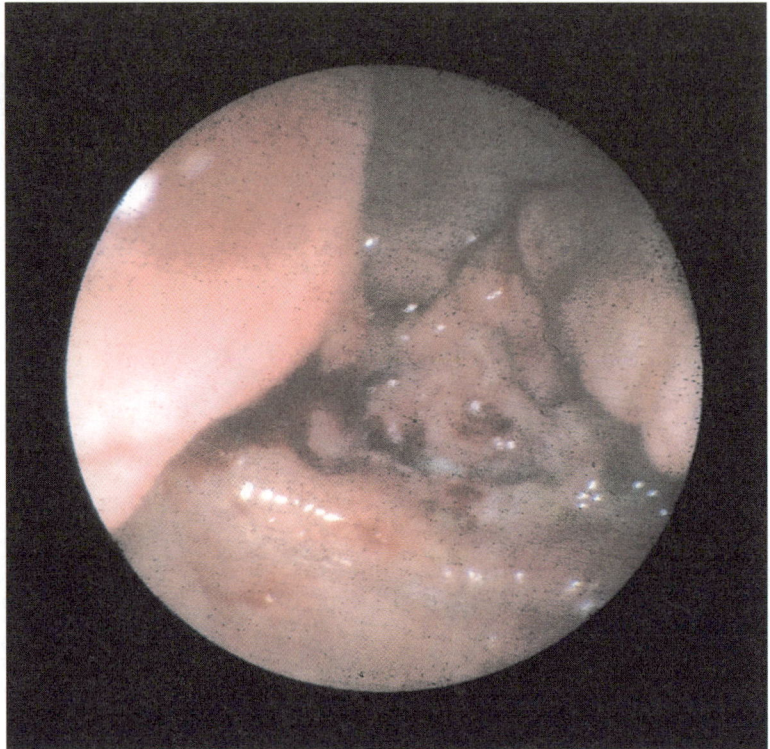

Abb. 21.1:   Endoskopische Aufnahme eines polypösen Magenkarzinoms [1].

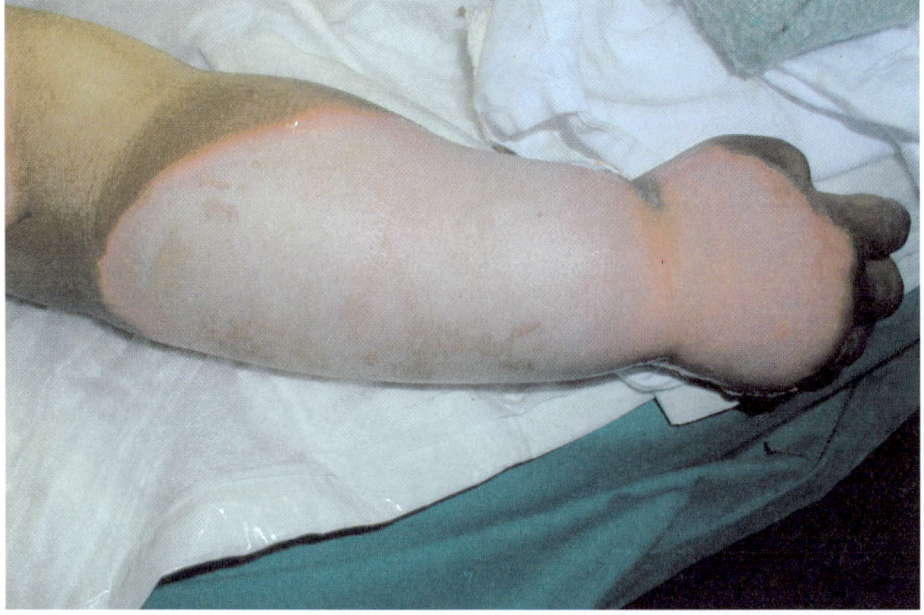

Abb. 23.1:   Verbrühung des linken Unterarms.

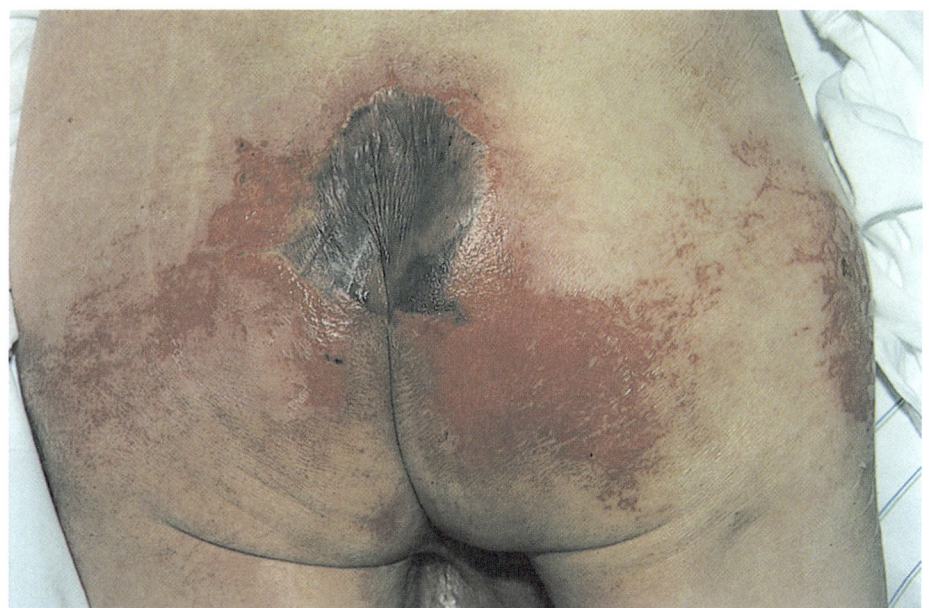

Abb. 33.1:   Dekubitus Grad III [1].

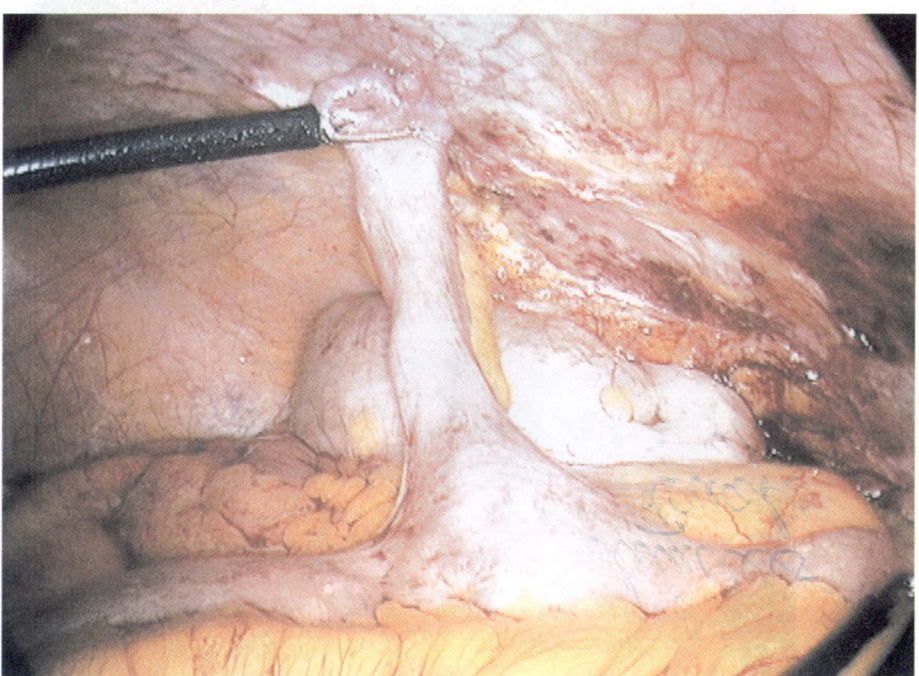

Abb. 60.1   Meckel-Divertikel; intraoperativer Situs

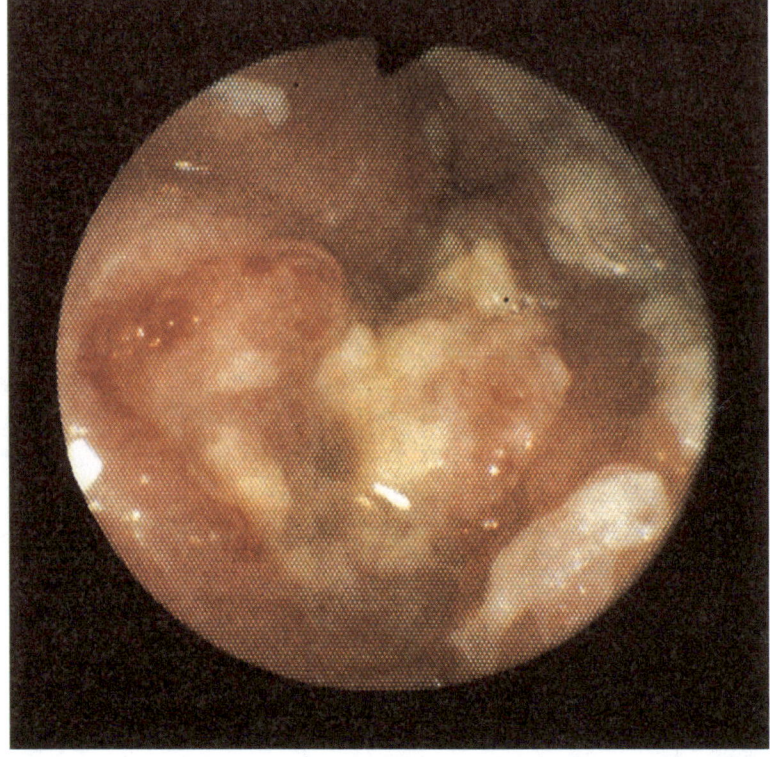

Abb. 63.1: Ösophaguskarzinom (endoskopischer Aspekt). Exophytischer, stenosierender Tumor mit Verlegung des Lumens [2].

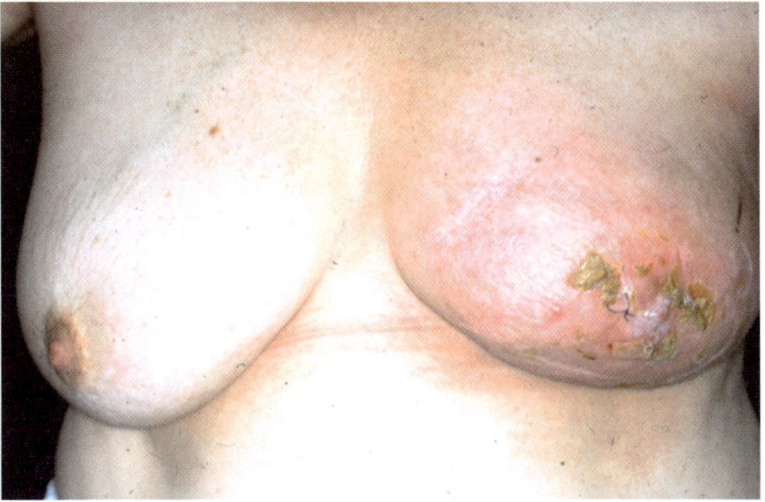

Abb. 78.1: Inflammatorisches Mammakarzinom [1].